科学出版社“十四五”普通高等教育研究生规划教材

中医学应用与研究

主　编　范　恒　胡德胜
副主编　龚慕辛　谢毅强　梅之南　尚　东
　　　　钦丹萍　董　慧　邱海芳　邹枕玮

数字教材

主　编　范　恒
副主编　胡德胜　龚慕辛　谢毅强　钦丹萍
　　　　尚　东　董　慧　戴辛平　邱海芳
　　　　邹枕玮

科学出版社
北　京

内 容 简 介

本教材是科学出版社“十四五”普通高等教育研究生规划教材之一，是由全国20多所综合大学医学院及医院的中医药临床专家、科研人员及硕士研究生、博士研究生导师共同编写而成。全书主要内容，梳理了中医药学的形成脉络、发展历史和现状，力求探明中医药学发展路径；注重培养研究生中医临床思维的能力，包括培养中医诊断、治病、遣方用药的思维等，同时注意与西医治病思维的区别；特别注重研究生科研能力的培养，包括研究生开题和学位论文答辩、实验设计、研究方案和实验技术指导、课题标书和科研论文的撰写等；列举了包括内科、外科、妇科、儿科、肿瘤科、骨伤科、皮肤科以及急危重症、五官病的中医经典病案，提供了临证思维和方法指导。本教材既注重理论指导与实践应用相结合，又注重中医临床思维和科研能力的培养，对研究生中医临床应用和科研能力的培养具有重要指导意义，弥补了多年来综合大学中西医结合及中医药专业研究生缺乏相关教材的不足。同时，为了便于本教材的教学工作，特编写了配套的数字教材供教学时灵活采用。

本教材可供全国高等医药院校或全国综合大学中西医结合、中医、中药、针灸、骨伤、推拿、康复等相关专业硕士或博士研究生使用学习，也可供从事中西医结合或中医药工作的临床医师、教师及科研人员阅读参考。

图书在版编目（CIP）数据

中医学应用与研究 / 范恒，胡德胜主编. -- 北京 : 科学出版社，2025. 4. --（科学出版社“十四五”普通高等教育研究生规划教材）. -- ISBN 978-7-03-080084-8

Ⅰ. R2

中国国家版本馆CIP数据核字第2024P97P61号

责任编辑：郭海燕　白会想　孙　曼 / 责任校对：张小霞
责任印制：徐晓晨 / 封面设计：陈　敬

科学出版社 出版
北京东黄城根北街16号
邮政编码：100717
http://www.sciencep.com
固安县铭成印刷有限公司印刷
科学出版社发行　各地新华书店经销
*
2025年4月第　一　版　开本：787×1092　1/16
2025年4月第一次印刷　印张：23　1/2
字数：679 000

定价：158.00元

（如有印装质量问题，我社负责调换）

《中医学应用与研究》编委会

主　　编　范　恒　胡德胜

副 主 编　龚慕辛　谢毅强　梅之南　尚　东　钦丹萍　董　慧　邱海芳　邹枕玮

编　　委　（按姓氏笔画排序）

马天鹏　海南医科大学
王　文　空军军医大学第一附属医院
王　非　武汉市中医医院
王景博　华中科技大学同济医学院
韦春珠　广西医科大学第一附属医院
文　磊　浙江中医药大学附属第一医院
邓小容　湖北省第三人民医院
朱　锐　华中科技大学同济医学院
朱晓峰　暨南大学
刘星星　华中科技大学
孙婉瑾　湖北中医药大学附属医院
李一明　深圳大学第一附属医院
李雪峰　兰州大学
杨　佳　华中科技大学
吴国琳　浙江大学医学院附属第一医院
吴喜利　西安交通大学第二附属医院
邱海芳　湖北省中西医结合医院
何　钦　浙江大学医学院附属金华医院
邹枕玮　华中科技大学同济医学院
张丽娟　华中科技大学同济医学院
张诗军　中山大学附属第一医院
张春虎　中南大学湘雅医院江西医院
陈倩云　华中科技大学同济医学院
范　恒　华中科技大学同济医学院
尚　东　大连医科大学附属第一医院
易在凤　湖北省中西医结合医院
项　红　大连医科大学附属第一医院
胡德胜　华中科技大学同济医学院
钟　敏　西安长安医院
钦丹萍　浙江中医药大学附属第一医院
段雪云　湖北中医药大学附属医院
施杰民　浙江大学医学院附属湖州医院
洪宗超　湖北民族大学
唐　庆　华中科技大学同济医学院
唐佩莉　武汉市第八医院
涂胜豪　华中科技大学同济医学院
梅之南　华中农业大学
龚慕辛　首都医科大学
董　慧　华中科技大学同济医学院
喻　婷　华中科技大学
谢毅强　海南医科大学
路　波　陕西省中医院
戴幸平　中南大学湘雅医院江西医院
魏　辉　武汉科技大学附属天门医院

编写秘书　陈倩云　华中科技大学同济医学院

数字编委

前　　言

为了适应我国高等医药院校研究生教育发展的需要，提高高等医药院校研究生教育教学质量，科学出版社组织了科学出版社“十四五”普通高等教育研究规划教材《中医学应用与研究》的编写。本教材强调中医学与科研的联系和结合，注重中医学理论向临床实践的深化，强化培养中医或中西医结合研究生质量要求。编委会按照教育部及科学出版社对“十四五”期间研究生教学培养及要求，吸收改革开放以来高等医药院校中医和中西医结合研究生教学的经验和成果，积极组织编写这部教材。

现代研究生教育更多的是掌握学习方法、研究方法，进行思想碰撞交流，特别是针对中医学人才成长的规律，体现中医学学科的人文特色和“读经典，做临床”的实践特点，突出中医学思维方式，以及中医学人才的临床和科研能力。本教材以中医学应用和研究为核心，从中医学思维方法和临床应用案例学习提高中医学应用水平，从中医学发展脉络和规律开展理论和学术研究，同时结合现代医学科学研究水平，使学生善于继承、挖掘、创新中医学，从而较系统掌握中医学或中西医临床学科坚实的基础理论和专业知识，全面了解本学科基础、临床及研究方法等相关知识和发展动态。学术学位研究生应具有从事本学科学术研究工作的能力，结合各专科深入学习，能运用现代科学研究方法和手段，取得高质量研究成果；专业学位研究生通过临床规划培训、思维方式的培养和本课程学习具有较强的中医临床工作能力，同时，扩宽学生对中医文化、本质特征和特色优势的认识，掌握中医学原创思维，提高中医人才专业素养及人才培养质量，促进中医学传承和创新，更好地培养一支高水平的高级中医学人才。为此，本教材在内容上紧扣研究生培养目标，着眼于获取知识、挖掘新知和创新思维等能力的培养。

敏于思辨，成于方略。科学发展史证明，世界的进步中，起作用的不是才能，而是如何运用才能。当代人才的知识、能力与素质集中体现为求实态度和创新能力，因此，着力培养学生的研究与创新能力，已经成为高等研究生教育的普遍共识，要求医学生和医学科技工作者不但具有广博的人文科学与自然科学知识及技能，更应具备足够的科学知识与科学素养，理解科学的本质，具有好奇心、探求真理的精神、怀疑精神、创新意识与原创能力、参与决策的意识与能力等基本的科学精神，能够维护科学的纯洁，把握中医学的方向。需要在了解古今科学体系及其内容的基础上，通过去粗取精、去伪存真，习古纳新、拓古创新构建中医学科研方法体系，以“开放兼容，格物致知”的理念与精神发展中医科研方法体系从而丰富现代中医学的内涵与外延，为中医学的发展与提高作出贡献。

本教材充分考虑到全国综合大学医学院校与中医药院校研究生知识结构的区别，精心设计教材内容，注重中西医的相互联系及融会贯通，使学生临床诊治疾病的思维更加开阔，知识结构更加严谨。力求突出中医临床思维特色，在编写内容上注重中医临床思维方法与案例的有机结合，注重内容的简洁、完整、深浅适度，突出各种疾病辨治的思维全过程和方式方法，力争使学习者养成原汁原味的中医临床思维方式，提高中医理论水平，强化和提高运用中医理法方药解决常见病、多发病、疑难杂症及急危重症的综合分析和处理能力，同时提高学生应用中医学及中西医结合医学的知识水平和处理临床实际问题的能力。本教材适用对象主要为全国综合大学或医科大学或西医院校中西医结合研究生，主要满足全国医学院校中医或中西医结合专业研究生需要，可作为主体教材或研究生配套教材，也用于临床医生提高临床中医及中西医结合研究水平和临床水平，还可作为研究生导师的参考用书。

值得说明的是，为了搞好研究生教学和培养，熟练掌握本教材学习内容，特配套做了数字化教材作为配套教材，更好地服务教学，在教育云平台的总体框架下，借助网络信息技术，为广大师生提供了丰富的教学资源和广阔的互动空间。

本教材的编写从相关文献、书籍及网络信息资源中得到了许多宝贵资源及启悟，但未在主要参考文献中逐个标注，在此谨向所引用文献的前辈同行和编著者表示由衷的敬意和真诚的感谢！

在本版教材的编写中，得到了华中科技大学同济医学院、四川大学华西医学院、厦门大学医学院、浙江大学医学院、西安交通大学医学院、暨南大学、兰州大学、广西医科大学、南方医科大学、西安交通大学、大连医科大学、中南大学、华中农业大学、首都医科大学、海南医科大学、武汉大学医学院、深圳大学医学院、浙江中医药大学、中南大学湘雅医学院及其江西医院、湖北省中西医结合医院等多家医院的领导和专家教授的热情支持，同时也得到了华中科技大学领导的大力支持，还得到了华中科技大学同济医学院附属协和医院研究生处领导和老师及博士研究生袁余懿、桂杨、田雨时和硕士研究生薛庚辰、赵志强、余周歆、李云从等同学的帮助和支持，谨在此表示谢意！

在教材编写中，由于水平有限，书中不足之处在所难免，敬请各院校师生和广大读者提出宝贵意见，以便进一步修改、完善。

《中医学应用与研究》编委会
2024年6月

目　　录

上　篇

中　篇

下　篇

上　篇

第一章 中医学的发展与研究

医学是研究人类生命过程及同疾病斗争的科学体系。中医学也是医学的重要组成部分，它起源于人类与疾病的不断地斗争中，是在长期实践过程中逐渐形成的理论体系和丰富诊疗经验的医学体系。它的形成根植于中华文明的丰厚沃土，脱胎于中国传统文化，以其独特的思维方式与方法，而构建了中医理论体系，同时该理论也指导着中医临床实践。中医学拥有悠久的历史和丰富的文化底蕴，同时也具有大量有效的名中医临床实践经验的总结。自古以来，通过不断发展和积累，中医学形成了系统的理论体系和独特的诊疗方法。

早在先秦时期，中医基础理论就已初具雏形，汉代张仲景的《伤寒杂病论》奠定了辨证论治的基础，唐宋时期针灸学的完善以及明代李时珍的《本草纲目》均标志着中医学的不断成熟和进步。进入近现代时期，中医学发展面临着西医的挑战，但通过自我革新和政府支持，中医学在新中国成立后得到了迅速的发展和现代化进程的推动。通过中西医结合的探索和现代科技手段的应用，中医学在临床和基础研究方面取得了显著成就。同时，中医药在国际上的影响力不断提升，针灸疗法和中药逐渐被国际所接受和应用。中医学的现代化和国际化进程显示了其广阔的发展前景和重要的健康贡献。

第一节 中医学发展概况

一、人类早期的医药文明

约三百万年前诞生了人类的祖先——猿人，后经过猿人、古人、新人三个阶段，经历了漫长的旧石器、新石器时代，大约五万年前进化到了现代人类。从猿人到人的进化过程中，劳动起到了决定作用。人类创造的第一个物质文明成果是石器，第一个精神文明成果是语言，第一个技术文明成果是取火用火，第一个社会组织形式是血缘家族公社，这些文明因素使得人类进入原始社会晚期，并逐渐萌生了具有不同特征的文化和文明。

（一）医药文明的萌生

1. 原始的卫生保健

（1）原始人群的体质形态与疾病：由于恶劣的生活环境，原始人的寿命很短，许多墓葬中小儿遗骨比例较高。恶劣环境导致的伤残、寒暑病、皮肤病、食物中毒、肠胃病、寄生虫病及各种传染病是原始人常见的疾病。这些情况从原始社会的传说中也可见一斑，如《韩非子·五蠹》记载："民食果蓏蚌蛤，腥臊恶臭而伤害腹胃，民多疾病。"总之，原始人因恶劣环境和落后的卫生保健措施，付出了艰辛的代价。

（2）火的使用：在"蓝田人"遗址和距今约五十万年前的"北京人"洞穴中，均显示出早期人类对火的控制和利用。这些发现证明，"北京人"不仅仅使用自然火源，而且已有意识地掌控火的使用。此后，通过摩擦敲击的实验，原始人大约在"山顶洞人"之前发明了人工取火的技术。火的发明极大地推动了人类文明进步，改善了生存条件，包括取暖、照明、食物处理及卫生保健等方面的应用。

（3）居处的改善：远古时期，为了保护自身免受风雨和野兽的侵袭、构木为巢、栖身于树上、即传说中的有巢氏时代。《礼记·礼运》关于“昔者先王未有宫室，冬则居营窟，夏则居橧巢”的记述，反映了人类为适应季节气候的变化，采取了“巢居”与“穴居”交替的居住方式。巢居与穴居在一定程度上是为了免遭野兽的侵害，但风雨和潮湿仍严重威胁着人类先民的健康。随着火的发明和工具的使用，原始人在自然面前取得了很大的主动权，开始在平坦的原野建造房屋，改善自身的居住条件。《易经·系辞》记载：“上古穴居而野处，后世圣人易之以宫室，上栋下宇，以待风雨。”《墨子·辞过》更进一步说明：“为宫室之法，曰：室高足以辟润湿，边足以圉风寒，上足以待雪霜雨露。”新石器时代，我们的祖先已能根据不同的地理环境筑起不同形式的房屋。从最初的土窖、地窖逐渐发展为有墙壁屋顶的土屋、木屋、石屋和用以豢养家畜的圈栏。众多房屋周围还有防止野兽袭击的深沟，在围沟之内、房舍之侧，有埋葬幼儿的陶罐和成人的墓地。我国南方原始人则在巢居的基础上，发明了把居住面架设在木桩柱上的干栏式建筑。在河姆渡遗址，发现了距今 7000 多年前的世界上最早的干栏式木结构建筑遗迹，其中有带榫卯的木构件，最长的木屋达 23m。这种建筑形式适用于南方多雨潮湿的自然环境，对于防潮湿、避虫兽十分有效，一直延续至今。此外，还发现一口人工开凿的水井，距今 5800～5500 年前，通过渗透和过滤，人类清除了水中的杂质，提高了水质，这些对于改善饮水条件，减少疾病，促进人类卫生保健的发展，具有不可估量的积极作用。

（4）舞蹈与导引：舞蹈最早起源于远古人类的生产和生活实践，是一种宣泄情感的方式。原始人在狩猎、征战、祭祀和求偶等场合中，通过跳舞来表达祝福、庆祝、虔诚和爱慕之情。他们还会穿上兽皮、插上羽毛、戴上花朵等作为装饰物。早在尧舜时代，人们就已经发现舞蹈对身体的健身作用。古代导引疗法则是在原始舞蹈的基础上发展而来，通过舞蹈的导引按跻治疗疾病。这些早期的舞蹈和导引活动对改善生活条件、增强体质和促进生存繁衍起到了重要作用。

2. 医药的起源　疾病伴随着人类生命的诞生而出现，原始人在生产生活实践中，亦发明创造了许多原始的治疗疾病的方法。

（1）药物的起源：随着人口增长，人们需要扩大食物来源。这并非为了治疗疾病而寻找药物，而更可能是在改变食谱、扩大食物来源时进行艰辛探索。因此，药物知识很可能是人类在寻求食物的过程中发现和积累的，这即是“药食同源”。人类在采食野菜、野果、种子和植物根茎时，首先尝到了酸、辛、苦、甘和咸等各种味道。随后发现，某些植物会导致呕吐、腹泻甚至昏迷和死亡；而其他植物则可以减轻甚至治愈原有的病痛。久而久之，人们逐渐熟悉了一些植物的外观和性能，了解它们的毒性和不良反应，并体验到某些植物的疗效。这个过程非常漫长，是无数人通过口尝身试总结而来的。中国自古以来将药物称为“本草”，说明药物起源于植物。在食用动物的过程中，原始人逐渐发现了一些动物的治疗作用，并积累了一些动物药知识。《山海经》中的一些记载，如“何罗之鱼……食之已痈”和“有鸟焉……名曰青耕，可以御疫，其鸣自叫”，表明我国古代先民在食用动物时发现了它们的治疗和防疫作用。在原始社会末期，随着采矿和冶炼业的出现，人们开始了解矿物的性质，并认识到某些矿物对疾病有治疗作用。通过煮盐的过程，人们逐渐发现了盐水对眼睛的明目作用和芒硝泻下的作用；通过冶炼，人们了解到硫黄的壮阳作用和水银的杀虫作用。植物药、动物药和矿物药的知识是我们祖先在长期的生产和生活实践中逐渐认识和积累的。这个过程经历了从感性认识到理性认识的漫长过程。由于历代中药著作中对植物药的记载最多，所以后世的中药典籍大多以“本草”命名。

（2）外治法的起源：原始社会中，当发生体表部位创伤导致出血时，原始人通常会迅速用手掌紧紧压住伤口，这是一种简单的压迫止血方法。原始人可能会用一些随手可得的材料如泥土、灰烬、树叶、草茎、苔藓、树皮等来涂敷和压迫伤口。随着时间的推移，人们发现某些植物的叶子、根茎等对止血和缓解疼痛效果明显，这些经验逐渐积累并传承下来，形成了原始的药物止血止痛方法。

当人们感到伤口疼痛时，很可能会下意识地用手触摸患处，或者帮助其他人按摩，以减轻伤者的痛苦，有时还能起到散瘀消肿、减轻疼痛的作用。当人们食用某些引起消化不良和腹部不适的食物时，用手按摩也可以减轻不适感。这些简单的手法逐渐形成了原始按摩疗法。

（3）针灸的起源：针灸是中医的主要治疗手段之一，包括针刺和灸法两种疗法。针刺疗法作为中医学的核心诊疗技术，其起源可追溯至远古先民对生命现象的朴素观察与实践。新石器时代，原始人类在劳动中偶然发现体表刺激可缓解终痛，遂以磨制的石质工具（即“砭石”）按压或刺破皮肤以治疗疾病，此为针刺疗法的雏形。殷商时期甲骨文中的“针”字及殷墟出土的青铜针具，印证了金属针具的早期应用。周代《山海经》记载“高氏之山，有石如玉，可以为箴（针）”，揭示了砭石向金属针过渡的历程。成都老官山汉墓出土的穴漆人和医简证实了经络学说与针刺技法的早期结合，将中医针刺疗法体系化进程前推至西汉早期。《黄帝内经》系统构建了经络学说与针刺理论，创制“九针”（镵针、员针、鍉针、锋针、铍针、圆利针、毫针、长针、大针），提出“欲以微针通其经脉，调其血气”的核心思想。远古先民从砭石疗疾的偶然发现，到青铜针具的主动创制，最终在哲学与医学交融中凝练出“以针调气”的完整体系。这一过程不仅体现中华文明“道器合一”的智慧，更成为世界医学史上独具特色的原创性贡献。

灸法是一种通过对人体特定部位施加固定的温热刺激以治疗疾病的方法，因此其起源很可能与热熨法相关。原始人在取暖时可能经常将烧热的石块或土块贴在身上，除提供温暖和舒适感外，还可以缓解一些疼痛，比如因受寒引起的腹痛和关节疼痛等。用于热熨的石块形状也有球形、扁圆形等多种。原始人在烤火取暖的过程中，可能会被火烧灼烫伤皮肤，但有时局部的烧伤会减轻某些疾病的症状。受到这种启发，原始人可能有意识地选择一些干枯的植物茎叶作为燃料，进行局部温热刺激。由于艾叶具有易燃、气味芳香、广泛分布且易于加工储存等特点，因此艾叶成为后来灸治的主要原料。

（二）早期的经验医学

夏、商、西周三代及春秋时期，社会生产力和理论思维不断提升，医药经验逐渐丰富，为后来医学理论体系的建立创造了条件。

1. 甲骨文中有关疾病的记载 甲骨卜辞是对疾病认识的早期记录。记载的疾病名称有20余种，如疾首、疾目、疾齿、疾腹、疾止、疾子、疾育等，按人体不同部位进行描述。部分疾病已能根据特征赋予专门的病名，如疟、疥、蛊、龋等。甲骨文中的一些字形描述了腹中的寄生虫和导致牙齿蛀坏的窟窿。龋字的出现是中国医学史上的重要发现，比《史记》中对龋齿病的记载提前了1000多年，比其他文明古国的类似记载早了700～1000年。

甲骨文中有些疾病是根据生理功能失常命名的，如“疾言”表示语言障碍或发音困难。还有一些描述疾病症状的记载，如耳鸣、下痢、失眠以及病软、病骨、病旋等。甲骨文中还有关于“疾年”“雨疾”“降疾”的记载。“疾年”指多疾之年，而“雨疾”和“降疾”则表示像降雨一样，一次有许多人染病，可能是对流行病的早期记录。此外，甲骨文中的一个字“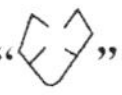”形似心，可能是对脏腑的最早认识，也是甲骨文中唯一的脏器名词。甲骨文的相关记载有助于研究商代疾病史，但远不能完全反映商代对疾病知识的了解。

2. 早期的病因学说及对药物的认识

（1）早期病因学说：《左传·昭公元年》记载了春秋时期秦国的名医医和最早提出了六气病因学说，这开创了中医外感病因学说的先河，为后世的“六淫”病因论奠定了基础。公元前541年，晋侯生病，向秦国求医，秦伯派医和前去诊治。医和回答说：“君子亲近女子，要按照礼仪的规定进行，不要因为女色而使心志惑乱。上天有六种气，降下来化生五种味道，表现为五种颜色，体现为五种声音，过度就会产生六种疾病。六种气叫做阴、阳、风、雨、晦、明，在时间上区分为四季，按次序排列为五行，六气过度就会造成疾病：阴气过度造成寒性的疾病，阳气过度造成热性的疾病，风气过度造成四肢的疾病，雨湿过度造成肠胃的疾病，夜晚活动过度造成心志惑乱，白天操劳过度而心力疲惫。女子应在夜晚与之交合，过度亲近就会产生内热和心志惑乱的疾病。如今您亲近女色既不加以节制，又不按时，能不到这样的地步吗？从医和的这段论述中可以看出：首先，四时、五节、六气等季节气候变化作为病因的概念已经形成。其次，根据“阳盛则热，阴盛则寒”的记载，说明“阳盛则热，阴盛则寒”的病理学说已经基本明确；而“风淫末疾，雨淫腹疾”的说法，则与后世风病导致四肢疼痛、湿病导致腹泻的理论有着紧密的联系。再次，关于五味、五色、五音的概念，也为后世的诊断学和药理学提供了一定的启示。最后，“晦淫惑疾，明淫心疾”等情志因素也被纳入病因的探讨中。这种脱离鬼神致病说，从实际出发的对疾病的真实认识，形成了对后世产生重要影响的病因观念。

（2）药物知识的累积：周代是中国古代药物知识逐渐积累丰富的时期。在现存的先秦文献中，《周礼》《诗经》和《山海经》都包含了与药物相关的资料。《周礼·天官冢宰》中载有“以五味、五谷、五药养其病”的记载，汉代郑玄的注释解释为“五药指的是草、木、虫、石、谷”，这可以视为对药物的初步分类。

《诗经》收录了许多动植物，其中许多后来被用作药物。仅植物部分就达到50多种。此外，对一些植物的采集季节、产地和食用效果也有简要叙述。例如，“七月蟋蟀”和“八月断壶（葫芦）”指明了采集的季节；“中谷有蓷（益母草）”和“陟彼南山，言采其蕨”则记载了植物的产地。尽管这些记载文字简短，但仍然是反映早期药物知识的宝贵史料。

关于《山海经》所载药物的数量，存在多种说法，一般认为共有120余种，其中包括动物药、植物药、矿物药、水类药。从功用来看，这些药物涉及了后世补药、种子药、避孕药、预防药、美容药、毒药、解毒药、杀虫药、醒神药、治疗牲畜疾病药等方面。《山海经》所收药物可用于治疗内科、外科、妇科、五官科、皮肤科等数十种疾病。大多数药物是一药治一病，但也有10种药物可以治疗两种疾病，例如虎蛟可治疗痢疾和痔疮，肥遗可治疗疫病和恶疮。这在药物认识和使用方面可谓是一种进步。这些药物的使用方法大致可分为内服和外用两大类，外用方法包括佩戴、沐浴、坐卧和涂抹等，尤其值得一提的是，《山海经》中有60多种药物用于预防，这可以视为当时预防医学思想的萌芽。然而，书中的大部分药物后来无法考证，且无临床应用。药物知识和经验的积累为药物理论的深化奠定了基础，《周礼·天官冢宰》中的以五味、五谷、五药养其病的理论可视为其中的一种体现。

3. 疾病的诊断治疗

（1）疾病的诊断：在殷商时代，人们已开始关注对疾病的诊断。通过对甲骨卜辞的研究，可以看出当时人们主要使用占卜的方式，寻求神灵的指引来判断所患疾病。

到了西周时期，人们积累了更多的经验，逐渐超越了对巫的依赖，疾病诊断开始具备初步形态。《周礼》中记载着“以五气、五声、五色眡（视）其死生；两之以九窍之变，参之以九藏之动”。这说明在西周前后，诊断疾病已经涉及望诊（观察外貌）、闻诊（听声音和嗅气味）、问诊（询问症状）、切诊（按脉搏）等内容。《周礼》所载的有关“四诊”的内容，通过综合分析患者的内外症状，可以被视为中医诊断学的起源。这些记载表明，在西周时期，人们已经开始通过观察、询问、听诊和脉诊等方式来诊断疾病，逐渐发展了对疾病诊断的理论和实践。这些初步的诊断方法为后来中医诊断学的形成奠定了基础。

（2）疾病的治疗：在商周时期，临证治疗方面已经广泛应用了食疗、药疗、酒剂、砭法以及针刺火灸等方法。根据《周礼·天官冢宰》的记载“以五味、五谷、五药养其病”，这说明人们当时已经使用五味、五谷和五种药物来调养和治疗疾病。另外，《周礼》中还提到了治疗疮疡的方法，使用了外用的腐蚀药物，这也是我国历史上最早记录的化学药物使用。

关于酒剂在医疗中的应用，可以从甲骨文中的“鬯其酒”的记载以及《史记·扁鹊仓公列传》中关于“其在肠胃，酒醪之所及”的描述得知，那个时候酒剂在医疗中的应用已经相当广泛。

在治疗方法方面，《左传》中的“病入膏肓”的典故，提出了“攻”“达”“药”的治疗法则，表明当时已经有了比较系统的治疗方法。

疾病的治疗方法包括内治法和外治法。在内治法方面，人们使用动物、植物和矿物等药物治疗疾病。《尚书·说命》中记载：“若药弗瞑眩，厥疾弗瘳。”说明当时的医生已经开始应用一些药物治疗疾病，且对于重病用药治疗后身体出现一些应激反应是正常现象，如果不出现这些反应，重且深沉的疾病就不会有疗效。《周礼》中还有关于“聚毒药以供医事”的记载，表明宫廷中已经建立了医事制度，并且药物知识也不断丰富。食疗在那个时期已经初具雏形。据传说，伊尹和商汤在谈话中涉及了很多烹调问题，其中提到了“阳朴之姜，招摇之桂”《吕氏春秋·本味》。姜和桂既是调味品，也是常用的发汗解表药物。到了西周时期，统治阶级开始设立食医和食官来专门负责食疗事务。根据《周礼》的记载，食医负责和王的六食、六饮、六膳、百馐、百酱、八珍之养。食医即宫廷内的营养医师。

在外治法方面，外伤是当时人们最常遇到的疾病，因此外治法得到了很多实践经验的积累。摩擦、针刺和烧灼等方法在具体治疗中得到广泛应用。砭石在西周以前的主要作用是破脓肿。

总的来说，商周时期的临证治疗已经涵盖了内治法和外治法。在内治法方面，人们使用动物、植物和矿物等药物治疗疾病，并且食疗已经初具雏形。在外治法方面，人们使用摩擦、针刺和烧灼等方法治疗外伤。这些治疗方法的广泛应用表明当时医药领域已经有了一定的发展和积累。

4. 早期的卫生保健 夏商时期在卫生保健方面取得了明显进步。据传黄帝时代已有水井，夏代更有“伯益作井”的说法，而浙江河姆渡遗址距今已有几千年的历史，发现了我国最早的水井。水井的使用对于保障良好的饮食卫生有着重要作用，但需要经常保持清洁。《管子》中明确提到，在春季要清除积垢泥，更换新水（即“杼井易水”），并疏通沟渠，排除积水。商周文化遗址中发现了规模庞大的地下排水管道（陶窦），《周礼·考工记》中也记载了巨大下水管道。

在个人卫生方面，夏商时期的人们已经养成了洗脸、洗手、洗脚、沐浴和洗涤食具等习惯，这些方面在甲骨文中有不少记载。1935 年在殷墟的考古发掘中，出土了壶、盂、勺、盘、陶槎、头梳等全套盥洗用具。到了周代，人们已经认识到沐浴对于医疗和疾病保健的意义，将沐浴视为一种疗疾保健的方法。《礼记》更要求人们养成饭前洗手、用餐时不面对面说话、不剩饭、不随地吐痰等日常卫生习惯，并提出了“疾病，内外皆扫，彻亵衣，加新衣”的主张。

在饮食卫生方面，西周时期的人们也非常重视。《周礼》中简要介绍了四时肉食的品种、各类饮食的服食方法、四时调味的宜忌，以及饭食与菜肴的搭配等。《论语·乡党》指出，食物的重要性在于精细、适时和新鲜洁净，任何变质、恶臭的肉食都不应食用。

人们对早婚和近亲婚配的危害已经有了一定的认识。《周礼》记载：“男三十娶，女二十嫁”以及“礼不娶同姓”。《礼记》中提到：“三十曰壮，有室。”意即 30 岁为壮年，有属于自己的家室，娶妻生子。《左传》也有类似的说法：“男女同姓，其生不蕃。”这说明古人已经从经验的角度发现同姓通婚之弊，因为同姓之人在血缘及基因上相近，故而所生下的后代生命力较弱，难以存活。

5. 医学分科与医事制度 在夏末商初，随着社会分工的不断扩大，各行各业逐渐向专业化发展。在这个时期，秦国已经出现了一些著名的专职医生，如医和、医缓等。医疗工作的专业化以及对巫术迷信的日益减少，使得医学能够摆脱巫术的束缚，独立地发展起来。

《周礼·天官》中记载，宫廷医生不仅在医疗上分为食医、疾医、疡医、兽医等不同领域，还有士负责协助医师事务管理，府负责管理药物供应，史负责管理文书和病案，徒从事看护杂物。同时，还建立了医生的考核制度，根据医生全年的医疗成绩来评定其优劣，例如，“十全为上，十失一次之，十失二次之，十失三次之，十失四为下”，并且根据考核结果确定医生的级别和俸禄。

《周礼·天官冢宰》中有记载：“凡民之有疾病者，分而治之。死终则各书其所以，而入于医师。”

这表明在那个时期已经建立了记录治疗经过的病历，并要求对于死亡者提供有关死因的报告。这些措施在医学史上具有重要的进步意义。专职医生的出现以及医事制度的建立，反映了当时医学发展的水平，同时也有利于医药经验的积累、整理、总结和交流，进一步促进了对疾病的认识和医疗技术的提高。

二、中医学理论体系的形成与发展

自战国历秦汉至三国时期，是中国封建制度建立、巩固和发展时期。中华文化的人文主题和以直觉体悟、整体把握为特征的思维方式在这一时期形成并确立，同时也对中医学理论形成产生了深刻的影响。先秦到两汉时期为医药应用经验的早期积累到形成中医学理论体系的第一个高峰。

（一）中医学理论体系的形成过程

1. 先秦时期　先秦时期的中医学起源于远古时代的医疗实践，逐渐发展形成了基础的医学理论和方法。这一时期的医疗实践主要体现在以下几个方面。

（1）早期的医疗实践

1）草药应用：本草学的萌芽可以追溯到先秦时期，《山海经》《周礼》《本草》均有药物记载。先秦时期，人们通过对自然界的观察和长期的实践，逐渐发现了一些草药的治疗作用。例如，《神农本草经》传说是由远古神农氏品尝百草后所著，记录了大量的药物及其功效。草药的应用包括内服、外用等多种方式，逐渐积累了丰富的经验和知识。

2）巫术与祭祀：在原始社会，疾病被认为是鬼神作祟或祖先惩罚的结果，因此巫术和祭祀成为重要的治疗手段。巫医通过祈祷、驱鬼等方式来治病，早期的医疗实践与宗教、巫术密不可分。这些活动虽然缺乏科学依据，但在一定程度上缓解了病人的心理压力，有助于病情的缓解。

（2）针刺与砭石

1）针刺疗法：早期的针刺疗法起源于对战国时期发现的石针的使用。石针用于刺破皮肤、放血，以缓解疼痛和治疗疾病。随着时间的推移，针刺疗法逐渐发展，成为中医治疗的重要方法之一。

2）砭石疗法：砭石是用特定的石头磨制而成的医疗工具，用于刮痧、按摩等疗法。先秦时期，砭石疗法被广泛应用于外科治疗和疼痛管理。

（3）导引与吐纳

1）导引术：是一种早期的健身和治疗方法，通过肢体运动和姿势的变化，促进气血流通，增强体质。先秦时期的导引术是中医学养生思想的重要组成部分。《黄帝内经》中记载了不少导引术的内容，说明在先秦时期这种疗法已经有了相当的发展。

2）吐纳术：是一种通过呼吸调节达到养生和治病目的的方法。早期的吐纳术包括深呼吸、屏息等练习，用以调整气息、增强体质。

吐纳术与导引术相结合，为后来的气功和养生疗法奠定了基础。

（4）饮食疗法：先秦时期，人们逐渐认识到饮食对健康的影响，并通过食物调养来预防和治疗疾病。《黄帝内经》中提到“五谷为养，五果为助，五畜为益，五菜为充”，体现了对食物疗效的认识。

通过合理的饮食搭配，早期的中医已经在实践中探索出了许多有效的食疗方法。

（5）基础理论的萌芽

1）阴阳五行思想：是中国古代哲学的重要组成部分，对中医学的发展有着深远的影响。先秦时期，这一思想逐渐形成，并开始应用于医学领域，用以解释人体的生理和病理变化。

2）阴阳学说认为人体内的阴阳平衡对健康至关重要，五行学说则将人体内的脏腑与自然界的五行对应，形成了早期的医学理论基础。

（6）经验总结与文献记录：医药经验的积累，通过不断地实践和总结，先秦时期积累了大量的医疗经验。这些经验主要通过口口相传，逐渐形成系统的知识。随着文字的发明和使用，部分医疗经验被记录下来，成为后世中医文献的雏形。

先秦时期的中医学医疗实践虽然原始，但奠定了中医学发展的基础。通过对自然界的观察和长期的经验积累，人们逐渐形成了一套独特的医学理论和治疗方法。这些早期的医疗实践不仅为后来的中医学发展提供了宝贵的经验，也反映了古代人类在与疾病斗争中的智慧和创造力。

2. 秦汉时期 春秋战国时期诸子百家争鸣的各种学说、理论为中医学理论体系的构建提供了说理工具，《黄帝内经》《难经》《神农本草经》《伤寒杂病论》中医四大经典相继问世，是中医学理论体系形成的重要标志，也是中医学的第一个高峰。

（1）汉代中医学的理论奠基

1）《黄帝内经》的影响：虽然《黄帝内经》成书于战国至西汉时期，但其在汉代得到了广泛的传播和应用，成为中医学的重要理论基础。它系统论述了人体生理、病理、诊断、治疗等方面的内容，对后世中医学的发展产生了深远影响。

2）张仲景与《伤寒杂病论》：张仲景被誉为“医圣”，其著作《伤寒杂病论》是中医学的重要经典之一。张仲景在书中系统总结了汉代以前的医学成就，提出了辨证论治的思想，将疾病分为外感病和内伤病两大类，详细论述了不同病症的诊断和治疗方法。《伤寒杂病论》后来被分为《伤寒论》和《金匮要略》两部经典，前者以外感病的诊疗为主，后者则主要论述内科杂病的诊治，奠定了中医临床实践的基础。

（2）汉代中医学的临床实践

1）华佗与麻沸散：华佗是东汉末年的著名医生，以外科手术和麻醉技术闻名。他发明了麻醉药“麻沸散”，使得复杂的外科手术得以实施，这是世界上最早的全身麻醉剂之一。可见手术治疗也不是西医的专属品。另外，华佗还创立了“五禽戏”，这是一套模仿五种动物动作的健身操，旨在通过锻炼增强体质、预防疾病。

2）董奉与杏林春暖：董奉是汉代另一位著名的医生，他在山中隐居，行医济世，治病不收费，只要求病人在治愈后种植杏树。久而久之，他的住处周围形成了大片的杏林，后人因此称他为“杏林圣手”。

3）经络理论的发展：汉代的医学实践中，针灸疗法得到了进一步发展，经络理论逐渐成熟。通过长期的临床观察和实践，医生们总结出了一套系统的经络理论，用以指导针灸治疗。《灵枢》作为《黄帝内经》的一部分，详细描述了经络、腧穴的位置和功能，对后世针灸学的发展有重要指导意义。

（3）汉代中医学的文献与教育

1）医学著作的编撰与流传：除《黄帝内经》和《伤寒杂病论》外，汉代还涌现出一批重要的医学著作，如《神农本草经》，这是现存最早的中药学专著，详细记录了 365 种药物的性能和应用方法。医学文献的编撰和传播，促进了医学知识的积累和传承，为后世医学的发展提供了丰富的资料。

2）医学教育的兴起：汉代的医学教育逐渐形成了一定的体系，名医们不仅行医，还招收弟子，传授医术。师徒制的医学教育模式在这一时期得以确立，成为中医教育的重要形式。政府对医学的重视也体现在设立太医署、专门培养和管理医师、提高了医学教育和医疗服务的质量。

（4）汉代中医学的发展特点

1）辨证论治思想的形成：辨证论治是中医学的核心思想之一，强调根据患者的具体症状和体质，采取个性化的治疗方法。张仲景的《伤寒杂病论》是这一思想的典范，通过辨别不同的证候类型，选择相应的治疗方案。

2）药物治疗的系统化：西汉时期，张骞出使西域，带回大量药物，促进了中医药学的发展。

汉代医家不仅注重药物的选择，还强调药物的配伍和炮制方法，以提高疗效和安全性。《本草衍义》中提到："神农尝百草，日遇七十二毒，得荼（茶）而解之。"神农氏的传说中提到尝百草，辨别药物的毒性和药效，为后来的本草学奠定了基础。这段话显示了古代医家对药物的重视和探索精神。本草学是中医药学的重要分支，主要研究药物的种类、性质、功能、主治和应用。本草学的发展历史悠久，历代医药学家通过不断地实践和总结，丰富和完善了本草学的内容，为中医药学的发展奠定了坚实基础。《神农本草经》是现存最早的中药学著作，它的出现标志着中药学的系统化和规范化。

3）综合治疗手段的应用：汉代的医疗实践中，针灸、推拿、导引、食疗等多种治疗手段相结合，形成了综合治疗的模式。这种多样化的治疗方法提高了临床疗效，丰富了中医学的治疗手段。

汉代是中国医学发展史上的重要时期，标志着中医学理论体系的初步确立和临床实践的逐步规范化。汉代中医学的发展奠定了中医理论和临床实践的基础，通过对疾病的系统总结和治疗方法的规范化，形成了一套独特的医学体系。这一时期的医学成就不仅对中国医学史产生了深远影响，也为世界医学的发展提供了宝贵的经验。

（二）中医学理论体系的形成的标志

中医学理论体系的形成经历了漫长的历史发展过程，形成了系统化和理论化的医学体系，其标志性事件和著作奠定了中医学的基础。以下是中医学理论体系形成的几个重要标志。

1.《黄帝内经》　是中医学理论体系形成的奠基之作。成书于战国至西汉时期，由《素问》和《灵枢》两部分组成。《素问》主要探讨医学理论、病因病机、诊断方法、预防保健等内容；《灵枢》则侧重于针灸理论和实践。该书以问答形式，阐述了阴阳五行、脏腑经络、气血津液等基本理论，构建了中医学的基本框架。其内容涵盖了中医学的基本理论和临床实践，被后世医家尊为经典。《素问·阴阳应象大论》指出："阴阳者，天地之道也，万物之纲纪，变化之父母，生杀之本始，神明之府也。"这是对阴阳学说在中医学中重要性的高度概括。

2.《难经》　又称《黄帝八十一难经》，相传为春秋战国医家扁鹊所著。此书对《黄帝内经》中的疑难问题进行了详细解答和补充，使得中医学理论体系更加完善。书中对经络理论、脏腑关系、病因病机等进行了深入探讨，进一步丰富了中医学的内容。《难经·一难》指出："寸口者，五脏六腑之所终始，故法取于寸口也。"这是对脉诊理论的重要补充和完善。

3.《神农本草经》　是中国现存最早的药物学专著，成书于东汉时期。书中记载了 365 种药物，分为上、中、下三品，详细描述了每种药物的性味、主治、使用方法等。这部著作奠定了中药学的基础，为后世的药物研究和临床应用提供了重要依据。

4.《伤寒杂病论》　由东汉末年著名医学家张仲景所著，被誉为中医学的经典之作。此书分为《伤寒论》和《金匮要略》两部分，系统地总结了当时的医学成果，提出了六经辨证体系和辨证论治的方法。书中记载了大量有效的方剂，如麻黄汤、桂枝汤等，这些方剂至今仍在使用。《伤寒杂病论·序》写道仲景用心疾苦，撰用《素问》《九卷》《八十一难》《阴阳大论》合为《伤寒杂病论》。这充分展示了他在中医理论和临床实践上的巨大贡献。

中医学理论体系的形成，离不开这些经典著作的奠基和发展，它们共同构筑了中医的理论框架，为后世中医药的发展提供了坚实的理论基础。

三、中医学的总结、充实、突破、深化、发展

从两晋到五代近 700 年间，既有分裂动荡的南北朝和五代十国，也有相对稳定的隋唐两朝，这为中医学体系发展提供了条件。最终在宋金元时期，以金元四大家对中医学理论的创新，成就了中医学第二个发展高峰，也是中医学的总结、充实、突破、深化、发展阶段。

（一）中医文献整理和理论总结

中医文献整理和理论总结，是中医学发展的重要组成部分。历代医家在整理、注释、编辑和出版中医经典文献方面作出了巨大贡献，通过系统总结中医理论，丰富了中医学的内涵，为中医的发展奠定了坚实基础。以下是中医文献整理和理论总结的几个重要方面。

1. 医经的编纂与注释 《黄帝内经》是中医学的奠基之作，对后世医学影响深远。自汉代以来，历代医家对其进行了大量的注释和研究。汉代张仲景在《伤寒杂病论》中引用《黄帝内经》内容，并结合临床实践，提出了新的治疗理论。唐代王冰对《黄帝内经》进行了全面注释，编撰了《重广补注黄帝内经素问》，为后人理解《黄帝内经》提供了重要参考。

2. 医书的编撰与汇编 隋唐时期是中医文献编撰的黄金时代，出现了许多重要的医学著作。隋代巢元方主持编撰的《诸病源候论》系统总结了疾病的病因、病机、症状和治疗方法，为中医学的病因病机学说奠定了基础。唐代孙思邈编撰的《备急千金要方》和《千金翼方》，全面总结了唐代以前的医学成就，涵盖了内科、外科、妇科、儿科等多个领域，对中医学的发展产生了深远影响。孙思邈在《备急千金要方·序》中提到："人命至重，有贵千金，一方济之，德逾于此。"

3. 宋代的医学巨著 宋代是中医文献整理和总结的高峰期，政府重视医学文献的整理和出版，出现了大量官修医书。《太平圣惠方》是宋代政府组织编撰的重要医学著作，系统总结了唐代以前的医学成就，内容涵盖内科、外科、妇科、儿科等多个领域。《太平惠民和剂局方》收录了当时医家和民间习用的有效中药方剂，共载方 788 首，是一部由官方颁布的流传甚广、影响颇大的方书；此外，宋代还有《圣济总录》等重要医书的编纂，对中医学的传承和发展起到了重要作用。

北宋时期医家庞安时《伤寒总病论》首先提出温病与伤寒分治，不仅认识到其有相当强的传染性和流行性，而且对温病的治疗、预防、预后、康复等有着全面而独到的认识和应对方法。南宋时期医家陈无择确立了"内因、外因、不内外因"的病因分类，对后代病因发展影响极为深远。特别是中医各种专科和综合性论著，层出叠见。宋代陈无择提出的"三因学说"，将复杂的疾病按病源分为外感六淫，内伤七情及不内外因三大类，其所著《三因极一病证方论》对后世病因学的发展影响极为深远；宋神宗时我国已发明人痘接种术，开创了免疫学的先河；气味学说、归经学说、升降浮沉学说的创立使中药药性理论得到新的发展；宋慈所著《洗冤录》的问世，标志着法医学的成熟。该书曾被译成朝、日、英、德、法、荷等多国文字，流传于国际，是我国历史上现存第一部有系统的司法检验专著，也是世界上较早的法医学专书。

4. 金元中医学理论的创新 金元时期是北方少数民族与汉文化大融合的时期，交通继续发展，医学研究的领域更加广阔，这一时期的经验积累更为丰富，为医学学派的产生创造了客观条件。金元医家在继承总结前人经验的基础上，结合自己的临床实践，敢于疑古，标新立异，争创新说，产生了最具盛名的"金元四大家"。

（二）隋唐宋医家学术创新与争鸣

隋唐宋时期是中国医学史上的重要阶段。这一时期，中医学在理论和临床实践上都取得了显著进展，涌现出许多杰出的医家，他们的学术创新和争鸣对后世中医学的发展产生了深远影响。以下是这一时期几位著名医家的学术贡献和争鸣情况。

1. 巢元方的《诸病源候论》 巢元方，隋代著名医家。他主持编撰了《诸病源候论》，这是中国现存最早的一部病因病机专著。该书系统地论述了各类疾病的病因、病机、症状及治疗方法，共分 1739 个病候。《诸病源候论》开创了病因病机学说的先河，对后世中医学的病因病机理论产生了重要影响。书中指出："凡病之生也，或因外感，或因内伤，或因气血不调，或因形体劳伤。"这段话概括了疾病发生的基本原因和机制。

2. 孙思邈的《备急千金要方》 孙思邈，唐代著名医家，被誉为"药王"。他编撰了《备急千金要方》和《千金翼方》，这是中国古代最全面、系统的医学著作之一。书中收录了大量临床经验和药方，对中医学的诊断、治疗、预防和养生理论进行了全面总结。《备急千金要方·序》云："人命至重，有贵千金，一方济之，德逾于此。"孙思邈的医德医风和学术成就对后世医家影响深远。

3. 王焘的《外台秘要》　王焘，唐代著名医家。他编撰了《外台秘要》，这是唐代重要的医学著作之一，系统地整理了唐代以前的医学文献，收录了大量宝贵的医学经验和治疗方法。书中引述了大量前人的医著，对中医学的传承和发展起到了重要作用。《外台秘要·序》中写道："凡医书传世，莫不博采众方，汇为一编。"王焘的工作为后世中医学的发展奠定了坚实的基础。

4. 陈自明的《妇人大全良方》　陈自明，宋代著名妇科医家。他编撰了《妇人大全良方》，这是中国古代妇科医学的重要著作。书中详细论述了妇科疾病的病因、病机、症状及治疗方法，并收录了大量有效的方剂。《妇人大全良方·序》中写道："妇人之病，多由七情六欲，脏腑不和而致。"陈自明的理论和实践丰富了中医学的妇科理论，对后世妇科医学的发展产生了深远影响。

5. 王怀稳的《太平圣惠方》　王怀隐，北宋著名医家。他主持编纂了《太平圣惠方》，这是北宋国家级的医方总集，系统汇整自先秦至五代的三千余条验方，分内科、外科、妇科、儿科、眼科、骨伤科及方器篇等诸专科。全书二十五卷，遵循"方名、组成、功能、主治、用法用量"之规范体例，广采民间良方与宫廷经验，标注明出处与验案，以增严谨。《太平圣惠方·序》有云："凡药治之道，无不博采众方，汇成一编，以便国用民服。"王怀隐此举为后世中医学处方学奠定坚实基础，对明清诸多医著影响深远，亦为研究宋代医学的重要文献。

隋唐宋时期，医家的学术创新和争鸣不仅为中医理论的发展提供了新的视角和方法，推动了中医学理论的发展，也为中医临床实践提供了宝贵的经验和指导，成为中医学发展史上的重要里程碑。这一时期的医学著作涵盖了中医的各个方面，包括内科、外科、妇科、儿科、针灸、养生等，为后世中医学的发展奠定了坚实的基础。巢元方的病因病机学说、孙思邈的全面医学理论、王焘的医学传承、陈自明的妇科理论和刘昉的综合治疗方法，各具特色，互为补充，共同构成了隋唐宋时期中医学发展的辉煌篇章。

（三）金元医家学术创新与争鸣

金元时期是中国医学史上重要的变革时期。在这一时期，中医学不仅在理论上取得了重大突破，而且在临床实践中也得到了广泛应用和发展。四位著名的医家——刘完素、张从正、李东垣、朱震亨，以其独特的医学见解和学术创新，对后世中医的发展产生了深远的影响。他们的学术思想和理论争鸣，构成了金元时期中医学术发展的重要特征。

1. 刘完素的"寒凉派"　刘完素，字守真，号通玄处士，河北河间人，是金元四大家之一。他提出"火热论"，主张疾病多由火热引起，提倡用寒凉药物治疗疾病。刘完素在《素问玄机原病式》中写道："火热为病，寒凉以治之。"他的理论系统地阐述了火热病机，并创立了寒凉派，对后世的温病学派产生了重要影响。

2. 张从正的"攻邪派"　张从正，字子和，号戴人，河南兰考人，是金元四大家之一。他主张"攻邪"，认为疾病多由外邪侵袭所致，强调用攻下、发汗、吐泻等方法驱邪治病，反对妄用温补。张从正在《儒门事亲》中指出："邪气加诸身，速攻之可也，速去之可也，揽而留之，何也？"他的"攻邪"理论丰富了中医的治疗方法，对临床实践具有重要指导意义。

3. 李东垣的"补土派"　李东垣，原名李杲，字明之，河北正定人，是金元四大家之一。他提出"脾胃论"，认为脾胃为后天之本，脾胃虚弱是导致多种疾病的根本原因，主张通过补益脾胃来治疗疾病。李东垣在《脾胃论》中写道："脾胃虚弱，百病由生。"他的理论强调了脾胃的重要性，对后世中医的脾胃学说产生了深远影响。

4. 朱震亨的"滋阴派"　朱震亨，字彦修，号丹溪翁，浙江义乌市人，是金元四大家之一。他提出"阳常有余，阴常不足"的理论，认为阴虚是导致多种疾病的主要原因，主张通过滋阴补肾来治疗疾病。朱震亨在《格致余论》中写道："人受天地之气以生，天之阳气为气，地之阴气为血，故气常有余，血常不足。"他的滋阴理论在中医学中占有重要地位，尤其在温病学派中影响深远。

金元时期，四位医家的学术思想各具特色，形成了"寒凉派""攻邪派""补土派"和"滋阴派"四大学派。他们的学术争鸣不仅推动了中医学理论的发展，而且对临床实践具有重要指导意义。刘完素的寒凉派强调清热解毒，张从正的攻邪派主张驱邪祛病，李东垣的补土派重视脾胃功能，朱震亨的滋阴派则注重滋阴补肾。四大家的学术思想互为补充，形成了丰富多样的治疗理论和方法。

这些学术创新和争鸣，使金元时期成为中医学发展史上的一个重要里程碑。他们的理论和实践不仅在当时产生了深远影响，而且为后世中医学的发展奠定了坚实的基础。

（四）本草学的发展

1. 魏晋南北朝：本草学的发展与丰富 魏晋南北朝时期，本草学进入了新的发展阶段，涌现出许多重要的本草著作。东晋时期，葛洪编撰了《肘后备急方》，收录了大量药物和方剂，并对药物的应用进行了详细说明。南朝梁代陶弘景编撰的《本草经集注》，载药达 730 种，是对《神农本草经》的注释和补充，增加了药物的种类和药效描述，为后世本草学的发展提供了重要参考。

2. 隋唐：本草学的系统化与规范化 隋唐时期是本草学系统化和规范化的重要阶段，出现了许多具有划时代意义的本草著作。唐代苏敬等编撰的《新修本草》（又称《唐本草》），是世界上最早的药典，收录了 850 种药物，首次由国家颁布并实施。书中详细记载了药物的来源、性味、功能和主治，标志着本草学进入了系统化和规范化的新阶段。这一时期，本草学得到了政府的高度重视和推广。

3. 宋元：本草学的创新与发展 宋元时期是本草学创新与发展的重要阶段，出现了许多新的本草著作和学术观点。宋代苏颂编撰的《本草图经》，在药物记载中加入了图谱，使本草学更加直观和形象。这一创举为后世本草学的发展提供了新的思路。元代李杲编撰的《脾胃论》强调药物对脾胃的作用，提出了"补土"理论，对本草学的发展产生了重要影响。

（五）中医临床各科的分化

中医临床各科的分化，是中医学发展的重要标志之一。随着医学实践的不断深入，临床经验的逐步积累，中医学的各个学科逐渐形成并分化，形成了内科、外科、妇科、儿科、针灸科等多个分科。这一过程体现了中医学的专业化和系统化，对中医的理论和实践发展产生了较大的影响。以下是中医临床各科分化的几个重要阶段及其代表性人物和著作。

1. 内科的发展与完善 中医内科在《黄帝内经》和《伤寒杂病论》的基础上不断发展和完善。中医内科是中医学的重要组成部分，主要研究内科疾病的诊断与治疗。内科的发展可以追溯到《黄帝内经》时期，该书系统论述了内科疾病的病因、病机、诊断和治疗方法，为内科的发展奠定了理论基础。汉代张仲景编撰的《伤寒杂病论》进一步丰富和发展了内科学说，提出了"六经辨证"的理论体系，对后世内科发展产生了深远影响。张仲景在《伤寒杂病论》序言中写道："勤求古训，博采众方。"他的理论和实践成为中医内科的重要基石。隋唐时期，巢元方编撰的《诸病源候论》，系统总结了内科疾病的病因、病机、症状和治疗方法，是内科学发展的重要著作。宋代《太平圣惠方》进一步丰富了内科的内容，涵盖了内科各类疾病的诊断和治疗方法。

2. 外科的发展与创新 中医外科主要研究外科疾病的诊断与治疗，涉及疮疡、痈疽、跌打损伤等。隋唐时期，外科逐渐从内科分化出来，并得到了显著发展，涌现出许多外科名家。隋朝《诸病源候论》论述了 40 余种外科疾病的病因病理，并载有治疗"断肠"的腹部手术方法。唐朝《备急千金要方》《千金翼方》等综合性医学巨著中均有丰富的外科内容。在宋代，中医外科学得到较快发展。《圣济总录》记录了"五善七恶"，《太平圣惠方》首载用砒剂治疗痔核的方法，《集验背疽方》专论痈疽证治，《外科精要》强调"治外必本诸内"及"大凡痈疽，当调脾胃"的整体观念等。

金元时期，刘河间定疏通、托里、和营卫等治疮三大法则，刘河间治疗外科疾病广泛应用苦寒药，张子和提出“诸痛痒疮，皆属于心火，岂有寒乎”之说，并创“漏针”去水法治水疝，朱震亨启外科经络辨证之本源。《外科精义》全面总结了灸、针、烙、砭镰、溻浴等外治方法，《仙传外科集验方》首载痈疽有“阳中之阴证，阴中之阳证”，《永类钤方》记载挂线疗法治疗肛漏。明清时期，中医外科学由发展走向了逐步成熟，形成了“正宗派”“全生派”“心得派”等中医外科学术流派，外科内治消、托、补三法更臻完善，汗、下、温、清、活血、化瘀、行气、导滞、化痰、散结等治法得到普遍应用。近年来，大部分中医医疗机构设立了中医外科，为中医外科的临床实践及科学研究提供了基地；中华中医药学会设有中医外科及疮疡、皮肤、周围血管、乳房病、蛇伤、小针刀等相关中医外科二级学科的分会，为广泛开展中医外科学术交流提供了基础平台。

3. 妇科的系统化与专业化　中医妇科是研究妇女生理、病理及其疾病防治的专科。妇科的发展在唐代得到了显著推动。唐代医家孙思邈在《备急千金要方》中设有“妇人方”一篇，详细论述了妇女疾病的诊治方法，开创了中医妇科的先河。中医妇科在宋代得到了系统化和专业化的发展。宋代陈自明编撰的《妇人大全良方》，是中医妇科的重要著作，系统总结了妇女疾病的诊断和治疗方法。陈自明在书中写道：“凡医妇人，先须调经，故以为初。”他的理论和实践对后世妇科医学的发展产生了重要影响。

4. 儿科的发展与突破　中医儿科主要研究儿童生理、病理及其疾病防治。在宋代儿科得到了显著发展。中医儿科在宋代取得了重要突破，宋代钱乙编撰的《小儿药证直诀》，是中医儿科的重要著作，系统总结了儿童疾病的诊断和治疗方法。钱乙在书中写道：“小儿脏腑柔弱，易虚易实，治之当慎。”他的儿科理论和实践，对后世儿科医学的发展产生了深远影响。

5. 针灸科的发展与推广　中医针灸科主要研究针刺、灸法等治疗方法。针灸科的发展可以追溯到《黄帝内经》时期，该书详细论述了针灸的理论和方法，为针灸学的发展奠定了基础。唐代医家孙思邈在《备急千金要方》中设有“针灸篇”，详细论述了针灸的理论和实践。孙思邈在针灸篇中写道：“汤药攻其内，针灸攻其外，则病无所逃矣。”北宋著名针灸学家王惟一设计了两具一模一样的针灸铜人并铸造成功，这两具铜人后来被人们称为“天圣针灸铜人”。王惟一所编撰的《铜人腧穴针灸图经》不仅是北宋时期国家针灸经穴的标准，也对宋代以前的针灸学成就进行了系统的梳理和总结。《铜人腧穴针灸图经》统一了各家之说，使经络循行和腧穴位置客观化、标准化、规范化，补充了腧穴的主治作用，增添了新的腧穴，充实了针灸学的理论宝库，是继皇甫谧之后对针灸著述的又一次总结。《铜人腧穴针灸图经》的内容被刻在石碑上，便于学者观摩，更加促进了针灸医学的普及和流传。2017 年 1 月 18 日，瑞士日内瓦，国家主席习近平向世界卫生组织赠送了中国的针灸铜人雕塑。这个浑身布满穴位的铜人雕塑吸引了世界目光，可以看出，“针灸铜人”就是中国传统医学的象征，拥有深厚的历史渊源。

6. 眼科和耳鼻喉科的发展与充实　中医眼科和耳鼻喉科在宋元时期逐渐形成并发展。宋代王惟一编撰的《铜人腧穴针灸图经》首次将眼科和耳鼻喉科独立出来，进行了系统论述。元代窦汉卿编撰的《针经指南》是中医耳鼻喉科的重要著作，书中详细记载了耳鼻喉疾病的诊断和治疗方法。

四、中医学深化发展

明清时期是中国古代封建社会的最后时期，中医学承袭宋金元的良好发展，加上社会经济发展的推动，以温病学的创立为标志，形成了从中医学综合集成到中医学深化发展的第三个高峰。

（一）本草学集大成

明清时期是中医学发展的重要阶段，是本草学的集大成阶段。出现了许多系统总结和创新发展的本草著作，总结前人医学成就的巨著。明代李时珍编撰的《本草纲目》是中药学的巨著，记载了

1892种药物，详细描述了药物的形态、产地、性味、功能、主治及炮制方法。李时珍在《本草纲目》序言中写道："长耽嗜典籍，若啖蔗饴。考古证今，奋发编摩……"《本草纲目》不仅总结了前人本草学的成就，还进行了大量的创新和补充，被誉为"东方药学巨典"。

清代赵学敏编撰的《本草纲目拾遗》，是对《本草纲目》的补充和修订，进一步丰富了本草学的内容。清代吴鞠通编撰的《温病条辨》，系统总结了温病学说的发展，对温病的治疗具有重要指导意义。

本草学的发展历程，是中医药学不断丰富和完善的过程。历代医药学家通过不断地实践和总结，丰富和完善了本草学的内容，为中医药学的发展奠定了坚实基础。从《神农本草经》的奠基，到《本草纲目》的集大成，本草学的发展反映了中医药学的整体进步和创新精神。

本草学的发展，不仅为中医药学提供了丰富的理论和实践依据，也为人类健康事业作出了重要贡献。中医本草学的理论和实践，将继续推动中医药学的发展，为人类的健康和福祉提供更好的服务。

（二）中医临床各科的进一步分化和全面发展

中医临床各科的进一步分化和全面发展，是中医学发展的重要阶段，也是中医学发展的重要标志之一。除内科、外科、儿科等学科继续深化发展外，妇科、针灸科、骨伤科、眼科和耳鼻喉科等多个学科也都有较大发展和创新。这一过程为中医药的发展奠定了坚实基础和重要而深远的影响。

明清时期，中医妇科进一步发展，出现了《傅青主女科》等重要著作，丰富了妇科理论和实践。明代薛己编撰的《保婴撮要》，进一步丰富了儿科的理论和实践，对后世儿科的发展产生了重要影响。

中医针灸科在明代得到了显著发展。明代杨继洲编撰的《针灸大成》是针灸学的重要著作，系统总结了针灸的理论和方法，成为后世针灸学的重要参考。这一时期，针灸学得到广泛推广，并在临床实践中取得了显著疗效。清代吴谦编撰的《医宗金鉴》中的"针灸篇"，进一步丰富了针灸的理论和实践，对后世针灸学的发展产生了重要影响。

中医骨伤科主要研究骨折、脱臼、软组织损伤等疾病的诊断与治疗。骨伤科的发展在明清时期取得了显著进展，提出了许多骨伤科的治疗方法，并进行了系统总结。唐代蔺道人编撰的《理伤续断方》，是中医骨伤科的重要著作，详细记载了骨折、脱臼等疾病的治疗方法。顾世澄在书中写道："凡伤损重者，大概要拔伸捺正，或取开捺正，然后敷贴、填涂、夹缚。"他的理论和实践对后世骨伤科的发展产生了深远影响。

中医临床各科的分化，不仅促进了中医学的专业化和系统化发展，也为人类健康事业作出了重要贡献。中医各科的理论和实践，将继续推动中医学的发展，为人类的健康和福祉提供更好的服务。

（三）温病学家学术创新与发展

温病学，是中医学中的一个重要分支，主要研究温热病的病因病机、诊断和治疗。温病学家的学术创新与发展，极大地丰富了中医学理论体系，对中医的临床实践产生了深远影响。温病学的形成与发展，离不开历代温病学家的不断探索与创新，其中尤以明清时期为代表。

1. 吴有性的温病理论 吴有性，字又可，号淡斋，明末清初著名医家。他是温病学派的奠基人之一，提出了"戾气"致病理论，认为温病是由外感温热之邪引起的。吴又可在《温疫论》中创立了"戾气"病因学说，强调温疫与伤寒完全不同，明确指出"夫温疫之为病，非风、非寒、非暑、非湿，乃天地间别有一种异气所感"。创立了表里九传辨证论治思维模式，创制了达原饮等治疗温疫的有效方剂。对后世温病学的形成与发展产生了深远影响。该书问世，标志着温病学说形成，在世界传染病史上，写下了重要的篇章。

2. 叶天士的温热论 叶天士，名桂，字天士，号香岩，清代温病学家。叶天士提出"温热论"，认为温病分为卫、气、营、血四个阶段，主张根据病情的发展阶段采取不同的治疗方法。他在《温热论》中写道："温邪上受，首先犯肺，逆传心包。肺主气属卫，心主血属营，辨营卫气血虽与伤寒同，若论治法则与伤寒大异也。"他创立的卫气营血辨证体系，对温病的诊断和治疗具有重要指导意义。

3. 薛雪的湿热论 薛雪，字生白，清代著名温病学家。薛雪对湿热病的研究，突出了湿邪与热邪相合为病的特点，抓住了湿热二邪轻重不同的要害，并结合脏腑、三焦、表里等辨证方法，使之融为一体，解决了湿热病的证型辨析，有利于临床应用。在治疗上，虽然有温化、清泻、清热、祛湿诸大法，同时又有补阳、益气、养阴、生津诸法的配伍，然其用药时注意到清热不碍湿，祛湿不助热，扶正不碍祛邪，祛邪当注意扶正等方面。治疗不拘泥于固定成方，体现了湿热病治疗的特点，成为后世治疗湿热病的规矩，影响极其深远。

4. 吴鞠通的温病三焦辨证 吴鞠通，名瑭，字鞠通，清代温病学家。他提出温病的三焦辨证体系，认为温病的病变过程可以分为上、中、下三焦，并根据不同的病变部位采取相应的治疗方法。《温病条辨》中写道："温病由口鼻而入，鼻气通于肺，口气通于胃。"他创立的三焦辨证体系，丰富了温病学的辨证方法和治疗手段。

5. 王孟英的湿温论 王孟英，字阳明，清代温病学家，与叶桂、薛雪、吴瑭并称"温病四大家"。一生著述颇丰，代表作《温热经纬》与《霍乱论》集中反映了其在温病学方面的成就。王孟英充分继承了叶天士、薛雪、章虚谷等温病学家的成就，可谓集前代医家之大成，并在病因病机、辨证、诊断、治疗各个方面多有发挥，丰富和完善了温病学内容。

温病学家的学术创新与发展，使温病学成为中医学中的重要分支，对中医的临床实践具有重要指导意义。吴有性的戾气致病理论、叶天士的温热论、薛雪的湿热论、吴鞠通的三焦辨证和王孟英的丰富与完善，构成了温病学的核心内容。温病学家的学术创新，不仅为中医理论的发展提供了新的视角和方法，也为中医临床实践提供了宝贵的经验和指导，成为中医学发展史上的重要里程碑。

五、近现代中医学的发展

随着西医学的传播，传统中医受到西医的冲击，于是尝试融通西医进行学术革新，开展"中西医汇通"和"中医科学化"等探索，成为近代中医发展的重要特征。但是在民国时期，中医几度面临被政府取缔的威胁，不得不为争取生存权利而奋力抗争，导致中医事业发展受到阻碍，学术革新难以深入。近现代中医学的发展历程可以划分为几个重要阶段：从清朝末期到中华民国时期的近代转型，从新中国成立到改革开放初期的探索发展，以及改革开放后的快速发展。这一时期，中医学经历了巨大的变革和创新，逐渐实现了现代化和国际化，并在国内外医学界占据了重要地位。

（一）近现代中医学的发展历程

1. 清朝末期与中华民国时期的近代转型 清朝末期，中医学在传承古代医学理论和实践的同时，也开始逐步引入西方医学知识。许多中医师在临床实践中，将西医的解剖、生理和病理学知识与中医理论结合，丰富了中医的理论体系和诊疗方法。这一时期，一些重要的中医书籍被编撰和出版，这些书籍在传承和发扬中医药文化方面起到了重要作用。

民国时期，辛亥革命结束了中国的封建制度，新文化运动又批判了传统文化。此时中医传统理论与近代西方科学观念的巨大差异日渐显著，因而成为一些学者抨击的对象，中医学面临着与西医学竞争及融合的挑战。部分中医学者在维护中医同时，也提出革新中医理论的主张，试图使之与"科学"相容，提出了"中医改良"（恽铁樵等）和"中医科学化"（陆渊雷等）。1914 年，北京设立了中医高等学校，标志着中医学教育的现代化进程。然而，中西医之间的争论也日益激烈，一些医师倡导中西医结合，推动了"中西汇通派"的发展。

2. 新中国成立后的探索发展 新中国成立初期：新中国成立后，政府高度重视中医药事业的发展，设立了中医药管理机构，如卫生部中医药局，制定了中医药发展的相关政策和法规，推动了中医药事业的全面发展。20 世纪 50 年代，国家倡导中西医结合，鼓励中医师与西医师合作，共同探讨中西医结合的诊疗方法和研究思路。中西医结合的理念在这一时期得到了广泛推广，并取得了一定的成果。

3. 改革开放后的快速发展 改革开放后，国家进一步重视中医药的发展，出台了一系列政策措施，扶持中医药事业的发展。例如，1986 年国务院决定成立国家中医管理局，进一步加强中医工作，提高中医在我国医疗卫生事业中的地位，充分发挥中医中药防病治病的作用。中华全国中医药学会（后改为中华中医药学会）和中国中西医结合学会的成立，为中医药学术交流和发展提供了平台，促进了中医药学术水平的提升。

2003 年，《中华人民共和国中医药条例》颁布实施，对中医药的管理和发展进行了全面规范。2016 年，全国人大通过了《中华人民共和国中医药法》，这是中国首部中医药领域的专门法律，为中医药事业的可持续发展提供了法律保障。

改革开放以来，中医药教育体系得到了全面发展和完善。全国各地相继成立了多所中医药大学和学院，开设了从本科到博士的完整教育体系，培养了一大批高水平的中医药人才。中医药科研工作取得了显著进展。通过国家自然科学基金等多种资助，中医药基础研究和应用研究得到了大力支持。中医药科研机构和实验室的建设，为中医药现代化和科学化提供了坚实基础。

中医药现代化是指通过现代科学技术手段，对中医药理论、方法和技术进行研究和改进，提高中医药的科学性和有效性。近年来，中医药现代化研究取得了许多重要成果，如中药成分的分离鉴定、中药新药的研发以及中医诊疗设备的改进等。

中医药国际化是指中医药在国际范围内的传播和应用。通过国际学术交流、教育合作和医疗服务输出，中医药逐渐走向世界，成为国际医学的重要组成部分。许多国家将中医药纳入其医疗体系，中医药在国际上的影响力不断增强。

（二）近现代的中医文献整理

进入近现代，中医文献整理工作进一步系统化和科学化。中华人民共和国成立后，国家高度重视中医文献的整理和出版，组织编撰了《中医大辞典》《中华本草》《中医药学概论》等重要医书，系统总结和整理了中医理论及临床经验。这些文献的整理和出版，为中医的现代化和国际化奠定了坚实基础。

中医文献整理和理论总结，是中医学发展的重要保障。通过系统整理和总结中医经典文献，不仅保存了宝贵的医学经验和理论成果，也为后世中医的发展提供了重要参考。中医文献的整理和理论总结，将继续推动中医学的发展，为人类健康事业作出更大的贡献。

总之，中医文献整理和理论总结是中医学发展的重要组成部分，历代医家通过系统整理和总结中医经典文献，丰富了中医学的内涵，为中医的发展奠定了坚实基础。这一工作，将继续为中医学的发展提供重要支持和保障。

（三）中西医汇通与中医科学化

1. 中西医汇通 所谓中西医汇通，简而言之，就是对中医学与西医学理论的融会贯通。其思想源于近代洋务派和改良派所提出的“中体西用”论。这种思想是在时代压力下产生的，其实质仍倾向保守，不能实事求是地认识和处理中西医的关系。因为中西医学不仅是两种科学技术体系，也是两种不同的文化体系，表面的技术理论的差异有着深厚的文化根源，并不是体与用的关系，所以用“中体西用”论指导汇通，不但无法正确指导实践，甚至也无力指出处理中西医关系的方式和方向。

最早接受西医学的中医学家是明末清初的王宏翰。王宏翰，字惠源，号浩然子。他作为天主教徒，学识渊博，西医学尤其是西医生理学对其有很大影响。他试图把中医思想与西方医学相融合，在《医学原始》（1688 年）一书中，从胎生学角度阐述了中医学的命门学说等。王学权，在其所著《重庆堂随笔》一书中肯定了西医的解剖学，在当时对西医的这种态度是开明和进步的。此外，陈定泰的《医谈传真》（1844 年）、罗定昌的《脏腑图说症治合璧》（又名《中西医粹》，1882 年）都对西医学有所接受。这些可谓是中西医汇通的先驱。明确主张中西医汇通的代表医家有如下诸人：

（1）唐宗海：字容川，四川彭县人，是中西医汇通派的早期代表。其父多病，1873 年其父亲曾患吐血、下血症，延请名医施治均无效，由此幼时便刻苦钻研医学，遍览方书并多方求师，终成一代名医。1884 年著成《血证论》一书，其后又陆续著有《中西汇通医经精义》《金匮要略浅注补正》《伤寒论浅注补正》《本草问答》，合称《中西汇通医书五种》。当时曾经官方示谕刊印，广为流传。明确提出“中西汇通”之说始于他的著作。

唐宗海本着保存和发扬中医学的愿望而提倡中西医汇通，其主张是以西医印证中医，从而论证中医并非不科学。他认为中西医各有长短，主张“损益乎古今……参酌乎中外，以求尽美尽善之医学”；“摘《灵》《素》诸经，录其要义，兼中西之说解之，不存疆域异同之见，但求折中归于一致”（《中西汇通医经精义·叙》）。其汇通中西医的学术观点主要有以下 3 个方面：

一是认为中西医原理相通，并不矛盾，并举例印证：“西医谓心有出血管，导血出，又有回血管，导血入，西医名管，中医名脉，二而一也”（《中西汇通医经精义·血气所生》）；“西医言苦胆汁乃肝血所生，中国旧说，皆谓胆司相火，乃肝木所生之气，究之有是气，乃有是汁，二说原不相悖”（《中西汇通医经精义·脏腑之官》）。

二是为维护中医，他驳斥当时对中医的种种贬抑观点，表现了重中轻西的思想和对西医的蔑视。他说：“西医剖割视验，止知其形，不知其气，以所剖割只能验死尸之形，安能见生人之气化哉？”（《中西汇通医经精义·人身阴阳》），又说西医不懂诊法，不信脉法，所以似精实粗。

三是在汇通认识上厚古薄今。他认为中医“乱于晋，失于唐，而沿讹于宋……古圣人大经大法久恐湮没不彰”“秦汉三代所传《内》《难》仲景之书，极为精确，迥非西医所及”（《金匮要略浅注补正·叙》）。这种盲目崇古和轻视西医的主张，既不能真正吸收西医之长，也不利于中医学的发展。

（2）朱沛文（约生于咸丰年间）：字少廉，又字绍溪，广东南海人。出身世医之家，父亲、兄弟皆以医名。朱沛文生在清末，正值西医在我国广为传播之时，故自幼随父学医，除苦读《黄帝内经》《难经》等多种传统医书外，还学习了当时传入的一些西医知识，并曾到西医院亲眼观看人体解剖，这些对他形成中西汇通思想都有较大影响。

朱沛文于 1892 年撰《华洋脏象约纂》一书（又名《中西脏腑图象合纂》），汇集《黄帝内经》《难经》《医林改错》等书中有关人体结构、脏腑图像与西方生理解剖知识及解剖图谱相互参照，加以论述。全书分三卷：上卷为五脏六腑形态、部位、功能；中卷为眼、耳、鼻及骨骼结构、功能；下卷为十二经脉，气血营卫等生理作用和西医脏腑解剖图谱。内容较为系统、丰富，集中反映了他中西汇通的学术思想。

其学术主张概括起来有以下 3 个方面：

一是中西医各有是非，不能偏主。从思想方法方面，中医“精于穷理，而拙于格物”；“信理太过，而故涉于虚”。西医“专于格物，而短于穷理”；“逐物太过，而或涉于固”（《中西脏腑图象合纂·叙》）。由此他认为应对中西医各取其是，加以汇通。

二是中西医有可通之点，也有不可通之处，应通其可通、存其互异。他举例说：“心所生者谓血，心所藏者谓神，华义甚确，惟洋但以心主行血，而一切知觉运动，其功皆属之脑。故一切血病，华洋皆知治心；其一切神病，洋医但知治脑。岂知心为藏神之舍，脑为运动之机。缘脑由肾所生，心与肾有表里交通之义，病则相连，故凡神病者，心肾兼疗为允”（《中西脏腑图象合纂·心脏体用说》）。

三是在古今评价方面比较开明。他对中医在宋代以后的发展都予以肯定，对陈念祖等“率意嗜古”偏见及王清任的脏腑记载错误都予以指出。此点较唐容川要进步得多。

（3）恽铁樵：名树珏，江苏武进区人。自幼孤苦，父母早亡，由叔父收养。苦读经书，才思敏捷，16 岁即为人师。后考入上海南洋公学学习 4 年，成绩优异。毕业后曾在长沙、上海任教，又任商务印书馆编辑，主编《小说月报》历 20 年之久。翻译有西方小说《豆蔻葩》等，颇受当时欢迎。中年以后因三子均亡于伤寒，乃奋力钻研医学，受业于名医汪莲石，日为人治病，夜握笔著书，十几年间著作达 25 种之多。主要有《群经见智录》《伤寒论研究》《伤寒论辑义按》　　《保赤新书》等，统名《药庵医学丛书》。他还开办中医函授学校，编著函授讲义数种，有学生 400 余人。

恽铁樵博采诸家，学识渊博，对中西医都进行过比较系统、全面的研究，学术思想上较前人提高很大。他是中西医汇通派的著名代表，在近代医学界具有极大影响。其学术观点可归纳为以下 5 个方面：

其一，阐明中西医学的基础和特点不同。他说：“西医之生理以解剖，《内经》之生理以气化”“盖《内经》之五脏，非血肉之五脏，乃四时的五脏”“故《内经》之所谓心病，非即西医所谓心病”（《群经见智录》），指出这种学术本质上的差异，在当时应是难能可贵的。

其二，倡导中西医学可以汇通。他说：“中医而有演进之价值，必能吸收西医之长，与之化合”“居今日而言医学改革，苟非与西洋医学相周旋，更无第二途径”（《伤寒论研究》）。1929 年他在上海国医学院的一次演讲题目就是“中西医化合是必然的趋势”，不但立场鲜明，而且眼界开阔敏锐。

其三，既坚持中医的独立价值，又肯定西医的理论。他明确说：“西方科学不是学术唯一之途径，东方医学自有立脚点”（《医界春秋》）。关于统一病名问题，他指出：“西洋医法以病灶定名，以细菌定名，中国则以脏腑定名，以气候定名，不可强合而为一也。”他同时认为西医自有其先进之处，他的讲演题目就表明了他对西医的态度。他在与余云岫论战的文章中明确指出，他并不是为了反对西医而作的。

其四，主张医学不应以《黄帝内经》为止境。他曾对此提出四个方面理由，并主张兼通其他学科，吸收西医之长，搞清中医学理。

其五，主张中西汇通应以中医为主，同时要注重实际效果。他写《伤寒论辑义按》时，就遵循“全书生理关系以西国书为准，各方变化配合以临床经验为准”的原则。《保赤新书》就用中西医理分析儿科诸病，处方用药不拘不泥，很为时人称道。

（4）张锡纯：字寿甫，河北盐山县人。自幼即习“四书”“五经”及医书，青年时便为人诊病，曾任军医，并在沈阳创建“立达中医院”，在天津开办国医函授学校。30 岁开始接受西医学说，一生从事临床和中西医汇通工作。著有《医学衷中参西录》（1909 年）30 卷，约 80 万字，多次刊行，广为流传。该书总结了他多年经验，曾创制诸多名方，注重实践，讲求疗效，并结合中西医学理论和医疗实践阐发医理，提出不少独到见解。其主要学术观点如下：

其一，主张西医之理已包括在中医理论之内，沟通中西医并非难事。他从医理、临床各科病证及治疗用药等方面，引证中西医理互相印证，加以阐发。他在书中举例说：“中医谓人之神明在心，西说谓人之神明在脑，及观《内经》，知中西之说皆涵盖其中也。”又说：“《内经》谓血之与气，并走于上，则为大厥，气返则生，气不返则死……细绎《内经》之文，原与西人脑充血之议论句句符合。”可见他汇通的目的是印证中西医理相通，中医理论并不落后。

其二，主张中西药并用。这是他中西医汇通主张最鲜明的观点，也是他重实践的体现。他认为，中药和西药不应互相抵牾，而应相济为用，不要存疆域之见。他撰写有一篇《论中西之药原宜相助为理》的文章，认为“西医用药在局部，其重在病之标也，中医用药求原因，是重在病之本也。究之，标本原宜兼顾。若遇难治之证，以西药治其标，以中药治其本，则奏效必捷。”他在临床上经常以西药加中药复方治病。他极力推崇阿司匹林的降热作用，创有阿司匹林麻黄汤，阿司匹林白虎汤等方剂。肺结核的治疗最能体现他的学术主张，他说：“西药阿司匹林为治肺结核之良药，而发散太过，恒伤肺阴，若兼用玄参、沙参诸药以滋肺阴，则结核易愈。”他的这种做法当时虽在理论上未取得论证，但其中值得思考研究的问题未必不会有重大价值。因此，他并用中西药、重疗效的观点对后人有很大影响。

总括中西医汇通派的努力，值得肯定的是他们的愿望是良好的，态度是开明的，思想较之保守派是进步的。他们的努力客观上维护了中医学，对中医学在近代的生存发展是有贡献的。但是由于当时物质和思想方面的限制，既不能认识到中西医差异的深刻原因和本质，也无力完成汇通的目的。

2. 中医科学化思潮 随着西方科学技术及西方医学在我国的传播发展，在如何发展中医学的问题上不仅出现了中西医汇通派学术主张，同时也产生了中医科学化的思潮。国内医学界在 1928 年已明确提出“医学科学化”的口号。这种思潮对近代中医药学的发展影响很大，曾一度作为改造传统中医药学知识体系的重要方法之一而得到广泛认可。中医科学化思潮积极回应和反对当时社会上废止中医的主张，为保存和延续中医的发展作出了一定的贡献。主要代表人物如下：

（1）丁福保：字仲祜，号畴隐居士，又号济阳破衲，江苏无锡人。毕业于江阴南菁书院，后入苏州东吴大学，1901 年再进上海东文学堂习日语及医学，26 岁时因久病不愈，乃潜心医学，师从赵元益。赵氏博通医学，丁氏遂并精中西医。丁福保一生主要活动在于编译出版医书，创办医学报刊和中西医学研究会。编译医书达 160 余种，涉及临床各科和基础理论各方面知识，介绍西医知识，对传播中西医学均有贡献。此外，丁氏对文字学、佛学亦深有研究，曾出版有《说文解字诂林》《佛学大辞典》《古钱大辞典》等巨著，是一位博通中西古今文理的大学者。他最早提出中医科学化的口号，又是主张中医科学化的激进派。他认为中医必须科学化，否则便没有出路。但是他并不否定中医，是从保存和发展中医的愿望提出中医科学化主张的。

（2）陆渊雷：名彭年，江苏川沙人。少时师从朴学大师姚孟醺治经学、小学，通诸子百家，好天文历算。毕业于师范学校，曾执教于暨南、持志等大学。业余治医学，后师事恽铁樵，并协助恽氏办函授学校，又执教于上海多所中医学校。1929 年与他人创办上海国医学院，任教务长，授《伤寒论》《金匮要略》等课程。后任中央国医馆学术整理委员，创办《中医新生命》杂志。新中国成立后曾主办中医进修班，历任上海市卫生局中医顾问、中医学会主任委员等职。著述甚多，有《伤寒论今释》《金匮要略今释》《陆氏论医集》等行世。陆渊雷能文好辩，强烈倡导中医科学化，在近代有较大影响。

（3）谭次仲：字星缘，广东南海人。毕业于两广方言学校，后任该校教员、会计、文牍等，经自修通中西医学。谭氏性傲自负，以为当世通中西医学者不过三人，其中包括自己。抗战期间一度任广东保元中医学校校长，后曾于港、穗两地开业、授徒。新中国成立后曾任教于广东中医药专科学校，后考取西医师，于佛山开业。有《金匮削繁》《伤寒评志》（又名《传染病通论》）等著作问世。谭次仲的《中医与科学全书》本计划出 11 种，今所见者仅“中医科学化之我见”“中药性类概说”等内容。谭氏主张中医科学化与陆渊雷态度相近，自称为“主张中医科学改造最力之人”。

（4）其他代表人物：主张中医科学化的代表人物还有施今墨，原名毓黔，字奖生，浙江萧山人，“北京四大名医”之一。13 岁随舅父李可亭学医，后入京师法政学堂。辛亥革命后，专事医业，开业于北京。其学崇尚西医，提倡革新中医，声名地位颇高，但毕生诊务繁忙，无暇著述。现流传之《施今墨临床经验集》《祝选施今墨医案》均系门人所辑。

时逸人，江苏仪征人，后迁居镇江。师从汪允恭习医，20 岁即悬壶济世。1928 年到上海，筹办江左国医传习所，并在上海多所中医学校任教。新中国成立后，曾任教于南京中医进修学校，并先后担任中医研究院西苑医院内科主任和宁夏回族自治区医院中医科主任。著有《中国时令病学》《时氏内经学》《时氏诊断学》《时氏妇科学》《中国药物学》《实用中医内科诊治手册》等。自 1919 年起发表过多篇文章专论中医发展问题，一贯主张中医科学化，认为复兴中医的关键在于中医科学化。

此外，何云鹤、杨医亚、叶橘泉、梁乃津等都曾明确提出过中医科学化的主张。

3. 中医科学化的主要观点 总括中医科学化观点，集中表现在以下两个方面。

（1）以科学方式整理中医：这是最普遍的观点，几乎所有主张中医科学化的人士均赞同这一点。比如丁福保在 1939 年为《国药新声》创刊号写的发刊词中就说："所谓科学化者非仅徒托空言，必求之实际。即医说必循生理、病理学之正规，方剂须循理化学、生物学之原则……至少限度，吾新中医界在理论方面应接纳传染病学说、内分泌说、维他命说，在治疗方面应采取各种特效疗法。"

这些主张以科学方式整理中医的人士，都是在感受到中医与西医相比缺少一样的确切性和严格实证性基础上发表各自观点的。中医学由于种种原因没能与时代发展同步，这是事实。对此，提出科学整理的目标和任务，从原则上讲是不错的，但是由于各种限制，丁福保等所提出的整理方法显然并不能实现最初的愿望。

（2）中医经验可贵，理论不科学：这是中医科学化思潮中影响最大也最激烈的一种思想观点，主要代表人物是陆渊雷和谭次仲。

陆渊雷曾发表大量文章批判中医理论，认为"中医除治疗方法外，其理论知识绝少，或可说是没有可取的。用了中医的治疗方法，不用西医的理论知识，那就成了个医匠，不能算医学家"。

谭次仲主张中医必归于科学医之途，认为中医玄理是万恶之渊薮，玄理不绝，中医必灭。其注《伤寒论》就是本着这种思想。但他肯定中医的经验，认为经验是有效的，中医完全建立于经验；经验是当继续的，因经验而有发明是自然的、无限定的；经验是不统一的，对特异之点应以特别眼光对待。这种论点还是比较有见地的。

近代中医科学化是应时而兴的时代呼声，从本质上讲，中医的经验事实是普遍而有效的，但其理论却带有鲜明的民族特殊性，中医应该进行科学化整理，但是应该怎样整理研究，其中有极为复杂的科学与文化问题有待研究。

（四）中医汇通与中西医结合

"中医汇通"之名始于徐寿《医学论》，意为汇聚、沟通中西医学，中医汇通与中西医结合，是指将中医理论与西医理论相结合，取长补短，共同促进医学发展的一种学术潮流。这一学术思潮在近现代中国医学发展史上占据了重要地位，对推动中医学的现代化和国际化具有深远影响。中西医结合的探索，始于近代，发展于现代，贯穿于中国医学发展的整个过程。

1. 近代中医汇通的先驱 近代以来，随着西方医学的传入，中国医界开始探索中医与西医的结合。近代最早进行这种尝试的是广东医家陈定泰（《医谈传真》）及其孙陈珍阁（《医纲总枢》）。清朝著名医家黄元御提出"中西汇通"的理念，他在《四圣心源》中写道："医者，当通中西之理，汇为一源。"黄元御主张将西医的解剖、生理等知识引入中医，以丰富和完善中医学理论。这一思想为后来的中西医结合奠定了理论基础。倡导的影响最大的医家是唐宗海，四川彭州人。著有《中西汇通医书五种》，认为中西医原理一致，中医长于气化，西医长于解剖。认为医道应当兼采中西，才能有益于世。

2. 中医汇通的开拓者：张锡纯 张锡纯，近代著名中医学家，是中西医结合的开拓者之一。他在《医学衷中参西录》中详细论述了中西医结合的理论和实践，提出了"衷中参西"的理念。张锡纯在书中写道："西医所长者，解剖精微，生理实证；中医所长者，辨证施治，理法并重。两者互参，庶几医道大成。"他通过将西医的解剖、生理知识与中医的辨证论治相结合，提出了许多创新性的治疗方法，为中西医结合的发展作出了重要贡献。

3. 中西医结合的奠基人：吴鞠通 吴鞠通，名瑭，字鞠通，是中西医结合的奠基人之一。他在《温病条辨》中提出了"三焦"辨证体系，并尝试将西医的病理解剖学知识融入温病学说。他在书中写道："温病之学，当参以西方之法，解剖之微，生理之详，皆有裨益。"吴鞠通的学术思想为中西医结合提供了新的视角，对温病学的发展产生了重要影响。

4. 现代中西医结合的发展 进入 20 世纪，中西医结合的探索和实践进入了新的阶段。中华人民共和国成立后，党和政府高度重视中西医结合，倡导"团结中西医"的方针，推动了中西医结合的制度化、规范化发展。1956 年，全国成立了第一所中西医结合医院，随后，各地相继成立了中西医结合研究机构和医疗单位。

5. 中西医结合的理论与实践 中西医结合的理论基础在于中医的整体观念和西医的精确分析相结合，通过临床实践，取得了许多显著成果。在急救医学、外科手术、肿瘤治疗、心血管疾病等领域，中西医结合的方法显示出了独特的优势。例如，葛洪提出的“金丹大道”理论，通过结合现代药理学研究，发现了许多有效的抗癌中药，为肿瘤治疗提供了新的方法。

6. 中西医结合的成就与挑战 中西医结合取得了许多重要成就，但也面临着诸多挑战。中医理论与西医理论在基础上存在较大差异，需要在理论和实践中不断探索和磨合。如何更好地实现中西医的有机结合，发挥两者的优势，是未来中西医结合发展的重要课题。

正如《医林改错》中所评价：“中西医结合，取长补短，医道大成。”中西医结合的探索，不仅为中医学的发展开辟了新的路径，也为全球医学的发展提供了宝贵的经验和智慧。中西医结合的实践，将继续推动中医学的现代化和国际化，为人类健康事业作出更大的贡献。

六、中医学在国际上的影响

（一）中医学在东亚及东南亚的传播

中医学在东亚及东南亚的传播历史悠久，影响深远。中国的中医学通过各种途径传入邻近的东亚及东南亚国家，并在当地发展出独具特色的医学体系。以下是中医学在东亚国家（主要包括日本、朝鲜半岛）和东南亚国家（越南）的传播和发展的详细叙述。

1. 日本

（1）早期传播：中医学传入日本的时间可以追溯到公元前后。当时日本派遣了大量遣唐使到中国学习文化和技术，其中包括中医学。遣唐使带回去许多中医典籍，如《黄帝内经》《神农本草经》等。

（2）日本医学在吸收中医学的基础上，著名的医书《医心方》由日本医师丹波康赖于 10 世纪编纂，是日本现存最早的综合性医学著作，内容包括中医学理论和日本传统医学实践。

（3）江户时期的进一步发展：江户时期，中医学在日本得到了进一步的发展。许多中医典籍被翻译成日文，中医药学在日本医界广泛传播。针灸等在江户时期得到了普及，成为重要的治疗手段。

2. 朝鲜半岛

（1）古代传入与发展：中医学传入朝鲜半岛的时间大约在三国时期（公元前 3 世纪）。唐代以后，中医学通过文化交流和贸易进一步传播到朝鲜半岛，许多中医典籍被带入，并成为当地医学教育和实践的重要内容。

（2）高丽医药的兴盛：高丽时期，中医学在朝鲜半岛得到了进一步的发展。许多中医药典籍被引入和翻译，高丽医学家随后编撰了本地的医学著作。《乡药集成方》共 85 卷，集高丽医学研究成果和医疗经验而大成。

（3）中医学在朝鲜半岛达到了新的高峰。政府设立了医药局，负责管理医学教育和医疗事务。《东医宝鉴》是这一时期的重要医学著作，由许浚编纂，系统总结了中医学和朝鲜传统医学的理论和实践。

3. 越南

（1）古代传入与本地化：中医学传入越南的时间较早，大约在中国汉代时期。中国历代王朝对越南的统治和文化交流使中医学在越南得到了传播和发展。许多中医典籍和技术被带入越南。

（2）越南在吸收中医学的基础上，越南传统医学结合了中医学理论和越南本地的药物资源，形成了治疗方法和药方。著名的《南药神效方》就是越南传统医学的重要著作之一。

中医学在东亚及东南亚的传播是一个漫长而复杂的过程。通过各种途径，中医学在日本、朝鲜半岛和越南得到了广泛传播。现代东亚各国继续重视中医学的研究和应用，推动了中医学在全球范围内的影响和发展。

（二）中医学在欧美的接受与发展

1. 历史背景

（1）早期接触与传入：中医学首次传入欧美可以追溯到 17 世纪，欧洲传教士、探险家和商人将中医药知识带回欧洲。著名的《本草纲目》和《黄帝内经》等中医经典著作被翻译成拉丁文和其他欧洲语言，开启了西方对中医学的初步认识。18 世纪，随着中国与欧洲贸易的增加，更多的中医药知识被引入欧洲。中国的草药、针灸、推拿等中医技术逐渐被西方医师所了解，但由于当时东西方文化差异和医学理念的不同，中医学在欧美的接受度较低。

（2）现代传播与接受：20 世纪中叶，随着全球化的推进和文化交流的增加，中医学在欧美得到了更广泛的传播。20 世纪 70 年代，中美关系解冻后，中国政府开始大力推广中医药文化。特别是 1971 年，《纽约时报》记者詹姆斯·雷斯顿在中国接受阑尾切除手术后使用针灸缓解术后疼痛的报道，引起了美国公众和医学界的关注。

2. 现代发展

（1）针灸疗法的广泛应用：20 世纪 70 年代，针灸在美国逐渐流行。美国国家卫生研究院（NIH）和世界卫生组织（WHO）对针灸的疗效进行了大量研究，确认了针灸在治疗疼痛和其他疾病方面的有效性。许多州开始承认针灸的合法地位，并设立了针灸诊所和培训机构。

（2）针灸在欧洲的传播：欧洲国家如德国、法国、英国等，也开始接受和推广针灸疗法。许多欧洲国家将针灸纳入国家医疗体系，部分国家的医疗保险覆盖针灸治疗费用。欧洲中医学会和针灸协会的成立，促进了针灸在欧洲的普及和发展。

（3）中药与草药疗法的接受：中药和草药疗法在欧美的接受度逐渐提高。随着对自然疗法和整体健康理念的关注增加，中药以其天然、安全和多样化的特点受到了欧美民众的青睐。许多中药产品通过国际认证，进入欧美市场。中药保健品、功能性食品和化妆品也逐渐受到欢迎，形成了一定的市场规模。

（4）草药疗法的应用：在欧美，草药疗法与现代医学结合，被应用于多种疾病的预防和治疗。许多欧美国家的医生和自然疗法师开始将中药和草药疗法纳入他们的治疗方案，尤其是在慢性病、免疫系统疾病和代谢性疾病的管理中，取得了良好效果。

（5）整体疗法与综合诊疗：中医学强调整体观念和个体化治疗，这与现代西方综合诊疗理念相契合。越来越多的欧美医疗机构开始将中医的诊疗方法与现代医学相结合，开展综合治疗。中医的辨证论治、针灸、推拿、食疗等方法在综合诊疗中发挥了重要作用，促进了患者的全面康复和健康管理。

3. 学术研究与教育

（1）中医学术研究的推进：近年来，政府投入到中医药的科研项目与资助增多，欧美学术界对中医学的研究不断深入。许多大学和研究机构设立了中医药研究中心，开展中医药基础理论、临床疗效和现代医学结合的研究。中医药科研项目得到了越来越多的资助和支持，研究成果在国际医学期刊上发表，促进了中医学术的国际化发展。

（2）国际合作研究：国际中医学术交流日益频繁。欧美国家的中医学者与中国及其他国家的中医学者通过学术会议、研讨会和合作研究等方式，分享最新研究成果和临床经验。这些交流与合作不仅促进了中医学在欧美的传播，也推动了中医学理论和实践的创新与发展。

（3）中医教育的普及：为满足对中医药知识和技能的需求，欧美多国开设了中医药专业课程和培训项目。许多大学和中医学院提供本科、硕士和博士学位教育，培养专业的中医药人才。中医学教育机构不仅教授中医基础理论，还注重实践技能的培训，如针灸、推拿、草药调剂等，为学生提供全面的中医药教育。

（4）职业认证与资格考核：欧美许多国家设立了中医师资格认证制度，要求中医师通过严格的资格考试，确保中医师具备专业知识和技能。这些认证制度有助于提升中医师的专业水平和社会认可度，促进中医学教育的规范化和专业化。

4. 临床应用与大众接受

（1）中医诊所的普及：近年来，欧美许多城市设立了中医诊所和综合治疗中心，提供中医诊疗服务。中医诊所提供的针灸、推拿、中药调理等服务受到广大患者的欢迎。许多医院和医疗中心也引入了中医治疗方法，结合现代医学手段，为患者提供多元化的治疗选择。

（2）中医在社区医疗中的应用：中医学在社区医疗中的应用日益广泛。许多社区医疗中心开设了中医门诊，提供中医咨询和治疗服务，特别是在慢性病管理、老年病预防和康复保健方面，中医学发挥了重要作用。

（3）患者对中医学的认可：随着中医学在欧美的推广和应用，越来越多的患者接受并认可中医治疗。中医药以其自然、无副作用的特点，赢得了患者的信赖，特别是在治疗慢性病、疼痛管理和康复保健方面，中医表现出了独特的疗效。患者的积极反馈和实际疗效推动了中医学在欧美的进一步发展和普及。

（4）中医药在预防保健中的作用：中医药的养生理念和预防措施，如食疗、药膳等，受到越来越多人的关注和实践，成为预防疾病、保持健康的重要手段。

（5）媒体与文化推广：媒体在中医学在欧美的传播中发挥了重要作用。中医药相关的书籍、纪录片、电视节目等通过多种渠道向公众介绍中医药知识，增进了大众对中医药的了解和兴趣。许多健康杂志和报纸也刊登了关于中医学的文章，介绍中医的理论和治疗方法。

（6）文化交流活动：中医药展览、讲座和体验活动，也促进了中医学在欧美的传播和接受。通过这些活动，公众有机会直接体验中医药，了解中医的诊疗方法和健康理念，增进了对中医学的信任和认同。

中医药以其独特的理论体系和治疗方法，为欧美国家的医疗保健事业作出了重要贡献，也促进了东西方医学的交流与融合。

（三）国际中医药合作

（1）中医药国际组织的建立：如世界中医药学会联合会、世界针灸学会联合会等组织，促进了中医药的国际交流与合作。

（2）国际学术交流：通过国际学术会议和合作研究，中医药的国际影响力不断提升。

七、中医学未来展望

（一）中医药发展面临的挑战

（1）中医药理论的创新与传承是未来发展的重要课题。如何在传承中医药精髓的基础上，结合现代科学技术，创新中医药理论，是中医药学者面临的重要挑战。

（2）中医药的科学研究与临床应用需要进一步加强。通过多学科交叉研究，探索中医药作用机制，提高中医药的临床疗效和安全性，推动中医药在现代医学中的应用和发展。利用现代科技手段，深入研究中医学的理论和实践，推动中医药的现代化。

（3）中医药国际化进程需要进一步深化。通过加强国际合作，推动中医药标准化、规范化和科学化，提高中医药在国际上的认可度和影响力，促进中医药全球健康事业的发展。

（二）中医药事业发展的方向

通过对近现代中医学发展的详细叙述，我们可以看到中医学在这一时期经历了巨大的变革和创新。从传统医学的传承到现代医学的融合，中医学在政策支持、教育培训、科研创新和国际化等方面取得了显著成就。未来，中医学将在理论创新、科学研究和国际化发展等方面继续探索和前进，为人类健康事业作出更大贡献。

加强中医学的文化传播，让更多人了解和认识中医学的价值和魅力。中医学将在全球范围内发挥更广泛的作用，为人类健康事业作出更积极的贡献。

（钦丹萍　范　恒）

第二节　中医学发展途径

一、理论体系的完善与创新

（一）深入研究传统文献

1. 经典文献的系统整理　中医学经典文献如《黄帝内经》《伤寒杂病论》《神农本草经》等，包含了大量宝贵的医学知识。系统整理和研究这些文献，挖掘其中的医学智慧，是现代中医学理论体系完善的重要途径。例如，通过对《黄帝内经》中的阴阳五行理论的深入研究，可以更好地理解和解释人体生理病理变化。近代是中医学走向现代化的重要阶段，出现了许多重要的医学著作。近代医家张锡纯在编撰《医学衷中参西录》时，广泛收集和整理了中西医学文献，提出了许多新的治疗方法和理论。张锡纯在书中写道："中西医各有所长，宜取其精华，去其糟粕。"通过系统整理，张锡纯不仅丰富了中医学的理论和实践，还推动了中西医结合的发展。

经典文献的系统整理，是中医学发展的重要途径之一。通过对古代医学文献的系统整理，医家们不仅能够更好地继承和发扬中医学的宝贵遗产，还能为中医学的研究和应用提供系统和科学的理论基础。这一过程，不仅有助于总结前人的经验和智慧，还能够为后世医家的学习和研究提供重要的参考资料。

2. 文献比对与新理论提出　通过传统文献与现代医学理论的比对，提出新的中医学理论概念。例如，中医学中的"整体观念"可以与现代系统生物学的整体性相结合，提出更符合现代科学的理论框架。此外，通过对文献的比对和分析，提出新的中医诊疗理论，如"动态平衡"理论，强调人体在健康状态下各系统的动态平衡。

文献比对与新理论的提出，是中医学发展过程中不可或缺的重要环节。通过对古代医学文献的仔细比对和分析，医家们不仅能够总结前人的经验和知识，还能够发现其中的不足和局限，从而提出新的医学理论和治疗方法。这一过程，不仅推动了中医学理论的不断完善和创新，也为后世医家的研究提供了宝贵的启示。

（1）经典医籍的比对研究：中医经典医籍如《黄帝内经》《伤寒杂病论》等，是中医学理论体系的基石。历代医家通过对这些经典医籍的比对研究，提出了许多新的见解和理论。唐代著名医家孙思邈在《备急千金要方》中，就大量引用了《黄帝内经》和《伤寒杂病论》中的内容，并进行比对分析，提出了许多新的治疗方法和理论。他在书中写道："勤求古训，博采众方，详其所长，补其所短。"通过比对经典医籍，孙思邈不仅总结了前人的经验，还提出了许多创新的治疗方法，为中医学的发展作出了重要贡献。

（2）医案的比对分析：医案是中医学的重要组成部分，通过对医案的比对分析，医家们能够总结出许多实用的临床经验和治疗方法。明代医家李时珍在编撰《本草纲目》时，不仅参考了大量的药物学文献，还广泛收集了各地的医案，通过比对分析，提出了许多新的药物疗效和使用方法，丰富了药物学的内容，为中医药的发展作出了重要贡献。

（3）文献比对与创新理论的提出：文献比对不仅是对已有知识的总结和分析，更是新理论提出的重要途径。文献比对与新理论的提出，是中医学发展的重要途径和方法，也是中医药理论不断丰富和完善的重要方法。清代医家叶天士在研究《黄帝内经》《伤寒论》等经典医籍的基础上，通过文献比对和临床实践，提出了“卫气营血辨证”的新理论。叶天士在《温热论》中写道：“温邪上受，首先犯肺，逆传心包。”这一新理论，不仅丰富了中医学的理论体系，还对温病的诊治产生了深远影响。通过对古代医学文献的仔细比对和分析，医家们不仅能够总结前人的经验和知识，还能够发现其中的不足和局限，从而提出新的医学理论和治疗方法。这一过程，不仅推动了中医学理论的不断完善和创新，也为后世医家的研究提供了宝贵的启示，在创新中发展，为人类健康事业作出更大的贡献。

（4）比对研究中的理论创新：通过文献比对和研究，许多医家在理论创新方面取得了重要成果。清代医家王清任通过比对大量古代医籍，提出了“气血论”的新理论，系统论述了气血在人体中的作用及其病理变化。王清任编著的《医林改错》为后世中医学的研究和实践提供了新的视角和方法。

（5）跨学科的文献比对与综合研究：中医学的发展不仅依赖于医学文献的比对研究，还需要跨学科的综合研究。近代医家张锡纯在《医学衷中参西录》中，通过比对中西医学文献，提出了许多新的治疗方法和理论。通过跨学科的文献比对和综合研究，张锡纯不仅丰富了中医学的理论和实践，还推动了中西医结合的发展。

3. 考古出土医术、文献、医药文物，丰富完善中医药理论 考古学的发现对于中医药理论的发展具有重要意义。随着考古工作的不断深入，大量医术、文献和医药文物被发掘出来，这些珍贵的出土文物为我们提供了新的研究资料，丰富和完善了中医药理论。以下是考古出土医术、文献和医药文物对中医药理论发展的几个重要贡献，为中医学发展提供相关经验。

（1）马王堆汉墓出土医书：马王堆汉墓出土的医书是中国古代医学的重要发现之一。长沙马王堆汉墓出土了帛书有《五十二病方》《足臂十一脉灸经》《养生方》《却谷食气》《导引图》《脉法》《阴阳脉死候》《杂疗方》《胎产书》等医书；竹木简有《十问》《合阴阳》《杂禁方》《天下至道谈》4种。这些早已失传的古医书记录了大量的医学知识和治疗方法，部分医书成书时间早于《黄帝内经》，揭示了两千多年前中国医学的面貌。《五十二病方》记载了52种疾病的治疗方法，体现了早期中医学对疾病的认识和治疗思路。这些出土文献为研究汉代医学提供了宝贵的资料，丰富了中医学的理论体系。

（2）成都老官山汉墓出土医书：在成都市天回镇老官山发掘出4座西汉时期土坑木椁墓，墓葬时间约在西汉景帝、武帝期间，略晚于湖南长沙马王堆和湖北江陵张家山汉墓。出土了一批珍贵的医药文物文献，包括医简、人体经穴漆人、中药材等。该医简大致分为九部医书和一部律令文书《尺简》。九部医书中除《逆顺五色脉藏验精神》外，余均无书名，根据简文内容定名为《敝昔诊法》《诊治论》《六十病方》《诸病》《十二脉（附相脉之过）》《别脉》《刺数》《医马书》。其中《敝昔诊法》全书共50余支简、基本为残简且字迹残损严重，专论五色脉诊，该书围绕“赤、白、仓（苍）、黄、黑”五色论述脉诊，并论及从脉象判断五脏病的病机、病状，为扁鹊脉法的整理和研究提供了非常重要的原始信息。《诊治论》全书共50余支简、竹简保存基本完整但字迹残损较多，主要论及疾病诊断、治疗、死候等。全书论及“五死”“五痹”“五风”“心至”等疾病的表现及诊断，并记载运用“石”“发”疗法和宜忌。《六十病方》，竹简保存较为完整。目录列出60种病方及编号。该书目录由有病方编号的题名简构成，正文由与题名简病方编号相对应的病方简构成。全书以病证和治疗方药内容为主，是老官山汉墓医简中使用药方治疗临床各科病症的方书。共载方剂80首以上，用药达200余种、所用药物大多为有着重要临床价值且沿用至今的药物，如酒、姜、桂、附子、乌头、蜀椒、细辛等。所载方剂以复方为主，药物配伍呈现出一定规律性。所载治疗病症近百个，以内科为主，也涉及外科、妇科、儿科和五官科。《诸病》，医简保存较为完整，专论各科疾病的病因、症候、鉴别诊断、预后及调摄，是我国迄今为止发现的第一部全面论及各科疾病病因、病机、症候、鉴别诊断的中医疾病学专书。全书按照书写风格、行文体例可分为“诸病一”和“诸病二”两篇，从文字书写风格判断，“诸病一”抄写时间似早于“诸病二”，全书共记载200余病症，分属于不同的大类病症。所载疾病以内科病为主，涉及外科、妇科。

（3）张家山汉墓出土医书：在湖北江陵张家山发掘出三座西汉前期的墓葬，出土了大量竹简，医学方面的书籍包括《脉书》和《引书》两种。《脉书》的内容大体上与马王堆出土的《阴阳十一脉灸经》《脉法》《阴阳脉死候》等3种帛书相当，也可以视为《灵枢・经脉》的祖本。

《引书》也许是限于竹简的书写形式，只有文字而没有图。书中大体包括四季养生之道、导引术式及其作用、疾病的病因与防治、养生的理论等方面的内容，其中部分内容可与马王堆帛书《导引图》相参照。

（4）武威汉墓出土医书：在甘肃武威县旱滩坡发掘出一座东汉早期古墓，出土医药简牍共92枚，医简抄写年代下限东汉殇帝之前。根据最后一枚简上所书“右治百病方”五字，题书名为《治百病方》。书中保存完好的医方有30余个，用药近100味，其中有69种见于《神农本草经》。书中所论疾病涉及内、外、妇、五官各科。详细记载了病名、症状、药量、用药时间及方法等内容。在诊断治疗方面已经初步运用辨证论治原则，所用医方均为复方，有多种剂型，说明在方剂学方面已经达到了相当的水平。以上医书，是我国医学考古十分重要的发现，填补了早期医学史空白。这些医书编撰年代不一，最早的约成书于春秋之际，最晚的《治百病方》则可能成书于西汉末东汉初。早于张仲景撰写《伤寒杂病论》约150年。各书的内容，再现了我国医学早期发展阶段的实际状况，如实地反映了经络学说、辨证论治思想、临床治疗和用药等从简单到复杂、从低级到高级的发展过程。也为张仲景写《伤寒杂病论》参考素材，成书渊源提供了有力的证据。

（5）甘肃敦煌出土医学文献：敦煌出土的医学文献是中医学的重要发现之一。敦煌藏经洞发现了大量医学文献，包括《敦煌本草》《敦煌医书》等。这些文献记录了唐宋时期的医学知识和治疗方法，对研究唐宋医学具有重要意义。《敦煌本草》详细记载了大量药物的性味、功能和主治，丰富了本草学的内容。这些出土文献为研究中医学的发展提供了宝贵的资料，完善了中医学的理论体系。

（6）湖北云梦睡虎地出土秦医简：湖北云梦睡虎地出土的秦简中，包含了大量的医学内容。湖北云梦睡虎地出土了秦代竹简，包括《医方》竹简。这些竹简记录了秦代的医学知识和治疗方法，为我们了解秦代医学提供了重要依据。《医方》竹简中记载了多种疾病的治疗方法，体现了早期中医学的实践经验。这些出土文献为研究秦代医学提供了宝贵的资料，丰富了中医学的理论体系。

（7）河南安阳殷墟出土的甲骨文医事：安阳殷墟出土的甲骨文中，包含了大量与医学有关的内容。甲骨文是中国最早的文字记录，殷商时期的甲骨文中记载了许多疾病的名称和治疗方法，反映了当时医学的发展水平。例如，甲骨文中记载了“疾”和“疒”等疾病名称，并提到“祝”“巫”用以治疗疾病的方法。这些记录为研究上古时期的医学提供了宝贵的资料，揭示了中医学的源流和早期发展情况。

（8）陕西西安出土的汉代铜人模型：陕西西安出土的汉代铜人模型，是中国古代医学的重要发现之一。铜人模型上刻有穴位和经络线，反映了汉代针灸学的发展水平。这些铜人模型为研究汉代针灸学提供了直观的资料，丰富了针灸学的内容。铜人模型上记载了许多针灸穴位和经络名称，如“气海”“关元”等，显示了汉代医学对经络和穴位的认识。这些出土文物为研究汉代针灸学提供了宝贵的资料，完善了针灸学的理论体系。

（9）里耶出土医疗器具及秦简：在湖南省龙山县里耶防洪大堤修筑工程中发现一套器具。其中青铜针1枚，推测为针灸用；青铜药匙1枚，尾部麻花状，推测为撒粉药之用；陶药罐1个，小口大腹里外上釉，罐腹中部有孔，推测也是洒粉药之用。

先秦至汉代的医学缺乏更多详细的文献记载，但从出土的医书和医药文物来看，这一时期医药学内容已经相当丰富，有利于探究我国早期医学发展脉络，从医学理论的概括到临证经验的总结都具有一定规模，为医学理论体系的形成奠定了重要基础。

考古出土医书、文献和医药文物，对于丰富和完善中医药理论具有重要意义。这些出土文物不仅为我们提供了大量珍贵的研究资料，也揭示了中医学的发展历程和演变过程。通过对这些出土文物的研究，我们可以更加全面地了解古代医学的理论和实践，揭示中医学的源流和发展脉络。考古出土的医术、文献和医药文物，不仅为中医学的发展提供了重要依据，也为现代中医学的研究和创新提供了宝贵的参考。这些宝贵的文化遗产，我们还需要不断开发、研究、总结，继续推动中医学的发展，为人类的健康事业作出更大的贡献。

（二）科技手段与现代科学结合

1. 现代科技在中医学的应用 现代科技手段，如分子生物学、基因组学、影像学等，为中医学理论的科学化提供了新的途径。例如，利用基因组学技术，可以研究中药的分子机制，揭示中药治疗作用的基因基础。影像学技术，如 MRI 和 CT，可以用来研究经络的物质基础和作用机制，为经络理论提供科学依据。

2. 数据分析与信息技术的支持 大数据技术在中医学中的应用，为理论研究提供了强大的数据支持。通过对大量临床数据和实验数据的分析，可以发现和总结中医诊疗的规律和模式。例如：①数据挖掘：通过数据挖掘技术，分析中药临床使用数据，发现中药配伍规律和治疗效果，为新药研发提供依据。②关联分析：利用大数据技术，研究中药与疾病、症状、体质等之间的关联，可以研究不同病证类型与临床症状、治疗效果之间的关系，揭示中医辨证论治的科学基础。

（三）临床实践与实证研究

1. 临床病例数据分析 通过对大量临床病例数据的系统分析，总结中医临床经验，形成新的诊疗模式和治疗方案。例如，通过对数千例高血压患者的临床数据分析，可以总结出高血压的中医诊疗规律，提出更有效的辨证论治方案。

2. 实证研究验证中医理论 利用现代医学的随机对照试验方法，验证中医学理论在临床实践中的有效性。例如，通过随机对照试验验证针灸治疗失眠的效果，可以为针灸理论提供科学证据，增强其在国际医学界的认可度。

（四）跨学科融合与整合创新

1. 中西医学交叉研究 中西医学交叉研究是现代中医学发展的重要途径。通过结合现代医学理论和技术，探索中医学的新发展方向。例如，将中医学的脏腑理论与现代解剖学、生理学结合，提出新的疾病诊疗方法，提高治疗效果。

积极探索中西医结合的诊疗模式，发挥中医和西医的优势，提高整体医疗水平。中西医结合诊疗模式是在长期的理论、基础研究与临床实践中不断总结而逐渐形成的“辨证论治、病证结合”诊疗模式。通过西医以疾病为主的模式化诊疗和中医以个体为主的个性化诊疗相结合，发挥出各自的优势使治疗效果最大化，更好地服务于患者，但中西医结合并不是单纯地将中医与西医简单相加。中西医结合的诊疗过程应该遵循：中医、西医取长补短；发挥中西医协同效应；中西药合用的减毒增效；考虑患者的依从性等几个方面。

2. 跨学科合作及知识整合 跨学科合作在中医药研究中的应用，可以促进中医药理论和技术的发展。例如：①中西医结合研究，开展中西医结合研究，结合现代医学理论和技术，探索中医药的新发展方向，提高中医药的科学性和疗效。②多学科交叉研究，与生物学、化学、药学、计算机科学等学科合作，推动中医药研究的多学科融合，提升研究的广度和深度。整合生物学、心理学、物理学等跨学科知识，深化对中医学整体观念、阴阳五行理论等的理解和应用。例如，利用心理学研究中医“情志致病”的理论基础，提出新的心理治疗方法，丰富中医学的理论体系和临床实践。

（五）国际交流与合作

加强与国际医学界的合作，积极参加国际学术会议，分享中医药研究成果和临床经验，在推动中医药的国际化发展的同时，也能促进中医药临床应用的进一步提高。

（六）教育培训与人才培养

1. 中医药人才培养 人才是中医药产业发展的根本保障。主要包括：①专业教育：加强中医药高等教育和职业教育，培养高素质的中医药专业人才，如中药学、药理学、药剂学等领域的专业人才。②继续教育：开展中医药从业人员的继续教育和培训，提高从业人员的专业水平和实践能力，推动中医药人才的职业发展。

2. 产学研合作 加强产学研合作，推动中医药产业与高校、科研院所的深度合作。例如：①联合培养：与高校和科研院所联合培养中医药专业人才，开展联合研究和项目合作，推动中医药科研成果的转化和应用。②创新创业：鼓励和支持中医药专业人才创新创业，提供创业资金和政策支持，培育中医药产业发展的新生力量。

3. 中医药教育的国际化 推动中医药教育的国际化发展，培养具有国际视野和竞争力的中医药人才。例如，在国际知名大学设立中医药课程和研究机构，培养中医药专业人才，提高中医药的国际认可度。

4. 跨学科教育的推广 推动中医药与现代医学、生物学、心理学等跨学科的教育和研究，培养跨领域的医学人才。例如，设立中西医结合的研究生课程，培养既懂中医又懂西医的复合型人才，促进中医学的全面发展。

现代中医学理论体系的完善与创新途径涵盖了传统文献的研究、科技手段的结合、临床实践的实证研究、跨学科的融合、国际交流与合作以及教育培训等多个方面。通过这些途径不断对中医学理论体系进行完善与创新，构建新时代中医药理论体系。

二、临床诊疗技术的进步

（一）传统诊疗技术的继承与创新

1. 传统技术的继承 传统中医学诊疗技术，如针灸、推拿、拔罐、刮痧等，具有悠久的历史和广泛的临床应用。通过系统的继承和推广，确保这些传统技术在现代医疗中的应用和传承。例如，规范针灸穴位、操作手法、适应证和禁忌证的标准，使针灸治疗更加科学化和规范化。

2. 传统技术的创新 在继承传统诊疗技术的基础上，进行技术创新和改良。例如，在针灸治疗中，引入电针技术，通过电刺激增强针刺效果，提高治疗的精准度和效果。再如，在推拿治疗中，结合现代解剖学知识，优化推拿手法，提升治疗的安全性和效果。

（二）现代科技与中医诊疗技术的结合

1. 影像学技术的应用 现代影像学技术，如X线、CT、MRI等，为中医诊疗提供了新的手段和工具。例如，通过影像学技术，可以准确定位病变部位，指导针灸、推拿等中医治疗，提高治疗的精准度和效果。

2. 生物技术的应用 生物技术在中医诊疗中的应用，为中医药研究和临床应用提供了新的途径。例如，利用基因组学和蛋白质组学技术，研究中药的分子机制，揭示其治疗作用的生物学基础。再如，通过细胞和分子生物学技术，研究针灸的作用机制，发现其调节神经、免疫和内分泌系统的机制。

3. 信息化与智能化的应用　电子病历系统亦称医学专用软件，是利用信息技术以电子化方式记录患者就诊信息、病程记录、检验结果、治疗方式等内容，涵盖了结构化文本、自由化文本、图像信息等，中医电子病历系统充分体现中医特色诊疗记录，如入院记录、病程记录、四诊记录、中医临床术语、中医医嘱、中医症候关联功能等体现具有中医文化的“辨证论治”思想和中医关怀，提高了中医临床数据的管理和利用水平。

中医智能化通过建立中医智能诊疗系统来实现，该系统是通过收集、分析患者信息生成个体化评估或建议，从而直接辅助医务人员进行临床决策的系统，广泛用于家庭、临床、科研等方面，如智能手环手表、睡眠呼吸监测设备、中医管理 APP 等各类软硬件的应用非常普遍。中医诊疗系统建立的健康管理平台，为社会不同人群构建了个人信息、生活方式、医疗诊治等数据库。基于四诊合参的诊疗社区健康管理平台将医、养、治方式结合起来，在人机互动的智能模式下完成诊疗过程，实现从生活、运动、饮食、心理等方面的个性化干预，既是社区服务的需求，也是中医理论与现代科技相结合的体现。中医智能诊疗系统集中体现了智能中医的信息化、现代化、便捷化。医疗信息的采集、诊断、存储、管理突破了传统中医面对面的医疗模式，加快了中医药防病治病的变革。

数字化时代的到来促进了临床研究从传统模式向数字化模式发展，数字化技术引入中医药临床研究可优化研究设计、提高研究质量、节约研究经费及时间。计算机、网络及传感器等技术手段使得临床研究招募及筛选、疾病诊断及治疗、知情同意、指标测量等流程的数字化及远程操控得以真正实现。人工智能算法、可穿戴监测设备、数据管理工具、区块链及虚拟临床试验是临床研究的关键创新技术及研究设计方法。中医药临床研究的未来发展需要重视数字化技术带来的临床研究技术革新，并进一步深化数字化技术在中医药临床研究中的应用。数字化技术实现了“以人为本”的医学伦理观念，促进了临床研究地区中心化，简化了研究受试者的参与流程，降低了临床研究时间及成本，提高了中医药临床研究的效率，增强了中医药临床研究的客观性、真实性及稳定性。深化数字化技术的临床研究应用、实现多种数字化技术交叉融合使用是中医药临床研究未来发展的必然趋势。在数字化时代背景下，中医药临床研究的数字化革新可推动中医药临床研究发展。

中医临床应用广泛且独特，通过辨证论治、中药、针灸、推拿和养生保健等方法，为患者提供了全面的治疗和健康管理服务。要提高中医临床应用水平，需在教育培训、科研创新、现代化、国际化、信息化和综合医疗服务等方面不断努力。通过这些措施，中医临床应用将更加科学化、规范化和现代化，并可为广大患者提供更优质的医疗服务。

4. 人工智能技术的应用　人工智能技术在中医药研究中的应用，可以提高研究效率和精准度。例如：①机器学习：利用机器学习算法，构建中药处方和疗效的预测模型，辅助中医药的诊疗和研究。②智能诊断系统：开发智能中医诊断系统，利用人工智能技术，对患者的症状、体征和实验室检查结果进行分析，辅助医生进行辨证论治和处方决策。

清华大学北京市中医药交叉研究所所长、欧洲科学与艺术院院士李梢教授带领团队自主研发的“基于网络靶标的中西医药智能和定量分析技术与系统（简称 UNIQ 系统）”获得第 49 届日内瓦国际发明展最高级别的“评审团特别嘉许金奖”，该系统借助人工智能对疾病的发生、发展、药物的干预效果起到精准导航的作用，既体现出中医的整体观，又使中医药能够深入到微观层面，为中医药的传承发展提供生物机制上的支撑。这一重大成果取得，说明了以下几方面。

（1）学科交叉是打开解密中医药机制之门：利用人工智能技术可以实现这一目标，沟通传统医学与现代科技的联系。中医学也要不断突破原有的研究模式，开拓创新，与时俱进。中医药诊疗疾病的原理是可以用现代科学的语言阐释的，中医药与现代科学并不互斥，二者能够相得益彰、共同发展。如何沟通，人工智能技术为我们提供了好的方法和手段。

（2）数据编码是掌握中医药精准诊疗之钥：假设一名感染风寒后咳嗽的患者服用了某种中药进行治疗而后痊愈，这一过程中，症状、药物、人体细胞之间是如何发生联系的？这个系统如何呈现人类疾病、生物分子网络、中西药物之间的关联？一个典型范例是，利用 UNIQ 系统，结合大规模病例样本的采集和检测，李梢团队构建了胃炎癌转化的寒热证分子网络、舌苔菌群网络、胃组织单细胞网络，发现了本虚标实、寒热失衡促使胃炎癌转化的内在规律，尤其是在部分中医证候典型、病理诊断处于低级别异型增生阶段的患者胃组织上发现了一类“胃癌极早期细胞”，它与胃癌细胞分子特征高度类似，可以表征胃癌癌变的萌芽阶段。围绕发现的胃癌极早期这一全新分期，李梢团队还研制了胃癌极早期中西医智能筛查系统、胃癌极早期生物标志物，以及精准防治中药，为解决我国胃癌早诊率低的难题提供了重要突破口。这一系统既让中医药思维能够在微观层次发现规律，又使现代医学生命科学积累的大数据能够为中医药所用，从一个全新的角度说明白、讲清楚中医药科学原理，为中医药精准诊疗奠定基础。

（3）打破壁垒是破解中医药传承创新之题：建立以中西医学和生物大数据为基础、以信息与系统为特点、融合人工智能、大数据等技术的中医药网络药理学等关键技术，建设符合中医药整体特色的自主创新体系。

（三）中西医结合的诊疗模式

1. 综合诊疗方案 中西医结合的诊疗模式，可以发挥中医和西医各自的优势，提供更为全面和有效的治疗方案。例如，对于慢性病的治疗，可以结合中医的整体调理和西医的局部治疗，提高治疗效果，改善患者的生活质量。

2. 多学科合作 中西医结合的诊疗模式，强调多学科合作和团队协作。例如，在肿瘤治疗中，可以结合中医药的扶正祛邪和西医的手术、放疗、化疗，制定综合治疗方案，提高肿瘤治疗的效果，减少副作用。

（四）临床诊疗技术的标准化与规范化

1. 诊疗技术的标准化 制定中医诊疗技术的标准和规范，是提高诊疗技术水平和确保安全性的重要途径。例如，制定针灸操作规范，明确针灸穴位、操作手法、适应证和禁忌证，确保针灸治疗的科学性和安全性。

2. 临床指南和共识 制定中医诊疗技术的临床指南和共识，为临床医生提供科学依据和操作规范。例如，制定中医药治疗糖尿病、高血压等常见病的临床指南，明确诊疗路径和治疗方案，提高中医药治疗的效果和规范性。

三、现代中医药研究方法的应用

（一）传统研究方法的现代化改进

1. 文献研究方法 传统中医药研究方法中，文献研究是重要的基础。通过对古籍文献的整理和分析，挖掘和继承中医药的理论和经验。现代化改进包括：①电子文献数据库：建立中医药古籍和现代文献的电子数据库，方便研究者查阅和分析文献，提高研究效率。②文本挖掘技术：利用文本挖掘和自然语言处理技术，从海量文献中提取有价值的信息，揭示文献中的潜在规律和新知识。

2. 实验研究方法 实验研究是验证中医药理论和临床效果的重要手段。现代化改进包括：①动物模型：建立符合中医药理论的动物疾病模型，如“脾虚模型”“肝郁模型”等，用于研究中药作用机制和疗效评价。②细胞实验：利用细胞培养技术，研究中药对细胞的作用机制，如中药对细胞增殖、凋亡、分化的影响。

（二）现代科技手段的应用

1. 分子生物学技术 其在中医药研究中的应用，为揭示中药的作用机制提供了新途径。主要包括：①基因组学：通过基因组测序，研究中药对基因表达的调控作用，揭示中药的分子机制。

②蛋白质组学：利用蛋白质组学技术，研究中药对蛋白质表达和修饰的影响，探索中药的作用靶点和机制。

2. 现代分析技术　现代分析技术在中药成分分析和质量控制中的应用，包括：①高效液相色谱（HPLC）：用于中药成分的分离和定量分析，保证中药的质量和疗效。②质谱分析：结合质谱技术，进行中药化学成分的鉴定和结构解析，发现中药中的活性成分。

（三）临床研究与循证医学

1. 临床试验　是验证中医药疗效和安全性的重要方法。主要包括：①随机对照试验（RCT）：设计科学的随机对照试验，评价中药和中医治疗的临床疗效和安全性，提高研究的科学性和可信度。②多中心临床研究：开展多中心临床研究，扩大样本量和研究范围，提高研究结果的可靠性和普适性。

2. 循证医学　其在中医药研究中的应用，可以提高中医药的科学性和国际认可度。例如：①系统评价与Meta分析：对已有的中医药临床研究进行系统评价和Meta分析，总结中医药的临床证据，为临床实践提供科学依据。②临床指南的制定：基于循证医学的原则，制定中医药临床诊疗指南，规范中医药的临床应用，提高诊疗水平和效果。

四、中医药产业的发展

（一）政策支持与行业规范

1. 政策引导与支持　政府政策的引导和支持是中医药产业发展的重要保障。主要包括：①制定和完善中医药发展规划：各级政府应制定中长期中医药发展规划，明确发展目标和重点任务，为中医药产业发展提供政策支持和方向引导。②财政和税收优惠政策：通过财政补贴、税收优惠等政策措施，支持中医药企业的研发创新、生产和市场推广，减轻企业负担，激发产业发展活力。

2. 行业标准和规范　制定和实施中医药行业标准和规范，是保障中医药质量和安全的重要途径。例如：①中药材标准：制定中药材的种植、采收、加工和储存标准，确保中药材的质量和稳定性。②中成药标准：制定中成药的生产工艺、质量控制和临床应用标准，确保中成药的安全性和有效性。

（二）科技创新与产业升级

1. 中医药科技创新　科技创新是推动中医药产业发展的核心动力。主要包括：①新药研发：通过现代科技手段，深入研究中药的作用机制和有效成分，开发具有自主知识产权的新药，提升中医药的核心竞争力。②技术平台建设：建设中医药研究和开发的技术平台，如基因组学、蛋白质组学、代谢组学等，推动中医药的现代化和科学化。

2. 产业升级　推动中医药产业升级，提升中医药产业的整体水平。例如：①智能制造：利用智能制造技术，提高中医药生产的自动化和智能化水平，提升生产效率和产品质量。②产业链延伸：延伸中医药产业链，推动中医药种植、加工、制造、销售、服务等环节的全产业链发展，提升产业的整体效益。

（三）市场拓展与品牌建设

1. 国内市场拓展　中医药产业在国内市场的发展，应注重以下几个方面：①健康产品开发：开发多样化的中医药健康产品，如保健食品、功能性饮料、养生用品等，满足消费者的多元化需求。②医疗服务创新：创新中医药医疗服务模式，如中医诊所、中医养生馆、中医理疗中心等，提升中医药服务的可及性和便捷性。

2. 国际市场拓展 中医药产业的国际化发展，是提升其全球影响力的重要途径。例如：①国际市场开拓：积极开拓国际市场，推动中医药产品和服务走向世界，如出口中药材、中成药、保健品等，提升中医药的国际市场份额。②国际合作：加强与国际医药企业、科研机构的合作，共同开发中医药产品，推动中医药的国际化发展。

3. 品牌建设 品牌是中医药企业的重要资产和竞争力。品牌建设应包括：①品牌战略：制定和实施品牌发展战略，树立中医药企业的品牌形象，提升品牌的知名度和美誉度。②品牌推广：通过广告宣传、品牌活动、社会公益等多种方式，推广中医药品牌，提高品牌的市场认知度和影响力。

（五）文化传播与社会认知

1. 中医药文化传播 中医药文化是中医药产业的重要组成部分。文化传播包括：①传统文化传承：弘扬中医药传统文化，通过各种形式的文化活动，如中医药文化节、中医药讲座、中医药展览等，提升社会对中医药的认知和认可。②现代文化创新：结合现代文化形式，创新中医药文化传播方式，如通过影视作品、文学作品、网络平台等，传播中医药文化，吸引年轻一代的关注。

2. 社会认知与科普 提高社会对中医药的认知和理解，是推动中医药产业发展的重要基础。例如：①科普宣传：开展中医药科普宣传活动，如健康讲座、科普文章、科普视频等，普及中医药知识，提升公众的健康素养。②健康教育：通过健康教育，推广中医药的健康理念和养生方法，如饮食调养、运动养生、情志调摄等，促进全民健康。

中医药产业的发展途径涵盖了政策支持与行业规范、科技创新与产业升级、市场拓展与品牌建设、人才培养与教育培训、文化传播与社会认知等多个方面。通过这些途径不断加深中医药相关产业的发展，为新时代中医药产业开辟出一番新天地。

（范 恒）

第三节 中医学发展内容和远期目标

党的十八大以来，以习近平同志为核心的党中央坚持中西医并重，把中医药发展上升到国家发展战略高度。2016 年，国务院曾印发了《中医药发展战略规划纲要（2016—2030 年）》，指明了未来一个阶段我国中医药发展方向，确立了发展目标，涉及中医药理论、临床实践、科学研究、人才培养、文化传承等多个方面，为促进中医药事业健康发展指明了道路和方向。

一、中医学发展内容

1. 中医理论创新 中医学的理论体系是在长期的临床实践中逐渐形成的，但其理论的发展和创新仍然面临很大的挑战。未来的研究将继续深入探讨中医理论的核心概念，如阴阳五行、经络气血等，并结合现代科学技术，探索其生物学基础和临床应用价值。此外，中医学还在不断加强与其他学科的交叉渗透，如哲学、工学、心理学、社会学、物理学等，以拓展中医理论的研究视野。

2. 临床试验研究与实践优化 临床试验研究是医学研究的重要组成部分，它对于推动医学进步、改善疾病治疗和提高患者生活质量具有至关重要的意义。古今名家经验是中医的核心和精华，亦是循证中医临床实践指南的重要来源。中医药走向现代化，结合循证医学开展研究是其中的方向；同时，探索中医自身科研方法，建立具有中医特色的系统中医临床评价体系，对于中医自身的发展也是极为重要的。循证医学的产生打破了经验医学的发展模式，是现代医学发展必然经历的医学模式，也是临床精确诊疗用药的科学依据。循证医学的出现，对中医发展而言，既是机遇，也是挑战。

中医临床评价是指在中医理论指导下对中医的诊断和治疗在临床的应用加以验证，确定其有效性和安全性。临床上评价中医药疗效，既要重视临床症状的改善，亦要规范统一量化标准，注重定量评价与定性评价相结合，中医讲求辨证论治，若简单地运用现代医学科研评价方法评价中医，忽视了中医的特点，则会产生质量低下、可信度低的中医临床试验。只有将现代医学的指标评价体系与中医辨证论治以及人文属性的评价模式有机结合，才是适合中医的循证评价体系。借鉴现代科研评价方法，从中医个体化治疗的大数据中挖掘共性，发展“理论体系—治则治法—疗效机制—药物开发—试验—临床运用”的中医药新模式。

循证医学是为中医药疗效提供证据的重要工具，在现代中医学发展中具有举足轻重的地位。例如，青蒿素抗疟疾的研究就是循证与转化研究的典范。循证医学为中医走向国际循证实践和高水平临床科研所需要。

临床实践是中医学的核心，未来的研究将针对临床常见病、多发病和疑难病，开展大规模的临床研究，如随机对照试验和真实世界研究等，以深入验证中医治疗的有效性和安全性。同时，将加强中医临床诊疗技术的规范化和标准化，提高中医诊疗的质量和水平。此外，还将加强中医临床研究的国际合作，推动中医学的国际化进程。

3. 中药质量控制与标准化　随着科技的进步，中药的质量因药材的批量化种植、产地的多样化等原因，使中药的质量参差不齐，因此中药质量的控制至关重要。目前，我国中药的质量控制仍处于初始阶段，《中国药典》中对各种中药材和中药方剂的质量控制仍以传统的性状、显微鉴定为主，辅以简单的理化检验和含量测定，在技术层面仍较为基础，而在准确度和精确度上有待提升。由于中药不同于化学药，在作用机制上更强调其宏观性，因此中药中各种复杂组分的含量在质量控制中尤为重要，这也正是中药质量控制工作的难点和关键。

中药中各种组分的含量受多种因素的影响，如生长环境、生长周期、土壤条件、气候情况、采收时间、加工制作等，对此我国制定了多种保障中药质量的标准，但由于中药生产涉及多个环节，其中各种可控和不可控因素交叉，使得中药质量只能在成品后经实验室检测进行筛选和控制，因此中药质量的控制更加依赖实验室检验技术的革新和提高。目前，中药质量控制的实验室检验技术主要有光谱法包括近红外光谱技术、紫外光谱法、傅里叶变换红外光谱法、磁共振法；色谱法包括薄层色谱法、气相色谱法、高效液相色谱法、高效毛细管电泳等。在中药质量控制技术的探索中，应用新的科学技术，来谋求切实有效的技术方法，可加强中药材的质量控制，以确保药效和安全性。

中医药标准化既是中医药事业发展的内在要求，也是中医药事业发展的重要技术支撑。《中华人民共和国国民经济和社会发展第十一个五年规划纲要》将“推进中医药标准化、规范化”纳入了新时期的重点任务。按照国家标准化发展战略要求国家中医药管理局制定了《中医药标准化发展规划 2006—2010 年》。在此规划的指导下，进行中医药标准化工作，始终坚持以中医学为主体，注重发挥中医的特色和优势，合理吸收现代医学科学技术和认识成果为我所用。如在疾病名称标准方面，对于仅见于中医的疾病名称和以症状命名的疾病名称，应将其纳入病证诊断标准之中，以保持中医的特色；对于仅见于西医的疾病名称直接引用；而中西病名互涵的、含混的疾病名称，则对其规范后加以认定。在疗效评定标准的制定上，除了要对病进行诊断之外，还须在对中医“证”定性的基础上做出“证”的定量评价，即判定证的轻重程度，以对疗效进行正确的判断。中医药标准化是中医临床应用与提高的基本要求，也是中医学向现代化和科学化迈进的先决条件，中医药的现代化过程也就是一个不断标准化的过程。规范、完备的中医药技术标准体系的建立，会极大地推动提高诊疗的规范性和一致性。

4. 中药研发与创新　中药是中医学的重要组成部分，未来的研究将继续深入探讨中药的药理作用和作用机制，并结合现代科学技术，进行中药的提取、分离、鉴定和质量控制。此外，还将加强中药的新药研发和创新，开发出更多安全、有效、稳定、可控的中药新药。

5. 人才培养与教育　人才是中医学发展的关键，未来的研究将加强中医人才的培养和教育，提高中医人才的综合素质和业务水平。同时，也将加强中医教育的国际合作，推动中医学的国际化进程，并且完善中医人才评价机制，为中医人才的发展提供更好的成长环境。

6. 文化传承与创新 文化是中医学的灵魂，未来的研究将加强中医文化的传承和创新，挖掘和整理中医文化的内涵和价值，并结合现代社会的实际需求，创新中医文化的传播方式和手段，提高中医文化的影响力，推进中医药文化传承创新，增强中医药文化自觉自信。

7. 全生命周期管理与治未病 全生命周期管理即注重预防、治疗、康复和健康管理的综合服务，提供全方位的健康管理。全生命周期健康管理的提出是基于中国居民疾病谱向非传染性慢性疾病转变的现状。“未病先防”理念是中医治未病思想的首要环节，以“未病养生、防病于先”为重要内涵，以阻断疾病的源头为主要目的，正契合“健康中国”战略的实施。将“治未病思想之未病先防”理念运用并贯穿于生命全周期的管理，对于预防疾病发生具有重要意义。治未病思想于“两精相合之胎元期、稚阴稚阳之小儿期，气血充盛之青春期、筋骨长极之壮年期、天癸竭之老年时期、气血精气虚衰之濒亡期”不同时期人群的全生命周期健康管理行动之中，根据人群制定不同时期规范合理可行的健康管理手段，将有助于预防和减少各时期不同人群疾病的发生，对于健康中国战略的实现具有积极的指导意义。

二、中医学远期目标

1. 完善中医诊疗体系 中医学的诊疗体系是一个综合性的体系，未来的研究将继续深入探讨中医诊疗体系的核心概念和方法，在保持中医理论核心特色的基础上，将现代科学技术和方法应用于中医临床实践，完善中医诊疗体系，有助于提高人们对中医的认知和接受程度，推动其国际化进程，让更多人受益于中医的独特诊疗方法。

2. 建设健康中国 中医学的发展是建设健康中国的重要组成部分，未来将持续深入探讨中医学在预防保健、疾病治疗、康复养生等方面的作用，并通过中医适宜技术的推广应用，来提高公民的健康素养，构建起一个更加完善的健康服务体系。助力实现“健康中国 2030”战略目标，为广大人民群众提供高质量的医疗卫生服务。

3. 创新中医传承模式 中医传承是中医学发展的关键，为更好地传承中医精华，仍需深入探讨中医传承的关键环节，即中医人才培养和学术传承。采用师承教育、院校教育、继续教育等多种传承模式，培养出更多优秀的中医人才。推广应用互联网、大数据、人工智能等现代信息技术，创新中医传承的路径和手段，以此来保护和传承中医学术体系。

4. 普及中医健康知识 中医健康知识的普及是推动中医学发展的重要环节，为了让更多的人了解中医、受益于中医，未来将深入研究中医健康知识的内涵和传播规律，并编写出版中医科普读物、制作中医科普视频、开展中医健康教育活动等多种途径和方式，推动中医健康知识普及乃至走向世界。

总之，中医学作为中国传统医学的重要组成部分，具有独特的理论和实践体系。在现代医学迅速发展的背景下，中医学面临着无限机遇和诸多挑战。为了推动中医学的发展，需要不断加强理论研究、临床实践、科技创新、人才培养和文化传承等方面的工作。通过与现代医学的融合与创新，传承创新中医药，中医学才有望在全球范围内得到更广泛的认可和应用，为推动构建人类卫生健康共同体贡献中国力量，为人类健康事业作出更大的贡献。

（马天鹏　钦丹萍）

第四节　中医学走向世界

中医学是中国传统医学的重要组成部分，几千年来在同疾病的斗争过程中取得了伟大的成就，它承载着中华民族数千年的健康智慧和实践经验，时至 21 世纪的今天，中医学在国家政策的扶持资助下，取得了长足的发展，成为我国卫生服务体系中不可或缺的重要组成部分，同时也体现出了中医在当今条件下的特殊意义及前瞻性的价值。随着全球化的推进和人们对健康的关注度不断提高，中医学正逐渐走向世界，为各国人民的健康福祉贡献力量。

一、中医学的独特魅力

1. 整体观念　中医学强调人体是一个有机的整体，与自然环境相互关联，各个脏腑、组织、器官之间相互关联、相互影响，有助于全面理解健康与疾病的关系，使得中医师在治疗疾病时，不仅仅关注疾病的症状，还会考虑到患者的整体身体状况和生活环境等因素。

2. 辨证论治　通过望、闻、问、切等方法，了解患者的体质、病情、生活习惯等信息，中医师对患者进行个体化的辨证，制定出针对性的最适合患者的治疗方案。

3. 自然疗法　中医学强调自然疗法，认为人体具有自我调节和自我修复的能力，包括中药、针灸、推拿、拔罐、熏蒸等多种疗法，治疗疾病具有独特的疗效。

4. 预防保健　中医学注重预防和养生，认为预防胜于治疗，强调调整生活方式、饮食结构和心态，以保持身体的平衡和健康。通过饮食、运动、休息等方法，调节人体的阴阳平衡，增强人体的免疫力，从而预防疾病的发生。

二、中医学在世界的传播

1. 国际交流与合作　中国政府积极推动中医学与其他国家的交流与合作，创办孔子学院，举办国际会议、培训班等活动。

2. 中医药院校与教育　许多国家设立了中医药院校或开设相关课程，培养了大量的国际化中医人才，为中医学的国际化发展提供了有力支持。

3. 科研合作　各国科研机构开展中医药的研究合作，探索其疗效和作用机制。

4. 临床应用与认可　越来越多的国家和地区认可中医学的合法性，并将其纳入医疗体系。其中针灸作为中医学的重要组成部分，已经在全球范围内得到广泛应用，许多国家的医疗机构和私人诊所都提供针灸治疗服务，并且越来越多的人开始接受针灸作为一种有效的治疗方式。中药在全球范围内的市场也在不断扩大，甚至一些中药已经被纳入了当地的医保体系。

三、中医学面临的挑战与机遇

1. 文化差异　不同国家和文化对中医学的理解和接受程度存在差异，需要加强文化交流与教育。

2. 科学证据　中医学需要加强科学研究，提供更多的现代化科学证据支持其疗效。

3. 客观化与证的实质　为了更好地挖掘中医学深刻内涵，把中医治病道理说清楚，讲明白，便于学习和把握，有利于推广应用，同时还可能产生医学的重大发明和创造。

4. 法规与标准　各国对中医药的法规和标准不同，需要加强国际协调与合作。

5. 创新与发展　借助现代科技手段，推动中医学的创新与发展，提高其临床疗效和国际竞争力。

（马天鹏）

第五节　中西医结合研究成果及贡献

中医药学作为一个具有悠久历史和生命力的学科，随着时代和科学技术的进步与发展，需要不断地丰富和充实内涵，自我完善，中西医结合学科随之应运而生。中西医结合是将传统中医药学和现代医学相结合的一种综合医疗模式。它充分发挥了中西医两种医学模式的优势，将它们的知识和方法相结合，采用现代科学手段，发掘、整理、研究中医药学理论知识，在提高其临床疗效的基础上，阐明机制进而获得新的医学理论与认识。《中华人民共和国中医药法》明确指出“国家大力发展中医药事业，实行中西医并重的方针，建立符合中医药特点的管理制度，充分发挥中医药在我国医药卫生事业中的作用”。中西医结合作为我国发展中医药学的重要手段和途径，经过几十年的实践创新，其临床和实验研究取得了不少可喜的成果，逐渐发展为有明确目标和独特方法论的学术体系。

一、中西医结合研究的发展历程

中西医结合的发展，可以追溯到 20 世纪初期。民国初年的医家黄竹斋就在《中西医结合的理论与实践》中提出了中西医结合的理念。随着新中国成立，中西医结合在全国范围内得到了广泛推广和应用。1956 年，毛泽东主席在视察上海中医学院时提出：“中医、西医两个拳头打出去。”这句话成为中西医结合的重要指导思想。在国家的支持下，许多医学院校和科研机构相继成立了中西医结合研究所，开展了大量的中西医结合研究。

我国的中西医结合研究大体经历了 3 个阶段：首先是新中国成立初期到 60～70 年代，此时的中西医结合临床与实验研究尚处于开创阶段，第一代西学中工作者从不同学科中医疗效肯定的临床研究出发，进而借助现代西医学的实验方法开展中西医结合的疾病防治研究，显示出中西医结合的优势，并涌现出一批具有代表性的研究成果。其次是 20 世纪 80 年代，这一时期是临床研究与基础研究的深化发展阶段。中西医结合研究从临床开始向基础研究延伸，动物模型和实验研究手段所占比重日益增大，阴阳学说、藏象学说、经络学说、气血津液学说、诊法、治则等基础理论的中西医结合研究以及中药现代研究日益活跃。与此同时，在临床方面，许多疾病的中西医结合临床研究发挥了治疗优势，取得了更好的疗效，中西医结合临床医学体系逐步建立。第三个阶段是 20 世纪 90 年代以后，中西医结合进入了学科建设发展阶段。1992 年“中西医结合医学”被国家标准《学科分类与代码》设置为一门新学科。学科地位的确立，助推了中西医结合成为健康中国战略不可或缺的力量。之后国家出台了一系列纲领性文件，更是将中西医结合研究从融合借鉴阶段推进到自主创新阶段。2016 年，国务院制定《中医药发展战略规划纲要（2016—2030 年）》，同年 12 月全国人大表决通过《中华人民共和国中医药法》，均明确提出“促进中西医结合”，成为中西医结合事业发展的新里程碑。2019 年，全国中医药大会提出，坚持中西医并重，打造中西医相互补充协调发展的中国特色卫生健康发展模式，推动中西医结合事业发展。党的十八大以来，习近平总书记也曾多次指示要“坚持中西医并重”的基本卫生方针。

二、中西医结合研究的代表性成果和贡献

中西医结合研究经过几十年的发展硕果累累，基础理论研究和临床研究都取得了令人瞩目的成果。证候实质研究、病证结合模式的方法学创新、中西医结合治疗急腹症诊治体系、活血化瘀法防治冠心病介入术后再狭窄、心肌缺血再灌注损伤的中医药保护研究、三氧化二砷治疗急性早幼粒细胞白血病研究、针刺麻醉机制研究等一大批科研成果，充分体现了融合创新的智慧，特别是屠呦呦研究员发现了青蒿素，开创了疟疾治疗的新方法，并获得诺贝尔生理或医学奖，是新中国成立以来，最令世界瞩目的中西医结合科研成果，为全球树立了中西医结合科研典范。

（一）中西医结合医学基础研究

1. 证候实质研究 证候实质的生物学基础研究是中西医结合医学研究中一个根本性的问题。20 世纪 60 年代，上海复旦大学华山医院沈自尹教授与全国著名中医学家姜春华教授，首次合作开

展中医藏象学说的中西医结合研究。“肾”的实质研究是他们团队的主要研究方向，该研究开创了中西医结合理论科学研究的先河。团队首创运用“下丘脑-垂体-肾上腺轴、性腺轴、甲状腺轴”等现代医学理论和方法，开展中医“肾”本质和“肾阳虚、肾阴虚证”本质的中西医结合研究，提出了“阴阳常阈调节论”观点，并创造了“生理性肾虚”“病理性肾虚”“宏观辨证与微观辨证相结合”等新理论概念。其成果“肾阳虚证的神经内分泌学基础与临床应用”获得2010年度国家科技进步奖二等奖。成为我国中西医结合理论研究的科研典范。随后出现的“脾虚证辨证论治系列研究”以脾虚证为突破口，通过调理与培补脾胃法临证治疗观察、实验室检查、动物造模等，开展脾虚证的多学科研究，发现了中医“脾”与西医消化系统、物质与能量代谢、血液及免疫系统、自主神经等多系统的相关性。

2. 病证结合原则的确立及方法学创新 病证结合原则是重要的中西医结合医学理论，对临床研究及治疗具有重要的指导作用，是构建中西医结合医学理论体系的重要组成部分。病证结合研究最初起始于20世纪50年代，中西医结合的开展主要体现在医生采用西医方法明确诊断，然后采用中医辨证的方法治疗，观察和总结中药的疗效和作用机制，逐步确立了西医辨病与中医辨证相结合的诊治和研究手段。在病证结合原则指导下，中西医综合疗法表现出明显的优越性。20世纪80年代之后，病证结合动物模型被引入研究，借此载体，结合基因组、蛋白质组和代谢组等现代医学研究手段，不同疾病辨证标准的制定，疾病的证候分型、分期以及核心病机研究，证候演变规律研究、证本质研究等领域涌现出一批具有广泛影响力的成果。例如：沈自尹院士提出的“同病类证”的病证结合新思路，他们认为针对某一特定疾病的治疗，首先要挖掘其中医的核心病机和主证；以“方证相应”原则确立主方，指导主证的治疗；而不同患者的个体差异，则辨证为共同主证下的“类证”，在主方基础上加减组成“类方”进行治疗。毛静远教授团队的冠心病中医证候演变规律研究，从文献调研、临床研究以及制备病证结合动物模型等多角度开展研究，探讨冠心病的证动态演变规律。陈可冀和李连达院士领衔完成的“血瘀证与活血化瘀研究”采用宏观与微观相结合的证候研究模式，成为病证结合研究的典范，并荣获国家科技进步奖一等奖。

3. 中医体质学说的提出和研究 中医体质思想最早起源于《黄帝内经》，发展并成熟于明清时期。20世纪70年代以来，学者们开始对中医体质进行了多方面的研究，逐渐形成一门新兴的、独具特色的基础研究方向。如匡调元老师首先提出6种病理体质分型学说，他认为个体生长发育中所形成的机能、代谢以及结构上的差异性和特殊性称为体质现象，这种体质现象决定了机体某种疾病的易感性和发病倾向。目前在学术界的接受度最广的是国医大师王琦院士团队提出的九种体质学说，他认为体质现象贯穿人类整个生命周期，是形体结构、心理状态、病理变化以及生理功能等许多方面综合作用得出的，这种体质的特殊性决定人体对几种或某种致病因素的易感性和疾病倾向性。由于中医体质学说体现的治未病思想贯穿于临床各个领域，因此，体质学说与临床观察相结合的研究成为一种潮流，在不同学科得到广泛应用，尤其是慢性病领域。随着免疫学、遗传学及生物化学等现代研究手段在中医体质研究中的应用，中医体质的客观化、量化表达研究、物质基础研究越来越丰富。有学者融合生物传感与人工智能技术，发现变应性鼻炎患者中医体质差异机制，揭示了变应性鼻炎患者体质特异性的物质基础。

（二）中西医结合临床研究

1. 传染性疾病的中西医结合研究

（1）疟疾的中西医结合治疗以及青蒿素的研发：20世纪60年代初，由于原有喹啉类药物抗药性的产生，全球2亿多的疟疾患者面临无药可治、死亡率骤增的困境，抗疟成为世界难题，寻找新结构类型的抗疟药被全球所关注。屠呦呦研究员在中医经典《肘后备急方》中“青蒿一握，以水二升渍，绞取汁，尽服之”记载的启发下，考虑到高温煮沸可能会破坏青蒿有效成分的生物活性，为此重新设计提取过程，提出用乙醚提取青蒿，提升抗疟作用达95%～100%，从而获得了全新的抗疟新药——青蒿素。屠呦呦研究员也因此于 2015 年荣获诺贝尔生理学或医学奖，成为人类历史上最伟大科学家之一。中药有效成分的提取与研究成为探索中药作用机制和中药现代化研究的必然途径。此后围绕青蒿素学者们展开了系列研究，其抗疟机制被揭示，在抗炎、抗感染、抗肿瘤等领域的应用与新的临床适应证不断拓展。

（2）严重急性呼吸综合征（SARS）的中西医结合治疗：严重急性呼吸综合征又称传染性非典型肺炎。通过对大量病例数据的评价分析，证明中西医结合疗法的疗效显著，可有效改善呼吸急促、干咳、气短、乏力等主要临床症状，在改善机体缺氧状况、保护脏器功能方面也有优势。中西医结合治疗避免了使用大剂量激素带来的副作用。同时，中西医结合学者还针对 SARS 的病因病机、中医证候特征及其演变规律等进行了多方面研究。国家设立多项防治 SARS 科技攻关专项，筛选中药的主要化学成分或有效部位与生物靶分子的相互作用，从中发现具有潜在抗 SARS 病毒活性的成分，为抗 SARS 病毒的治疗药物的研制提供了依据。

（3）新型冠状病毒肺炎（COVID-19）的中西医结合治疗：新型冠状病毒肺炎临床上坚持中西医并重、中西医结合发挥了很好的作用，中医药参与救治比达到 92%，筛选出金花清感颗粒、连花清瘟胶囊/颗粒、血必净注射液和清肺排毒汤、化湿败毒方、宣肺败毒方等“三药三方”为代表的中成药和方药，有效降低了发病率、转重率、病亡率，促进了核酸转阴，提高了治愈率，加快了恢复期康复。同时大量基础研究证实了中药复方对新冠感染具有抗病毒和抗炎双重作用以及整体调节优势，基于有效性和安全性的循证评价与专家共识，世界卫生组织倡议成员国使用中医药治疗新冠感染。

2. 急腹症的中西医结合研究 急腹症的中西医结合治疗开端源于 1958 年北京医学院第一附属医院外科用中药治疗急性阑尾炎，以及同年山西医学院附属医院宫外孕（异位妊娠）的中西医结合治疗获得成功。1961 年天津市第一中心医院王今达教授团队开始进行中西医结合治疗急腹症的研究，他们运用活血化瘀法治疗急性弥散性血管内凝血（DIC），显示出良好的疗效，并提出“菌毒并治”理论，治疗感染性多脏器功能障碍综合征，使其病死率由 100%降至 50%以下，疗效居世界领先水平。他们团队研发的国家二类新药“血必净注射液”，目前被广泛应用于中西医结合临床治疗脓毒症、急性呼吸窘迫综合征（ARDS）、多器官功能障碍综合征（MODS）等疑难病症。在中西医结合治疗急腹症的科学研究方面，吴咸中院士团队堪称典范。他们以中医“六腑以通为用”“通则不痛”理论为指导，采用中西医结合方法治疗急性重型胰腺炎，在西医吸氧、禁食、胃肠减压、静脉营养、抗生素治疗等常规治疗的基础上，配合中药，在初期（急性反应期）运用通里攻下法，清除腹胀和阻止肠源性感染；进展期（感染期）用清热解毒和活血化瘀药物控制腹腔感染及促进渗出物的吸收；后期（恢复期）用补气养阴、健脾和胃药物促进胃肠功能及免疫功能的恢复，疗效显著。同时，他们还利用实验手段对中医通里攻下等治疗方法的机制进行了深入研究，探讨了“六腑以通为用”及“肺与大肠相表里”等学说的科学内涵。其领衔的“通里攻下法在腹部外科疾病中的应用与基础研究”，获 2003 年度国家科技进步奖二等奖。

3. 心血管疾病的中西医结合研究

（1）血瘀证与活血化瘀研究：国医大师陈可冀院士是我国中西医结合事业的杰出开拓者及奠基人。其领衔的标志性科研成果“血瘀证与活血化瘀研究”，获 2003 年度国家科技进步奖一等奖。此项成果是新中国成立以来，中西医结合界首次荣获的最高奖项。20 世纪 70、80 年代陈可冀等多位专家认为冠心病心绞痛的中医病机多为“血脉瘀滞”，并运用中国中医研究院郭士魁教授的经验方“冠心Ⅱ号”方（含丹参、川芎、红花、赤芍、降香）进行临床验证观察，开启了活血化瘀的系列研究。血瘀证和活血化瘀研究方法影响了多种学科的基础研究，成为推动繁荣中西医结合的重要研究领域，尤其活血化瘀中西医结合治疗急性心肌梗死、心绞痛的优势为世界所公认。90 年代以来经皮冠脉介入术（PCI）的推广应用使急性心肌梗死的病死率明显下降，但经皮冠状动脉腔内成形术（PTCA）及支架（stent）植入术后复发再狭窄，成为西医界面对的难以攻克的难题。陈可冀院士团队从“血瘀证”入手，通过临床和实验研究证实了由血府逐瘀汤改进的血府逐瘀浓缩丸以及川芎、赤芍有效部位具有抑制血管内皮细胞增生，防止 PCI 术后再狭窄的作用，配合西药可显著降低 PTCA 及支架放置术后再狭窄的发生率。

（2）“络病学说”的创立与临床应用：吴以岭院士围绕微血管病变这样一个国际性难题，结合心血管、脑血管、糖尿病等重大疾病，在中医学术理论上做出了重大的创新，构建起一个全新的理论学说——脉络学说。他发现传统的“活血化瘀”疗法只关注了血管内血液的黏稠凝聚状态，而忽略了对病变血管本身的治疗。吴院士将中医传统理论与现代医学相结合，基于脉络与血管系统的密切相关性，创新性提出“脉络-血管系统病”“孙络-微血管病变”的学术观点，创立了中医药“理论+临床+新药+实验+循证”一体化中医药发展新模式，运用络病理论指导研制出 10 个国家专利新药，采用国际公认的循证医学研究方法开展 10 余项临床研究，证实通络药物在心脑血管疾病、糖尿病、肿瘤、流感等临床重大疾病防治方面的显著疗效。其领衔的“通心络胶囊治疗冠心病的研究”获 2000 年度国家科技进步奖二等奖。“络病理论及其应用研究”获 2006 年度国家科技进步奖二等奖。“中医脉络学说构建及其指导微血管病变防治”获 2019 年度国家科技进步奖一等奖。对推动中医药现代化、产业化、国际化作出了贡献。

4. 白血病的中西医结合研究　哈尔滨医科大学著名中西医结合血液病专家张亭栋教授团队从收集民间老中医治疗颈部淋巴结核、皮肤癌的验方中筛选出“砒霜”，并制作成院内制剂“癌灵 1 号”注射剂，通过临床观察在急性早幼粒细胞白血病（APL）的治疗中取得良好疗效。之后成功研制亚砷酸（三氧化二砷）注射液，开创了用古老传统中药砒霜治疗难治病 APL 的先河。1999 年亚砷酸注射液被批准为国家Ⅱ类新药，并生产上市。1995 年间，张亭栋教授与上海瑞金医院陈竺教授就亚砷酸建立了基础和临床研究的合作。研究证明亚砷酸能诱导肿瘤细胞线粒体跨膜电位下降，从而走向凋亡，而对正常细胞不造成损伤等。亚砷酸注射剂被国际上公认为治疗 APL 的首选药物。张亭栋教授荣获 2015 年度“求是杰出科学家奖”称号。王振义博士和陈竺博士将传统中药砷剂（亚砷酸注射液）与西药（全反式维 A 酸）结合起来治疗 APL，使 APL 患者的 5 年无病生存率从以往的大约 25%跃升至 95%，该中西药联合治疗方法，已成为全世界 APL 的标准疗法，并于 2012 年 1 月 24 日被全美癌症研究基金会（NFCR）授予第 7 届圣・乔奇癌症研究进展大奖。

5. 肾病的中西医结合研究　IgA 肾病是一种慢性肾病，以 IgA 或 IgA 为主的免疫复合物沉积在肾小球系膜区为病理特点，临床表现为血尿，或伴有不同程度的蛋白尿和肾功能受损。目前西医治疗主要以激素免疫抑制剂为主，尚无治愈手段。中医认为其病位在肾与膀胱，病因以正虚为本、邪实为标，正虚多为气虚、阴虚；邪实多指外邪、瘀血、湿热等留驻下焦，侵及肾脏，灼伤肾络而尿血，同时久病瘀血内停，故而病情缠绵难愈。中国人民解放军总医院中西医结合肾脏病学家、中国中西医结合学会会长陈香美院士以 IgA 肾病为关注点，致力于其基础与临床研究。团队从中西医结合角度开展 IgA 肾病证治规律与诊疗关键技术的研究，首次提出 IgA 肾病“风邪扰肾、致虚、致瘀、致毒”的致病机制。形成 IgA 肾病的中西医结合诊断和序贯治疗方案，并开展循证医学研究。她领衔的“IgA 肾病中西医结合证治规律与诊疗关键技术的研创及应用”研究，荣获 2017 年度国家科技进步奖一等奖，为中西医结合、产研结合树立了榜样和典范，体现了中西医结合防治 IgA 肾病的新思路、新方案。

6. 针灸及经络学说的中西医结合研究　经络实质研究和针灸作用机制研究是针灸相关研究的两大主要关注点，经络实质研究是中西医结合医学研究中一个重要领域。20 世纪 70 年代末，研究者通过万人普查筛选经络敏感者，首先肯定了经络现象和循经传感现象的存在。此后 30 多年来国内外学者对经络现象及循经感传的物质基础进行了广泛的探讨，从经穴的组织形态、经络与肌电、声波、内脏的相关性等生理学、生物化学、物理学途径进行了实验和临床研究，提出了多种看法，但至今此研究领域鲜少突破。有研究表明，人体经络穴位的物质基础是以结缔组织为基础，连带其中的血管、神经丛、淋巴管等交织而成的复杂体系，其中尤其与肥大细胞有着密不可分的关系。针刺作用机制研究方面，随着 1972 年针刺麻醉首次公开报道于《人民日报》，在国际上引起了强烈反响。80 年代以后，韩济生院士团队对其麻醉的原理进行了深入研究，首次发现脑内吗啡样镇痛物质的释放与电针刺激频率密切相关，发现针刺信息可传入到中枢神经系统各级水平，激活内阿片肽（内啡肽）系统等机体痛觉调制系统，产生生理性镇痛作用。这些中枢镇痛物质研究的不断深入，将经络的研究推向了世界科学前沿。此后针刺镇痛脊髓机制、针刺治疗休克机制、电针足三里抑制胃气上逆的机制等研究也广泛展开，取得了许多重要成就。近十年来，国内学者将代谢组学研究手段引入针灸研究领域，并利用该技术对多系统疾病的针刺代谢机制进行初步研究。同时，针灸的临床研究领域也取得了突破性进展，至 2021 年 *JAMA* 等国际顶级期刊发表针灸高水平临床试验文章 7 篇，标志着针灸疗法的临床有效性以及临床研究质量和证据可靠性获得国际认可。

7. 中药现代化研究 从 20 世纪 50 年代初的从中药资源普查，用动植物的饲养和种植，中药质量的理化鉴别，饮片加工及中成药生产工艺研究，到目前中药现代化研究已经发展到中药的综合研究和应用基础研究，并不断取得新的进展。复方是中药治疗的主要形式，其药效评价研究已经成为中药研究工作的重要方向。陈竺院士课题组从分子水平阐明了中药复方黄黛片治疗白血病的作用机制，并阐述了中药方剂“君、臣、佐、使”的配伍原则，带动了复方药效评价的发展。复方安全性评价方面，病证结合思想与动物模型的建立，可望成为中药复方安全性评价可行途径之一。此外代谢组学等新技术的兴起同样为复方安全性评价提供了更精准的研究手段。方证对应研究方面“方剂与证的药物动力学研究”获得 2001 年度国家科技进步奖二等奖，“经方现代应用的临床与基础研究”获得 2011 年度国家科技进步奖二等奖。不少优秀的中成药产品在英国、瑞典、俄罗斯等国注册；复方丹参滴丸率先完成美国食品药品监督管理局（FDA）Ⅲ期临床试验，截至 2022 年，血脂康胶囊、扶正化瘀片、桂枝茯苓丸、康莱特注射液等十余个品种完成美国 FDA Ⅱ期临床研究。

（王　文）

第六节　中西医结合研究展望

通过中西医结合研究者几十年的努力，中西医学各自的优势在临床上得到越来越多的结合，以藏象理论为核心的人体生理病理规律研究以及证候的现代科学内涵研究，推动了中医理论的现代诠释和原始创新；以证候为核心的疾病分类体系、诊断与疗效评价标准研究，助力了中西医结合临床的精准诊疗。许多疾病的中西医结合疗效，尤其是心脑血管、肿瘤等重大疾病的临床疗效和防治能力显著提升，中西医结合临床医学体系逐步建立。进入 21 世纪之后，中西医结合事业更是得到了国家的充分肯定和政策法规支持。相信未来，中西医结合作为继承和发扬中医药学的重要途径之一，将继续加强优势研究方向，布局薄弱方向，开拓新的研究方向。

一、中西医结合学科建设与科研平台的搭建

在当前新形势下，中西医结合学科的发展已经由“规模发展”阶段进入到了“质量提升”阶段。第一，要弘扬中西医结合文化，深入挖掘中医药文化内涵，传播中医药文化核心价值和理念，塑造中西医结合行业特有的良好人文环境。第二，要重视人才培养，完善中西医结合教育架构体系，鼓励多学科交叉，设立专项人才培养计划，打造具有高层次专业水平、国际交流和创新能力的人才梯队，提升行业科研水平、智能化水平。完善人才激励保障机制，深化继续教育，健全技术职称评定制度。第三，要推进中西医结合的国际交流发展，将其纳入“一带一路”国际合作范围，鼓励“一带一路”合作伙伴建设高质量的中西医结合基地及服务中心。注重中西医结合医学成果转化，开展多种形式的产品与技术合作，拓展中西医结合医学的国际影响力。第四，要强化中西医结合医学的法律保障和监督机制，引导中西医结合学科的健康发展。第五，依托先进的技术平台和人才团队，

打造中医药国家重点实验室与国家临床医学研究中心等科研平台，加强多学科前沿技术与中医药的深度交叉融合，开展中西医结合学科的内涵建设，实现传承创新互动发展。

二、中西医结合基础研究

以“十四五”中医药科技创新专项规划为蓝本，加强中医原创理论的诠释创新，开展中医原创理论的现代诠释研究，病证结合研究、中药的效应机制研究。

1. 中医原创理论诠释与创新　深入研究中医对生命、健康、疾病认知的新理论，推动包括藏象、精气血津液、经络、病因病机、体质、养生等理论的传承发展；深化中医原创理论应用研究，总结与提炼中医名家、学派的创新理论；挖掘中医理论传承与创新发展规律，发挥中医理论对临床实践和产品研发的指导作用。

2. 中西医结合病证结合研究　病证结合是中西医结合研究的主要特色和优势。开展证候的现代科学内涵、诊断与疗效评价标准研究，探索以证候为核心的疾病分类体系，助力临床精准诊疗。加强方证、药证的科学内涵阐释，病证结合动物模型的构建和生物学基础研究，病证结合的治则治法研究等。

3. 中药核心功效与配伍的科学表征研究　以代表性中药功效为切入点，集成人工智能、系统生物学等前沿技术，开展中药核心功效科学表征研究和技术开发。开展中药功效复杂效应多维表征研究，建立中药功效的多成分-多靶点-多效应关联规律解析技术，揭示代表性中药功效的生物学基础。

三、中西医结合临床研究

开展中医优势病种和重大疾病的中西医结合基础与临床研究，针对关键科学问题进行机制探讨，制定中西医结合诊疗技术规范，强化中西医结合的标准化和规范化建设，开展临床循证研究，形成循证实践指南。

1. 优势病种的中西医结合临床与基础研究　围绕中医药优势疾病或疾病的优势环节，结合现代组学研究手段，确定客观化用药指征并阐释疗效机制，促进临床推广应用。针对炎症微环境调控、组织损伤修复、脏器纤维化、器官之间交互作用、人体微生态等关键科学问题，进行中西医结合研究。

2. 重大疾病的中西医结合防治模式创新研究　基于“家庭-社区-医院”联动模式，在中医治未病理论指导下，开展重大疾病健康状态监测与风险预警研究，通过便携式设备及软件系统，实现高效的中西医结合健康管理。针对重大疾病治疗，寻求中西医诊疗对接路径，构建中西医优势互补的诊疗方案，并开展临床循证研究。围绕成熟方案规范留取生物样本，开展多组学研究，客观评价有效性和安全性，探索疗效机制的相关生物标志物，制定若干循证实践指南。

3. 针灸理论科学内涵、效应规律及疗效评价研究　揭示针灸理论的科学内涵，全面阐明针灸不同穴位对机体调节效应的规律，揭示针灸对脏腑功能、免疫-炎症、内分泌-代谢等方面的调节效应及机制。构建针灸证据及临床疗效评价体系，遵循循证医学规范，综合古代文献、专家经验、现代临床研究成果等多维度证据，形成针灸优势病种证据体系，为临床决策和指南制定提供有效证据。

4. 中药多系统多靶点干预机制研究　中药治疗疾病的多成分、多靶点的作用模式与疾病的多基因、多因素致病机制高度契合，以临床有效方剂为工具，开展中药干预复杂疾病的优势及机制研究；以药钓靶，开展复杂疾病的新靶点及其整合效应机制研究；以靶选方，开展针对多靶点的成分组合优化研究，创新中医组方配伍理论；构建适用于多系统、多靶点整合干预模式研究的创新方法。应用系统生物学、网络药理学、数据挖掘技术等新的研发模式，开展中药复方的药效物质基础及作用机制研究。

（王　文）

第二章　中医文化与中医发展

中医药作为中华民族五千年历史长河中的瑰宝，是中国古代人民在长期医疗实践中形成和发展起来的独特医学体系。它不仅仅是治病救人的手段，更是一种以整体观念和辨证论治为核心的哲学思想和文化传统。中医文化深受儒、道、佛等传统文化的影响，其理论基础包括阴阳五行学说、气血理论、脏腑经络学说等。它以整体观念、辨证论治和天人合一为核心理念，强调人体与自然界的和谐统一。通过望、闻、问、切四诊法，中医医生能够全面了解患者的病情，制定个性化的治疗方案。中医不仅重视治病，更强调养生保健，通过饮食调养、起居作息、情志调节等方法，达到预防疾病、增强体质的目的。经典著作如《黄帝内经》《伤寒杂病论》以及历代名医如张仲景、华佗、李时珍等，他们的理论和实践的经验积累，为中医文化提供了坚实的理论基础和丰富的实践指导。中医文化不仅是一门医学，更是一种生活哲学，倡导顺应自然、平衡身心，追求整体健康与长寿。中医学传播到世界各地，对全人类的健康保健和疾病防治，产生了重要的影响，发挥了促进作用。中医学强调“以人为本”不仅注重人的生物属性，而且尤为重视人的心理特征和社会属性，主张顺应自然规律，主动适应自然和社会环境。中医学强调“道法自然、天人合一”“阴阳平衡、调和致中”“以人为本”，体现了中华文明的精神内核，提倡“三因制宜、辨证论治”“大医精诚”，更丰富了中华文化内涵，为中华民族认识和改造世界提供了有益启迪。

第一节　中医学的文化定位

一、中医学的历史文化背景

中医学理论体系的形成，经历了一个漫长的历史时期。春秋战国至秦汉时期，社会急剧变化，学术思想交流融合，科学技术相互促进，古代医家在丰富的医疗实践经验基础上，以气一元论、阴阳五行等哲学思想为认识论，汲取当时先进的科学技术，将零散的医疗经验整理归纳，使中医学理论体系逐步系统化、规范化，以阐释病因、发病和病机，指导疾病的诊断和防治，为中医学理论体系的形成奠定了科学理论与医药实践的基础。

1. 社会文化基础　春秋战国时期，是中国历史上一个充满变革和思想碰撞的时期。在这个时期，各种学术流派纷纷崛起，呈现“诸子蜂起，百家争鸣”的文化繁荣景象，形成了道、儒、阴阳、法、墨、兵等诸家。各种学术流派相继产生、学术争鸣与交流，为中医学理论体系的形成奠定了坚实的社会文化基础。

道家：重视自然和养生，提出了“道法自然”“天人合一”的思想，这对中医学中的养生理论和整体观念有深远影响。老子的《道德经》和庄子的《庄子》都为中医提供了丰富的哲学基础。儒家：强调人伦和伦理道德，对中医学中的人际关系和医德有重要影响。孔子提倡的“仁”与“礼”，在中医学中体现为对患者的关爱和尊重。阴阳家提出的阴阳五行理论，成为中医学理论体系的重要组成部分。阴阳学说解释了人体的生理和病理变化，五行学说则用于分类和关联不同的器官、季节和情志。法家：注重法制和规范，对中医学的标准化和制度化有一定影响。法家的思想强调实际操作和具体措施，这也在一定程度上促进了中医学的临床应用和发展。墨家提倡“兼爱”“非攻”，强调平等和实际效用。墨子的思想对中医学中的防病治病、推崇实际疗效有一定的推动作用。兵家：兵家的战略和战术思想也对中医有所影响，尤其是在疾病防治和急救治疗方面，借鉴了兵家的应对策略和方法。

在这个多元文化交融的时代，中医学吸收了各家思想的精华，逐渐形成了自己的理论体系。无论是对人体的理解、疾病的认识，还是治疗方法和养生理念，春秋战国时期的思想文化都为中医学提供了重要的理论基础和思想资源。

2. 科学技术基础 春秋战国时期，天文、地理、气象、历算、物候、农学、植物学、矿物学、冶炼、酿造等方面的诸多创新，为中医学理论体系的构建奠定了科学技术基础。

3. 医药实践基础 人类自从有了生产活动，就开始了医疗活动。殷商时期的甲骨文中，有“癥”“疥”“蛊”“龋”等病名和“耳鸣”“下利”“不眠”等症状的记载，还出现了“疾目”“疾耳”“疾鼻”等以人体器官命名的病名。《殷墟书契》甲骨文“疾年”的记载，可以说是中国古代明确记载疫病流行的最早资料。《甲骨学商史论丛初集·殷人疾病考》曾指出殷人所记录的疾病已有16种。随着社会的不断发展，医疗活动更加丰富，先秦文献《山海经》中对疾病的记载增加到了38种，如“疽”“痹”“风”“瘕”“疫”“呕”“聋”“腹痛”“咽痛”等。1973年，长沙马王堆三号汉墓出土的战国时期著作《五十二病方》以52种疾病进行分类，提及了103个病名。除此之外，《诗经》《尚书》《周易》等十三经文献中也有诸多的病证记载。可见，当时对疾病的认识已较为深入。

当时的医家们在医疗过程中逐步积累了药物学知识，《五十二病方》中记载的药物就有植物类、矿物类和动物类等不同种类，共有247种。《淮南子》《诗经》《山海经》等著作中也有丰富的药物学资料。在医疗过程中，医家们还创造了针砭、艾灸、醪醴等治疗方法。从《周礼·天官冢宰第一》的记载可见，早在周代，我国就有了初步的医学分科和专职从医人员——《左传》记载的医和、医缓即是当时著名医生。这些丰富的医疗实践为中医学理论知识的总结归纳及理论体系的构建提供了资料，奠定了基础。

4. 古代哲学思想对医学的渗透 中医学理论体系的形成具有深远的哲学渊源，尤其是气、阴阳、五行学说，渗透并融入中医学，对中医学理论体系的形成赋予重要的思维方法和说理工具。如气一元论的万物本原论思想，为中医学整体观的建立奠定了思想基础；阴阳学说的辩证法思想、五行学说的系统论思想，对中医学方法论体系的建立产生了促进作用。这一时期，以中国古代哲学为指导，借鉴当时自然科学先进技术原理和方法，在丰富的医药学理论和实践基础上，众多医家共同努力，逐渐形成了中医学理论体系。

二、中医学的历史文化定位

（一）中医学在中医文化的地位

中医文化是中华民族传统文化的重要组成部分，而中医学作为中医文化的核心，承载着丰富的哲学思想、理论体系和实践经验。

1. 中医学是中医文化的主要载体 中医文化包括中医学、中药学、针灸学、养生学等多个方面，而中医学作为其中的核心部分，通过其理论体系和临床实践，传承和发扬了中医文化的精髓。

2. 哲学思想的体现 中医学蕴含着丰富的哲学思想：中医学以“天人合一”“阴阳五行”等中国传统哲学思想为基础，构建了独特的理论体系。这些哲学思想不仅对中医学的发展产生了深远影响，也体现了中华文化的智慧和理念。

3. 理论体系的核心 中医学构建了完整的理论体系：中医学的理论体系包括藏象学说、经络学说、病因病机学说、辨证论治等，这些理论不仅是中医学的基础，也是中医文化的重要内容，体现了中华民族的智慧和经验。

4. 临床实践的重要性 中医学在临床实践中发挥重要作用，中医学不仅有理论体系，还有丰富的临床实践经验。通过中医诊断（望、闻、问、切）和治疗（针灸、推拿、中药等）方法，中医学为人们的健康提供了重要保障，这也是中医文化得以传承和发展的重要途径。

5. 养生保健的指导 中医学提供了系统的养生保健指导：中医学注重整体观念和预防为主，强调通过调节饮食、起居、情志等来维护健康。中医养生保健理念和方法，如气功、太极拳、中医饮食等，成为中医文化的重要组成部分，为人们的日常生活提供了科学的健康指导。

6. 社会文化的影响 中医学对社会文化产生了广泛影响：中医学不仅在医学领域发挥重要作用，还对中国的文学、艺术、宗教等产生了深远影响。例如，中医经典《黄帝内经》《伤寒论》等不仅是医学著作，也是文学和哲学的瑰宝。

7. 国际文化交流的桥梁 中医学促进了国际文化交流：随着中医学的国际化发展，中医文化也走向了世界，成为中外文化交流的重要桥梁。许多国家和地区通过学习和借鉴中医学，增进了对中华文化的理解和认同。

综上所述，中医学在中医文化中的地位是核心和基础。它不仅传承了中华民族的哲学智慧和医学经验，还通过其理论体系和临床实践，为人类的健康事业作出了重要贡献。在现代社会，中医学继续发挥着其独特的作用，推动中医文化的传承与创新，促进中外文化的交流与合作。

（二）中医学的文化特征

中医学的文化特征深深植根于中国传统文化，融合了中国古代哲学、伦理观念和生活方式。以下是中医学的一些主要文化特征：

1. 阴阳五行理论 中医学以阴阳五行学说为基础，认为世界万物包括人体都是由阴阳两种对立统一的基本元素构成的，五行（金、木、水、火、土）之间相生相克。这种理论不仅用于解释人体的生理和病理状态，还用于指导诊断和治疗，体现了中国传统文化中的辩证思维。

2. 整体观念 中医学强调整体观，认为人体是一个有机的整体，各个器官、组织之间相互联系、相互影响。同时，人也与自然界、社会环境相互作用。这种整体观不仅体现在医学理论中，也反映了中国传统文化中和谐统一、天人合一的思想。

3. 辨证论治 中医学注重因人、因时、因地制宜，强调根据不同患者的具体情况进行个性化治疗。这种辨证施治的原则体现了中国传统文化中的灵活应变和具体问题具体分析的思维方式。

4. 自然观 中医学主张顺应自然，强调人与自然的和谐相处。中医认为，人体与自然界是一个统一的整体，应该根据自然界的变化调整生活和治疗方式。这种自然观不仅体现在医学理论中，也深刻影响了中国人的生活方式和价值观。

5. 预防为主 中医学重视预防疾病，提倡“治未病”的理念，即在疾病发生之前采取措施进行预防。这种预防为主的理念不仅体现了中医学的独特性，也反映了中国传统文化中注重未雨绸缪、居安思危的思想。

6. 人文关怀 中医学不仅关注身体的健康，还关注患者的心理和情感状态。中医诊疗过程中的望闻问切和调理情志等方法，体现了对患者的全面关怀和人文关怀。这种人文关怀与中国传统文化中的仁爱、慈悲等伦理观念相契合。

7. 道德修养 中医学非常重视医者的道德修养，认为医德与医术同等重要。古代医书如《黄帝内经》和《备急千金要方》不仅讲述医学知识，还强调医者的道德修养和社会责任。这种道德修养观念与中国传统文化中的伦理道德观念密切相关。

8. 经验传承 中医学注重经验积累和传承，许多治疗方法和药方都是经过长期实践总结出来的。代代相传的经验不仅是中医学的重要组成部分，也是中国传统文化中尊重历史和传统智慧的体现。

9. 多样性与包容性　中医学体系内涵丰富，包含了针灸、草药、推拿、气功等多种治疗方法。这种多样性和包容性体现了中国传统文化中的宽容和开放精神，能够吸纳和融合不同的思想和方法。

中医学的文化特征体现了中国传统文化的核心价值观，如和谐、平衡、整体观、自然观、预防为主和人文关怀等。这些特征不仅使中医学成为一种独特的医学体系，也使其成为中国传统文化的重要组成部分。通过中医学，我们可以更好地理解中国传统文化的深层内涵和独特魅力。

三、中医学与道家、儒家、佛教文化的关系

（一）道家文化

人们常常把道家、道教相提并论，其实道家与道教并不相同。道家是由老子、庄子开创，并在魏晋发展起来的哲学思想流派。道教是在理论上汲取了道家思想，奉老子为教主的一种宗教。道家与道教两者既相互联系又有不同，但为了论述的方便，这里一并叙述，以道家为主，道教为辅。古人云，儒家治世，道家治身，佛教治心。虽然儒、佛都对中医药学的形成、发展产生了极大的影响，但比较而言还是道家、道教与中医学的关系更加密切。道教为追求长生求仙，在内修外养过程中，积极继承和汲取中国传统医学的成果，积累了丰富的医药学知识和技术，包括服食、外丹、内丹、导引以及带有巫医色彩的仙丹灵药和符咒等，与中国的传统医学既有联系又有区别。而其医学和药物学的成就，也成为中国医药学的组成部分。

1. 中医药学与道家（道教）有着共同的思想渊源　中医界历来就有所谓“医易相通”“易具医之理，医得易为用”之说，中医药学、道家（道教）有着共同的思想渊源，以易学思想、阴阳五行学说、老庄思想等最为重要，故有“医易同源”之说。

《周易》所述的“一阴一阳之谓道”，作为中国哲学理论的根基，既影响着道家（道教），又影响着中医学。中医学旨在研究人体阴阳消长的机制，易学则主要阐述天地万物阴阳动静变化之理，两者在认识论和方法论上有共通之处，都源于对事物阴阳变化的认识。

以老子和庄子为核心的道家思想，是道教的主要思想源泉，对中医学理论体系的建立也有着重要影响。被奉为中医理论圭臬之作的《黄帝内经》一书被冠以“黄帝”之名正反映了这一事实。汉初，黄帝之学和老子之学兴起，世俗之人多数推崇古人。因此，讨论道的思想者们，为了传播自己的认识，而将自己的行为托名在神农、黄帝等古君名下。历史上黄帝、老子被尊为道家之祖，《黄帝内经》作者们为了表示自己学说的思想渊源，以托黄帝名与臣子岐伯等问答的文体来阐明医理，以老子哲学为核心的道家思想广泛渗透到《黄帝内经》的中医学理论体系之中。

2. 道家对中医药学理论的影响　道家认为，道是宇宙最原始、最基础的存在，是事物变化最根本的动力，正是“道生万物”这一思想促进了中医“天人相应”整体观的构建。“人以天地之气生，四时之法成”，人的生理结构与自然环境相应，人的生理过程与自然界的运动变化同步，“春生、夏长、秋收、冬藏，是气之常也，人亦应之”（《灵枢·顺气一日分为四时》），四时气候及环境变化，影响人体内阴阳平衡。因此无论诊断、治疗，还是养生预防，都必须把人放到整个自然环境的背景下考察分析，注意观察四时气候变化对疾病的影响。

受老子因势利导等思想的影响，中医学强调治疗疾病应根据病邪的性质特点、停留部位、病势的发展以及正气祛邪趋向等，顺应其势，尽量减少对人体的干扰，从最佳的途径祛邪外出，达到在最短时间内治愈疾病的目的。如《素问·阴阳应象大论》中论述了“其高者，因而越之（病位在上部，如咽喉、胃脘等病证，可用升散或涌吐的方法治疗）；其下者，引而竭之（病邪在下的病证，可用泻下、渗利的方法，引导病邪从下祛除）；中满者，泻之于内（引起中焦积滞、胸腹胀满的病证，可以用消导理气等法治疗）”等治疗法则。

3. 道家对中医养生的影响 “养生”一词源自道家。中医的养生理论和方法都受道家、道教影响。老子、庄子等主张“道法自然”，提倡恬淡虚无、无为而治，对中医养生保健观影响深远。道家将“精、气、神”看作人身三宝，非常重视对它们的养护。《黄帝内经》受其影响，也运用精气学说来阐述生命过程，指导人们防病延年。道家对于中医养生学的影响偏于理论方面，后世道教则侧重技术方面，中医养生学里面的气功、服食、房事养生等多有道教色彩。著名医家孙思邈在《备急千金要方》和《千金翼方》中专门设食治、养性、辟谷、退居等卷，内容涉及服食方药、养性服食、养老食疗、道林养性、按摩和调气等方法，对后世中医养生学影响深远。

4. 道教服食方术是中医本草学、方剂学的重要组成部分 服食，又称“服饵”，指通过服用某些动植物、矿石或经特殊炼制的所谓丹药，以达到强身健体、祛病延年，乃至长生不死的一种古代养生方术。道教服食方术数量十分庞大，不仅著录在道书上，流传于道教内部，许多效果显著的服食方术还流入世俗社会，上至朝廷帝王、下至民间百姓，用于保健养生或治疗疾病，经历代传承演变而著录于中医著作，成为中医学的重要组成部分。

作为中医学四大经典之一的《神农本草经》载药365种，并将之分上中下三品，同时将许多金石类药物列入上品，认为它们具有延年长生功效，这表明《神农本草经》与秦汉时期服食丹药的方术思想盛行密切相关。《汉书·艺文志》将医经、经方、房中、神仙四类典籍归属于“方技”部分。医家有时也直接被称为“方士”。房中养生、神仙服食与医经、经方一样，逐渐成为中医学不可分割的一个组成部分。

道家关于生命、精、气、神以及养生、炼丹的理论，在历代医籍中多有反映，特别是东汉道教兴起后，性命双修与服食对中医本草学、方剂学的影响愈加突出，各代本草著作或方剂著作中多将养性、神仙服食、辟谷之类的内容单列成篇，以示重视。在漫长的服食实践中，人们不仅发现了许多新的药物以及药物的新功效，而且还积累了相当丰富的药物配伍原则和经验，创制了具有道家特色的服食方剂，极大地丰富和发展了古代本草学、方剂学的内容。明代皇帝服丹药中毒，使道教丹剂由内服转为外用，因此，丹药对于中医外用药物的剂型转变有较大影响。炼丹家虽然未能实现炼取仙丹，却无意间丰富了中医学用药的剂型，如散剂、锭剂、丸剂等。道医用丹药治疗疮疡、痈疽等外科疾病，效果往往立竿见影。当代中医外用丹药的炼制方法和组成等也大多是由道教服食方剂衍化而来。

5. 中医学与道教之间的主要联系 中医学与道教之间也有深厚的联系，特别是在理论基础、养生理念和实践方法等方面。以下是中医学与道教之间的主要联系：

（1）阴阳五行理论：道教的思想深受《道德经》及《易经》的影响，这些经典中阐述的阴阳五行理论也成为中医学的基础。中医学认为人体是一个小宇宙，与自然界的大宇宙相互对应，阴阳平衡、五行协调是健康的基础。

（2）气的概念：在道教中，“气”是宇宙的基本构成元素，贯穿于天地之间。在中医学中，气也是生命的根本，气的流通和调和直接关系到人体的健康。道教的气功、导引术等养生方法，影响了中医气功和针灸理论的发展。

（3）长生不老：道教追求长生不老、羽化成仙，这种追求也体现在中医学的养生理念中。中医学重视预防和保健，提倡通过调节饮食、作息和情志来延年益寿，这与道教的养生思想高度一致。

（4）内丹术与养生功法：道教的内丹术（炼气、炼神等）对中医的养生方法有重要影响。许多中医的养生功法，如太极拳、八段锦等，均源于道教的修炼方法，强调通过调气、调神、调形来达到身心和谐、健康长寿的目的。

（5）针灸与经络：道教的修炼方法中，包括针灸和经络按摩，这些方法在中医学中得到了系统的发展。《黄帝内经》详细论述了经络、穴位和针灸疗法，这对后世中医学的发展有着深远影响。

（6）草药与炼丹：道教在历史上有着丰富的草药知识和炼丹术，这些知识对中药学的发展产生了重要影响。《神农本草经》是早期重要的药学著作，记载了大量草药的药性和应用方法，为中药学的发展奠定了基础。

（7）经典著作与道教思想：许多中医学经典著作深受道教思想的影响。例如，孙思邈的《备急千金要方》中就包含大量道教的养生和医疗方法。他的著作不仅关注疾病的治疗，还强调预防和养生，体现了道教的长生理念。他们在医学和道教养生术方面都有深入研究，撰写了大量医学和养生著作，对后世中医学的发展产生了深远影响。

中医学与道教之间的关系非常紧密，二者在理论基础、养生理念和实践方法等方面都有深刻的交融。道教的阴阳五行理论、气的概念、长生不老的追求和各种修炼方法，丰富了中医学的内容和实践。这种深厚的文化背景，使得中医学在治疗疾病的同时，更加注重预防和养生，追求身心的整体和谐与健康。

（二）儒家文化

儒家文化由孔子开创，汉武帝时“独尊儒术”，儒家一跃成为占据统治地位的正统文化。从此之后，儒家思想一直作为中华民族的主导思想，深深影响着中国乃至东亚各国人们的思维方式、行为方式和生活方式，中医学在其产生、发展过程中始终受到儒家文化的影响。

1. 儒家思想对中医学理论的影响 其一，儒家“中和思想”对中医的健康观、疾病观及治疗法则产生了深远影响。受这个思想影响，中医学认为，阴阳平衡是健康的标志，人体阴阳之间的和谐平衡维持着人体正常的生理功能。阴阳失和超过一定的限度就会产生疾病，甚至引起死亡。这也就是《素问·生气通天论》所说的，阴阳动态平衡，人就身心健康；阴阳离散决绝，精气就会耗竭，人就会死亡。既然疾病产生的原因是破坏了阴阳平衡状态，中医学的治疗法则就是想办法使阴阳恢复动态平衡。

其二，儒家推崇天人合一的思想推动了中医药学整体观念的形成。《周易·上经·乾卦第一》中就把天人合一看作人生的理想境界，认为真正的君子具有与天地一般的德行。《春秋繁露·同类相动》中则把阴阳五行和天、地、人看作一个完整的统一体，天有阴阳二气，人也有阴阳二气，天与人的阴阳二气相互感应，如太阳升起的时候，人的阳气也开始生发。受儒家天人合一思想的影响，中医学一方面认为人的生理受自然所制约，另一方面认为人与自然界是一个统一体，人与自然万物遵循着同一运行规律，所以可以将自然规律推及于人，用其认识和解释人体脏腑生理病理现象。

其三，儒家的伦理政治思想也对中医学理论的构建有一定的影响。如儒家礼制讲究君臣上下，尊卑有序。《黄帝内经》也借鉴官制，把人的身体比喻成一个国家，以朝廷的官仪分封各个脏腑。而在方剂配伍理论中，也有君臣佐使的说法。这种重视制度、秩序的思想，对组成一个配伍清晰、药物协同作用的方剂是很有启发意义的。此外，儒家崇尚刚健有力、盛大勃发的“崇阳”思想，对于中医药学重视人体阳气的观念也有重要影响。

2. 儒家“仁”“孝”等思想促进中医学伦理道德的形成 儒家思想赋予了中医学浓厚的人文色彩，特别重视和强调“医德”。古代的医家多是读书人出身，他们深受儒家“仁”“孝”思想影响，以仁爱他人、孝敬长辈的思想为出发点和立足点，努力学习和掌握好医学，把救死扶伤、祛病疗疾的行为当作充满慈爱之心的表现与推行仁心仁德的手段和途径。这种思想要求医家以“仁爱”为怀，秉承修身、济世的精神，以仁心、仁术给予病者救治，看到对方因疾病而苦恼，要从内心对病人有同情感，一心一意地去帮助他。可以说，儒家所极力倡导的“仁”“孝”思想，是中医学伦理道德思想的理论来源和核心，也正是这种思想支持和鞭策着无数医家努力钻研医术，救治百姓。

3. 儒家思想促进了医生社会地位及文化素养的提高 儒家倡导“修身、齐家、治国、平天下”，重视仁义道德，促使不少读书人推崇“不为良相，当为良医”的思想。另一方面，由于儒家强调忠孝，为了更好地尽忠尽孝，许多文人积极学习医学，刻苦钻研医术，以医术推行“仁心”“仁德”。随着文人学医人数的增多，中医学史上的所谓“儒医”群体开始出现。这个群体的出现不仅提高了医生队伍的文化素质和医学地位，同时也提高了医籍的质量和数量。由于“儒医”群体具有较高的知识水平，善于汲取其他学科的相关知识，且具有较强的著书立说的意识，因此中医学的著述比以前更为丰硕。

4. 宋代儒学发展促进中医学术流派的产生 《四库全书总目提要》用“儒之门户分于宋，医之门户分于金元”高度概括了儒学与医学各自学派分立的时间。继宋代儒家学术的百花齐放，自金元起出现了医学的百家争鸣。儒家对医家的影响从治学方法逐渐深入到学术思想，其中最重要的影响是促使医家不拘泥于传统，发展了新的理论和方法。

总之，儒学对中医药学的知识体系、从业队伍及学术流派均产生了极大的影响，促进了中医药学的发展。

5. 中医学与儒教之间的主要联系 中医学与儒教之间的关系可以说是相辅相成、相互促进的。中医学与儒教有着密切的关系，特别是在伦理道德、教育体系和社会责任等方面。

儒教的伦理道德观念为中医学提供了丰富的人文内涵，使中医学不仅关注疾病的治疗，还关注患者的身心健康和社会责任。儒家的教育体系和思想对中医学的传承和发展也起到了重要的推动作用。这种多元文化的交融，使得中医学在中华文化中具有独特的地位和深远的影响。

（三）佛教文化

与土生土长的儒、道不同，大约在东汉末年，佛教从印度传入我国。佛教传入中国后，逐渐与中国文化融合，最终成为中国文化不可或缺的部分，并对中医药学产生了重要影响。

1. 佛教慈悲观念促进医德的发展 中医学素称“仁术”，仁爱精神是中国传统医德的核心要素之一。佛教盛行后，它的慈悲、平等的观念又融入其中，丰富了中医医德的内涵。

2. 佛教对中医学理论及实践的影响 佛教在中国传播的过程中，不仅带来了许多有效的医术、药方，而且其教义也对中医药理论产生了深远的影响。

3. 佛教对中医骨伤科、妇科、眼科等学科的影响 中医骨伤科、妇科、眼科等分支学科都深受佛教影响。《理伤续断方》（后人改名为《仙授理伤续断秘方》）是中医骨科的经典之作，奠定了中医骨科理论方药的基础。一般认为该书作者是晚唐的蔺道人，是一个“头陀”（僧人）。后来的很多著作包括《少林寺秘方铜人簿》等都和佛家有关。除了儒释道之外，兵家、农家、法家、玄学等文化对中医药学也有影响。如孙思邈《备急千金要方》言：“药性刚烈，犹若御兵，兵之猛暴，岂容妄发。”徐大椿《医学源流论·用药如用兵论》言：“《孙武子》十三篇，治病之法尽之矣。”均表明了兵家对医药学的影响。

4. 中医学与佛教文化之间的主要联系 中医学与佛教文化之间也有一定的联系，特别是在养生、精神修炼和一些医学理论方面。

佛教的身心一体、因果业报、清净无为等理念，对中医学的理论和实践有一定的启示和补充。特别是在养生、精神调养和慈悲济世等方面，中医学吸收了佛教的一些思想，使其在治疗疾病的同时，也更加注重心理健康和社会责任。这种文化背景的融合，使得中医学在中国传统文化的土壤中得以更加丰富和完善。

四、中医学在中国传统文化中的象征意义

中医学作为中国传统文化的重要组成部分，具有深厚的历史和文化象征意义。它不仅是一种医学体系，更是中国古代哲学、道德观念、生活方式和社会价值观的体现。

1. 和谐与平衡 中医学强调“阴阳平衡”“五行调和”的理论，这些概念不仅用于解释人体的生理和病理状态，也象征着中国传统文化中追求和谐与平衡的哲学理念。这种思想贯穿于中国人的生活、工作和人际关系中，体现了天人合一、和谐共生的文化价值观。

2. 自然观与整体观 中医学注重人与自然的关系，强调顺应自然规律。这种自然观不仅体现

在医学理论中，也深刻影响了中国人的生活方式和价值观。整体观则强调身体的各个部分和功能是一个整体，不能孤立地看待疾病。这种整体观念也渗透到中国传统文化的方方面面，如家庭、社会、国家等层面的整体和谐。

3. 道德与伦理 中医学不仅是技术性的医学实践，更是一种道德和伦理实践。古代中医经典如《黄帝内经》《备急千金要方》等，不仅讲述医学知识，还强调医者的道德修养和社会责任。名医孙思邈在《大医精诚》中提到，医者应有“仁心仁术”，这与中国传统文化中的仁爱、慈悲等伦理观念相契合。

4. 传统智慧与科学方法 中医学是中国古代智慧的结晶，包含了丰富的理论体系和实践经验。它不仅有哲学的思辨，还有丰富的实证内容。中医的诊断和治疗方法，如望闻问切、针灸、草药等，都是经过长期实践验证的科学方法，这种传统智慧的积累和传承，象征着中国文化的悠久历史和深厚底蕴。

5. 文化认同与民族自豪感 中医学作为中国文化的一部分，承载了民族的记忆和自豪感。在中国历史的长河中，中医学为无数人的健康保驾护航，体现了中华民族的智慧和创造力。在现代社会，随着中医药在国际上的影响力不断提升，中医学也成为中国文化软实力的一部分，增强了民族的文化认同感和自豪感。

6. 生活方式与养生文化 中医学不仅是治病的医学，还包括丰富的养生知识和生活方式指导。它提倡饮食调理、四季养生、情志调养等，形成了独特的养生文化。这种文化影响了中国人的日常生活方式和健康理念，体现了中国传统文化中对健康长寿的追求。

中医学在中国传统文化中的象征意义是多层次、多方面的。它不仅是中国古代科学技术的代表，也是哲学、伦理、生活方式和文化认同的重要组成部分。通过中医学，我们可以更深入地理解中国传统文化的核心价值观和生活智慧。这种文化遗产不仅在历史上对中华民族产生了深远影响，也在当今世界继续发挥着重要作用。

（张丽娟）

第二节 中医学发展现状分析与困境

党的十八大以来，我国把发展中医药放在更加突出的位置，中医药发展进入新的历史时期。“十四五”以来，国家颁布和实施了一系列关于促进中医药卫生事业发展的政策与措施。2021年，国务院办公厅印发《关于加快中医药特色发展的若干政策措施》，要求遵循中医药发展规律，更好地发挥中医药特色与比较优势，并提出了促进中医药发展的相关措施；2022年，党的二十大报告提出促进中医药传承创新发展，推进健康中国建设；2023年，国务院办公厅印发《中医药振兴发展重大工程实施方案》，加大“十四五”期间对中医药卫生事业发展的支持力度，着力推动中医药振兴发展。党中央、国务院对中医药事业发展做出了全面的战略部署和顶层设计，再次彰显了国家大力发展中医药事业的决心。

在新型冠状病毒感染疫情防控工作中，中西医结合、中西药并用成为我国抗疫方案的亮点，形成了“有机制、有团队、有措施、有成效”的中西医结合医疗模式。近年来，我国中医药事业发展势头良好，中医药科技创新能力不断增强，一大批国家中医临床研究基地、国家中医药管理局重点研究室在全国布局，“中医药现代化研究”重点专项的陆续开展，取得了一大批科研创新成果。人才培养工作也取得新进展，一千多个全国名老中医药专家传承工作室建立，由国医大师、全国名中医、全国中医药杰出贡献奖获得者、岐黄学者、中医药中青年骨干人才组成的覆盖老、中、青三代人的中医药人才队伍初步形成。中医药的现代化和产业化建设成效显著，建立了一批中药现代化科技产业基地、中药材规范化种植基地、中药产业技术中心、中药企业国家重点实验室和工程技术中心；开展了系列的科技攻关研究，以大数据信息技术赋能中医药产业，实现了技术的升级换代；新药创制科技重大专项实现了新的突破，全面提升了中药生产技术和质量控制水平；加速推进中药材的规范化种植，有效提升了中药材质量。同时开拓出经典名方创制现代中药的新途径，加快了以中医理论、人用经验及临床试验的三结合中药新药研发体系。

同时，我们也应看到，作为我国独有的医疗、科技、经济、生态与文化资源，中医药在满足人民群众的健康需求、推进医药科技创新与发展中的作用仍未有效凸显。尤其是在面向人民生命健康和“双循环”驱动发展的大背景下，中医药发展面临一系列问题：国外抢先开展中医药研发和知识产权注册，形势严峻；国内中医药工程科技研究呈现出自我重复态势；传承创新发展中医药政策还未落实到位；中医药产品标准化程度低等。因此，振兴中医药发展，迫切需要攻克这些“卡脖子”难题，把中医药发展融入国家发展战略之中，服务国家“健康中国”战略和“一带一路”建设，促进中医药特色和优势的充分发挥，加快推进中医药事业和产业的高质量发展。

一、中医学发展现状

（一）中医基础理论创新发展取得长足进步，成为中医药发展的内在动力

中医基础理论是中医药学术体系的核心，主要包括阴阳五行、藏象、气血津液、经络、病因与发病、病机、防治原则等内容。其植根于中国传统文化知识土壤之中，是中国古代哲学思想和中医长期临床实践经验的总结、提炼和升华。近年来，中医基础理论的发展得到了长足的进步，取得了一批创新性研究成果。

阴阳五行学说研究以现代科学的视角和方法，对阴阳理论进行了诠释，探讨了三阴三阳在经络空间定位中的运用，从公理化推演体系研究了阴阳学，将三阴三阳归结为天体阴阳（标气）与人体阴阳（中气）；在藏象学说研究中，藏象的概念逐渐明晰，“藏”与“脏”的区别得到进一步明确；在气血津液理论研究中，运用现代生物学的方法，从细胞分子的层面阐释了“气行血”“气生血”理论的科学内涵，通过实验验证了补气药对能够抑制血小板聚集实现行血活血，同时能够刺激造血功能，实现生血的作用；在经络理论研究中，以针灸理论体系框架为核心，系统梳理针灸理论的主要内容及内在深层结构，建立针灸理论体系，证明针刺治疗慢性前列腺炎、慢性盆底痛综合征效果显著。在病因病机理论研究中，提出冠心病痰瘀兼化病机新论，分别研制冠心病痰湿证、痰瘀互结证的临床诊断标准；在治则治法理论研究中，清热解毒法用于防治流行性乙型脑炎、流行性脑脊髓膜炎、疟疾、传染性肝炎、流行性腮腺炎、肺炎等效果显著。在体质学说研究中，开展中医体质的分类标准研究，建立中医体质分型标准及评价系统，推动了中医基础理论研究和临床应用的发展。中医基础理论创新取得丰富成果，一定程度上揭示了中医药的科学内涵。

（二）中医药治疗优势逐渐显现，在临床诊治中发挥了重要作用

我国中医药发展呈快速增长趋势，临床需求和医疗服务总体呈上升态势。近年来，中医药服务的患者数量及人员不断增加，同时中医药服务范围、适应情况、服务质量以及与西医防治方案的互补性进一步提高。

中医药优势病种证据不断积累，以“循证为主、共识为辅、经验为鉴”为原则，对 40 多个中医治疗优势病种进行了系统整理与研究，优化了临床指南和评价方法。对中医药治疗某一类疾病有效的中成药进行循证评价，发布证据指数，公布每一个病种循证证据比较可靠、证据级别比较高的若干个中成药，以此来指导临床更加合理地使用。临床优势促进诊疗服务不断增长，中医药服务机构和服务总量有明显的提升。

中医药注重个体化治疗，通过综合分析，能够为每位患者制定个性化的治疗方案，可达到最佳

疗效；中医药注重调理和预防，强调人与自然之间的和谐关系，认为身体的健康与环境、季节等因素密切相关，通过调整饮食、锻炼、按摩等方法，帮助人们增强体质，预防疾病的发生；中医药强调综合治疗，其治疗方法包括草药治疗、针灸、推拿、气功等，涵盖了多种治疗手段；中医药注重整体观念，认为身体的各个器官和系统是相互关联、相互作用的，在治疗时不只关注疾病的局部表现，而是注重整体调理；在一些慢性病和复杂疾病的治疗方面，中医药能够提供更全面的医疗服务支持。中医药临床优势突出，已在多个方面呈现出充分的疗效。

（三）中药资源领域取得积极进展，有力保障了中医药事业和中药产业发展

中药资源是中药产业链的源头，是中医药事业和中药产业的主要物质基础，是关系国计民生的战略性资源。丰富的中药资源为我国中药产业的规模化发展提供了基础保障。

2021 年，国家中医药管理局完成第四次全国中药资源普查，汇总了 1.8 万多种中药资源的种类和分布等信息。一批大宗药材的规范化种植及中药资源的综合开发利用也取得了积极进展，在中医药事业持续发展、中药产业快速增长的背景下，实现了中药资源可持续供给，保障了中医药产业的高速发展。同时，汇总到 730 余种种植中药材的信息，初步建立了“全国中药资源普查数据库和标本库”，形成了中药资源保护和可持续利用的长效机制。

探索珍稀濒危中药资源新来源的四种开发模式，破解了一批野生濒危药用资源的可持续问题。珍稀、濒危中药材的保护力度持续加强，林麝、黑熊、蛇类、海马等一批珍稀濒危药用动物的人工养殖，天麻、肉苁蓉、铁皮石斛、沉香等一批珍稀濒危药用植物的人工栽培，麝香、牛黄等贵重药材的替代品研制获得成功，并实现了产业化生产。目前，有 50 余种濒危野生中药材实现了种植养殖或替代，常用 600 种中药材中的 300 余种大宗中药材实现了规模化种养。

中药材生产逐渐从传统农业采集为主，发展为以规模化和规范化种植为核心的现代化农业生产。全国中药材生产基地有 600 多个，依托众多的中药材种植、养殖农户和各类中药材交易市场，分布在全国各地的各类中药材生产基地形成了全世界规模最大、体系最完整的中药材农业体系。人工种植（养殖）的品种不断增加，常用中药材种植（养殖）技术体系基本建立。

随着中药新入药部位的发掘，组织培养技术、基因工程、酶工程、合成技术在中药领域的应用，我国迈出了实现中药资源可持续开发利用的第一步。在现有进展的基础上，需不断完善中药制剂研发和生产的相关规定，不断探索实现中药资源可持续开发利用的新途径、新方法。中药资源的产业化发展有力地支持了中药工业持续快速发展。

（四）国家高度重视智能化制造进程，中药企业实施智能制造的需求强烈

2021 年 1 月，我国工业和信息化部发布的《智能制造发展指数报告（2020）》显示，汽车、电子、电器、医药制造、化学原料和化学制品等行业处于我国智能制造水平“排头兵”地位，其中医药制造业位居第四名。

在中药领域，以天士力医药集团股份有限公司、康美药业股份有限公司等为代表的企业成为现代中药智能制造的试点示范单位。天士力医药集团股份有限公司以复方丹参滴丸的先进制造系统为示范对象，创造了世界领先的高速滴丸生产线和中药数字化智能提取生产线，实现了基于数据整合的产品全生命周期协同管理，在国内建立了标准化、数字化、智能化的现代中药产业体系。

在工业和信息化部公布的 2016 年和 2017 年“智能制造综合标准化与新模式应用项目”中，中药制药行业项目占 20 个，包括了中药饮片智能制造、中药提取智能制造、中药口服固体制剂数字化车间、中药制剂全流程智能制造、中药配方颗粒智能制造、中药保健品智能制造、智能工厂改造、注射剂生产与质量管理过程中的智能制造、无菌注射剂智能工厂新模式和大宗原料药医药中间体智能制造等众多项目。国内制药企业紧跟国际步伐，在智能制造领域持续积累和实现诸如中药制药数字化、中药制药过程质量控制等技术领域的突破。

（五）中医药走向国际的步伐日益稳健，不断获得相关国际组织和机构的认可

中医药已成为我国国际交流合作的特色名片，得到国际社会的普遍认可和接受，在“构建人类卫生健康共同体”的背景下，已成为国家层面交流合作的重要领域、人文交流的重要载体、民众健康的重要手段。

从中医药国际发展现状来看，中医药发展是推进健康丝绸之路建设的重要领域，是构建卫生合作伙伴关系的重要举措，是推进共建“一带一路”高质量发展的重要内容，是民心相通和文明互鉴、推动构建人类卫生健康共同体的重要载体。截至 2023 年中医药已传播至 196 个国家和地区，有 113 个成员国认可并使用针灸，其中的 29 个成员国设立了相关法律法规，20 个成员国将针灸纳入了医疗保险体系。在英国、荷兰、加拿大、澳大利亚等国家注册的中医药诊所逾 1 万个，在海外建立的中医医疗机构达 8 万多家，各类中医药从业人员约有 30 万人。越来越多的国家认识到中医药的价值，中医药领域的中外合作也不断得到加强。

从中医药国际教育与交流合作领域来看，近年来，国家更加重视中医药领域的国际教育交流合作。近十年来，中医药国际教育蓬勃发展，受地缘结构、文化认同以及语言水平等因素影响，亚洲国家对中医药和中医药专业教育较为认可，学生数量占绝对优势。欧洲和非洲学生的数量在十年间都有不同程度的增长，全球中医药教育合作态势良好，多元化国际教育交流合作平台逐步形成。我国与 40 余个外国政府、地区主管机构和国际组织签订了专门的中医药合作协议，开展了 30 个高质量的中医药海外中心，部分国家开设了全日制中医药课程，目前海外有中医药教学机构约 1500 所。

从中医国际医疗现状来看，中医药在日本、韩国、越南、泰国、印度尼西亚、马来西亚等国家的传播时间更久、更广泛。尽管中医诊疗在欧美国家中未获得主流医学界的认可，但中医以其独特的优势和理念受到广大患者的喜爱与接受。尤其是西方的“针灸热潮”，一定程度上体现了公众对针灸的认可度。

二、中医药发展的困境与展望

（一）中医基础理论传承及创新潜力需进一步提高

中医基础理论中虽然蕴藏着丰富的经验与智慧，但目前存在着传承不力、创新不足的现象。中医基础理论发展面临着研究基础薄弱，原始创新潜力有待深入发掘的情况。主要体现在以下几个方面：中医药古籍资源丰富，但如今对中医药古籍资源挖掘的深度不够、有效利用不多；中医药理论体系庞杂、内涵外延不清晰；中医药经验传承未能有效上升为理论；中医药科技成果的转化率普遍较低。

相比传承工作的开展，中医理论的发展比较缓慢。1949 年以来，中医理论研究以传统理论的总结和论证为主，特别重大的理论创新不多，以《黄帝内经》为基础的中医理论体系没有从根本上实现突破。研究工作更多地表现在用现代技术方法证明和认识中医理论的有效性和内涵，多从物质基础上试图阐明中医基础理论背后的机制，而并未把主要精力放在理论体系的创新上，且创新的整体水平不高，对待新技术的方法往往是成法套用，缺乏从方法层面进行深入的融合交叉，在理论创新上存在“瓶颈”。

（二）中医药临床优势标准化制定需探索其科学性

中医药发展的区域不平衡，导致对标准制定的意见有分歧，甚至相互冲突，阻碍了中医药的标准化进程。作为一门传统医学，过去的中医药临床优势评价偏于主观，缺少系统性，许多中医药临床疗效评价方法目前还停留在经验模式。中医药健康产业仍存在产业链分散、商业模式落后、研发

和技术创新不足、产业法规不完善等问题。主要原因包括：健康产业科学内涵不清，边界不明；保健食品注册监管框架与产业发展实际状况显著错位；科技支撑力度不够。为了充分体现中医药临床优势的科学性与标准性，应进一步探索标准化机制。

中医的辨证论治注重个性化特点，强调将疾病视为个体整体的失衡状态，针对患者的具体病情进行个体化的诊断和治疗。个性化的辨证论治需要深入了解患者的病情和病因，临床医生在诊断过程中通过“望、闻、问、切”等方法进行全面的辨证分析，根据个体差异确定病情的特点和病因。这种个性化特点使得中医能够更好地满足患者的疗效需求，但也带来了治疗过程的复杂性和不确定性。有研究以癌症化疗后出现恶心、呕吐患者为研究对象，分别由两名不同医生对同一患者进行独立的四诊辨证，两名医生的辨证结果总体一致率仅为38.5%。这表明中医辨证论治在个性化方面存在较大的差异。

与此相对应的是现代医疗体系对于临床诊疗服务的标准化需求，即基于大样本研究和统计数据得出的通用化诊疗方案。这两者之间存在一定的矛盾。如何客观地进行中医临床优势评价，成为中医药发展道路上的一大难题。

（三）中药资源可持续、高品质、低成本稳定供给亟待解决

随着中药产业化和市场化的不断扩大和升级，一些与中药材及饮片质量相关的问题日益凸显，穿山甲、甘草、紫草等品种资源紧缺导致的供需矛盾等，说明中药资源可持续、稳定供给依然问题突出。

随着医药科技的发展和生活水平的提高，人民群众需要更高品质的中药产品，因此，也对中药质量控制水平提出了更高的要求。由于中药产业链条长，影响中药质量因素众多，产品质量问题难追溯，使得从业人员的质量意识薄弱和生产操作不规范，中药质量问题引起广泛关注。

近年来，人工费用持续上涨，种植耕地受限等多种因素导致中药资源生产成本持续上涨，叠加大量游资炒作热点品种，价格涨幅较大，同时由于后端中成药等终端产品面临国家医保集中带量采购和国家药品谈判等控费措施，价格难以传导，中药材价格矛盾日益凸显。

中药资源开发应用遇到系列瓶颈。过去几十年除供应了持续增长的中药应用外，在西药原料、保健食品、日化产品、工业原料、中兽药、饲料添加剂、生物农药以及国外膳食补充剂等领域的应用极大提升了对中药资源的需求，同时也大大推进了中药资源的生产。当前，资源高效综合利用的意识仍有待加强，中药资源综合开发投入的研究力量不足，开发利用水平较低。

（四）中药智能制造产业亟待政策扶持

目前中药企业实施智能制造的需求强烈，但是存在诸多制约因素：产业扶持和鼓励政策不足、中药智能制造的产业链整体仍不成熟、实施中药智能制造在监管方面存在较大的不确定性、实施中药智能制造仍存在较多的技术瓶颈、实施中药智能制造相关的标准化工作不足、中药智能制造相关人才缺乏。

国外在化学药和生物药智能制造方面已经取得了较大进展，一些大型跨国药企将人工智能技术应用于新药研发和药品制造，发挥了引领性作用。国内制药企业紧跟国际步伐，也在智能制造领域持续积累并在诸如中药制药数字化、中药制药过程质量控制等领域实现技术突破，但还远远不够。中药制药企业应更多地融入智能制造技术，着力解决药品质量一致性差、生产效率低、生产成本高等瓶颈问题。

（五）中医药国际推广仍需进一步加强

中医药的国际关注度和接受度日益提升，但仍面临中外文化差异、国际标准缺乏、法律法规缺位等问题，直接制约了中医药“走向国际”的发展进程。

中医药教育国际标准体系亟须建立，国外中医药教育质量有待提高，缺乏规范的国际教材和高素质的师资队伍，中医药学历的国际认可度欠佳；在中医医疗上，中西方医学文化背景不同，因此产生不同的医学理论和技术标准，同时国外中医药法律制度体系不健全，中医作为一个医学体系尚未得到多数国家的认同，仍处于替代和补充的地位，境外中医从业标准良莠不齐；中医药国际科技合作发展缓慢，合作形式单一，存在中医中药分离，中医证候理论、方药物质基础和作用机制等基础理论研究薄弱等问题，同时对药物开展的研究存在“以西贯中”等现象；中医药文化国际传播的内容不全面，对中医哲学中的思想、思维方式、健康理念、核心价值等缺少有效传播，同时存在传播手段落后、传播语言载体标准不一、传播主体能力不足等系列问题，直接影响了中医药文化传播的质量和水平。

因此，我们应该设立中医基础理论研究专项，聚焦中医基础理论研究的关键问题，统筹布局，系统、持续、深入地开展研究，以取得重大的创新与突破。建立国家级研究中心，统筹布局研究设计和经费支出，并在人才、成果、绩效等关键评价体系和方法上进行创新试点，调动研究者的创新积极性，建立创新、开放、融合的学术氛围。同时要加强中医药人才队伍建设，提升中医药临床诊治水平和科研发展。优化中药、保健食品等终端产品的监管策略，释放产业活力。推动有利于大健康产业发展的法律、法规和标准制定，规范和促进中药大健康行业发展。重视中药智能制造的发展，从理论研究、技术体系、人才培养等多层面协同创新发展。立足中医药境内外发展现状，遵循中医药发展规律，拓展中医药“走向国际”路径，统筹推进中医药国际教育与合作、国际标准建设、国际医疗发展、国际科研合作、国际文化传播等相关领域发展，推动构建“人类卫生健康共同体”，有力推进中医药进一步走出国门、走向世界。

（陈倩云）

第三节　从多元性认识和发展中医

医学同其他自然科学一样首先是一种文化，它的存在和发展要受到文化的影响，是与一定时期、一定民族的文化相关联的，这使得医学具有了多元性的特征，中医学亦是如此。

一、从多元性认识中医

（一）医学发展的阶段性——时间上的多元性

处于不同发展阶段的医学有着不同的特征，古代医学带有经验色彩和自然哲学特征，中、西医学概莫能外。从两种医学的奠基性著作《黄帝内经》和《希波克拉底文集》中便可看出古代医学“基本上处于现象的描述、经验的总结和猜测性思辨阶段”。近代以来，西医学脱离了自然哲学母体的怀抱，走上了实验科学的发展道路，用解剖、实验、分析、定量等还原的方法来研究人体、治疗疾病，从而形成了机械论生命观和生物医学模式。现代医学在不断分化的基础上开始了新的综合，又重新开始强调人体的整体性、有机性和动态性，并力图克服生物医学模式的局限性，用生物-心理-社会医学模式来认识人体，治疗疾病。可见，医学发展不是一成不变的，现代医学不可能是医学发展的终结和唯一形态，它只是医学发展的一个阶段，未来医学又将会有与现代医学不同的特征。因此，如果把医学某一阶段的特征当作医学的唯一特征，当作衡量一切医学形态的标准，显然是不合理的。

（二）医学的民族性——医学文化多样性

不同民族具有各自独特的民族文化传统与思维方式，不同的思维方式形成了不同的科学传统。

中西医学分别诞生于各自不同的文化土壤里，各民族的文化传统，特别是其价值观念和思维方式对医学的形成和发展起着非常重要的作用，它不仅影响着医学对象和方法的选择，而且制约着医学的性质和发展方向。可以说，中西医学范式的差异本质上是不同文化模塑的结果。

医学对象和医学性质的特殊性使其在一定范围内、一定程度上保存了一些民族性，这些民族医学在现代医疗体系中仍占有一席之地，至今仍然发挥着现代医学无法取代的作用。如果用一种医学去取代另一个，改造另一个，那就意味着无视不同民族对世界的不同认识，忽略了另一个民族的思维方式，否认了传统医学的现代价值。用现代医学来取代中医，实际上是“西方科学中心主义”在医学领域的表现。

（三）医学认识的相对性——医学认识多元性

中西医学尽管面对同样的人体和疾病，但由于研究角度和方法不同，形成了两种不同的医学范式，它们从各自不同的层面上总结出了不同的医学理论，并利用了不同的方法和手段来进行治疗疾病，增进健康，两种医学范式具有较大程度的“不可通约性”。两种认识都具有相对性，都有自身的合理性和局限性，所以不能简单、绝对地用优劣、高低、先进与落后等价值标准加以评价。

尽管现代医学采用实证的方法，已经揭开了人体许多奥秘，并成为当代医学的主流。但现代医学也不是万能的，在应付身心疾病和现代文明病方面，在解释心理精神现象方面所表现出的无能为力，都表明现代医学需要完善和补充，而中医学在这些方面又的确有优势。显然，试图用现代医学来代替中医学，实际上是无视了医学认识的相对性，无视了中医学的现代价值。

（四）医学评价标准的多元性

医学是以人体为研究对象，以治疗疾病和增进健康为目的的。与其他自然科学相比，无论是在研究对象、研究目的，还是在价值观念、量效标准上均存在着较大的差异。这种差异决定了“医学不仅仅是科学”，它不仅是探索人体和疾病的真理性认识，同时也是一门防治疾病，增进健康的技术，甚至还是一种具有鲜明人道主义色彩的“仁术”，医学是科学、技术和仁术三者的有机统一体。

因此医学的评价标准也应是多元的，不仅要从客观性、真理性方面去界定，也要从实用性、有效性方面去衡量，乃至要从人文性、人道性方面去评判。

现代医学用实证的手段，打开人体一个又一个“黑箱”，已深入到了分子水平，对人体的生理活动和疾病的本质和规律有了比较客观和精确的认识，具有较强的“科学性”。但现代医学对许多疾病仍然“心有余而力不足”，尽管已经找到了明确的病因病理，但却未能找到有效的治疗技术和手段。

中医学在长期的临床实践中积累了大量丰富的临床经验、治病方药和保健方法，对许多疾病，特别是现代医学棘手的疑难杂症，如心脑血管、肿瘤、免疫性、代谢性、心身性复杂病症及病毒感染等疾病能够起到不同程度的治愈、控制和缓解作用。尽管中医对其治愈疾病机制的认识还比较粗糙，“科学性”不足，但在控制和治愈疾病，增进健康的医学目的上无疑是成功的。临床经验和技术的有效性是中医生存和发展的重要基石，在这个层面上与现代医学存在着较强的互补性。否定中医实际上也就否定了中医临床的有效性，违背了医学评价标准的多元性。

医学的研究对象是人体的健康和疾病，而人体是一个复杂的客体，既有自然属性，又有社会属性；既有生理特征，又有心理特征。随着医学模式从生物医学模式向生物-心理-社会医学模式的转变，医学单纯的科技定位局限性日益暴露，特别是在医学科学主义、技术主义和一元主义的冲击下，医学人文精神失落了，医学科学文化与人文文化分离了，现代医学成了“单向度”的医学。

因此必须对医学进行重新定位，用医学的文化定位来丰富和补充医学的科技定位，使得医学真正成为“人”的医学。中医具有悠久的人文主义传统，“医乃仁术”中就包含着丰富的人文的、德性的人道主义的爱心和济世精神，中医本身就是科学文化和人文文化的有机统一体。科学主义和一元主义将中医这一复杂的文本给误读、简化、肢解了，中医源远流长的人文精神被忽视，甚至遭遇批判和抛弃。因此，将科学、技术、人文三者有机结合起来，将科学文化与人文文化相融合，从科学、技术、人文多向维度来审视医学是 21 世纪医学工作者应有的视角，而中医学人文精神的挖掘与提升将为现代医学视角的转换提供新的启示。

二、发展中医学

中医学作为中华民族的瑰宝，拥有几千年的悠久历史，是世界医学体系中的重要组成部分。随着现代科技和医学的发展，中医药在全球范围内逐渐受到重视。然而，中医药的发展面临着理论与实践相结合、传统与现代相融合的多重挑战。在这一背景下，中医临床应用与提高显得尤为重要。在中医临床应用中，辨证论治是核心环节，通过对辨证论治思维的不断发展及内涵的不断丰富，也能进一步推动中医临床实践的提高。通过中医临床实践的不断深入和经验的积累，不仅可以提升中医药的疗效与科学性，还能够推动中医理论的创新与完善。因此，中医临床应用与提高成为中医发展的核心，不仅关乎中医药的自身进步，更关乎其在现代医学体系中的地位和影响力。通过教育与培训、科研与创新、中药质量控制、中医药标准化、国际化与交流、信息化与智能化、中西医结合医疗、全生命周期管理、人工智能等途径，加强中医临床应用与提高，能够更好地服务于人民健康，促进中医药事业的传承与发展。

中西医学方法论各有所长，各有所短，二者只有通过互补并存的方式方能有利于医学的发展。21 世纪中医学的发展必须走出科学主义和一元主义的阴影，确立医学多元主义本体论、方法论、价值论和发展论的观念。中医的发展道路也应是多元的、多维的。在中医发展模式上，目前主要存在着三个方向：传统中医、中西医结合和中医现代化。

在目前现代医学和中医发展的现实条件下，多元化发展是大势所趋，任何一种孤立的发展模式都不足以充分继承和发扬中医的特色和优势，而各种发展模式之间的差异、互补和竞争将形成中医发展的重要机制，有利于中医的发展。

21 世纪将是多元文化并存与互补的世纪，随着“欧洲文化中心论”的终结，以中国文化为代表的东方传统文化的价值将被重新发现。21 世纪将是东西方文化汇合的时代，将是中国传统思想大放异彩的时代，21 世纪的中医学将有希望与中国文化共同回归到多元的世界，继续为人类的健康奉献出自己的智慧和经验。

（陈倩云　钦丹萍）

第三章　中西医传统自然观差异与中西医结合

第一节　中医、西医及中西医结合比较

中医与西医，均将机体作为研究对象，将防治疾病作为目标，而诊治效果是两者的检验标准。两者作为主流医学，在多个方面存在异同；中西医结合的目的就在于求同存异，在理论体系、研究方法、诊断与治疗等方面相互融合。

一、中医和西医的差异

（一）理论基础

1. 中医理论基础　①整体观念：中医强调“天人合一”的整体观念，认为人体是一个有机的整体，人与自然界密切相关。中医理论认为，人体内的各个部分通过经络系统相互联系，相互影响。疾病不仅是局部的病变，更是全身状态的反映。②阴阳五行学说：是中医学的重要理论基础。阴阳学说认为，世界上的一切事物都可以用阴阳两个方面来解释。五行学说则将自然界和人体的各种现象归纳为木、火、土、金、水五种基本元素及其相互关系。这些理论在中医诊断和治疗中具有指导意义。③气血理论：中医认为，气和血是维持人体生命活动的基本物质。气推动血液的运行，血则是气的载体。气血失调是导致疾病的重要原因，调理气血是中医治疗的重要手段。

2. 西医理论基础　西医的理论基础则以还原论为主。①解剖学和生理学：西医以解剖学和生理学为基础，通过研究人体的结构和功能，揭示疾病的发生和发展机制。解剖学提供了人体结构的详细知识，生理学则解释了人体各个系统的正常功能和相互关系。②病理学：研究疾病的本质和病变过程，通过组织学和细胞学的观察，揭示疾病的微观变化。病理学为疾病的诊断和治疗提供了重要依据。③微生物学和免疫学：西医重视病原微生物对疾病的影响，通过微生物学研究病菌、病毒等病原体的特性及其致病机制。免疫学则探讨人体的免疫反应及其在疾病防治中的作用。

（二）诊断方法

1. 中医诊断方法　①望闻问切：中医诊断讲究“四诊合参”，即通过望（观察）、闻（听觉和嗅觉）、问（问诊）、切（触诊）来全面了解病情。这种诊断方法注重病人的整体状况，包括精神状态、面色、舌苔、脉象等。②辨证论治：辨证论治是中医治疗的核心原则。中医强调“证”的概念，即通过综合分析症状和体征，确定疾病的性质和类别，再根据不同的“证”制定相应的治疗方案。证候是疾病的综合表现，包含病因、病位、病性等多个方面。中医认为，即使同一种疾病，不同患者的证候也可能不同，辨证论治要求医者对病情有全面的了解，并灵活运用各种治疗方法。

2. 西医的诊断方法　以疾病分类为基础。①临床检查：西医诊断依赖于详细的临床检查，包括体格检查、实验室检查和影像学检查等。体格检查通过视、触、叩、听等方法了解病人的体征，实验室检查则通过血液、尿液等样本分析病理变化，影像学检查如 X 线、CT、MRI 等提供了直观

的病变图像。②病史采集：是西医诊断的重要环节，通过详细询问病人的既往病史、家族史、生活习惯等，了解疾病的可能诱因和发展过程。③临床推理：西医临床推理强调逻辑思维和循证医学，通过分析病史和检查结果，结合医学知识和临床经验，推导出可能的诊断结论，并制定进一步的检查和治疗方案。

（三）治疗原则

1. 中医治疗 ①治疗核心："以人为治疗中心"，扶正祛邪。中医认为，人体有自我调节和修复能力，因此治疗应注重调理和改善整体状态，调理气血、平衡阴阳，增强正气，祛除邪气。②治疗方法：中医治疗讲究个体化，根据不同患者的体质、病情、生活环境等因素，制定不同的治疗方案。具体方法包括中药、针灸、推拿、气功等。③治疗预后：中医强调"治未病"的理念，主张在疾病尚未发生或刚刚发生时，通过调养和预防措施来阻止疾病的发展。中医认为，预防胜于治疗，通过调整生活方式、饮食和情志等，可以维持健康状态，避免疾病的发生。

2. 西医治疗 ①治疗核心："以疾病为中心"，西医临床思维主要以疾病为中心，注重疾病的诊断和治疗过程，强调通过手术、药物等手段直接干预病变部位，达到治疗目的。②治疗方法：一是西医的治疗方法多以快速见效为目标，特别是在急性病、传染病和外科手术领域，西医具有明显优势。通过抗生素、疫苗、手术等手段，西医能够迅速控制疾病的进展和症状。二是标准化治疗，西医在诊治疾病时，通常遵循标准化的指南和流程，强调治疗方法的科学性和规范性。对于同一种疾病，西医倾向于采用相对固定的治疗方案，这种方法在急性疾病和手术治疗中具有显著优势。三是通过化学合成或提取天然物质制成的西药，具有明确的药理作用和适应证。药物治疗讲究剂量控制和疗程管理，以达到最佳疗效。但也存在新病无药可医，新药研发生产周期长、抗生素滥用、药物成瘾性等问题。③治疗预后：西医临床思维注重当下，头痛医头、脚痛医脚，这样做的好处是处理迅速，治疗效果立竿见影，但是也存在治疗副作用等潜在不利影响。

二、中医、西医比较与中西医结合

（一）理论体系

中医的哲学基础主要源于道家、儒家等学派的中国古代的哲学思想，这些哲学思想强调人与自然的和谐统一，即"天人合一"，认为人体是一个有机的整体，与宇宙环境息息相关。以气一元论、阴阳学说、五行学说为核心，中医构建了一个独特的理论体系。这些理论不仅解释了人体的生理和病理现象，还指导了中医的诊断、治疗和预防。系统论的基本思想是把研究和处理的对象看作一个整体系统来对待，即从整体出发研究系统整体与各要素、要素与要素之间的相互关系，这种整体观念也恰是中医的特点。中医强调了机体的功能性，即人体的各种生理功能；有序性，即机体的结构与功能呈现出一定的有序性；自主性，即机体具有自我调节和自我恢复的能力。在系统论的视角下，中医认为人体作为一个有机的整体，并非各部分性能的简单相加而又不可随意分解，而具有复杂性，各脏腑、经络、气血、津液等要素之间相互联系、相互依赖却又相互制约，共同维持人体的正常生理功能与健康状态，任何一个脏腑器官的功能障碍都可能影响到整个机体的健康状态。中医强调在维持人体健康等方面发挥重要作用的多种动态平衡机制，包括机体内部阴阳平衡、五行相生相克等动态平衡以及系统与外部环境之间存在着的动态的相互作用和平衡关系。中医在临床实践中也体现出强烈的系统性。中医强调在诊断和治疗疾病时，要从整体出发，综合考虑患者的体质、病因、病机等因素，制定个性化的治疗方案。这种以整体观念为指导的临床实践模式与系统论的思想相吻合，即要注重系统内部各要素之间的相互作用和相互影响，以及系统与外部环境之间的相互作用和联系。

而西医的哲学基础主要源于近代自然科学和机械唯物主义，强调对事物的客观、精确和量化的描述，以及通过实证和实验来验证理论。基于还原论和实证主义，西医将人体视为一个复杂的机械系统，强调疾病的生物学机制和分子水平的变化。它注重对人体结构、功能和疾病的详细分析，以及通过科学的方法和技术来诊断和治疗疾病。西医在研究和治疗疾病时，更倾向于采用还原论的方法。“还原论”（分割论）是西方认识客观世界的主流哲学观。可以将还原论应用于复杂的系统等，通俗地讲，倘若复杂的事物难以快速解决，便将它们分解加以分析，最后组合起来而获得对该复杂事物的完整而又准确的认知。如在对于机体研究时，通过解剖学将人体还原为各个器官，再将器官还原为细胞、分子等更基本的构成单元。西医的研究方法通常关注于这些基本构成单元的性质和功能，以及它们之间的相互作用，从而理解整个人体的生理和病理过程。还比如在临床研究中，通过药物作用于特定的分子靶点来治疗疾病等。

（二）研究方法

中医学强调整体观，认为人体是一个有机的整体，构成机体的各组成部分之间在结构上不可分割，功能上相互协调，病理上相互影响。同时，强调天人相应，认为人是自然界的产物，与环境协调统一，认为人体与自然界是相互依存、相互影响的，强调顺应自然规律，调整人体内部环境以适应自然环境的变化。强调心神合一，注重人的心理状态与身体健康的紧密联系，认为心理与生理是相互作用的。生命是一个动态的过程，强调生命的整体性、统一性和动态平衡，如人体的健康与疾病取决于气的运动变化、阴阳的消长平衡和五行的生克制化。

西医学则在生物医学模式中，将生命视为一个复杂的生物系统，注重研究生物体的结构、功能和代谢过程。它认为疾病的产生是由于生物体的某些部分或功能出现异常，需要通过科学的方法和技术来诊断和治疗。虽然承认自然环境及心理健康对人体健康有一定影响，但重视程度相对较低，集中注重于躯体和疾病，更多关注人体内部的生物学、病理生理学等机制和分子水平的变化。

（三）发病与病机

中医学的病因观念是中医理论体系中的重要组成部分，它涉及疾病的发生、发展及其变化规律。中医学强调“正气存内，邪不可干”，认为人体内部的正气充足时，可以抵御外界病邪的侵袭。中医学将病因分为外感病因、内伤病因、继发病因以及其他病因等多种病因。外感病因是指感受自然界风、寒、暑、湿、燥、火六种邪气或疫疠之气而引起的疾病。当人体正气不足时，这些正常的自然界气候就会转化为致病因素，引发疾病。而六淫致病具有季节性、地域性和相兼性的特点。例如，春季多风病，夏季多暑病，长夏初秋多湿病，深秋多燥病，冬季多寒病等。内伤病因所导致的内伤杂病则指由情志、饮食、劳逸失调等因素直接伤及脏腑而引发的疾病。情志因素包括忧、思、喜、怒、悲、恐、惊等七情，过度或不当的情志刺激会导致脏腑气血功能紊乱，从而引发疾病。饮食不当包括饮食不节、饮食不洁和饮食偏嗜等，这些都会导致脾胃损伤，进而影响其他脏腑功能。劳逸失调则包括过度劳累和过度安逸两种情况，都会对人体正气造成损伤，使机体抗病能力下降。而由原始病因所引起的一系列后果，这些后果在一定条件下可以转化为其他变化的致病因素，成为继发病因。例如，痰饮和瘀血都是在疾病过程中所形成的病理产物，它们滞留体内不去，又可成为新的致病因素，引起各种新的病理变化。再加上外伤、寄生虫、遗传等多种因素可能会直接或间接地引发各种疾病。病因是导致人体发生疾病的原因，这些原因可以破坏人体的生理动态平衡，导致气血津液等生命物质的代谢紊乱和脏腑经络的功能失调。这种失衡状态如果得不到及时纠正和恢复，就会进一步发展成为疾病。在疾病的发生发展过程中，原因和结果是相互制约、相互作用的。在一定的条件下，因果之间可以互相转化。例如，在某些病理阶段中表现为病理产物的痰饮和瘀血等，在另一阶段中则可能成为新的致病因素。

西医学对于病因的研究是建立在现代医学理论基础上的，强调实验证据和微观分析，通过实验室检测、影像学检查等手段来确定疾病的病因，注重疾病的生物学机制，它倾向于将疾病视为由某种特定原因引起的特定病理过程，进而探讨疾病的发生、发展及其变化规律。包括多种病因类别，主要包括生物因素、理化因素、环境生态因素、营养因素、社会-心理因素等。在病因作用于人体后，会通过多种途径引发疾病。例如，微生物可以通过感染引起炎症和免疫反应；理化因素可以直接损伤细胞和组织；环境生态因素则可能通过长期暴露引发慢性中毒和免疫系统疾病；营养元素的不平衡则会影响人体的正常代谢和生理功能；社会-心理因素则可能通过影响神经内分泌系统引发身心疾病。通过科学实验和临床观察来验证病因的存在和作用机制，使得西医在病因诊断和治疗方面具有较高的准确性和可靠性。

（四）治疗原则

中医学在古籍、经典著作与经方验方的基础上，加之长期的实践与经验总结，不断修正与改进治疗方案，加深对于疾病的认知与理解，形成丰富的诊断与治疗体系。辨证论治作为中医学的核心特点，以病证辨证为基础，以取类比象和推理演绎为工具，依靠宏观辨证、归纳分析、推理得出结论。通过“望、闻、问、切”四诊合参，综合分析病人的症状、体征、舌象、脉象等结果，辨别病情和病因。基于这些分析结果，结合患者自身特点，制定针对性的治疗方案。而中医的治疗方法与原则注重“辨证施治”与“治未病”，即根据患者的具体病情、体质和病因等因素来制定个性化的治疗方案。治疗原则包括“调和阴阳”“补益气血”“清热解毒”等，旨在通过调整人体内部环境、恢复脏腑功能、增强正气来预防和治疗疾病。采用针灸、推拿、中药等多种治疗手段调整人体的气血、阴阳和脏腑功能，恢复人体的平衡状态。并通过调整生活习惯、饮食起居和情志等因素，增强人体的正气，提高身体抵抗力，预防疾病的发生。

西医则通过分子生物学、细胞生物学和遗传学等基础医学研究方法，结合细胞实验、动物实验和临床试验等探索人体生命和疾病现象，对人体认识从系统、器官、组织到细胞、分子水平，深入了解疾病的本质和发病机制，为新药开发和治疗方法提供基础。通过严格控制实验条件和临床试验，研究者可以更加客观地评估药物的疗效和副作用。并在此过程中观察和统计患者的病情和治疗效果，发现疾病的规律和治疗方法。西医学的治疗原则是基于疾病的生物学机制和病理过程，通过消除病因、缓解症状、改善功能等方式来治疗疾病，并强调科学、规范和标准化的治疗方案。它采用药物、手术、物理疗法等多种治疗手段，旨在消除病因、缓解症状、改善功能或延长生命。通过实证和实验来验证治疗方法的有效性和安全性，并遵循国际公认的治疗规范和标准。

（五）预防与治未病

中医学的预防观念，核心在于“治未病”的思想，将预防的关注点投向机体自身，这一思想体现了中医对疾病预防的高度重视和独特见解，认为预防疾病比治疗疾病更为重要。未病先防，即在健康状态下就积极采取预防措施，以增强体质、提高抗病能力。中医学认为，人体内部环境的平衡是健康的关键，而外部环境的改变则会影响人体内部的平衡。因此，通过合理的饮食、适当的运动、良好的作息时间等措施来保持人体内部的平衡，可以有效预防疾病的发生。既病防变，早期诊断并在疾病初起之时及早进行干预治疗，以避免疾病从局部传变到身体其他脏腑。中医学认为，疾病的发生发展有一定的规律，只有掌握这些规律，才能有效地防止疾病的传变。瘥后防复，即疾病痊愈后，也要注意康复治疗，使身体尽快恢复到健康状态，同时预防复发。中医学认为，病愈后的康复治疗同样重要，因为疾病虽然被治愈了，但人体内部环境可能还没有完全恢复平衡。中医学的预防观念体现了中医对疾病预防的高度重视和独特见解。通过未病先防、既病防变、瘥后防复以及综合预防等措施，可以有效地预防疾病的发生、发展和复发，提高人们的健康水平和生活质量。

西医学的预防观念主要体现在预防医学领域，该领域致力于研究如何预防疾病、促进健康和延长寿命。通过对人群健康状况的调查、分析和评估，提出针对性的预防措施，以降低疾病的发生率和死亡率，提高人群的健康水平。预防医学具有主动性、针对性、群体性和长期性的特点，强调在疾病发生前进行干预，这种预防的视角多在外部世界。现代西方医学提出了三级预防策略，将预防工作贯穿于医学实践的始终。在病因学预防层面，针对致病因素对环境和机体采取的预防措施，旨在消除或控制疾病的根本原因。主要措施包括健康教育、改善生活方式、提高环境质量和疫苗接种等。这与中医的“未病先防”理念基本一致，旨在增强个体自我保健意识和能力；在发病学预防层面，早期发现、早期诊断、早期治疗的预防措施，也称为“三早”预防。类似于中医所称的“欲病”状态，即在疾病尚未出现明显症状时进行干预，通过定期体检、筛查等手段，及时发现并治疗疾病，防止病情恶化。在临床预防层面，对已患某些病的患者，及时治疗，防止恶化，如对慢性病患者则通过医学监护，减少疾病的不良作用，预防并发症以及疾病的反复发作和伤残。

中医与西医在哲学观念、研究视角、研究方法、病因观念以及预防观念等多个层面存在异同，并且中医的一些理论和治疗方法尚未得到科学研究的充分验证，这导致中医难以在现代医学界获得广泛的认可，临床疗效常常依赖于临床医生的个人经验和观察，由于缺乏统一的评估指标，治疗效果的评估往往较为主观，结果存在一定程度的不确定性。研究方法有时过于抽象化、概念化，影响了更深层揭示生命现象和疾病的本质，致使可及性和可信度较差。事实上，人体作为典型的高级分化系统，在本质上是不可分解、不可还原的。人的整体性能、功能和行为不能简单地分解成为器官、组织、细胞的性能、功能和行为，因为还包括精神、情感、意识等复杂因素，这些因素往往超出还原论的研究范畴。

尽管中医和西医在理论基础、诊断方法和治疗方法上存在明显的差异，但二者并非相互排斥，而是可以相互融合、互补发展。中西医结合的思路方法绝不是将中医与西医机械地拼合起来，在这种中西医有机结合的过程中必然会出现中西医差异的碰撞、两者的对应联系、简单的表浅结合、两者思维多层面的渗透与系统的结合，这种结合从初级、表象逐步过渡到高级、本质的融合层面，从而形成相对成熟的中西医结合理论体系与思维来指导临床实践等。如诊断方法的结合，可以运用西医学和现代科学方法研究中医四诊（望、闻、问、切）或其他诸如经络诊法等，将中医诊断客观化、标准化。考虑应用病证结合的思维诊断疾病，即运用西医诊断方法确定病名，同时进行中医辨证，辨病与辨证相结合而“双辨诊断”进行分型和分期。这种结合方式从两种不同的医学角度审视疾病，既重视病因和局部病理改变，又相对全面地考虑疾病过程中的整体反应及动态变化。在治疗时中医与西医的理论相互为用，中医与西医优选疗法，有机配合，相互补充，综合协调。根据不同需要，对于中西医结合可能有所侧重，理论相互为用有助于更加全面地理解与治疗疾病。同时，利用现代医学等方法可以在用药规律、筛选方药、药理作用、成分、配伍机制等方面加以探索与验证，诠释“古方”新内涵，这种研究思路同样适用于针灸、推拿等中医传统疗法。从中西医结合的视角，在病因认识上的互补有助于更全面、深入地了解疾病本质，从而制定更精准的治疗方案，在诊断方法上的互补可以实现更全面的病情评估，提高诊断准确率；在治疗方法上的互补可以实现标本兼治，提高治疗效果。这种融合的智慧不仅有助于提升医学水平，更能为患者提供更全面、个性化的治疗方案。

中医与西医以防治疾病为目标，中西医结合源于临床实践，经理论研究与有机融合，终而回归于实践。如态靶辨治作为现代中医诊疗范式，在临床实践中总结归纳疾病的动态演变规律和发展态势，运用中医思维对疾病进行分期，提炼疾病及其各阶段的核心病机（态），结合现代医学的客观指标（靶），参考疾病的病因与预后，将宏观视角与微观视角对于疾病的认知加以结合，形成态靶因果的思维，对疾病的论治可提出“态靶同调、因果兼顾”的诊疗方案，既发挥了中医在整体调节和个体化治疗方面的优势，又利用了西医在病因病理明确和诊疗技术先进方面的优势。中西医结合的实践除临床诊疗外，还应实践于跨学科的科学研究、教育教学与人才培养、公共卫生与预防保健等多个层面。

积极探索中西医结合的诊疗模式，发挥中医和西医的优势，提高整体医疗水平。中西医结合诊疗模式是在长期的理论、基础研究与临床实践中不断总结而逐渐形成的“辨证论治、病证结合”诊疗模式。通过西医以疾病为主的模式化诊疗和中医以个体为主的个性化诊疗相结合，发挥出各自的优势使治疗效果最大化，更好地服务于患者，但中西医结合并不是单纯地将中医与西医简单相加。中西医结合的诊疗过程应该遵循中医、西医取长补短，发挥中西医协同效应，中西药合用减毒增效，考虑患者的依从性等几个方面。

（朱 锐 尚 东）

第二节 元气论与原子论及其对中西医学发展的影响

元气论和原子论是中西方两种不同的基础理论，它们对各自医学体系的发展产生了深远的影响。元气论作为中医学的核心理论之一，从整体观念出发，强调气的存在及其在人体中的作用。原子论则是西方科学的重要基础理论之一，关注物质的基本结构及其相互作用。这两种理论不仅奠定了中西医学的不同基础，还在医学发展过程中互相影响，促进了中西医结合的不断发展。

一、元气论与原子论的形成

1. 气和元气论 气是中国古代自然观中的一个本体论范畴。作为物质形态，气的原型包括可感知的大气、水汽、云气及其冷暖、晦明的变化，以及生命体内的气息。在汉代以前，对气的认识主要限于这些具体状态，并且联想到它们的相互转化。春秋时期的医学家医和说："天有六气，降生五味，发为五色，征为五声，淫生六疾。六气曰：阴、阳、风、雨、晦、明。"（《左传·昭公元年》）。这反映了古人独特的思维方式：他们将无定形而可感知的物质形态，如气味、颜色、声音等，都视为气的变体，包含了将气作为物质本源的思想萌芽。

在王充之前，儒家和道家认为气是虚空的派生物或"道"。《淮南子》说："道始于虚霩，虚霩生宇宙，宇宙生气。"《庄子·则阳》说："天地者，形之大者也；阴阳者，气之大者也，道者为之公。"《黄帝内经》则明确提出气是世界的本原，是构成万物的基始。《黄帝内经》列举的气多达80余种，其含义十分复杂。《素问·阴阳应象大论》指出："积阳为天，积阴为地。"认为天是轻清的阳气积聚而成，地是重浊的阴气沉降而成，万物是天地合气的结果，人也不例外："人生于地，悬命于天。天地合气，命之曰人。"《黄帝内经》中还没有"元气"这一重要概念，这表明它产生较早。最早论及"元气"的医籍是东汉的《难经》："脉有根本，人有元气。"《难经》之后，"元气"广为流传，特别盛行于宋、元、明、清。元气的思想来自战国末年和汉代的哲学。东汉王充提出元气自然论，他在《论衡》中说："元气，天地之精微者也。"两汉以后，"元气"成为儒、释、道共同使用的范畴。但儒家在"元气"之上还有"天""理""太极"，道家、道教在"元气"之上还有"道"，释家在"元气"之上还有"佛"。唯有唐代柳宗元、明代王廷相等唯物主义哲学家才彻底否认这些，把"元气"作为唯一的本原。

中国古代哲学家和医学家对"气"的理解尽管复杂，但可以概括其基本特征：

（1）气的本原性：气是宇宙间万物之本，也是精神的来源，永恒存在，不生不灭，运动不息，贯通万物。

（2）气的连续性：气作为不可见的介质充塞于宇宙间每个角落。

（3）气的多元性：气既形于物，又寄于心；心与物、主体与客体、精神与物质相互渗透、转化。

（4）气的感应性：宇宙间的气是有机相通的统一体，各部分之间通过气相互联系。

（5）气的应变性：不同属性的气（阴、阳）相互作用，造成形态突变，是事物运动的基本动力。由于感应性，一部分的变化与另一部分按一定规则对应，整个宇宙的变化是网络关系。

2. 原子与原子论 世界本原的问题是西方古代哲学的重要探讨。自泰勒斯提出"万物源于水"后，古希腊自然哲学家们先后提出各自的本原说，把空气、火或水、火、土、气等视为世界的基始。

这些物质始元说的共同特点是认为世界万物虽然多样复杂，但有共同的本原，这本原既不是精神性东西，也不是神，而是某种或几种简单的物质。无限多样的世界万物可以由这一基本物质演化而来，因此也可以在这一基本物质中找到统一。

在古希腊自然哲学中，最具代表性和影响力的是原子论。古代原子论直接从希腊自然哲学的物质始元说发展而来，由留基伯和其学生德谟克里特共同创立。德谟里利特认为，世界万物的共同本原是“原子”和“虚空”。“原子”在希腊语中意为不可再分，是构造万物的最小、坚实、不可分割的物质微粒。原子具有以下性质：①它是绝对充实的，每个原子内部没有空隙，因此不可分割和不可穿透；②各个原子性质相同，数量无限，仅形状、大小不同；③原子本身不能改变或毁损，但处于运动中，相互撞击和组合。

“虚空”是指原子之间的空隙，它是空洞的空间，也就是原子运动的场所。“虚空”是一种“非存在”，非存在不是不存在，不是无，只是指它的稀空和不充实，它同样是构成世界的一种基本要素，虚空的存在，就使原子运动以及由它们构成千差万别的事物有了可能。这样，不同种类的原子具有不同的大小和形状，它们的不同运动状态和结合方式，决定着各种物质的不同特性。于是，自然现象的无限多样性便可以用原子的大小，形状、运动和结合方式来加以说明。

古希腊哲学家伊壁鸠鲁继承和发展了原子论。他认为，整个世界都是物质的最小微粒——原子在虚空中运动的产物，明确提出了原子在重量上有区别，原子有偏斜运动，并猜测到物质运动的原因和源泉在于事物内部的矛盾这一唯物辩证法的观点。

古代原子论是“自然思辨传统的顶峰”“标志着希腊科学第一个伟大时期的最高峰”，并由“它产生出哲学和物理科学。”它不仅为近代科学的原子奠定了思想基础，同时也形成了还原论的思维方式，这种思维方式对于近代西方科学的发展起着非常重要的作用。

二、元气论与原子论的差异

张岱年先生对中西自然观做了比较：“西洋哲学中的原子论认为一切气皆由微小固体而成；中国哲学中的元气论则认为一切固体皆是气之凝结。”指出西方文化中的自然观是原子论，而中国文化中的自然观是元气论。这两种自然观造成了中西医学体系的差异。原子论和元气论都是朴素的唯物主义，它们认为自然现象的多样性在某种固定形体的东西中可以找到统一。

尽管元气和原子被东西方学者认定为世界的终极本原，但其认识和理解截然不同。元气论认为气是无形、连续的物质；原子论则认为原子是最小、不可见、不可再分的物质微粒。元气论强调气的运动是阴阳之间的相互转化，而原子论强调原子的机械性位移。元气论认为万物的连续性表现在气的聚合和变化中；原子论认为世界万物由原子的组合和分离构成。

这些差异导致了东西方思维方式和认识方式的不同。西方文化倾向于结构还原和机械运动的研究，而东方文化偏重功能研究、整体综合和自然感应现象的探讨。因此，中西医学术范式的差异可以在自然观的比较中找到原型。由于医学思想与哲学思想相联系，中西传统自然观的特点对中西医理论的形成有深刻影响，使中西医在几千年的发展中各具特色。

1. 在物质观上，二者存在着无形与有形，连续与间断的不同　原子论认为：万物本原是一种最小的、不可见的、不能再分的物质微粒——原子，原子在性质上是相同的，并具有一定几何形状，故是“有形”的。原子是世界万物的本原，无数的原子永远在虚空中向各个方向运动着，相互冲击，形成涡，从而产生各种各样的丰富多彩的现实世界。原子是事物不可分割的单元，它没有质的差别，只有大小、形状的不同，原子以不同的秩序和位置相互结构而形成各种事物。有形的原子和万物彼此之间存在着虚空，是间断的。在物质概念上，西方哲学也就表现为强调物质的不可分性。肯定世界本原具有固定形态就使得西方文化起始之初便有注重结构还原分新的传统倾向。

2. 在运动观上，二者亦存在着明显的分歧　元气论认为：气本身具有运动的属性，其形式是阴阳之间的永不停顿的相互转化，故作为万物之本原是不可毁灭的原子，而是不断改变存在形式的震荡无垠的气海；气产生万物和万物复归于气，是物质的连续性和间断性相互转化的过程，它表现出了一物向他物的转变，气的永恒不灭性就体现在这一永恒不息的转化过程中。就气的运动形式而言，有着上升、下降、外出、内入、吸引和排斥等，由此组成的万物也都有着相同的二重的运动属性；阴或阳的孰主孰次，孰强孰弱就决定了此时此刻具体物体的运动特性。通过升降出入，吸引排斥，气聚而复散，散而复聚，从而呈现出世界的千变万化；由于所有的物质形态的一切形式之运动变化，都涉及气，故中国古代贤哲用“气化”来概括之，其既包括气化形，又包括形生形和形化气。

原子论在对待运动问题上与元气论迥异。原子论倾向于“把变化理解为具有一定质量的微粒子的存在以及它们的增加（或减少，结合和分离），这显然是形而上学的，其实质是把一切运动变化都归结为原子的机械性的位移”。至于原子运动的原因，伊壁鸠鲁认为是由于原子自身的重量导致其向下坠落，在下坠过程中，又因原子自身所有的某些自由意志之类的因素，促使其偏离轨道而与别的原子碰撞。留基伯和卢克莱修也认为：没有直接的接触和碰撞，就永远不会把什么东西创造出来。原子的碰撞产生了旋涡，在旋涡中原子集结成物体。原子组合而成的物体之间，也只有通过直接的接触和碰撞，或者通过物体发生的由原子组成的“射流”才能相互作用。很明显，把运动的原因归结为重量，形式归结为下坠和碰撞（实质上都是吸引）就很难使原子论在这些问题上摆脱外因论机械论和形而上学的陷阱。也正是因为这一点，注重宏观的机械运动研究，成了西方文化的传统倾向。元气论和原子论在物质观、运动观等方面的本质差异，对东西方思维方式和认识方式起着不同的导向作用。这些差异，使得西方文化表现出偏重结构还原、个别分析和宏观机械运动形式的研究等传统倾向：而东方文化表现为偏重功能研究、整体综合和自然感应现象的思辨性探讨等特长。因此，从某种意义上说，中西医学术范式的主要差异，都可以在东西方自然观的比较中找到某些原型。

由于医学思想始终与哲学思想相联系，医学的发展史同时也是以某种哲学为指导思想和方法论进行理论总结的历史，因此，中西传统自然观的这些特点，不能不对中西医理论的形成以深刻影响，使中西医在几千年的发展中各具不同的特色。

三、元气论与中医学

元气论自然观作为中医理论的重要基石，对其形成和发展产生了重大影响。

1. 给中医学模式带来了有机论色彩 中医视人体为有机的统一整体，这与气一元论自然观密切相关。既然气一元论认为世界万物的气是整体无形的，那么人体生命之本的气也应是整体无形的。中医认为，人是一个高度统一的有机体，尽管五脏六腑、四肢百骸各部分不同，但每一部分的活动都与其他部分息息相关。五脏六腑之间、脏腑与体表形态都有直接或间接的联系。《黄帝内经》提出五官与五脏的对应关系，以及把眼的证候与五脏六腑功能联系起来的理论。中医强调“心主神明”“神形合一”，把人体视为形神统一、平衡协调的整体，同时也将人与自然视为不可分割的有机整体。中医重视人与自然、社会环境以及心理与生理的统一关系，认为社会因素和精神心理因素对健康和疾病有重大影响。

2. 中医将人体结构视为一种活的、动态的“气化结构” 中医认为气是人体的物质基础，是人体生成的条件，“气聚则形存，气散则形亡”。气的运动变化解释了人体的生理活动和病理变化，气的升降、出入运动平衡协调，则维持正常生理功能；反之，则产生病理状态。生命是气化活动构成的过程流，气化结构包括功能性的、过程性的、无形的，如藏象、经络等。中医的针灸疗法、气功疗法等都是通过协调气的升降、出入运动平衡来增强免疫力，达到防治疾病的目的。

3. 以整体论思维方式认识和治疗疾病 元气论自然观将气视为一个连续的、不可分割的整体，因此，中医遵循整体论思维方式探讨疾病。中医认为，整体分化出部分，整体产生部分，人在本质上是不可分解的。疾病的发生是由于整体关系失调，阴阳失衡、气机失调等都是从整体上把握病机。中医的“证”概念具有整体反映性，临床通过察色按脉、听声写形、视舌问症考察患者的整体反应性，着重从整体上调节人体功能，恢复阴阳平衡。

综上所述，中医的理论规范、思维方式蕴含着气一元论的基本特征，在天、地、人统一的大系统中把握人体健康和疾病，强调从动态平衡中审视疾病的发生、发展过程。虽然西医在对疾病的具体部位和微观领域的认识上较中医深入而确切，但在对疾病的整体理解及思维方式上，中医更具优势，这也是中医经久不衰的重要原因。

四、原子论与西医学

与此相对应，原子论自然观对西医的形成和发展也产生了重要影响。

1. 原子论自然观给西医模式带来了机械论色彩　生物医学模式在传统的原子论自然观影响下形成并发展，带有浓厚的机械论色彩。它强调疾病由生物、物理、化学致病因子引起，认为疾病可以通过仪器等物化手段显示人体生理和病理变化，用可测量的指标进行定量研究，明确划分病与非病的界限。美国物理学家弗·卡普拉在《转折点：科学、社会和正在兴起的文化》中指出，这一模式认为“人体是可被分成部件的机器，疾病是生物装置在机能上出了毛病，这可以从细胞或分子水平上加以研究。医生的职责是通过物理或化学手段纠正这种装置的机能故障”。在生物医学模式的指导下，医生只需根据对病人各部位的检查结果和理化检验数据来诊治疾病，重视致病的物质因子及特异性治疗方法，忽略了许多致病因素或多因素病因，许多可治之病被视为不治之症，防病治病的社会综合措施也常被忽视。这些都极大地妨碍了对人类身心健康的全面研究和防治。

2. 在诊治疾病中强调局部定位，这一特点与传统的原子论自然观是一致的　原子论自然观认为，构成物质世界的最小单元——原子是个体且有形的。同时，由于把人视为“机器”，把疾病视作机件失灵，西方医学始终集中注意力在寻找失灵的机件上，从部分细节和微观机制上研究和诊治疾病。18 世纪意大利医生莫干尼创立了“器官病理学”，提出疾病是局部器官的变态，每一种疾病都在某个器官上有相应的病变部位。法国医生比沙创立了“组织病理学”，提出人体的疾病位于被侵犯的特定器官的一种特殊组织中。19 世纪法国病理学家魏尔啸创立“细胞病理学”，提出细胞的不正常活动是各种疾病的根源，把疾病定位于细胞的变态。这些理论标志着人们从更深的层次上认识疾病，确认了疾病的微观物质基础。但这种除了局部病变外，没有任何其他疾病的孤立、片面的观点，随着医学的发展，越来越显示出其局限性。

3. 以还原论思维方式研讨疾病　原子论自然观追寻的是构成事物的最小单元，把复杂因素分解为简单因子。在其指导下，遵循还原论思维方式探讨疾病，从器官水平、细胞水平、分子水平乃至量子水平，从宏观领域深入到微观领域，对各层次上的病理解剖、病理生理机制进行研究。这种方法对医学发展起到了积极推动作用。近代以来，西医学的主要成就就是通过分析还原方法取得的。但这种方法侧重线性关系，忽视致病因素的因果网络作用，把医学研究的视角仅投射在人体现有的某一层次的病变上，重疾病、重治疗、重个体、重局部病变、重生物性因素。尽管部分与整体、生命现象与非生命现象之间存在质的不同，人体和疾病具有不可还原性的一面，完全用还原方法探求错综复杂的疾病现象是不可能获得对疾病的全面认识的。

五、互补与结合

一般来说，作为一种文化传统，元气论和原子论各有其优点和科学合理性。在不同历史背景和科技发展阶段，元气论和原子论的科学价值各不相同。元气论自然观是农业文化的产物，对中国古代科学，特别是天文学、医学、生物学和声学等领域的发展起到了积极作用。

元气论由于忽视具体分析，缺乏对事物深层次的研究，未能在理论上有突破性进展，阻碍了实验科学在东方的发展，是近代科学包括中医落后的一个重要原因。林德宏教授指出，中国古代自然观（如元气论）无法引导牛顿力学，因为其思维方式不符合近代自然科学所需的实验和分析方法。近代科学在西方兴起，依靠分析方法取得了一系列成就，给原子论以巨大支持，形成了“要了解宇宙，只需了解构成宇宙的基本粒子；懂得生物大分子、核酸、蛋白质，就可以理解生命”的观念。然而，科学的进步使原子论出现了危机，遇到许多不可克服的困难。现代科学家普里高津指出，物理学正处于结束“现实世界简单性”信念的阶段，人们应当在各个单元的相互作用中了解整体。这些信念与中国的学术思想更为接近。

李约瑟博士认为，中国的元气论（有机论）比原子论更容易与现代科学结合。美国高能物理学家卡泼勒博士也认为，中国的哲学思想提供了适应现代物理学新理论的框架，“道”暗示着“场”的概念，“气”的概念与量子“场”的概念类似。中西方自然观的局限促使人们进行新的探索，西方人纷纷从东方自然观中寻找智慧，中医热和自然疗法的兴起是现代医学向中医自然观的一种回归。

与此同时，自然科学的一系列成就揭示出中西方自然观的相互交合和互补，不仅可能，而且将促进现代医学和科学的发展。近年来，中医与现代科学的结合研究已显现出许多可喜的征兆，这印证了普里高津的重要预言，西方科学和中国文化对整体性、协和性理解的很好结合，将导致新的自然哲学和自然观。

（尚　东　范　恒）

第三节　阴阳五行学说与现代科学对中西医发展的影响

一、阴阳五行学说对中医发展的影响

阴阳五行学说对中医学的发展产生了深远的影响。这些理论体系不仅构建了中医的研究纲领，而且促进了中医学的发展。例如，阴阳五行学说的引入使中医能够更好地解释病理和药理，从而不断发展完善，自成一派。阴阳五行学说采用“取象比类”的方法，《素问·阴阳应象大论》中，阴阳的属性以水火进行形象的类比，一句“水火者，阴阳之征兆也”，阴阳抽象的概念变得有规律可循。五行本义即指自然界木、火、土、金、水五种基本物质，《尚书·洪范》将其抽象成自然界五类属性，《黄帝内经》中已系统地形成学说。《素问·金匮真言论》云：“东方青色，入通于肝，开窍于目，藏精于肝，其病发惊骇，其味酸，其类草木……是以知病之在筋也。”中医将阴阳五行理论贯穿于医学理论各个系统，将五脏与六腑、五官、五体、五志、五华、五声、七情相互联系，创造了独特的中医藏象学说。依天象、卦象、脉象、舌象、声象等象的一致性，获得表象与抽象的表达匹配，从而类推人体内在的生理情况和变化的深层关联，形象地解释了人体的生理功能和病理变化。中医理论的形成与阴阳五行学说存在着非常密切的关系。例如，阴阳体现了二分法、二元对立，这是人类早期认识自然的一种直观形式；五行则被用于描述循环规律，强调人类社会和自然界都是一个大的循环。这些理论在中医学的诊断、治疗和药物应用中都有所体现。

与彼时欧洲中世纪“黑暗的一千年”形成强烈的反差，中医理论沿着《黄帝内经》和《伤寒论》所开辟的道路大步向前开拓。进一步丰富发展了以阴阳、五行、脏腑、经络等为核心的理论体系，辨证论治体系走向成熟。建立健全了脉学、病因学、病机学、证候学、针灸学等理论学说，出现了刘完素的火热论、张元素的脏腑辨证论、张从正的攻邪论、李杲的脾胃论、王好古的阴证论、朱震亨的相火论，至明末清初又出现了温病学说。

然而，阴阳五行学说的影响并非全然积极。中医通过“取象比类”思维，将人体与万事万物相对应，实现了宏观上对生命的整体把握。该思维方法的不足在于对量化分析重视不够，诊断上带有模糊性，阻碍了传统中医学向近代实证科学的转化，它也导致了中医理论的直观性、模糊性和超稳定性，这些特点在一定程度上阻碍了中医理论的现代化发展。

二、现代科学对中西医发展的影响

19 世纪，西方医学借助于显微镜发现了细胞，即生物最基本的单元。此后，生物科学迅猛发展，医学科学研究进入崭新的细胞水平和分子水平阶段。人体细胞、微生物细胞和药物分子的深入研究，促进了生理学、病因学、病理学、药理学和临床治疗学等领域迅速发展，医学研究能够更加深入地了解人体每个细节。20 世纪以来，西医学在近代医学革命的基础上，进入现代发展阶段，取得了一系列新的进展和突破，它吸收了现代科学中的生物化学、分子生物学、神经生物学等成就，以及众多的新技术，在生理、病理领域从细胞水平突破到分子水平，发展了免疫学说和免疫疗法、内分泌学说和激素疗法、化学治疗和抗生素治疗，以及电子显微镜、CT、磁共振成像、输血、麻醉、器官移植、人造器官等诊断技术和治疗技术等，大大提高了诊治水平，有效地控制了一批感染性疾病及恶性疾病，使疾病谱和死因谱都发生了历史性改变。医学和现代科学建立了更加密切的联系，科技进步的每一步，都将迅速传播到医学领域，成为西医学发展的前进动力。

西方医学逐步传入中国，到 20 世纪 20 年代基本形成中西两医并存的局面。如何处理中医学与西医学的关系成为这个时期中国医学发展战略的主要矛盾，废止旧医的主张一时得势，其思想产生了长期的消极影响。这时摆在中医面前的，已不是发展问题，而是存亡问题，为生存而斗争成为这个时期中医学的主题，中医的发展陷入了历史的低谷。直到 1949 年新中国成立后采取了正确处理中西医关系的新政策，纠正排斥和否定中医的错误，制定了中医政策，强调团结中西医、把中医和西医摆在同等重要的地位，提出了中西医结合方针和中医现代化战略，特别是 20 世纪 80 年代以后，中医的研究和发展出现了新的活跃局面，中医开始从历史低谷的谷底回升，并出现了国际化的新趋势。

尽管中医和西医在体系上完全不同，但两者并非完全割裂。现代生命科学的视角重新阐述了中医的“阴阳五行”理论，对中医与西医关系表达了独到见解，促进了中西医之间的理解和融合。

随着科学技术的进步，西医学的不断渗透以及临床实践的深入，中医学界自身发展逐步走向经典引申与兼容新知两个方面，以期达到对疾病的深化认识，提高疗效。传承经典和开拓创新是中医发展的两条重要途径，是中医现代化的基础，是保证中医向更深更广阔方向发展的源泉与动力。近百年来中医学的发展，主要有两方面：一是对历代的成就结合临床进行整理，并有所阐发；二是结合现代科学，对中医学理论进行了深入研究与探讨。

中西医结合医学作为我国特有的医学模式，经过不断探索，已经取得了一些成功的经验。事实上，有更多人倾向于选择中西医结合方法作为医疗卫生保健的主要手段。中西医结合已经从同时采用中、西两种诊疗方法应对一个患者，向通过相互融合构建新理论、产生新方法，构建中西医结合学新学科的方向发展，即综合运用中、西医药学理论与方法，以及在中、西医药学互相交叉综合运用中产生的新理论、新方法，研究人体系统结构与功能、人体系统与环境系统（自然与社会）关系等，探索并解决人类健康、疾病及生命问题的科学。

中医如何将现代科学技术纳入自身的理论范畴，在中医基本理论指导下，去认识现代科学技术观察发现的新问题、新现象，是现代中医发展的关键问题，也是中医临床疗效能否提高，能否转化推广临床应用的关键所在。

（唐　庆）

第四节　天人关系与中西医学的关系

一、天人合一与中医学

人与自然的关系不仅是古今中外哲学关心的问题，也是中西医关注的中心。这方面观念的差异，在中西医理论和实践中留下了深刻的印记。

“究天人之际”是中国古代哲学与科学共同关注的问题。在天人关系中，天人合一的整体观念最终占据主导地位，成为“中国传统文化的基质”，并对中国传统科学文化各层面产生了深刻影响。中医受天人合一观念的洗礼，形成了具有浓厚文化色彩的医学整体观。中医不仅认为人体各组成部分之间相互联系、相互作用，还特别强调人与天地自然之间的密切关系，将人与自然视为内在联系的不可分割的有机整体。具体表现在以下几个方面。

（一）天人合气

《黄帝内经》及后世大多数医家认为，世界的本原为气，气又可分为阴阳二气。“积阳为天，积阴为地”（《素问·阴阳应象大论》），“天覆地载，万物悉备，莫贵于人。人以天地之气生，四时之法成”（《素问·宝命全形论》）。天地为阴阳二气而生，人为天地之气而成。归根到底，天、地、人同出一处，是气演化过程中的不同存在形态。

（二）天人同理

人与天地不仅同气，而且遵循共同的规律，即同理。杨上善说：“天地变化之理谓之天道，人从天生，故人合天道。”（《黄帝内经太素·经脉正别》）。这里所说的“天道”即贯彻于天、地、人的普遍规律。《黄帝内经》及后世医家都把“天道”归结为阴阳五行变化之道，因为在中医看来，阴阳五行规律是天地万物及人体变化的总纲领和总规律。

（三）天人相应

“人与天地相应……与四时相副”（《灵枢·刺节真邪》）。中国古人将人体看成“小宇宙”，与自然界这个“大宇宙”的结构、形象和变化等方面的相互对应，息息相关。“小”是“大”的浓缩，“大”是“小”的展开。《黄帝内经》对此曾有生动、系统地描述。诸如：头圆应天，足方应地，两目应日月，九窍应九州，四肢应四时，五脏应五音，六腑应六律，三百六十节应三百六十五日，肩膝应高山，腋腘应深谷，经脉应经水，牙齿应列星，喜怒应风雨，音声应雷电，寒热应冬夏，卧起应昼夜等。凡自然界有的事物，人亦有相应的器官、部位、功能；天地自然发生变化，人的生理亦随之发生改变。

（四）天人相参

既然人与天地同原、同理、相应，人们就可以通过天地认识人体，也可以通过人体的生理、病理规律，进而认识天地；或以天地自然验证关于人体的认识，以人体验证关于天地自然的认识。此即所谓“参验”。《素问·气交变大论》指出：“善言天者，必应于人；善言古者，必验于今。”对于医家来说，主要兴趣不在于通过人体的生理、病理现象去认识、把握天地自然变化规律，而在于通过天地自然现象来认识、把握人体的生理、病理变化规律。可见，以天地自然现象推知和验证人体内在规律是中医认识方法的一个特点，而这一方法的成功运用，则证明人与天地自然之间确实存在共性，即“天人合一”。

“天人合一”既是中医的自然观，又具有方法论功能。作为自然观，此说把天、地、人视为一体，统一于一气，具有共同规律。作为方法论，此说为医家认识人体提供了一个总原则，即整体观，主张将人体的生理、病理现象置于世界万物的总联系网中加以考察和认识，为中医的病因学、养生学、治疗学定下思想基础。

从病因学上看，尽管中医提出了“三因说”，即引起疾病的原因有外因、内因和不内外因。外因主要是指外感致病因素，即所谓“六淫”：风、寒、暑、湿、燥、火。内因主要是指精神致病因素，即所谓过度的“七情”：喜、怒、忧、思、悲、恐、惊。其他如饮食饥饱、劳伤、阴阳违逆及金石、虫兽致伤等，统称为不内外因。

从天人合一的观点看，无论内因、外因或不内外因，都可视为天人关系的失常。因此，顺应自然、法天则地成为中医治病养生的一大原则。《素问·四气调神大论》指出：“故阴阳四时者，万物之始终也，死生之本也。逆之则灾害生，从之则苛疾不起，是谓得道。”《灵枢·师传》也说：“夫治民与自治，治彼与治此，治小与治大，治国与治家，未有逆而能治之也，夫惟顺而已矣。顺者，非独阴阳脉，论气之逆顺也。”无论社会生活，还是人体的生理病理现象，均有其客观规律。人们只有顺应它，才有可能治理它；如果违背它，就难以治理。在天人合一观念指导下，中医认为防治疾病必须法天则地，即顺应和运用天地之道。无论是望、闻、问、切四诊方法，还是针灸、中药、推拿等治疗方法，均是这一观念的具体体现。

天人合一的医学整体观以人与自然的同一性为基础，从宏观整体角度来认识，控制人体，具有深刻的合理性，包含着朴素的系统论思想。它对中医理论范式的奠定和早期中医发展起到过积极作用。这种整体观所蕴含的气象医学、生态医学、时间医学思想对于现代医学的发展也具有一定的价值。然而，由于天人合一过分强调了人与自然的统一，忽视了人与自然的本质差异，缺乏实证研究，有时用直观臆想的联系取代了真实客观的联系，致使中医理论带有明显的思辨色彩和模糊性特征。

二、天人分离与西医学

尽管西方在古代也曾出现过类似中国古代“天人合一”的“有机自然”概念，但自文艺复兴运动和自然科学兴起以来，西方的自然观发生了改变。特别是“人类中心论”的出现，不再把人类单纯地看作有机自然的构成部分，而是自然界的对立物。人和自然都是独立的，并突出人类在认识自然、改造自然中的力量。笛卡儿强调，人类应成为“自然之主宰和统治者”，人能够认识和控制自然，而要控制自然，首先必须通过实验来解剖自然。

对于研究人体的医学而言，西方提倡解剖和实验的方法。近代西医的生物医学模式不注重环境对人体的影响，因而在病因上，往往把复杂的自然外因简单化。治疗上强调通过消除外因来战胜病邪。手术疗法是天人分离关系在西医实践的一个典范。特别是人工化学药物的层出不穷，像一枚枚“魔弹”不断射向病魔，提倡在不断地对抗中去战胜疾病。在提倡人与自然的分离与对立中，西医确实取得了巨大的成就，特别是手术疗法和抗生素药物的使用，使得那些令人生畏的传染病、寄生虫病等疾病得到了有效控制，但同时我们也必须看到，手术带来的后遗症和化学药物的滥用带来的负面后果不容忽视。

20 世纪 50～60 年代，欧洲许多国家使用甲氧氯普胺作为孕妇的镇静止吐药，认为它安全、有效、无毒，实际上它有导致畸胎、多发性神经炎的严重不良反应，结果发生了 20 世纪规模最大的药物灾难。据医学家估计，自 1956 年出售后的 6 年间，仅联邦德国就曾引起 6000～8000 个畸胎。抗生素是治疗感染性疾病的“奇迹药物”，但在全世界范围内抗生素滥用导致其抗病的威力减弱，且其毒副作用丝毫未见收敛。过去一度对抗生素非常敏感的致病菌，现在演变出新的抗药菌株。以前一用抗生素即可治愈的疾病，现在却迁延难治，且在用药情况下仍继续传播。这些难题不仅涉及药物，也对以直接对抗和替代为主的治疗思想的地位提出了疑问。

三、人与自然的协调与医学模型的转变

人与自然的关系经历了从古代的合一、近代的分离，到现代的协调发展过程。中医学的环境-形神医学模式、近代西医的生物医学模式（biomedical model）与现代医学正在兴起的生物-心理-社会医学模式（biopsychosocial medical model）相适应。医学模式是指对人的疾病和健康所持的基本观念，反映医学科学的总体特征，并影响医学研究的思维方式。

众所周知，近现代西方医学的主导地位是生物医学模式。这一模式立足于生物科学基础，认为各种疾病完全可以用偏离正常的、可测定的生物学变量来说明。正如恩格尔指出的："在我们（西方）的文化中，早在医生们接受职业教育以前，他们的态度和信仰系统就已受到生物医学模式的影响。因为这种模式已成为一种文化上的至上命令，它的局限性易遭忽视。简而言之，它现在已获得了教条的地位。"生物医学模式在过去取得了巨大的成功，但也付出了代价。它不仅在精神性疾病、心因性、功能性病症面前束手无策，而且对于社会、自然环境引起的疾病也无能为力。现代社会中，心血管疾病、癌症和脑血管疾病的发生、发展中，心理压力、人格差异、行为不良和环境污染等起到了极其重要的作用，光靠生物学手段无法解决这些疾病的防治问题。

正是在这一背景下，1977年恩格尔提出以生物-心理-社会模式来取代生物医学模式。尽管这一模式的提出初期并非尽善尽美，但它对于人们改变传统的医学思维方式，促进现代医学的整体发展产生了积极深远的影响。

1. 生物-心理-社会医学模式 该模式要求把健康和疾病放到一个广阔的背景下，从更高的认识水平上进行考察，这必将推动医学研究思维方式的变革。传统的生物医学的思维方式是以还原论为基础的，其目标是探求生命过程的物理、化学的变化根据。而人具有社会属性，人的生命过程同时受到社会因素的影响，它不可能仅以一个生物过程而孤立地存在着。生物-心理-社会医学模式的提出，将促使人们从在认识健康和疾病中占主要地位的还原论的思维方式向综合的思维方式转变。

2. 生物-心理-社会医学模式的提出 突出了社会因素是怎样通过生理-心理过程引起疾病的。在制定防治对策时，必须注意到生物特性和社会、心理的相互关系。这将使现代医学不但要引入自然科学的新成果，而且要引入有关社会学科的成果，反过来又将促进社会医学、行为医学、康复医学等新的分支学科的发展。由此，使人们在对疾病和健康的认识上和防治疾病、保障健康的手段上获得更大的进展。

建立在元气论自然观和朴素系统方法论基础上的中医在长期的医疗实践中形成了具有自身特色的医学模式。在中医看来，它所研究的对象，不是仅具有形质的"人体"，而"形神合一""形神相即"的"人"，是形（生物形质）、神（精神心理）活动有机结合的人，形神两者缺一便不成为"人"。由于人生活在天地之间，时空之内，形神功能活动不可避免地受到周围环境（自然环境和社会环境）的影响。因此，置人于自然、社会环境的变化中，以分析考虑其功能状态，并结合环境变化诸因素，进行诊断、治疗、预防等一系列医学实践活动，是中医的基本原则。这一原则不仅完整地体现于《黄帝内经》的学术思想中，也仍在今日的中医理论体系中占主导地位。对于中医这种模式，有着不同的概括，有人称之为"生态医学模式""辨证整体综合模式""多元医学模式"等。这些模式仅从某一个方面对中医进行了概括，不足以涵盖其整体和本质特点。有学者提出"环境-形神"模式，这一模式不仅高度概括了中医模式的特点，而且与中医实际特点相契合。

在中医的环境-形神模式中，环境主要指自然环境（包括日月、气候、季节、地理等因素）和社会环境（包括社会、人事文化等因素）两大方面。所谓形神，形者，形体功能也，可视为生物因素；神者，心神活动也，可视为心理因素。"形"，泛指一切物质形体。中医中的形，主要指气血津液、脏腑经络、躯体肌肉等生物机体或生命物质及其所进行的功能活动；"神"的概念较为复杂，一般泛指精神魂魄感觉思维，性志情欲等各种心理活动。中医不仅对生物形体及其功能活

动有着独特的见解，对种种精神心理活动有着丰富的论述，对于形神关系也有正确的认识。《黄帝内经》认为“形具则神生”“形神合一”而为人。《灵枢·天年》中说，在“人之始生”的过程中，形体发育到一定程度，“神则自生，血气已和，荣卫已通，五脏已成，神气舍心，魂魄毕具，成为人”。这种见解天才地体现了形神辩证唯物一元观，并从医学角度对形神关系作出了科学的论述。

“人与天地相参也，与日月相应也”是中医环境-形神医学模式的经典论述，即人之功能活动无不相应于天地间自然环境。这种环境不仅指自然环境，而且也包括社会环境。《素问·气交变大论》强调：“夫道者，上知天文，下知地理，中知人事。”天文、地理概指自然环境中种种变化，“人事”泛指社会人际之事，涉及广泛。其大则直至整个社会政治、经济状态及社会习俗、地区风尚等；次则涉及病者的政治经济地位、本人经历及处境遭遇等；小则涉及人情事宜、文化修养，勇怯动静等个体因素。总之，中医正确地认识到，人生活在宇宙之内环境之中，自然社会的各种变化，皆对人之形神功能状态产生一定作用。故强调医家必须从环境变化对人的功能影响，以及人本身心身活动间的辩证关系中去分析认识个体功能状态和不同病症的病因、病理，从而进行诊断、治疗、预防等一系列临床实践。

环境-形神模式贯穿于整个中医体系的每一个层面。如外因、内因、不内外因的病因学说即体现了上述精神。其中外因主要是讨论自然因素对生物功能的影响，内因、不内外因则涉及社会、心理、行为等多方面。特别值得重视的是：中医病因理论中，把情志人事、饮食失节和劳逸过度（包括劳力、劳神和房劳）与社会及身心功能关系密切的人事情志、房色企欲、劳倦饥饱等作为主要的发病因素。

诊断上环境-形神诸方面因素都是要考虑到的。中医的望、闻、问、切四诊，事实上就是在这种原则指导下，对患者所进行的在系统层次上较为完整的综合的诊断过程。《素问·疏五过论》《素问·徵四失论》等篇中，要求医家诊病：“必知天地阴阳，四时经纪，五脏六腑，雌雄表里，……从容人事以明经道，贵贱贫富，各异品理，问年少长，勇怯之理……”“必问饮食居处，暴乐暴苦，始乐后苦，皆伤精气”“凡诊者，必知终始，有知余绪，切脉问名，当合男女，离绝菀结，忧恐喜怒……”并指出：“诊病不问其始，忧患、饮食之失节，起居之过度，或伤于毒，……何病能中？”这里也融贯着环境-形神医学模式的基本精神。

中医治疗上也强调必须顺应天时地势等自然变化。《素问·八正神明论》主张：“天寒无刺，天温无疑；月生无泻，月满无补；月郭空无治，……得时而调之。”春夏慎投收敛之剂，秋冬少用发散之药，勿违当令时气。大热酷暑，附、桂减量；严寒隆冬，石膏少投，免悖季节、气候。地域不同，治也有异。《黄帝内经》限于当时的医疗水平，总结出东人治宜砭石，西人治宜毒药，北民治宜灸，南人治宜微针，中央之人治宜导引、按。略作枚举，即可看出中医治疗学重视自然环境的各种变化因素之一斑。

在确定具体治则时，应兼顾当时对象所处的社会经济状态及地区习俗风尚和各自的社会地位、个人经历、处境遭遇和起居饮食等种种社会因素。李杲着眼于培补脾胃元气，张从正则重视以三法祛邪安正，朱震亨力避辛燥时弊，谆嘱滋阴降火……，导致各家学术观点不同的原因虽多，然而各医家都力图针对当时当地社会政治、习俗风尚等所造成的一系列尖锐的社会医学及健康问题，单发己见，以求圆满地解决这些问题，应是其中的主要原因。中医强调的审因论治，即包含有审辨社会、人事等各种因素。

另外，上述基本精神尚体现在重视对患者精神因素、情绪波动等心理病态的治疗上，并创造了丰富而有效的一整套身心调治手段和方法，如语言疏导法、祝说病由法、转移情志法、以情制情法、以习平惊法、厌恶反胜法、药物调理法等，其中，大多数方法至今仍有重要应用价值。如关于语言疏导，《灵枢·师传》曰：“人之情，莫不恶死而乐生，告之以其败，语之以其善，导之以其所便，开之以其所苦。”即在语言开导同时，配合多种其他治法，解决患者的思想问题和身心苦痛。最后，中医认识到医患间保持密切配合的良好关系，调动患者本人健康的心理精神活动，对各种疾病的康复都有不可低估的积极作用。《素问·汤液醪醴论》指出：“病为本，工为标，标本不得，邪气不服。”并认为治病之所以疗效不十全者，是由于“精神不专，志意不理，外内相失”，也就是说医患之间配合不密切，医家未能动患者内在的积极心理因素，以致“精神不进，志意不治”而致。如此重视医患关系及精神心理因素对疾病的能动作用，正是环境-形神模式基本精神的重要体现，也是形神辩证一元观在治疗学上的具体反应和实际应用。

《黄帝内经》中有关论述颇多，方法和内容丰富，归纳起来，不外乎以下原则：首先要了解和顺从环境变化的客观规律，并养成健康的摄生习惯；其次必须正确认识和对待社会上、人世间一切事宜变动，培养正确的人生观，加强自稳能力，力求保持良好的心理精神状态，借此数者，以使“形与神俱”，而使心身保持健康，防病于未然。如《灵枢·本神》曰：“智者之养生也，必顺四时而适寒暑，和喜怒而安居处，节阴阳而调刚柔，如是则僻邪不至，长生久视。”养生预防原则中同样渗透着环境-形神模式的基本精神。中医模式与目前西医的生物医学模式之差异是不言而喻的。中医模式与新近提出的生物-心理社会医学模式有着许多相同和相通之处。

两者都不把“人”视为一个超然独立的实体，而是看作社会环境中的一员。因此，认识健康与疾病，不仅着眼于个体，更是着眼于人与周围的相互关系。

两者都注意到精神心理因素在个体健康与疾病中所起的作用，都认为生物机体异常只不过是疾病众多因素中的一个，充其量是个体病态的必要条件，而不是充分条件。

这些也就是两种模式与现时占西医统治地位的生物医学模式的根本分歧所在。因此，中医模式与被认为是代表未来的医学模式在基本点上是相同的。当然中医学模式并不就是现代的生物-心理-社会医学模式，二者存在着一些差异：

中医实际上把人置入更大的范围内予以考察，它不仅重视社会因素，还重视各种自然因素对身心的影响。

中医不只重视精神心理因素，更把精神与形体、心理与生物视为个体功能活动相互影响不可分割的两个侧面，而不是疾病模型中两个独立的要素。

分析中医环境-形神模式，可见其中仅具两大要素，外部的环境要素及内在的自身要素；两者又各由两个关系密切的基本要素组成，自然、社会构成环境，生物、心理组成个体自身。

四个基本要素不是并列、独立的，而是相互间有着不同联系的。一般说来，在大多数疾病中，环境要素可视为形神要素的“自变量”，而自身形神功能状态则参与了这“函数关系”中“函数值”的确定。但在其他一些病症中，形神之间自成函数关系。两者的自变、因变位置则因人因病而异，此时外部环境就作为影响这函数关系的重要因素而起作用。

诺贝尔奖获得者，杰出的比利时科学家普里高津指出，宇宙中各种系统，无论是有生命或无生命的，实质上都是与环境有着互相依存和互相作用的开放系统。他提出的耗散结构理论，就是对这些关系研究的杰出成果。其中，不少内容对研究中医很有启示，而其核心内容可谓是对中医模式合理性，科学性的一种印证。中医一贯认为：“天人相应”“天人合一”，人的形神功能与天地环境有着密切的相互依存和相互影响作用。“非出入，则无以生、长、壮、老、已；非升降，则无以生、长化收、藏”。通过“升降、出入”等交换形式，人不断地接受、消耗来自环境的和扩散自身内部的物质能量及信息。正是在这些交换过程中，生命稳态得以维持，各种生理、病理过程得以进行。“出入废则神机化灭，升降息则气立孤危。”环境与人的交换联系一旦中断，即意味着死亡。因此，中医事实上是把人视为天地环境大系统中一个开放着的小系统，是建立在外部环境大系统与人内部形神小系统的相互关系基础之上的。这种认识和模式的结构无疑是正确的、合理的。它较生物-心理-社会模式与新的现代科学之自然观更契合。

（王景博　范　恒）

第五节　中西医方法论比较

中西医研究对象都是人体，是人体的生理和病理规律，其目的都是防治疾病。但面对相同的研究对象和研究目的，为什么会形成中西两种完全不同的医学范式？“方法不是外在的形式，而是内容的灵魂和概念。”任何一个历史时期的医学范式，都以与之相适应的方法论作为其理论发展的杠杆。中西医学范式的差异，从其外部因素来看，打上了历史、地理和文化背景的烙印；而从其内在因素分析，方法则具有最深刻本质的影响。中西医方法论差异的表现形式多样，受篇幅限制，本章就观察、实验及临床方法四个方面展开讨论。

一、功能观察与形态解剖

（一）中医司外揣内与功能观察法

观察是认识主体有意识地发挥感觉器官的功能或借助一定的工具，从客体获取有关科学事实的基本方法。任何经验科学都必须以观察为其理论构建的基础。然而，观察绝不是消极被动，也不是简单的看、听、嗅、触的感知活动，“客体如何成为主体的观察对象，这取决于对象的性质以及与之相适应的主体本质力量的性质，因为正是这种关系的规定性形成一种特殊的、现实的肯定方式”。中西文化比较研究的先驱之一梁漱溟先生在其《东西方文化及其哲学》一书中曾说过，同一种疾病，在中医说的是中风，西医说的是脑出血，这种差异主要是由于中西医观察同一事物所操的方法不同。西医所操的是解剖法，即一种“总是变更现状的看，试换个样子看，解剖了看，不拿那个东西当那个东西，却拿别的东西来作他看”的方法；中医所操的是猜想直观的方法，即一种“不变现状的看，囫囵着看，整个着看，就拿那个东西当那个东西看”的方法。那么，对于人类生理和疾病同一个对象，中西医为什么会有这样截然不同的观察方法和它所体现的不同主体的本质力量？

尽管早在《黄帝内经》时代，中医就有了不少解剖学的记载，《灵枢·经水》说：“夫八尺之士，皮肉在此，外可度量切循而得之，其死可解剖而视之。”《灵枢·胀论》也有“五脏六腑者，各有畔界，其病各有形状”的记载。但这种解剖研究的方法两千多年来并没有为后世医家所弘扬，形态解剖的观察方法在中医发展的早期便夭折了，取而代之的是司外揣内的功能观察方法。所谓司外揣内，就是“视其外应，以知其内藏，则知所病矣”（《灵枢·本藏》）。中医为何要使用这种“由表知里”的方法，而不用“解剖而视之”这种更直接的方法？对于这一问题的回答，以往学者把中医没有走上解剖道路的原因多归结为外部的社会原因。实际上，中医没有走解剖道路的根本原因在于中医的元气论自然观和气化论的生命观。

在自然科学领域，往往有什么样的自然观，就会形成与之相适应的方法论。元气论是中国古代占主导地位的一种自然观，渗透到中医领域，对于中医理论的建立和中医司外揣内的认识方法的形成起到了决定性的作用。

1. 中医认为，气不仅是宇宙的本原，同时也是生命的本原　《素问·宝命全形论》说：“天覆地载，万物悉备，莫贵于人，人以天地之气生，四时之法成。”“人生于地，悬命于天。天地合气，命之曰人。”在物质的存在方式上，元气论认为存在着两种基本形式：一是有着具体形态的，简称为“有形”；一是不存在具体形态的，称为“无形”或“虚空”。无论是无形的虚空，还是有形之体，就其本原来说都是气，只不过是气处于弥漫、散在或凝聚、搏合的不同状态而已。以气为根基，无形之物与有形之体之间还处于不断地相互转化之中。《灵枢·决气》中说：“人有精、气、津、液、血、脉，余意以为一气耳。”尽管构成人体的生命物质可分成精、气、津、液、血、脉等，这些物质形态究其本原都是气，是气存在的不同形式而已。

2. 元气论认为，气是具有活泼生机的、运动不息的物质 《素问·六微旨大论》说：“气之升降，天地之更用也……升已而降，降者谓天；降已而升，升者谓地。天气下降，气流于地；地气上升，升腾于天。故高下相召，升降相因，而变作矣。”《素问·五常政大论》说：“气始而生化，气散而有形，气布而蕃育，气终而象变，其致一也。”气是一种运动不息的物质，自然界的一切生生化化、发展和变更，都是由于运动着的气的推动和激发而产生的。在中医看来，人体各脏腑、组织的功能活动，都靠气的推动。气既是维持人体生命活动的基本物质之一，同时又标示人体各器官生命活动的能力。气的运动，古人称之为气机，其形式是多种多样的，包括上升和下降、外出和内入、吸引和排斥、发散和凝合等对立运动形式。气的运动不息之特性，也表现在由气之聚合所成的形体（又称“器”）上，“是以升降出入，无器不有。故器者生化之宇。器散则分之，生化息矣。故无不出入，无不升降”（《素问·六微旨大论》）。

3. 生命的本质在于气的生化运动 《素问·五常政大论》认为：“根于中者，命曰神机，神去则机息；根于外者，命曰气立，气止则化绝。”《素问·六微旨大论》也说：“出入废则神机化灭，升降息则气立孤危。故非出入，则无以生、长、壮、老、已；非升降，则无以生、长、化、收、藏。是以升降出入，无器不有。”此处的“根于中者”是指人及动物体，其生命在于体内阴阳不测的气化，故称“神机”，这种神妙的气化一旦停止，生命就结束。在正常情况下，人体的“入”与“出”“升”与“降”，相反相成，呈现动态的有序结构，显示了机体旺盛的生命力。一旦失常，即入而不出，升而不降，或出而不入，降而不升，动态的有序结构被破坏，就会出现气逆、气滞等证，若不及时调节，恢复正常，则“灾害至矣”。

既然生命的本质在于气，在于气的生化运动，而不在形，所以，中医观察人体注重气之运动，而观察气之运动必须在机体活体状态下才能做到，这就决定了中医家对认识方法的取向必然是一种动态的功能观察法，而不是静态的形态解剖法。如对命门的认识，清末医家何廉臣在《通俗伤寒论》中说：“（命门）视之不见，求之不得，附于气血之内，宰乎气血之先。非解剖法所能知，非显微镜所能窥。”古代医生在研究人体时，所强调的是“气”，而不是“形”，但解剖研究的是“形”。在医者看来，“人之有生，全赖此气”；人死则气散，剖而视之，唯见支离破碎的无气之形，与生人相去甚远，与医无补。

关于人体生理病理学，中医称之为“藏象”。张介宾说：“象，形象也。藏居于内，形见于外，故曰藏象。”（《类经·藏象类》）。藏是隐藏于活的人体内的脏腑器官，象是内脏功能在机体外部的表现。司外可揣内，即观察人体外在表象，就可以推测内脏的结构和功能。司外为何可以揣内，其合理性又在哪里？这与中医的“有诸内必形诸外”的认识论信念有关。中医认为，“形精之动，犹根本之与枝叶也，仰观其象，虽远可知也。”（《素问·五运行大论》）。“脏腑”虽隐而不见，然其气象性用必显之于体外。在《灵枢·外揣》中就有形象之比喻，“日与月焉，水与镜焉，鼓与响焉，夫日月之明，不失其影，水镜之察，鼓与响焉。夫日月之明，不失其影，水镜之察，不失其形，鼓响之应，不后其声，动摇则应和，尽得其情……若是则内外相袭，若鼓之应桴，响之应声，影之似形。故远者，司外揣内，近者，司内揣外。”具体说来，《黄帝内经》提出与规定了“内藏”与外应之“象”的关系：如“心之合脉也，其荣色也，其主肾也；肺之合皮也，其荣毛也，其主心也；肝之合筋也，其荣爪也，其主肺也；脾之合肉也，其荣唇也，其主肝也；肾之合骨也，其荣发也，其主脾也。”（《素问·五藏生成》）。又如“五官者，五藏之阅也”“鼻者，肺之官也；目者，肝之官也；口唇者，脾之官也；舌者，心之官也；耳者，肾之官也。”（《灵枢·五阅五使》）。由于作为客体的“内藏”本身是许多属性和关系的总和，它们在活动状况下的表现必然是复杂多维的，故中医创造了从音、色、脉、舌等多个维度的“象”，来获取内藏生理和病理信息的四诊方法，以求达到全面系统的观察。

中医所言的司外揣内的方法，实际是通过“观象”“取象”来获得人体生理、病理信息，并且据此来揣内并构建理论。从中医的四诊方法中可以看出，中医司外揣内方法中的“司外”主要是观察人体体表的功能表象，而这种方法的形成是与中医的气化观密不可分的。以活的人体外在的功能表象为认识对象，有许多优势。

（1）它可以从整体上把握人体，能够发现单凭局部解剖方法所发现不了的人体功能，如经络的循经传导现象，各种“象”的组合规律等。

（2）方便易行。不用复杂的仪器、设备，也不需长时间的物理化学分析，只需人的生理器官，随时随地就可以为患者进行诊治。

（3）可及时和全面掌握病情的变化。也许有人认为，四诊方法是以感觉器官为主的，而感觉器官的天然观察界限必然导致结果的粗陋和简单。其实，不能简单地这样看待，从某些方面来看，无论是舌诊，还是脉诊，其观察结果之繁细竟是拥有无数电子设备的西医所望尘莫及的。这也是在现代诊断技术高度发达的今天，中医四诊方法依然能够保存下来，并占据中医诊断方法主导地位的重要原因。

（二）西医解剖与形态观察法

与中医轻解剖方法相反，西医从古希腊起就具有良好的解剖传统。解剖是一种主要的形态观察方法，它在西医中之所以发达，主要是与原子论的自然观和还原论的思维方式有着密切的联系。沿着人体的层次结构，从器官水平、组织水平、细胞水平、分子水平进而到量子水平；从宏观领域深入到微观领域，西医对人体结构的认识不断得以精深。早在埃拉西斯特拉图斯时，他就认为研究病理解剖学是了解局部疾病的关键，盖仑甚至认为疾病原因的根本就在于局部。1761 年意大利解剖学家莫尔加尼的《论疾病位置和原因》一书，开创了器官病理学，把西医的病理观建立在形态观察的基础上。继而，法国的比沙把这种病理形态观察推进到组织学层次，创立组织病理学。1858 年，德国病理学家魏尔啸应用显微镜技术开创了细胞病理学，从而找到了细胞——“最根本的形态成分”。

解剖形态观察法的应用与发展给西医带来了不断发展，这正如魏尔啸所概括的那样：“只要我们对医史做较为广泛的回顾，就能了解医学的持久进步总是有解剖学的革新作为标志的。每一个较为重大的新纪元，都曾直接地由一系列人体结构的重要发现为前导。”从方法论的角度来看，解剖法的重要性不仅仅在此，还在于它为西医破除迷信，排除谬误，根除思辨，检验假说和发展理论提供了一种有效的方法和尺度。如盖仑所言：“不仅要研究希波克拉底的拥护者和反对者的观点，而且要直接观察自然，观察动物，通过对自然状态下真实情况的研究，才能判定他的学说是否真实，是否正确。”哈维更是明确地提出，“我申明：解剖学不能根据书本或哲学的教条，而只能在自然的作坊中进行学习和讲授。”

解剖方法的发达是西医获得巨大成功的基本条件，从某种意义上可以这样说，没有解剖学的进步，就没有近现代意义上的西医。但同时，我们也应看到这种方法的局限性。正如恩格斯所言：“把自然界的事物和过程孤立起来，撇开广泛的总的联系去进行考察，因此就不是把它们看成运动的东西，而是看作静止的东西；不是看作本质上变化的东西，而是看成永恒不变的东西；不是看作活的东西，而是看作死的东西。这种考察事物的方法被培根和洛克从自然科学中移到哲学中以后，就造成了最近几个世纪所特有的局限性，即形而上学的思维方式。”西医在近代相当长的一段时间内正是在这种思维方式的支配下，从而堵塞了自己从了解部分到整体、从因果联系到普遍联系的认识道路。因此，解剖法只能说是完整认识人体生命之奥秘的一个必要环节和窗口之一，它与整体的功能观察方法存在着深刻的互补性。

二、中医心悟法与西医科学实验

（一）医者，意也

“医者，意也”典型地反映了中医的思维特质。它最早出自东汉名医郭玉。“医之为言，意也。

腠理至微，随气用巧，针石之间，毫芒即乖。神存于心手之际，可得解而不可得言也。”（《后汉书·郭玉传》）。郭玉的“意”在于静心息虑，细细体察感受，专志于诊病。此言一出，被后世反复引用。特别对于诊脉之难，“只可意会，不可言传”的论述更为多见。在《新唐书》本传中有言：“医特意耳。思虑精则得之。脉之候幽而难明，吾意所解，口莫能宣也。”指出了诊脉不尽在手指感受，且在于医者思虑辨识，以意为解。这里包括医家本人的经验，同时也有诊脉者对脉学理论的掌握和理解，全凭一心。

“意”“象”“言”在中国古代认识论中是三个非常重要的范畴。《周易·系辞》云：“圣人立象以尽意，设卦以尽情伪，系辞焉以尽其言。”魏晋时期王弼在其《周易略例·明象章》中对“意”“象”“言”三者之间的关系给予了充分的论述。“故言者所以明象，得象而忘言；象者所以存意，得意而忘象。”在中国古人看来，“象”和“言”只是工具，是“尽意”的重要手段，意才是其根本目的。中医的概念多为意象性概念，它不是对人体各种“象”的本质的直接把握，不具有解释功能，在主体的思维过程中，它仅仅是作为对象的象征作用而发生作用，对于对象世界只是起着指示、导向、隐喻的功能，其自身并不直接含对象世界的意义，从而造成了“意在言外”“言不尽意”。因此，要真正“得意”，就不可能像西医那样运用依靠严密逻辑分析和推理实现，而只能依靠“体会”“心悟”的方式来获取。“体会”是“用心”去体会的，往往要渗透着主体要素，也就是将思维主体的知识、经验、情感、意志等融为一体，所以，这种方法也常称为“心悟”法。它是学习和传授中医理论和经验的主要方法。所谓心悟，是指在学习和实践的基础上，个人对圣贤之言和经典论述，或某些问题念念不忘，殚心思虑，反复琢磨，终于心领神悟，获得独到见解的一种思维方式。它与佛教所说的“顿悟”“悟性”有所类同，在早期的中医著作中，常被描述为“慧然独悟”“昭然独明”，后期则多被称“心悟”“心法”“禅悟”等。清代名医程国彭在《医学心悟》一书中说：“心悟乎古人之言，能畅达古人言中之意；心契乎古人之心，能曲绘古人意中之言。”既然“书不尽言，言不尽意”，古籍医经就未必能畅达先人之意，所以古时中医读书治学十分强调“心悟”“心法”。比如脉学，明代名医谢肇淛认为“脉之候幽而难明，吾意所解，口莫能宣也”（《五杂俎》）；清代周学霆也认为“医理无穷，脉学难晓，会心人一旦豁然，全凭禅悟”（《三指禅》）。当代中医家裘沛然先生曾解释说：“医者意也，就是用意以求理，理有未当，则意有未惬，医理难穷，则意有加。”

心悟法在中医中的运用，还可以从中医汗牛充栋的医学著作及其书名上反映出来。由于中医经典著作中的概念多为意象性的概念，而意象性的概念具有多义性、变动性等不确定性的特点。于是，如何通过反复阅读前人经典著作，结合自己的临床经验来体会古人的“言外之意”，就成了中医的一种基本认识方法。以“心悟”和“心法”命名的医学著作层出不穷，便是明证。如刘完素的《伤寒标本心法类萃》、朱震亨的《丹溪心法》、薛己的《外科心法》、吴谦的《医宗金鉴·伤寒心法要诀》、程国彭的《医学心悟》、尤怡的《金匮要略心典》、万全的《片玉心书》和《痘诊心法》、高秉钧的《疡科心得集》、黄元御的《四圣心源》、窦材的《扁鹊心书》等，不一而足。

中医这种心悟的能力是建立在医者的两个基础之上，一个是医者的知识结构基础，另一个是其临床实践的经验基础。在知识结构上，医者必须“上知天文，下知地理，中知人事”，熟知《黄帝内经》《伤寒杂病论》《神农本草经》等名著，才能体悟到为医的真谛。名医孙思邈在其名著《备急千金要方·大医习业》中说：“凡欲为大医，必须谙《素问》《甲乙》《黄帝针经》《明堂流注》、十二经脉、三部九候、五脏六腑、表里孔穴、本草药对、张仲景、王叔和、阮河南、范东阳、张苗、靳邵等诸部经方。又须妙解阴阳禄命，诸家相法及灼龟五兆，周易六壬，并须精熟。如此乃得为大医。若不尔者，如无目夜游，动致颠殒。”中医毕竟是一门实用的学问，具备良好的知识结构，最终是为临证服务。只有把对经典著作的理解与临床经验结合起来，才能够“心悟”到人体生理和疾病的本质才能领悟到治疗疾病的方法。孙思邈在《备急千金要方·大医精诚》中也说：“医方卜筮，艺能之难精者也。既非神授，何以得其幽微？世有愚者，读方三年，便谓天下无病可治；及治病三年，乃知天下无方可用。故学者必须博及医源，精勤不倦。不得道听途说，而言医道已了。深自误哉！”

从现代思维方式来看，中医的这种“心悟”的方法从本质上看是一种直觉思维方法，即不受固定的逻辑规则约束而直接领悟事物本质的一种思维方法。中医这种直觉体悟的认识方式有其独特的优势，它能激发思维主体的想象，蕴藏着极大的创造力。它不需要琐碎的实验数据和指标，也不需要在此基础上的分析、推理，它保持了认识活动本身的整体性，在广阔的联系中认定疾病，能够揭示局部的、分割的方法很难揭示的人体奥秘，从某种意义上说，它能够发现一些西方最尖端的诊断技术还不能定义的疾病。但是其局限也是明显的，因为事物内部的本质属性和矛盾运动规律虽然能通过一定的外部现象联系而显示出来，但事物的外部表现并不总是或并不全部反映事物的本质属性和运动规律，况且直觉思维不是以严密逻辑为前提，又缺乏客观地分析验证，故而中医这种直觉体悟式的认识方法具有或然性、笼统模糊性、臆测性等不足，其结果还需要通过逻辑论证以及科学实验和临床实践的进一步检验。

（二）西医科学实验方法

中西医在方法论上的分道扬镳的历史性标志是中西医史上两位代表性人物张仲景和盖仑。公元2世纪，中国和西方几乎同时降生了两位医学巨人，即张机（字仲景，公元150～219年）和盖仑（公元129～200年）。他们在中西医的历史进程中如此重要，以致被分别尊为“医圣”和“医王”。他们不仅在具体的医学领域有着重大的成就，而且在方法论方面是中西医分道扬镳的历史性标志。盖仑科学方法更具有突出的特点就是注重实验。他不仅强调实验是通向科学和真理的唯一道路，而且亲自做过许多重要而巧妙的实验。如他在活体动物身上，通过不同水平切割骨髓，证明各种麻痹的机制；通过离体心脏实验，考察心搏肌的生理，确认心搏是独立于神经刺激之外的，这一实验被著名科学家萨顿作为古代最值得注意的两个实验之一。另外，他还用结扎动脉的简而直接的实验，肯定动脉含血，否定了前人动脉只含气的错误观点；在猪体上实验，表明喉管神经的切断可致失音；用动物解剖证明输尿管的位置，通过结扎输尿管提示尿液形成于肾脏，与膀胱无关。

以实验方法为分水岭，中西医沿着不同的道路前行。近代以来，实验方法不仅推进了医学对生命物质和运动认识的层次，而且由于实验方法的可重复性，对医学理论具有检验价值，不断地推动了西医理论的创新与发展。

贝尔纳认为实验方法“除了事实以外，不承认任何权威，并且不受个人权威的影响。”他确立了一个外在的、不受感情影响的标准来检验认识主体的观点、假说和理论，而在这以前，学者们只能陷入无端的思辨和争论之中。因此，“实验方法在科学上引起的革命就是：确定了一个科学的标准，来代替个人的权威。”事实上，并非中医才有各家学说，在实验方法建立以前，西医并不比中医少些争论，如生理学中关于心室中隔有无微孔的存在，胚胎学中预成论与渐成论、卵源论与精源论之争，细胞的来源之争，体液免疫与细胞免疫之争等，但归根结底，最终都是由实验方法解决了认识的分歧。对于中医而言，由于一直缺乏科学实验这一检验手段，各家学说只能永远并存。例如《难经》中提出“左为肾，右为命门”之说，明代张介宾认为这是“千古讹传之弊”，但他并没有用诸如对比解剖、结扎输尿管之类的简单实验来证伪这一“千古讹传之弊”，而只是用自己的“左肾主真阴，右肾主真阳，而命门则为阳气之根”的新假说来试图取代前者，结果，旧假说不仅没有消亡，而且相继在新旧假说之间又繁衍出包络命门说，肾间命门说、动气命门说等各家学说，他们各以自己对经典的心悟理解来驳斥别人，却谁也不曾用一个简单的实验来检验这一“圣物”的存在与否。

实验方法具有重复性，从而使科学认识具有更大的客观性。凡被实验方法发现的物质、现象和规律，在同样的条件下就应该能够被重复出来，这不仅是西方科学方法论的一条准则，也是接受与承认一种发现和理论的必要条件。事实上正是这样，科学史上的许多重要自然规律的发现常常是由几个人同时或相继重复做出来的，因而才获得世人的公认。例如孟德尔的遗传两条定律是在30多年后为德弗里斯、柯灵斯和丘歇马克分别以不同的遗传材料重新发现后，才真正确认了它的科学价值。而中医没有实验方法，也最反对重复，却对心悟法情有独钟。那么，近代中医为何没有走上实验科学的道路？

（三）近代中医未走实验科学之路的原因分析

早在1953年，著名科学家爱因斯坦给友人J.E.斯威策的一封信中对中国古代科学基础发表了著名的论断："西方科学的发展是以两个伟大的成就为基础，那就是：希腊哲学家发明形式逻辑体系（在欧几里得几何学中），以及通过系统的实验发现有可能找出因果关系（在文艺复兴时期）。在我看来，中国的贤哲没有走上这两步，那是用不着惊奇的。令人惊奇的倒是这些发现（在中国）全都做出来了。"显然，爱因斯坦把西方科学的发展归结为两大方法论基础，一个是古希腊的形式逻辑体系，另一个是近代的系统实验方法，并断言中国古代先哲们没有取得这两个伟大的方法论成就。

对于西医而言，实验科学方法是其在近现代飞速发展的重要原因。而中医像中国其他传统科学一样，始终没有走上实验科学之路。

C.贝尔纳第一次把从古到今的医学划分为"观察的科学"和"实验的科学"两大类或两个阶段。所谓"观察的科学就是以自然观察所搜集的事实进行推理的科学，而实验科学则是根据实验者自己创造或者决定的条件下得出的实验事实进行推理的科学"。因此，按照这种方法的差别，古代医学与近代、现代医学，传统中医与西医则是分别属于观察科学与实验科学这两个阶段的科学。

中医作为"观察的科学"，近代以来一直没有能够发展出严格意义上的实验方法，这是一个不争的事实。造成这一事实的原因是多方面的。

1. 中医的生命观是生成论，而西医的生命观是构成论 生成论和构成论的不同在于，前者主张变化是"产生"和"消灭"或者"转化"；而后者则主张变化是不变的要素之结合和分离。这两种观点在古代的东方和西方都产生过，但是在东方生成论发展成为主流，而在西方构成论发展成为主流。受原子论自然观的影响，西医的自然观和生命观是属于构造论的。构造性自然观有两重含义，第一是指必须从结构的角度把握自然现象，第二是指理论必须是逻辑构造性的。西医认为，人体是由最小的、不可分割的"基本微粒"构成。整体由部分组成，通过对部分的认识可以达到对整体的认识。用解剖的、实验的、分析的方法来寻找整体的部分组成及其组成方式，从实物粒子中寻找疾病的原因，就成为近代以来医学研究的主要手段。对人体各组织器官的结构与功能的精细的认识，细胞的发现，微生物学说的创立，包括人类基因图谱的绘制，都是实验方法在生命科学中的成功应用。中医的自然观和生命观是元气论，元气论是属于生成论而非构造论的自然观。中医认为，生命是由元气生成的，人的全部生命活动都可以归之为气化运动。气是一种连续性的、整体性的物质，没有明确的空间范围，"其大无外，其小无内"，人体是一个生生不息的"过程流"，是一个不可任意分割的整体。因此，对于气就不能用实验方法进行结构分析，而只能用"司外揣内"的方法，从整体功能上来把握人体，治疗疾病。西医近代以来之所以采用了实验方法进行研究，是由于实验方法与西医构造论生命观相契合；而中医缺乏构造论生命观，在元气论这种生成论生命观的基础上，中医不可能发展出实验方法。

2. 与中医理论的哲学性质有关 作为古代自然哲学的元气论、阴阳五行学说构成了中医理论体系的硬核。中医，无论是生理、病因、病机，还是药理、诊断与治疗学，都是用气的升降沉浮、阴阳的对立互根、五行的比类取象、生克乘侮来解释和说明。尽管元气论与阴阳和五行学说能描绘出一幅人体健康与疾病的总画面，具有很强的解释性，但其认识只能在宏观和整体层次上，用思辨代替了实验分析，阻碍了人们进一步深入研究人体和疾病的微观机制，自然也就把实验方法拒之于门外。

3. 由中医的实践主体所决定 中医的实践主体是医生，古代中医大致可分成两大类，一类是侧重于理论研究的医生，史称儒医；一类是侧重于临床实践的医生。儒医大多数以"治经的方式治医"，他们的治学模式基本上是对古典医籍的训释模式，即解释字、词、句、章、音、义，集各家之说，阐发个人见解。这些拥有尊经崇古思想的儒医，常把《黄帝内经》作为永远的起点和永恒的归宿，依靠他们是不可能改变传统的研究方式。而对于中医临床医生，他们直接参与医疗实践活动，可获取第一手临床资料。但他们往往忙于诊务，追求的目标是临床疗效的提高，对于医疗经验背后的具体原因和机制的研讨不是他们的主要任务。再加上古代学术上缺乏交流和协作，临床医生的知识多数局限于祖传或师承，同时知识结构上又存在着“重文轻理”的缺陷，这便阻碍了其医疗实践的实验性。

4. 与中国近代以来科学技术整体上落后相关 传统医学向实验医学转变必须借助先进的科学技术。然而近代以来，中国科学技术的落后，直接抑制了实验医学的出现。以免疫接种法为例。我国从宋代已经开始人痘接种法，到明代隆庆年间人痘法已推广至全国。公元 1721 年种痘法传到英国，不到 80 年的时间，爱德华·琴纳便于 1796 年借助生物学技术，完成了牛痘疫苗的提取，从而替代了具有 800 年历史的人痘接种法。人痘接种法未能在中国实现从经验医学向实验医学的转化，与我国当时科学技术，特别是生物技术落后有直接的关系。另外，中国明清时期，并没有诸如钟表、温度计、显微镜等实验医学必备的技术发明。由于没有钟表，中医对脉搏频率和强弱的观察只能以医生自身的呼吸频率作为参照系。没有温度计，中医的寒热始终只是一个不能脱离个体主观感受的临床概念……如此种种，势必影响着中医向实验科学迈进。

另外，医学实验与人体解剖是密切联系在一起的。中国封建礼教的束缚导致中医人体解剖的衰落，也是中医没有走上实验道路的重要文化根源。

由于受理论范式和历史条件的影响，中医未能发展实验方法，但从中医发展本身的要求来看，中医也无须发展实验方法。邱鸿钟先生在其《医学与人类文化》一书中曾提出：“中医也许既是未能，也是无须发展实验方法。”这也是很有见地的。

众所周知，中医主要是一个实用的临床医学体系。中医以临床疗效作为其临床与基础的核心。从临床上讲，疗效是中医医生的立业之本，同时，也是其观察病状、用药及疗效，不断总结并积累经验，进一步穷之于理，提高医疗水平的源泉；从基础方面讲，中医有以药测证，从药物与疗效的关系上逆推疾病的病理，并进一步分析疾病的病因与病机，同时临床疗效与中医生理学的建立密切相关，如脏腑学说，便是在古代的解剖知识及对人体生理、病理现象的观察的基础上，结合反复的医疗实践，从病理现象和治疗效应来分析和反证关于机体的生理功能而建立起来的。这种实用主义的价值观，导致了中医实用技术的发达，翻开中医药发展的历史，有许多非常实用的发明、发现，诸如麻沸散、五毒之药、消渴病人尿甜、全兔脑催生、提取秋石、体外转胎、缝合曲针、人痘接种、提取乌头碱、汞合金补牙等，发明、发现可谓大观，但是这些发明、发现无一不是出现在临床实用领域。无需用实验探明这些药物和治疗方法的具体机制，在临床上就可以取得显著的疗效。

中医认识强调功能表象，医疗强调功能调节的主流，使传统中医无须提出深入认识物质结构和弄清功能细节的任务，便能取得临床实效。中医将人体看成一个未打开的黑箱，无论是有关人体内脏生理、病理变化，还是给人施治服药后产生的反应，均可“司外揣内”“由表知里”“由此知彼”地进行推断，而无须打开这个黑箱，因为那已不再是中医眼中的认识对象了。对于中医来说，脏器的功能（气化）才是最重要的，因此，在认识上它满足于在体表可感知的范围内掌握各脏器的功能表象，而不追求认识脏器结构和功能的关系以及其功能实现的细节，因为那些远离临床。在治疗上，强调功能调节，消除阴阳失调，只要功能恢复了，无须过问其结构曾发生了什么变化。因此，结构观念在中医临床也是非常淡漠的。由此可见，中医没有病理解剖学—这种实验方法的产物是不奇怪的。

中医虽言“审证求因”，但是这个“因”从来就不必真的找出其实体来，这个“因”只是一种与“证”不能分开的推理上的假设的存在。换言之，古代中医从来就没有谁分离和看到过独立的“六淫”，而只看到过“六淫”在人体的表现（证），即只能从各种不同的可感知的证，推知在逻辑上应为这个“证”（后件）的“因”（前件）的存在。虽然，推理这种“因”的存在是合理的，但是否要把这种“因”的实体（病原体）真正找出或分离出来，这对于中医临床来说是无关紧要的。因为只要辨清了“证”，并用药消除了这个“证”，也就意味着“证”后面的那个“因”的祛除。在中医中，“因”只具有涉足理性的解释价值，而并不真正参与临床过程。与中医不同的是，西医 19～20 世纪实验工作的重点之一就是寻找各种疾病的病原体，分离和培养出各种致病菌，发现与证实了许多寄生虫。不可否认，现代西医临床的几乎所有的诊断和治疗都是围绕着如何确认病原和消除病原这个中心运转的。相比之下，症状和体征对于西医来说不是不重要，而是必须依附于病原的发现才能得到合理的解释。如果没有看到或分离出病原，诊断就是不确切的；如果没有得到病原消除或结构恢复的证据，治疗也必须被视为是不彻底的，而所有这一切的完成必须是建立在实验方法的基础之上。

对药物认识也是如此。西药是化学药物为主，而化学药物大多为合成性的，药物的性用是在严格科学实验基础上，通过对其分子结构、化学性质、作用机制等具体分析和实证的基础上获得的。而中药的性味是从临床实践中总结而来的，从服用药物后人体症状的改变而反推出的，即“以证测方”。至于某味药、某方是由哪些成分构成、其分子结构如何、化学性质怎样、在人体内部作用的具体机制等问题，中医是无须而无法关心，只要病人服药后能够控制、缓解、消除异常状况，其目的就已经达到了。

（范　恒）

第六节　整合医学与中西医结合

整合医学与中西医结合的发展，是现代医学发展的重要趋势之一。整合医学是一种综合运用多种医疗方法的医学模式，强调中西医结合、预防与治疗相结合、身心同治，旨在提高治疗效果和患者的生活质量。中西医结合是整合医学的重要组成部分，通过融合中医学和西医学的优势，提供更加全面和有效的医疗服务。以下将详细阐述整合医学与中西医结合的发展历程及其影响。

一、整合医学的概念

整合医学（integrative medicine）是一种强调多学科、多方法综合治疗的医学模式，关注病人的整体健康，强调身心同治。整合医学不仅仅局限于中西医结合，还包括心理治疗、营养疗法、物理治疗等多种方法。其宗旨是通过整合各种有效的医疗手段，达到预防和治疗疾病、促进健康的目的。

现代整合医学的理念源于 20 世纪 70 年代，随着医学模式从生物医学模式向生物-心理-社会医学模式的转变，整合医学逐渐受到重视。2009 年，美国卫生研究院成立了国家补充与整合健康中心（NCCIH），标志着整合医学在西方医学体系中的地位得到了进一步提升。

二、中西医结合的理论与实践

中西医结合的核心在于充分发挥中医学和西医学的优势，通过综合治疗，提高疗效。中医学强调整体观念，注重调理气血、调和脏腑；西医学则重视病因学、病理学和药理学，通过现代科学技术手段进行精准治疗。两者结合，可以在以下几个方面取得显著成效：

1. 疾病的综合治疗　例如在治疗慢性病如糖尿病、高血压等方面，中西医结合可以通过中药调理和西药控制，实现更好的治疗效果。现代研究表明，中药如黄芪、丹参等具有调节血糖、血压的作用，与西药联合使用，可以有效改善患者的症状和预后。

2. 癌症治疗　中西医结合在癌症治疗中也取得了显著成效。中药如人参、黄芪等具有免疫调节和抗肿瘤作用，可以减轻化疗和放疗的副作用，改善患者的生活质量。西医的手术、化疗和放疗则可以有效控制肿瘤的生长和转移。

3. 康复治疗　中医的针灸、推拿、拔罐等方法，在康复治疗中发挥了重要作用。例如，在中风康复治疗中，针灸可以促进神经功能的恢复，推拿可以改善肢体功能，与西医的康复训练结合，效果更加显著。

三、整合医学的实践与应用

整合医学的实践，不仅限于中西医结合，还包括心理治疗、营养疗法、物理治疗等多种方法。整合医学强调预防与治疗相结合，注重病人的整体健康。以下是整合医学的一些具体实践：

1. 身心同治　整合医学强调身心同治，关注病人的心理健康。例如，抑郁症的治疗不仅包括药物治疗，还包括心理治疗、音乐疗法、冥想等多种方法，以全面改善患者的心理状态。

2. 个体化治疗　整合医学强调个体化治疗，根据患者的具体情况，制定个性化的治疗方案。例如，在癌症治疗中，根据患者的具体病情和身体状况，综合运用手术、放疗、化疗、中药、营养疗法等多种方法，提高治疗效果。

3. 预防医学　整合医学重视预防医学，通过健康教育、营养指导、定期体检等方法，预防疾病的发生和发展。例如，通过合理的饮食、适当的运动和良好的生活习惯，可以预防糖尿病、心血管疾病等慢性病的发生。

四、中西医结合与整合医学的发展前景

中西医结合与整合医学的发展，代表了现代医学发展的重要趋势。随着医学模式的转变和科学技术的进步，中西医结合与整合医学将在以下几个方面取得更大的发展：

1. 多学科合作　中西医结合与整合医学的发展需要多学科的合作，包括中医学、西医学、心理学、营养学等多个领域的专家共同参与，开展跨学科研究和临床实践。

2. 现代科学技术的应用　现代科学技术的发展，为中西医结合与整合医学提供了新的工具和方法。例如，通过分子生物学、基因组学等技术，可以深入研究中药的作用机制，揭示其在调节气血、调和脏腑方面的科学依据。

3. 国际合作　中西医结合与整合医学的发展需要国际合作，促进中医学和西医学的相互学习和借鉴。例如，通过国际学术交流、联合科研项目等方式，推动中西医结合与整合医学的全球发展。

正如《素问·四气调神大论》所言："上医治未病，中医治欲病，下医治已病。"中西医结合与整合医学的发展，不仅关注疾病的治疗，更注重疾病的预防和整体健康的维护。通过综合运用中西医的优势，整合多种有效的医疗方法，可以更好地服务于人类的健康事业，为人类健康事业的发展作出更大的贡献。

（袁余懿　范　恒）

第四章 中医临床思维的指导思想与基本类型

第一节 中医临床思维的指导思想

一、整 体 观

所谓整体，即指事物的统一性和完整性。整体观念源于古代唯物论和辩证法思想，它对中医学生理、病理、诊法、辨证、治疗等各个方面知识体系的构成具有指导作用。中医学非常重视人体本身的统一性、完整性及其与自然界的相互关系。它认为人体是一个有机的整体，构成人体的各个组成部分之间，在结构上是不可分割的，在功能上是相互协调、相互为用的；在病理上是相互影响的。同时也认识到人体与自然环境、社会环境密切相关，人类在能动地适应自然和改造自然的斗争中，维持着机体的正常生命活动。这种内外环境的统一性和机体自身整体性的思想，就是中医学的整体观念。

（一）人体是一个有机的整体

人体是由若干脏器和组织所组成的有机整体。各个脏器或组织都有着各自不同的功能，这些不同的功能相互关联，不可分割，从而决定了机体的整体统一性。机体整体统一性的形成，是以五脏为中心，配以六腑，通过经络系统“内属于脏腑，外络于肢节”的联络作用，把五体、五官、九窍、四肢百骸等全身组织器官联结成一个有机的整体，并通过精、气、血、津液的作用，完成人体统一协调的功能活动来实现的。

在生理上，中医学在这一整体观念指导下，认为人体正常的生理活动既依靠各脏腑组织发挥自己的功能，又需要脏腑组织之间相辅相成的协同作用和相反相成的制约作用，才能维持其生理上的平衡。每个脏腑都有其各自不同的功能，但又是整体活动下的分工合作和有机配合，这就是人体局部与整体的统一。

在病理上，重视整体病理反应与局部病变的相关性。既重视局部病变与直接相关的脏腑、经络的关系，又不忽视病变的脏腑、经络对其他相关脏腑所产生的影响，这就是整体观在中医病机学中的具体反映。中医学认为人体某一局部的病理变化，往往与全身脏腑、气血、阴阳之盛衰有关。因而就决定了在诊治疾病时，可以通过五官、形体、色脉等外在的变化，来了解和判断其内脏的病变，从而做出正确的诊断和治疗。例如舌体通过经络可以直接或间接与五脏相通，故清代杨云峰《临症验舌法》一书说：“查诸脏腑图，脾、肝、肺、肾无不系根于心。核诸络，考手足阴阳，无脉不通于舌。则知经络脏腑之病，不独伤寒发热。有苔可验，即凡内外杂证，也无一不呈其形、着其色于舌。据舌以分虚实，而虚实不爽焉；据舌以分阴阳，而阴阳不谬焉；据舌以分脏腑，配主方，而脏腑不差，主方不误焉。”由于人体内在脏腑的虚实、气血的盛衰、津液的盈亏，以及疾病的轻重顺逆，都可以呈现于舌象，所以观察舌象的变化，就可以测知内脏的功能状态。

在治疗上，正因为人体是一个有机的整体，所以治疗局部病变，可以从整体出发，确立治疗原则和方法，以获取疗效。如心开窍于舌，心与小肠相表里，所以可用清心热泻小肠火的方法治疗口舌糜烂。再如“以右治左，以左治右”（《素问·阴阳应象大论》），“病在上者，下取之；病在下者，高取之”（《灵枢·终始》）等，都是在整体观念指导下确定的治疗原则。

综上所述，中医学在阐述人体的生理功能、病理变化，以及疾病的诊断和治疗时，都贯穿着“人体是一个有机的整体”这一“五脏一体”的基本学术观点。由此，中医学在对人体生理病理的研究中，将人体所有的器官形体组织及相关功能，以五脏为中心划分为五大功能活动系统，强调人体内部器官是一个相互关联具有统一调节机制的有机整体。

（二）人与自然界的统一性

自然界存在着人类赖以生存的必要条件，它的变化可以直接或间接地影响人体，人体就会产生相应反应。故《灵枢·邪客》说：“此人与天地相应者也。”《灵枢·岁露》亦说：“人与天地相参也，与日月相应也。”所谓“相应”“相参”，即指人体与自然界变化相互适应，并形成一定的周期规律。一般来说属于生理范围内的，即生理上的适应性调节，超越了生理范围的，即病理性反应。

1. 生理上的适应性 季节、气候对人体生理的影响：在一年四时气候的变化中，春属木，其气温；夏属火，其气热；长夏（农历六月）属土，其气湿；秋属金，其气燥；冬属水，其气寒。春温、夏热、长夏湿、秋燥、冬寒，是一年之中气候变化的一般规律。人体的生理功能在这种气候变化的影响下，则有春生、夏长、长夏化、秋收、冬藏等相应的适应性变化。如《灵枢·五癃津液别》说：“天暑衣厚则腠理开，故汗出……天寒则腠理闭，气湿不行，水下留于膀胱，则为溺与气。”说明春夏季节，阳气发泄，气血容易趋向于体表，表现为皮肤松弛，疏泄多汗，机体通过出汗散热调节了自身的阴阳平衡。秋冬季节，阳气收敛，气血趋向于里，表现为皮肤致密，少汗多尿，既保证了人体水液代谢排出的正常，又使人体阳气不过分地向外耗散。人体在一年四季之中，随着自然界季节气候的变化，其阴阳气血亦进行着相应的生理性调节。再如，人体的脉象随着气候的变化，也同样有着四时适应性变化。如李时珍《濒湖脉学·四言举要》中说：“春弦夏洪，秋毛冬石，四季和缓，是谓平脉。”这是说春夏脉象多见浮大，秋冬脉象多见沉小，此种脉象的形成是四时气候更替影响下，通过气血所引起的适应性调节反映。这反映了人体气血的循环运行，与季节气候变化的寒热阴晴有关。故《素问·八正神明论》指出：“天温日明，则人血淖液而卫气浮，故血易泻，气易行；天寒日阴，则人血凝泣而卫气沉。”即说，气候温和，日光明亮，则人体的血液濡润流畅而卫气充盛外浮；如果气候寒冷，日光阴晦，则人体的血液就会滞涩不畅而卫气沉伏。

昼夜晨昏对人体生理的影响：中医学认为，人体的阴阳气血在每日的昼夜晨昏变化中，也有相应的调节规律。如《灵枢·顺气一日分为四时》说：“以一日分为四时，朝则为春，日中为夏，日入为秋，夜半为冬。”《素问·生气通天论》说：“故阳气者，一日而主外，平旦人气生，日中而阳气隆，日西而阳气已虚，气门乃闭。”早晨阳气初生，中午阳气隆盛，因而人体的阳气白天运行于外，趋向于表，推动着人体的组织器官进行各种功能活动。至夜晚阳气内敛，便于人体休息，恢复精力，故中医学认为“阳入于阴则寐”。昼夜的寒温变化，在幅度上没有四时季节那样明显，但昼夜阴阳的自然变化对人体生理活动的影响越来越受到医学界的关注。

地区方域对人体生理的影响：人类的生存环境有地区气候、地理环境和生活习惯等的差异，这也会直接影响人体生理功能。如我国江南多湿热，人体腠理多疏松；北方多燥寒，人体腠理多致密。有一部分人在易地居住，自然生活环境突然改变，初期多有不适，俗称“水土不服”，经过一定时间才能逐渐适应。

2. 病理上的相关性 自然环境除能直接影响人体生理之外，与人体疾病的发生也常常相互关联。比如，四时气候的变化，是生物生、长、化、收、藏的重要条件之一，人类在漫长的进化过程中，已经形成了一种适应性调节规律，一旦气候剧变，环境过于恶劣，超过了人体正常调节功能的限度，或者机体的调节功能失常，不能对反常的自然变化做出适应性调节时，就会发生疾病。

首先，在四时的气候变化中，每一个季节都有它不同的特点，因此，除发生一般性的疾病外，常常可以发生某些季节性的多发病，或时令性的流行病。如《素问·金匮真言论》说："春善病鼽衄，仲夏善病胸胁，长夏善病洞泄寒中，秋善病风疟，冬善病痹厥。"这是说春天多发鼻塞或鼻出血之病；夏天多发胸胁之病；长夏多发里寒泄泻之病；秋天多发风疟之病；冬天多发痹病，多见四肢寒冷痹痛。这指出了季节不同，其发病也常不同这一特点。此外，某些慢性疾病，往往亦在气候剧变或季节交换之时发作或加重，如痹病（包括风湿性或类风湿关节炎等）、哮喘等，即如此。

其次，昼夜晨昏的阴阳变化，对于疾病的发生发展亦有一定的影响。一般疾病，大多是白天病情较轻，夜晚较重，故《灵枢·顺气一日分为四时》说："夫百病者，多以旦慧昼安，夕加夜甚。""朝则人气始生，病气衰，故旦慧；日中人气长，长则胜邪，故安；夕则人气始衰，邪气始生，故加；夜半人气入脏，邪气独居于身，故甚也。"所谓"人气"，即指阳气而言。正因为早晨、中午、黄昏、夜半人体的阳气存在着生、长、收、藏的周期规律，因而其病情亦随之有"旦慧昼安，夕加夜甚"的变化。

此外，某些与地理环境相关的地方性疾病，更是明证。如《素问·异法方宜论》说："南方者，天地所长养，阳之所盛处也，其地下，水土弱，雾露之所聚也。其民嗜酸而食胕（当'腐'字解），故其民皆致理而赤色，其病挛痹。"即说南方地区，具有类似于自然界长养万物的夏季气候，是阳热旺盛之地。地势低洼，水土卑湿而柔弱，雾露多。该地区之人，喜食酸类及腐制食品，其人皮肤腠理致密而稍赤，经常发生拘挛湿痹等病证。其他如东方、西方、中央及北方地区的气候差异及生活习惯等，与地方性疾病也有密切关系。

人与自然界存在着统一的整体关系，人体的生理病理受到自然界的制约和影响，所以对待疾病要因时、因地、因人制宜，就成为中医治疗学上的重要原则。中医学在辨证论治过程中，就十分注意把握人体外在环境与内在环境的整体有机联系，从而进行有效的治疗。《素问·五常政大论》就强调"必先岁气，无伐天和"，《素问·异法方宜论》说："医之治病也，一病而治各不同，皆愈，何也……地势使然也。"就是人与自然界统一性在治疗上的体现。

3. 人与社会环境的和谐与统一 人类是社会劳动的产物，除了有确切的自然属性之外，还因存在精神意识思维活动，创造了人类文化和文明而具有社会属性。中医学在一开始就注意到人的社会属性，重视精神意识思维活动与脏腑形体的联系，提出了"形神一体观"，并将其列入自身的医学理论体系之中，成为中医系统整体思想的重要组成部分。

形神一体观，或说形神统一观，是中医学认识人与社会和谐统一规律的理论基础。形与神俱，不可分离，形即形体。神，广义是指人体生命活动外在表现的总称，包括生理性或病理性人体表现于外的生命征象；狭义是指精神意识思维活动。中医学认为有形体才有生命，有生命才能产生精神活动和具有生理功能。形体是本，神是生命活动及功用。形乃神之宅，神乃形之主。这种"形与神"两者相互依附而不可分割的关系，称之为"形与神俱"。无形则神无以附，无神则形不可活，两者相辅相成，不可分离，形神统一是生命存在的主要保证。形神相依，互为影响，说明人类精神意识的形成和变化，既不能脱离社会的物质生活和精神生活，也不能脱离形体，是互为影响的一个整体。

中医学在长期的医疗实践中，认识到社会活动对人精神意识的作用；人的精神意识对机体健康的反作用，精神活动和生理活动互相联系互为影响。如《素问·天元纪大论》说："人有五藏化五气，以生喜怒思忧恐。"《素问·阴阳应象大论》说"怒伤肝""喜伤心""思伤脾""忧伤肺""恐伤肾"。《素问·疏五过论》说："凡欲诊病者，必问饮食居处，暴乐暴苦，始乐后苦，皆伤精气，精气竭绝，形体毁沮。""诊有三常，必问贵贱，封君败伤，及欲侯王。故贵脱势，虽不中邪，精神内伤，身必败亡。"中医学中丰富的记载，强调了形与神俱、形神相依、形神互为影响，这是促进人与社会环境和谐统一，保证机体健康的基础。

二、动 态 观

恒动，就是不停地运动、变化和发展。中国古代哲学认为：自然界是一个系统联系、协调完整的统一整体，世界是运动着的世界，一切物质，包括整个自然界，都处于永恒的无休止的运动中，“动而不息”是自然界的根本规律。《素问·六微旨大论》说：“夫物之生从于化，物之极由乎变，变化之相薄，成败之所由也。”说明了一切事物的发生、发展、变化，乃至衰亡，都根基于运动，是在运动过程中进行的。自然界的各种现象，包括生命活动、健康、疾病等都是物质运动的表现形式。因此，运动是绝对的、永恒的。摒弃一成不变、静止、僵化的观点，这就是中医动态观。动态观的主要内容有：

（一）生理上的动态观

人体脏腑器官的生理功能活动，处于永恒无休止的运动中。如生命活动的生、长、壮、老、已过程，充分体现了“动”。欲维持健康，就要经常锻炼身体，即“生命在于运动”。又如人体对饮食的吸收，津液的环流代谢，气血的循环灌注，物质与功能的相互转化等，都是在机体内部以及机体与外界环境之间阴阳运动之中实现的，这就是生理上的动态观。

（二）病理上的动态观

中医学以“动”的观念，从病因作用于机体，到疾病的发生、发展、转归，对整个疾病的全过程进行动态观察，发现疾病的病理也处于不停地发展变化之中。如外感表寒证未及时治疗，则可入里化热，转成里热证；实证日久可转为虚证；旧病未愈又添新疾，新病又往往引动旧病等。另外，疾病的病理变化多表现为一定阶段性，发病初、中、末期都有一般规律和特点。例如风温，初期在肺卫，中期在气分，末期多致肺胃阴伤。又如气血瘀滞、痰饮停滞、糟粕蓄积等，都是发病机体脏腑气化运动失常的结果，这就是病理上的动态观。

（三）疾病防治的动态观

疾病过程是一个不断运动变化的过程。一切病理变化，都是阴阳矛盾运动失去平衡协调，阴阳偏盛偏衰的结果。治病必求其本，治疗应以扶正祛邪、调整阴阳的动态平衡为基本原则；体现了运用对立统一的运动观点指导临床治疗的特点。中医学主张未病先防，既病防变的思想，就是运用运动的观点去处理健康和疾病的矛盾，以调节人体的阴阳偏盛偏衰而使之处于生理活动的动态平衡。因此，不断地把握患者出现的新情况、新变化、细心分析，随时调整治法及方药，才不致贻误病情。所以，中医学养生及防治疾病的基本思想，均体现了动静互涵的恒动观念。

三、形 神 观

“形神”概念既是重要的哲学范畴，也是中医学生命观中的基本范畴。“形”“神”作为哲学范畴一般指形体与精神。人的生命，有物质之体与精神之用，形与神相即相须，不可分离。中医学所指的“形”即形体，泛指脏腑经络、四肢百骸、五官五体、九窍腧穴，也包括精、气、血、津、液等。“神”有广义和狭义之分：广义的神，一是指自然界神秘难测的运动变化；一是指整体生命活动的一切外在表现，其中包括人体生长壮老已、脏腑气血不以人意志为转移的客观运动变化现象。狭义的神，一是指主宰人体生命活动、产生思维功能的灵明神气——指一种最精微的气，其中主宰思维、行使主观意愿、统率五脏六腑的“神”藏于心中，而其他主管潜意识、本能知觉等意识活动的“魂”“魄”等分藏于五脏中；一是指灵明神气所具有的意识、思维、情志心理活动。中医学中的形神思想，来源于哲学，同时又具有医学实践的认识，因而形成了极具特色的中医哲学“形神观”。

“形”与“神”的关系主要表现为三个方面：一是形体精、气与灵明神气的关系；二是形体与意识的关系；三是脏腑、经络、皮脉肉筋骨、气血津液等形体组织与生命外在现象之间的关系。中医哲学形神观对指导医家的诊疗实践起到了重要作用。

形神相合思想在其形成和发展过程中深深影响了中医学。《黄帝内经》从医学的角度具体论述了这一“形神合一”的观点，《灵枢·天年》指出：“血气已和，荣卫已通，五脏已成，神气舍心，魂魄毕具，乃成为人。”《素问·上古天真论》说：“故能形与神俱，而尽终其天年，度百岁乃去。”肯定了“神气舍心”才有人的生命，“形与神俱”才能长寿。这种形神相关、形神相合的论述是中医学形神理论的精髓所在，具体表现为：形为神之舍，神为形之主，形神两相依。

（一）形为神之舍

形为神之舍，即说生命形体是神产生与依存的载体，形生则神生，形存则神存，形亡则神亡。中医认为人的灵明神气是依附于形体而存在的，灵明神气只有藏于心中（或分藏五脏中，总归心神统领）、舍于形体才有思维意识的作用；没有形体就不存在精神作用，所以人气化停息、形体死亡后，灵明神气也就消散、思维意识也就不存在了，所谓：“五脏皆虚，神气皆去，形骸独居而终矣。”（《灵枢·天年》）。

1. 形生则神生　中医学生命观认为，生命形成于“精”，《灵枢·决气》说：“两神相抟，合而成形，常先身生，是谓精。”这里的神指父母的精气，精指人先天之精。《灵枢·本神》说：“故生之来谓之精，两精相搏谓之神。”张介宾《类经·藏象类》注说：“两精者，阴阳之精也……故人之生也，必合阴阳之气，媾父母之精，两精相搏，形神乃成。”精化为气，气聚成形，《素问·阴阳应象大论》曰：“形归气，气归精，精归化。”形聚气充而后神生。《素问·生气通天论》说：“阳气者，精则养神，柔则养筋。”《素问·六节藏象论》说：“天食人以五气，地食人以五味。五气入鼻，藏于心肺，上使五色修明，音声能彰。五味入口，藏于肠胃，味有所藏，以养五气，气和而生，津液相成，神乃自生。”精为形之基，形为神之基，精气充则形健而神足，精气亏则形弱而神衰，精气竭则形败而神灭。故后世医家常“精神”合称，足见形神之间的密切关系。

精气血津液等物质是神气滋生、产生思维的重要物质基础。人的神气充沛、精神健旺、神志清晰、感知灵敏、记忆良好、思维敏捷等，都有赖于气血充盈和调，故《灵枢·平人绝谷》说：“五脏安定，血脉和利，精神乃居。故神者，水谷之精气也。”《灵枢·营卫生会》说：“血者，神气也。”

中医理论认为，气机的升降出入畅通不滞、平衡协调是精神情志活动健康和谐的前提条件。脾胃位居中焦，为人一身气机升降的总枢纽，脾主升清，濡养五脏，益精养神，胃主降浊，推陈致新，安和五脏。脾胃通过升清降浊，影响五脏气机而调节神志。清·李用粹《证治汇补》曰：“五脏之精，悉运于脾，脾旺则心肾相交，凡土虚脾病而心肾不交，阴阳不归，可见惊悸，不得卧，卧不得宁。”由此可见，没有脾胃“形”的化育调节，“神”是不会存在、难以正常发挥作用的。

2. 形存则神存　中医学在对人体生命的认识上，把人的思维、感觉、知觉等精神心理活动归附于心，意志、情感归附于人体五脏，五脏六腑又总归心来统主，对心与神的关系尤其重视。

《黄帝内经》提出“心主神明”的观点，这与先秦哲学中心为神之主、神之居的认识是分不开的。《管子·心术》“心也者，智之舍也”、《孟子·告子上》“心之官则思”等论述皆以心为藏神之主要器官，是神的依存所在。与此相应，《素问·灵兰秘典论》指出：“心者君主之官，神明出焉。”《素问·六节藏象论》说：“心者，生之本，神之变也。”《灵枢·天年》说：“神气舍心。”此类论述颇多。明·张介宾《类经·藏象类》注说：“人身之神，惟心所主，故本经曰：心藏神。又曰：心者君主之官，神明出焉，此即吾身之元神也。外如魂魄志意五神五志之类，孰匪元神所化而统乎一心？”强调了“心主神明”的观点。

《灵枢·本藏》云：“五脏者，所以藏精神血气魂魄者也。”人体五脏为“神”所居之宅，为营养“神”，使“神”发挥正常的生理功用的物质基础，也就是说神依存于形，居藏在五脏之中。精神情志活动取决于五脏中所藏之神，《素问・宣明五气论》说：“心藏神，肺藏魄，肝藏魂，脾藏意，肾藏志。”神、魂、魄、意、志分别为五脏神之名，各居相应内脏之中，因此五脏又可称为“神之宅”。同时，《黄帝内经》认为五脏之中的心为藏神的主要脏器，因为心为君主之官，统领五脏，心神则统领魂、魄、意、志，《灵枢・邪客》说：“心者，五脏六腑之大主也，精神之所舍也。……心伤则神去，神去则死矣。”清・喻昌《医门法律・先哲格言》则更为明白地指出：“心为五脏六腑之大主，而总统魂魄，兼赅意志。”在五脏之中彰显了心的重要性，指出人体的神统由心神整体平衡协调。

值得注意的是，中医学探讨的“心”，在《黄帝内经》中多指藏象学意义上的心，即包含了后世所论“元神之府”脑的功能。《黄帝内经》中脑作为“奇恒之腑”并没有明确其主思维的功能，只作为藏精髓之腑予以论述，《灵枢・经脉》说：“人始生，先成精，精成而脑髓生。”“精”与“神”关系极为密切，《素问・脉要精微论》说：“头者，精明之府，头倾视深，精神将夺矣。”脑藏精髓，髓减头倾，则神气受损，神明失常，“脑”与“神”的关系主要在于精旺则神旺，精衰则神衰。后世依据形存则神存、髓满则神健的形神观阐发了脑藏神的理论，如张仲景《金匮玉函经・卷一・证治总则》说：“头者，身之元首，人神所注。”

到了明清时代，有一些著名医家则明确提出了脑主神、脑藏神的观点，进一步丰富了中医的形神理论。明・李时珍在其《本草纲目・卷三四・辛夷》中提出了“脑为元神之府”的观点。明清之际汪昂在《本草备要・卷三・辛夷》中说：“事乡金正希先生尝语余曰：人之记性，皆在脑中。小儿善忘者，脑未满也；老人健忘者，脑渐空也。凡人外见一物，必一形留于脑中。”清・程文囿《医述》引《会心录》说：“盖脑为神藏，谓之泥丸宫，而精髓藏焉。……脑脏病，则神志失守。”清・王清任在亲眼观察人体实体脏腑后，提出“灵机记性不在心而在脑”的论点，指出：“两耳通脑，所听之声归于脑；两目系如线长于脑，所见之物归脑；鼻通于脑，所闻香臭归脑；小儿周岁脑渐生，舌能言一二字。”（《医林改错》）。他还以癫痫患者的“活人死脑袋”“小儿久病后元气虚抽风”“大人暴得气厥”等病人“毫无知识”的征象，论证思维意识活动出于脑的观点。

3. 形亡则神亡　中医学形神观认为神对形体有依附性，《素问・上古天真论》说：“形体不敝，精神不散。”神无形无象，精微灵明，它不能离开形体而独立存在，只有依附于形体才能产生正常的思维功能。

神的产生源自父精母血，主要藏于心，而分居于五脏，依存于气血。随着生命形体的生长衰老，肾精将经历由盛至衰终至竭绝的过程，生命形体的脏腑机能、气血津液亦同于此。与此相应，灵明神气得不到精与气血的滋养将伴随脏腑的衰退而逐渐败亡、消散，精神意识活动、生命活力亦由此而衰退乃至消失。有关形谢神亡的过程，《灵枢・天年》有明确的解说：“六十岁，心气始衰，苦忧悲，血气懈惰，……八十岁，肺气衰，魄离，故言善误。……百岁，五脏皆虚，神气皆去，形骸独居而终矣。”五脏衰虚，神气散去，形骸独居，神机化灭，形神双亡。

形为神舍的学说给中医治疗神志病、怡神养性提供了理论指导。水谷化生精气血津液。精气血津液运行、互化营养脏腑，并为滋养“神”的物质基础。故欲治神养神者，必明形为神舍之理，调精、调气、调血而后才能五脏安和，血脉通利，神气乃居；养精、养气、养血而后才能五脏充实，神气旺盛。故《素问・八正神明论》说：“故养神者，必知形之肥瘦，营卫血气之盛衰。”张介宾《类经・藏象类》注云：“故形之肥瘦，营卫气血之盛衰，皆人之神气之所赖也。故欲养神者，不可不谨养其形。”

（二）神为形之主

中医学形神理论在认为形为神之舍、形的存在决定了神的存在的同时，也充分重视神对形的主宰性、统率性作用。在脏腑理论、养生治疗的认识上，中医学突出强调了神的重要性。张介宾《类经》注说“无神则形不可活”“神去离形谓之死”等，都是强调神对形的重要的主宰作用。因为人体生命活动的展开、五脏六腑的协调运作，都必须在神的主导下才能进行。

1. 主明则下安 从脏腑理论的角度而言，“神为形之主”主要表现为心神对人体脏腑经络等组织功能的统摄、主宰作用。《素问·灵兰秘典论》说：“心者，君主之官也，神明出焉。……主明则下安。”人体是由脏腑百骸等组成、气血津液循行其间的生命整体，各脏腑之间的活动虽各司其职，错综制约，但都是在心神的统合下协调有序地进行的。神对生命形体的活动、气血津液的运行、脏腑功能的协调有主宰作用，因而神的主宰是生命活动的前提。

一般来说，神藏于心，宜内守平和，不宜妄动躁扰。凡是有节制的、积极的精神情绪，均能促使脏腑安和，气血运行，营卫通利，保证生命形体的正常生理活动，如《素问·举痛论》说：“喜则气和志达，荣卫通利。”精神舒畅，情绪安和，意识清晰有助于正气的长养，抵御外邪的侵害，如《素问·上古天真论》所说：“恬淡虚无，真气从之；精神内守，病安从来？”因此，形体脏腑的正常活动均依赖于神的安和，而正常思维、情感的产生，更依赖于心神的主宰。

2. 主不明则十二官危 《素问·灵兰秘典论》又说：“主不明则十二官危，使道闭塞而不通，形乃大伤。”如果心神的主宰作用不能正常发挥，导致神的作用太过或不及，则不仅影响神明本身，而且伤及脏腑气血，造成形体衰虚的后果。神妄动则病，甚则神去而亡。《素问遗篇·本病论》说：“人犯五神易位，即神光不圆也，非但尸鬼，即一切邪犯者，皆是神失守位故也。此谓得守者生，失守者死；得神者昌，失神者亡。”神失内守，可因内伤情志等诸多因素所致，如“喜乐者，神惮散而不藏”“恐惧者，神荡惮而不收”（《灵枢·本神》）。

临床上神失内守可导致脏腑形体的改变，例如：或出现《灵枢·口问》所说的“悲哀愁忧则心动，心动则五脏六腑皆摇”的改变；或出现五志过极中的“怒伤肝”“喜伤心”“悲伤肺”“思伤脾”“恐伤肾”等直接伤损五脏的改变；或出现《素问·生气通天论》提到的“大怒则形气绝，而血菀于上，使人薄厥”，《素问·举痛论》提到的“恐惧不解则伤精，精伤则骨酸痿厥，精时自下”等病变。《黄帝内经》提示：情志异常、神失内守，会影响气机升降、营血运行、肾精秘藏，最终会出现“形乃大伤”，甚至“形敝血尽，而功不立”的“神不使”（《素问·汤液醪醴论》）的结局，终致治疗无功，形衰神亡。故明·周慎斋《慎斋遗书》说：“人之死生本乎神。”

以上种种神伤及形的病理表现从临床的角度为“神为形之主”提供了有力的事实论据，故张介宾《类经·藏象类》注说：“虽神自精气而生，然所以统驭精气而为运用之主者，则又在吾心之神。”可知神对脏腑功能活动乃至整个生命活动的不可或缺的主宰作用。

（三）形与神俱

形与神俱，语出《素问·上古天真论》：“故能形与神俱，而尽终其天年。”人体形与神的整体统一，一方面表现为形为神之舍，形体气血滋养灵明神气；一方面表现为神为形之主，灵明神气主宰形体，统率脏腑功能活动。形与神二者相即相合，依凭统一，即所谓形神相即、形神合一。形与神俱是人生命活动的基本特征，也是保身长全的重要前提；是中医藏象学的基础理论，也是中医哲学生命观形神范畴的重要内涵。

1. 生理 形与神俱在生理上，主要表现为生命是形神合一的整体，脏腑气血的运转，四肢百骸的运动与相应的精神活动（意识、思维、情感等）有机统一。在理解有形之体与无形之神相即合一的关系时，必须理解“神机”“气立”的概念。所谓“神机”“气立”，是指人体的气化作用。形神之间的协调相合关系是通过气的周流运动、升降出入而完成的，可以说“气”是形滋神生、神率形体的中介。《素问·六微旨大论》说：“出入废，则神机化灭；升降息，则气立孤危。……是以升降出入，无器不有。故器者生化之宇，器散则分之，生化息矣。”器，指有形之体，而生化则是生命之神的作用，生命之神的生化作用离不开有形之体，有形之体的气机升降出入必须靠生命之神进行平衡协调。“神机”“气立”是贯穿形神生化运动的枢纽。后世医家如刘完素《素问病机气宜保命集》说：“形以气充，气耗形病，神依气住，气纳神存。”也是对形神关系中气机重要作用的说明。因此，如果形、神之间没有气的周流运行升降出入，没有“神机”“气立”的斡旋作用，则必将形坏神去，生命终止，如《素问·六微旨大论》说：“出入废则神机化灭，升降息则气立孤危。”

2. 病理　形与神俱在病理上，主要表现为神病可致形病、形病亦可致神病。一方面，神病可致形病。《灵枢·本神》说：“心怵惕思虑则伤神，神伤则恐惧自失，破䐃脱肉，毛悴色夭，死于冬。脾，愁忧而不解则伤意，意伤则悗乱，四肢不举，毛悴色夭，死于春。肝悲哀动中则伤魂，魂伤则狂妄不精，不精则不正，当人阴缩而挛筋，两胁骨不举，毛悴色夭，死于秋。”此外，还有“肺喜乐无极则伤魄”“肾盛怒而不止则伤志”的表现，都表明神伤则形亦伤的临床病变。同时，《内经》还记载了许多情志因素所导致的病证，如大厥、薄厥、噎膈、崩漏、痿证等，多是由伤神而致伤形的病证。另一方面，形病可致神病。《素问·宣明五气》说：“精气并于心则喜，并于肺则悲，并于肝则忧，并于脾则畏，并于肾则恐。”《素问·脏气法时论》说：“肝病者，两胁下痛引少腹，令人善怒……善恐，如人将捕之。”《伤寒论·辨阳明病脉证并治》说：“阳明病，谵语……胃中必有燥屎五六枚也。”等等，都阐述了由脏腑之形病导致神志病变的临床现象。中医形神理论提示我们：在病理上，神的病变是有物质基础的，可由于精血津液不足而致神失所养，产生病变，气机失调导致神志错乱、情绪异常；神的失常也影响形的改变，神的太过与不及均可引起不同程度脏腑气血的病变。

3. 治疗　形神相依在治疗上，治形与疗神两个方面往往密不可分，有“疗神以治形”或“治形以疗神”不同方法的侧重。①疗神以治形：如果把“神”理解为生命活力的“神机”，那么，疗“神”重于治形，因为所有针对治形的方法都仅仅是手段而已，一切治疗能否发挥作用、疗效取得大小的根本取决于患者“神机”的内应与否。《黄帝内经》中有“神不使”则“病不可愈也”（《素问·汤液醪醴论》）的论述，强调要充分体察患者的“神机”，要做到依据病人“神机”的盛衰而随证施治。如果把“神”理解为精神情志，“疗神以治形”主要表现为从致病的情志原因出发，根据脏腑情志五行所属、相克乘侮规律，给予患者“五脏情志相胜”的中医心理治疗（参见本教材第八章第三节“五行”）。此外，《黄帝内经》还提到上古“移精变气”“祝说病由”等疗法，都是通过调摄精神而达愈形体疾患的目的。②治形以疗神：主要表现为方药、针灸的治疗。《神农本草经》中如朱砂、人参、茯苓、龙骨等许多药物有或养精血或调形气以治愈精神疾病的作用；《伤寒论》《金匮要略》中十枣汤、桃核承气汤、大承气汤、大枣泻肺汤、酸枣仁汤等方剂有针对或气血或瘀浊或燥湿等，调治形体以安神愈病的作用。

4. 养生　形与神俱在养生上，表现为注重“神明形安”与“形健神清”结合调养。无论是未病先防、已病调养，还是病后康复，中医学历来重视形与神的结合调养。《素问·宝命全形论》说：“一曰治神，二曰知养身……”《素问遗篇·刺法论》亦说：“道贵常存，补神固根，精气不散，神守不分。……人神不守，非达至真。”这一观点与《庄子·刻意》所说的“纯素之道，惟神是守，守而勿失，与神为一”源出一脉，反映了中医学在形与神结合调养中，首要重视养神以安形。因为“神”的机能状态，是养生的主导、成败的关键。中医养生历来注重先要“神明”才能“形安”，从《黄帝内经》起，中医学就推崇恬淡虚无的精神境界，追求平和安详的情绪状态，最终达到“形与神俱，而尽终其天年”的养生目的。同时，中医养生还注重健形以安神的侧重养形方法，例如：导引、吐纳等气功养生，药膳、粥疗等食饵养生，“节阴阳而调柔刚”的房中养生，“顺四时而适寒暑”的四时消息养生，以及“食饮有节、起居有常”的作息有度养生，“形劳不倦”“不妄作劳”的劳动锻炼养生等。形体健康、气血畅通、脏腑坚固就会形健神清，收到形神合一、延年益寿的养生效果。

四、中　和　观

中和观，指在观察分析和研究处理问题时，注重事物发展过程中各种矛盾关系的和谐、协调、平衡状态，不偏执、不过激的思维方法。中和观发端于《周易》，中和一词，最早见于《礼记·中庸》。《中庸》说："中也者，天下之大本也；和也者，天下之达道也。致中和，天地位焉，万物育焉。"在中国哲学中，"中"即中正、不偏不倚，是说明宇宙间阴阳平衡统一的根本规律以及做人的最高道德准则的重要哲学范畴；"和"即和谐、和洽，是说明天、地、人和谐的最佳状态以及人类所共同向往的社会理想境界的哲学范畴。"和"与"中"的概念虽略有差别，但有密切联系，常常互为因果、并举并用。与"中和"相关的概念有中庸、中行、中道、时中、和调、和洽、平衡、平和等，都表达了中和的思维方式。

中和观的基本特征是注重事物的均衡性、和谐性，行为的适度性、平正性。平衡和不平衡是事物发展过程中的两种状态，所谓平衡就是指事物或现象不偏邪、不越位、不杂乱、不孤立，无过无不及，处在均势、适度、协调、统一的状态，也就是处于中和的状态；反之就是不平衡，就是背离中和状态。《黄帝内经》所说的"阴平阳秘，精神乃治"（《素问·生气通天论》），指的就是健康人体的一种平衡状态。

（一）阴阳五行的动态平衡

1. 阴阳动态平衡 中医阴阳学说讲求阴与阳之间的平和、协调、互动的关系，认为人形神一气，不离阴阳，在正常情况下，人体阴阳动态的相对平衡意味着健康。《素问·调经论》说："阴阳匀平，以充其形，九候若一，命曰平人。"阴阳平衡的人气血充沛，形神相保，三部九候的脉象谐和统一，称为"平人"，即健康无病者。《灵枢·终始》说："平人者不病，不病者，脉口、人迎应四时也。上下相应，而俱往来也，六经之脉不结动也。本末之寒温之相守司也，形肉血气必相称也，是谓平人。"平人脉道运行上下通畅条达，脏腑四肢功能协调，形肉气血匀称相适，整体生命气机与天地四时阴阳变化同步协调。这就是健康人机体阴阳平衡的标志。《景岳全书·传忠录·阴阳》说："天地阴阳之道，本贵和平，则气令调而万物生。此造化生成之理也。"中医学称"阴阳均平"的人为"平人"，也就是中正平和之人、健康无病之人，强调健康人应具备：①机体自身的阴阳平衡：人体阴阳二气无过、无不及，交融感荡，高度和谐的最佳状态。②机体与环境（自然环境和社会环境）的阴阳平衡：人体脏腑运作、气血周流与天地四时阴阳变化同步相应，人生志趣情志、所作所为与社会氛围、观念习俗等协调适应。

2. 五行生克制化 中医五行学说相生相克、互为制化的关系，说明人体在以五脏为核心的藏象系统中，各个部分不是孤立的，而是协调平衡、配合运作的。任何两部分之间，由于总有相胜或相生的关系，表面上看是不平衡的，然而就五行整体看，生和胜在整合的机体中表现出综合的、动态的相对平衡。五行生克制化构成一个大的和谐、平衡系统，共同维护人体的阴阳平衡、维护生命的健康状态。五行中的每一行，由于既生它，又被生，既克它，又被克，在机体中藏象上的表现也呈现出动态均势。可见五行所达到的平衡，不是绝对的静止，而是建立在运动基础之上的循环运动。当某一行太强或太弱的时候，就会出现"乘"或"侮"的不正常情况，五行固有的和谐、平衡状态就会被打破，反映在机体上，则表现为产生疾病；五行出现"乘"或"侮"的同时，也会发生"亢则害，承乃制"（《素问·六微旨大论》）的关联，力图维护、弥补固有平衡，反映在机体上，则表现为抵御外邪、自我修复。因此，《黄帝内经》的五行生克运动表面上看是周而复始的循环，实际上反映了生命体整体和谐、动态平衡的气机运化的本质。

3. 阴阳五行动态相对平衡 总体上看，《黄帝内经》将"阴阳""五行"的基本属性、功用落实到生命体阴阳气血、脏腑经络、九窍百骸之间的对待互根、和谐统一、制约转化、动态平衡的藏象关系上。这种以"阴阳五行"象数模型为核心框架的"调和致中"思维方式，从《黄帝内经》以来得以充分发展并贯彻到中医学的各个领域。

中医学没有描述"平衡"的数量指标，这里所谓的"平衡"，不是指阴阳或五行的数量相等，也不是指阴阳或五行的静态平衡，而是指阴阳之中有五行，五行之中有阴阳，阴阳五行每一要素、阴阳五行总体上动态的相对平衡。表现在人体上，就是脏腑经络、气血津液阴阳对立、五行往复运动的动态相对平衡状态，就是生命体综合的、整体协调的中和状态。在《黄帝内经》中，“平人”体内五脏主气主血，六腑更盛更虚，气血沿经络周流不息，“升降出入，无器不有”（《素问·六微旨大论》），生命体始终处于和谐的动态平衡之中。《黄帝内经》认识到：一方面，正是生命体内部的这种阴阳对待、五行往复的运动保证了机体能够维持相对平衡，得以生存。一旦运动中止，平衡也就不存在；一旦机体失衡，运动也就发生无序的变化。如果打破这种和谐的动态平衡状态，脏腑气血就会出现功能障碍，就会引起机体的不适、病变，甚或死亡。另一方面，从人体脏腑经络、气血百骸的实际而言，人体阴阳五行的平衡不是绝对的平衡，而是整体协调的、运动状态下的相对平衡，就是说阴阳五行所代表的藏象各元素相互关联地共处于一个统一体中，表现出相对稳定状态。如果人体是绝对的平衡，就不会有丰富多彩的生命现象、复杂多变的病理变化；如果宇宙内部永远没有暂时的均势、相持、平衡的时刻，矛盾总是处于不断的相互激化过程中，那么世界就将成为瞬息万变、无法捉摸的一片混乱。因而，只有相对平衡的存在，宇宙间才能产生出各种各样类别的物质和运动形态，万事万物才有规律可循。人体的气化机能、生命现象也是如此。《黄帝内经》关于人体阴阳五行动态平衡的观点抓住了生命存活的根本。而以上所有这些认识，无一不体现了中和观的成功运用。

（二）阴阳失调的发病机制

《素问·生气通天论》说：“生之本，本于阴阳。”人体一切正常的生命现象，最终可以高度概括为阴阳的中正平和状态，一切疾病的基本发病机理都可以概括为阴阳失调，即阴阳失去相对平衡而出现偏盛或偏衰状态。阴阳匀平，是为“平人”“平人者不病”（《灵枢·终始》）；反之，阴阳不匀平，就是“病人”。故《素问·生气通天论》说：“阴不胜其阳，则脉流薄疾，并乃狂；阳不胜其阴，则五脏气争，九窍不通。”在《黄帝内经》看来，“阴阳乖戾，疾病乃起”（《素问·生气通天论》），无论什么病，都可以用相应的阴阳不调和来解释。从病因学角度看，《黄帝内经》认为导致人体阴阳失调的发病因素大致有时气失常、情志过激、饮食失节、劳逸失度等方面，这些病因的确立都是“失中违和”的体现。

时气失常：指时令气候变化超出了人体适应调节能力，或时令气候变化虽不剧烈；但人体的调节能力因某些原因而低下，不能与时令气候变化相适应，从而导致疾病发生。如《素问·六节藏象论》说：“未至而至，此谓太过，则薄所不胜，而乘所胜也，命曰气淫；至而不至，此谓不及，则所胜妄行而所生受病，所不胜薄之也，命曰气迫。”《黄帝内经》运气七篇中更是系统论述了气候变化的太过、不及和平气对人体发病的不同影响。

情志过激：《黄帝内经》根据人体的情志变化，将其概括为喜、怒、忧、思、悲、恐、惊七种，称为“七情”。如《灵枢·口问》说：“大惊卒恐，则血气分离，阴阳破败，经络厥绝，脉道不通，阴阳相逆，卫气稽留，经脉虚空，血气不次，乃失其常。”因此，七情违和，太过失中，也是人体重要的致病因素之一。七情致病，主要出现脏腑气机失常，气血运行逆乱所致的病证。如《素问·举痛论》说：“怒则气上，喜则气缓，悲则气消，恐则气下，……惊则气乱，……思则气结。”这里的上、缓、消、下、乱、结都是指情志过激导致的气机失常。

饮食不节：包括饥饱失常、五味偏嗜和饮食不洁三方面。其中饥饱失常和五味偏嗜，明显体现了失中致病的思想。如《灵枢·五味》说：“谷不入，半日则气衰，一日则气少矣。”《素问·痹论》说：“饮食自倍，肠胃乃伤。”此外，《素问·生气通天论》说：“阴之所生，本在五味；阴之五宫，伤在五味。”认为五味分别入五脏以养五脏之气，如偏食某味过久，则可使五脏之气偏胜或偏衰而发病，此即《素问·至真要大论》所说：“夫五味入胃，各归所喜……久而增气，物化之常也；气增而久，夭之由也。”

劳逸失度：包括形劳、神劳、房劳三方面的过度。形劳过度致病，如《素问·举痛论》说：“劳则气耗……劳则喘息汗出，外内皆越，故气耗矣。”神劳过度是指思虑过度，暗耗心血，导致心神失常，如《灵枢·本神》说：“心怵惕思虑则伤神。”房劳过度，即房事过度，容易损伤肾与肝，如《素问·痿论》说：“入房太甚，宗筋弛纵，发为筋痿，及为白淫。”《素问·腹中论》说：“若醉入房中，气竭肝伤，故月事衰少不来也。”《素问·上古天真论》说：“醉以入房，以欲竭其精，以耗散其真。”均是指房劳过度致病而言。《素问·经脉别论》提出“生病起于过用”的观点，认为尽管疾病发生的原因很复杂，但其关键都离不开“失中违和”这一根本环节。

（三）调和致中的治病原则

关于机体阴阳五行关系的动态平衡调节，乃是中医治疗学的核心。

1. 阴阳调和 《黄帝内经》提出“治病必求于本”（《素问·阴阳应象大论》），“生之本，本于阴阳”（《素问·生气通天论》），故此一切治疗的总体要义又可归结为“谨察阴阳所在而调之，以平为期”（《素问·至真要大论》）。不论治法无穷，治疗疾病的根本大法为“补其不足，泻其有余”（《灵枢·邪客》），“调阴与阳，精气乃光”（《灵枢·根结》）。医圣张仲景认为：“凡病若发汗，若吐，若下，若亡血，亡津液，阴阳自和者必自愈。”（《伤寒论》）调整人体阴与阳之间不和谐的关系，纠正阴阳偏盛偏衰的状态，使脏腑气血由“失调”变为“自和”，恢复阴阳的动态相对平衡，达到周身气机“中和”的最佳状态，是中医学一切临床理论与实践的根本出发点与最终归宿。

中医学把阴阳不平衡的主要表现归结为寒、热、表、里、虚、实。《灵枢·官能》中说：“寒与热争，能合而调之；虚与实邻，知决而通之。”这是把调节阴阳具体化为调节寒热与虚实。《素问·至真要大论》还指出：“从内之外者，调其内；从外之内者，治其外：从内之外而盛于外者，先调其内而后治其外；从外之内而盛于内者，先治其外而后调其内；中外不相及，则治主病。”这是把调节阴阳具体化为从表里论治。又如《素问·至真要大论》说：“微者逆之，甚者从之，坚者削之，客者除之，劳者温之，结者散之，留者攻之，燥者濡之，急者缓之，散者收之，损者温之……适事为故。”这是调节阴阳的具体措施。《景岳全书·传忠录》引“华元化论治疗”曰：“夫病有宜汤者，宜圆者，宜散者，宜下者，宜吐者，宜汗者，宜灸者，宜针者，宜补者，宜按摩者，宜导引者，宜蒸熨者，宜澡洗者，宜悦愉者，宜和缓者，宜水者，宜火者。种种之法，岂惟一也！”这是调节阴阳的各种手段。可见中医治疗是通过各种方法、各种渠道调和阴阳气血，以期达到人体形、气、神三者的和谐平衡状态。

2. 五行调节 《黄帝内经》还注重五行-五脏的调节，提出一个十分重要的论点：“胜复盛衰不能相多也，往来大小不能相过也，用之升降不能相无也，各从其动而复之耳。”（《素问·气交变大论》）。“微者复微，甚者复甚，气之常也。”（《素问·五常政大论》）。意思是所有“报复”行为的轻重，都随太过、不及所引起的过度克伐的大小而定。“胜气”重，“复气”也重；“胜气”轻，“复气”也轻，这是五行运动的一条法则。正因为如此，人体才可能在局部出现较大不平衡的情况下，通过调节，继续维持整体上的相对平衡。中医将五行学说运用于治疗，提出了五行相胜相生的多渠道调节机制。如肝郁生火，除直接疏肝气、养肝血、畅肝用外，可根据病情依五行生克的原则，通过泻子虚母（清心火）、滋水涵木（养肾水）、培土侮木（健脾土）、宣肺抑肝（悲胜怒）等方法控制肝火。

五、治未病观

中医学的预防思想，源远流长，《黄帝内经》称之为“治未病”，开中医“预防为主”思想的先河。《素问·四气调神大论》指出：“圣人不治已病治未病，不治已乱治未乱……夫病已成而后药之，乱已成而后治之，譬犹渴而穿井，斗而铸锥，不亦晚乎！”。此后历代医家对中医治未病理论从不同角度进行了研究和阐发，治未病的内涵及其应用范围进一步扩大。孙思邈提出“上医医未病之病，中医医欲病之病，下医医已病之病”，将疾病分为未病、欲病、已病三类进行调理防治，这是中医学最早的三级预防思想。由此可见，中医学是更加关注人类健康的医学，中医学更加强调预防为主、防重于治。

（一）基本概念

健康不仅是没有疾病或者虚弱，而且是指一种躯体、精神和社会适应完整良好的状态。健康是人类追求的永恒主题，也是经济社会发展的强大推动力。预防，就是采取一定的措施，维护机体健康，防止疾病的发生和发展。中医学的预防思想源于中医学治未病理论。“未病”在我国古代医学典籍中主要包括三层含义：一是“未病”为“无病”，即机体处于没有疾病的健康状态；二是“未病”为病而未发，即健康与疾病发生的中间状态；三是“未病”为已病而未传。治未病的“治”不是单纯治疗的意思，而且含有管理、治理的内涵。治未病就是采取养生保健的措施，维护机体健康，防止疾病的发生和发展。治未病是中医学的基本治疗原则，是中医药学的核心理念之一，也是中医预防保健的重要理论基础和准则。

随着我国社会经济的发展，人民生活方式的改变，慢性非传染性疾病已成为严重威胁人类健康的公共卫生问题，亚健康状态严重影响着人们的生活质量。“治未病”的理念充分体现了预防医学和个性化干预的健康观，在慢性疾病防治及亚健康调理方面具有鲜明的特色和显著的优势。加强“治未病”研究，不断丰富发展其理论精髓及科学内涵，全面挖掘、系统总结长期以来我国劳动人民和历代医家积累的丰富“治未病”经验，通过实施“治未病”健康工程，对解决人类的疾病预防控制和卫生保健问题，促进中医药事业的更大发展都具有十分重要的战略意义。

（二）基本原则

治未病的基本原则包括平素养生、未病先防，防微杜渐、欲病救萌，已病早治、既病防变，和病后调养、愈后防复四个方面。

1. 平素养生、未病先防　平素养生、未病先防，是治未病的重要原则。即指在疾病发生之前，采取综合养生措施，以防止疾病的发生。这是中医防重于治预防医学思想的突出体现。疾病的发生，关系到邪正两个方面。正气不足是疾病发生的内在原因，邪气是疾病发生的重要条件。邪正盛衰变化决定疾病发生、发展和变化的全过程。因此，未病先防必须从提高正气抗邪能力和防止病邪侵害两方面入手：

（1）提高正气抗邪能力：正气不足，在疾病的发生中起着重要作用。《素问·刺法论》中指出：“正气存内，邪不可干。”因此，采用形神共养、协调阴阳、饮食运动、调和脏腑、动静适宜、养气保精、通调气血、调养身体，提高正气抗邪能力，是预防疾病的关键。

（2）防止病邪侵害：虽然提高正气的抗邪能力是未病先防的上乘之策，但是防止病邪的侵害也是阻止疾病发生不可缺少的手段。邪气是疾病发生的重要条件，在某些特殊情况下，邪气发挥着主导作用。因此顺应自然，起居有常，饮食有节，劳逸适度，避免六淫、疫病之气的侵害等，防止疾病发生。

2. 防微杜渐、欲病救萌　是指疾病虽未发生，但已出现某些征兆，及时采取有效措施，治其征兆，防微杜渐，从而防止疾病的发生。即《黄帝内经》所云：“上工救其萌芽。”亚健康，是处于健康与疾病中间的健康低质量状态，针对欲病的亚健康状态，采取调摄精神、强身健体、饮食调养、针灸按摩、药物调理等养生保健措施，阻断欲病向已病发展，促进其向健康状态转化。临床上像中风之类的病证，多数有先兆症状，如头眩、肢麻、手颤等，如能及时发现，采取果断措施，就可以避免发病。

3. 已病早治、既病防变　既病防变，就是指在疾病发生的初期，力求做到早期诊断，早期治疗，防止疾病发展及传变的重要方法。它包括早期诊治和防止传变两个方面：

（1）早期诊治：邪正斗争贯穿于疾病的始终。在疾病过程中，邪正消长盛衰的变化，会出现由浅入深，由轻到重，由单纯到复杂的发展变化过程。“病之始生浅，则易治；久而深入，则难治”（《医学源流论·防微论》）。一般疾病初期，病情轻浅，正气未衰，所以比较易治。倘若不及时治疗，病邪就会由表入里，病情加重，正气受到严重耗损，以致病情危重。在疾病防治工作中，只有做到早期诊断，并且有效地治疗，才能防止疾病的传变。因此既病之后，就要争取时间及早诊治，这是防治疾病的重要原则。正所谓“见微知著，弥患于未萌，是为上工”（《医学心悟》）。

（2）防止传变：亦称传化，是指脏腑组织病变的转移变化。“善医者，知病势之盛而必传也，预为之防，无使结聚，无使泛滥，无使并合，此上工治未病之说也”（《医学源流论·表里上下论》）。防止传变是指在掌握疾病的发生发展及其传变规律的基础上，积极地采取各种治疗措施，防止疾病的发展或恶化。

4. 病后调养、愈后防复　病后防复是指在疾病将愈或愈后，防止其加重或复发。疾病初愈，患者体质仍较虚弱，此时如不注意适当的调护和休养，可导致疾病复发，病情加重，缠绵难愈；故病后防复决定着疾病能否得到完全缓解或康复，只有做好病后防复，才能避免疾病的复发，疾病复发主要包括复感新邪、食复、劳复、药复等方面。

此外，气候因素、精神因素、地域因素等也可成为复发的因素。例如：某些哮病，或久病咳喘引起的“肺胀”，多在气候转变的季节或寒冬复发；许多皮肤疾患的复发或症状的加剧，与气候变化的联系甚为密切。眩晕、失眠、脏躁、癫狂以及某些月经不调病症的复发与加重，即与情志的刺激有关。

（三）辨证观

中医学不仅认为一切事物都有着共同的物质根源——气（阴阳），而且还认为一切事物都不是一成不变的，各个事物之间也不是孤立的，它们之间是相互联系和相互制约的。因此，中医学中包含着辩证法观点。

人体是一个不断运动变化的有机整体。人的生命活动过程，就是人体阴阳对立双方在不断地矛盾运动中取得统一的过程。在这一过程中，阴阳是“变化之父母，生杀之本始”。中医学认为人与自然界是一个统一整体，与自然界有着极为密切的联系，无论是人体生理还是病理，都直接或间接地与自然界变化影响有关。同时，人体内各脏腑器官组织之间是相互联系、相互影响的统一整体，从而形成了中医学对人体认识的辨证整体观。

中医的辨证观在临床治疗中主要体现在对疾病的辨证论治。辨证论治是中医学认识疾病和治疗疾病的基本原则，是中医学对疾病的一种特殊的研究和处理方法，也是中医学的基本特点之一。

证，是机体在疾病发展过程中的某一阶段的病变部位、原因、性质，以及邪正关系的概括。因此，证是反映疾病发展过程中，某一阶段的病变的本质，所以它比症状对疾病的揭示更全面、更深刻、更正确。所谓辨证，就是运用中医学基本理论，将四诊（望、闻、问、切）所收集的资料（症状、体征），通过分析综合，对疾病进行诊断的过程。论治，又称施治，是根据辨证的结论，确定相应的治疗方法。辨证是确定治疗方法的前提和依据，论治是治疗疾病的手段和方法。辨证论治的过程，就是认识疾病和解决疾病的过程，是中医学理法方药在临床上的具体运用，也是临床医生所掌握的基础理论和治疗经验的综合运用过程。

中医认识和治疗疾病，是既辨病又辨证。辨证明确，才能抓住病的本质，从而正确地施治。例如感冒病，见发热恶寒、头身疼痛等症状，病属在表，但由于致病邪气和人体正气抗邪能力不同，又可有风寒感冒和风热感冒两种不同的证。辨明证属风寒还是风热，才能确定运用辛温或辛凉解表方法，予以恰当治疗。同时可以看出，辨证施治是不同于一般对症治疗的。

辨证论治作为指导临床诊治疾病的基本法则，由于它能辩证地认识病与证的关系，既可看到一种病可以包括几种不同的证，又看到几种不同的病在其发展过程中可以出现同一种证。因此，在临床治疗时，还可以在辨证论治的原则指导下，采取“同病异治”和“异病同治”的方法来处理。如同是感冒病，但由于发病季节不同，则有冬季感冒和暑季感冒之不同，同时其致病邪气也不完全一样，冬季感冒常感于风寒，暑季感冒则常夹有暑湿之邪，因而治法不同，即所谓“同病异治”。又如久痢脱肛、子宫下垂等，病虽不同，但均属中气下陷之证，故可采用相同的治法，即所谓“异病同治”。由此可见，中医治病主要的不是着眼于“病”的异同，而是注重于“证”的区别。相同的证，可采用基本相同的治法，不同的证，治法就不同，所谓“证同治亦同，证异治亦异”。这种针对疾病发展过程中，不同性质的矛盾用不同的方法去解决的法则，就是辨证论治的精髓。

（王　非）

第二节　中医临床思维的基本类型

在中国传统哲学思想的影响下，中医学经过长期的医疗实践，形成了独特的思维方式。中医思维不仅是中国传统哲学思维的一部分，也是对中国传统思维方式的继承与提高。这些思维方法，是从不同角度、不同层面对中医思维所作的分类，它们之间并不是孤立的、分散的，而是有密切关系的，虽各有侧重但彼此渗透融合，共同体现于中医学理论与临床体系之中。

一、象数思维

象数思维，指运用带有直观、形象、感性的图像、符号、数字等象数工具来揭示认知世界的本质规律，通过类比、象征等手段把握认知世界的联系，从而构建宇宙统一模式的思维方式。象数思维起源于古人对天文进行的历算，以《周易》为代表的象数影响最为深远，医易同源，易学象数思维深深渗透并影响了中医的理论体系，表现在运用取象比类的思维方法来阐述和分析人体的生理病理功能，如藏象、脉象、舌象、组方等均是象数思维具体化的表现，并创造了独特的以阴阳五行和藏象系统为基本理论的中医学说，指导着中医学的临床发展和理论基础。

藏象学说是中医的核心理论之一，“藏象”二字的字面上就体现了其思维方式方法的特征。特别是五行、五脏配属说，是《黄帝内经》中最具典型意义的象数模型。藏象学说是基于“木、火、土、金、水”五种物质的特性及运动变化来诠释万物运动的，将物质的特性取为“象”，继而类比推理，将人体五脏与形体官窍、生理心理活动，乃至自然界的物象联系了起来。如《素问·阴阳应象大论》言：“东方生风，风生木，木生酸，酸生肝，肝生筋，筋生心，肝主目……神在天为风，在地为木，在体为筋，在脏为肝，在色为苍，在音为角，在声为呼，在变动为握，在窍为目，在味为酸，在志为怒。”此段原文即以“木”为象，以肝脏为核心，将四时之春、五味之酸、五色之苍、五体之筋等脏腑内外物质联系在一起，从而构建了中医的藏象理论。中医学对脏腑生理功能的认识，也多借用取象思维以推论。如《素问·灵兰秘典论》云“心者，君主之官也，神明出焉。肺者，相傅之官，治节出焉。肝者，将军之官，谋虑出焉……凡此十二官者，不得相失也”，将人体脏腑与社会系统相类比，不仅说明五脏六腑是统一和谐的整体，同时也阐述了五脏六腑的主要生理功能及地位。

中医临床辨证论治中也同样充分运用象数思维。人体外在的各种病症表现实际上反映了人体内在脏腑虚实寒热的变化，在对纷繁复杂、千变万化的症状和体征进行归类，判断它们反映了相对应脏腑气血的变化时，中医学运用取象思维方法，提出了“证”的概念，并构建了中医病因病机系统。如病因学说中的“六淫”，即运用联想的方法将自然现象与临床表现联系在一起确立的，将具有“轻扬走上、动象明显”特点的病因定为“风”，临床表现如眩晕欲仆、手足抽搐、震颤等症，都具有动摇的特征，与善动的风相同，故可归为“风证”；将具有“重着黏滞、易下行袭阴位”特点的病因定为“湿”，临床表现如大便黏腻、汗液酸浊、带下臭秽等症，均可归为“湿证”。临床选方用药也需要取象思维的指导，如“逆流挽舟”“提壶揭盖”“增水行舟”等治法，均是取象思维的体现。此外，临床组方中“君臣佐使”的原则，即根据古代君主制度演绎而来，亦是中医取象思维的重要体现。对中医药效的认识，除通过临床实践外，取象思维也是一种重要的途径，如中医学认为蝉蜕能开音、蛇蜕能杀虫能祛风、半夏及夏枯草能安神均是取象思维的体现。清代著名医学家张志聪在他所著的《侣山堂类辩·药性形名论》中从取象思维的角度总结分析了药效的原则：“五气分走五脏，五味逆治五行，皮以治皮，节以治骨，核以治丸（松节、杉节及草根之多坚节者，皆能治骨。荔核、橘核之类治睾丸），子能明目，藤蔓者治筋脉，血肉者补血肉，各从其类也。如水草、石草，其性主升；梢杪子实，其性主降；甘香之品，能横达于四旁；寒热之气，性浮沉于上下；在土之根荄（草木的根），本乎上者亲上，本乎下者亲下；在外之枝干，在根者治本，在枝者行于四肢，此物性之自然也。”

二、逻辑思维

逻辑思维是在感性认识的基础上，运用概念、判断、推理等形式对客观世界间接地、概括地反映过程。通过比较、分类、综合分析收集的信息并进行辨证，将感性信息转化为具象的思维，再通过演绎推理进行论治，得出具体的诊疗方案。

辨证的过程主要包含辨别病种、病理三要素、综合诊断三方面内容。

（一）辨别病种

根据症状特征辨别病种，即逻辑思维之判定命题的运用。如《伤寒论》曰：“病有结胸，有脏结，其状何如？答曰：按之痛，寸脉浮，关脉沉，名曰结胸也。如结胸状，饮食如故，时时下利，寸脉浮，关脉小细沉紧，名曰脏结。舌上白苔滑者，难治。”此即通过典型病症特征，确定结胸病名，并结合相似症状分析，诊断鉴别脏结。

（二）病理三要素

中医辨证要明确病因、病位、病机，均要运用逻辑思维的分析与综合方法。辨病因，通过对表象分析以辨别病因，如将头眩、抽搐、眩晕、震颤等似摇似摆的表现，归为风邪；将头身困重、排泄物黏浊等湿象特征，归为湿邪。辨病位，是根据脏腑、经脉结构及功能上的相互联系，判断病位所在，以肾系为例，既包括肾脏及所属功能，也包括经气所布的背部、小腹，因此如出现小便不利、腰酸、小腹不适等症状，即可确定病位在肾。辨病机，是因中医病机系统复杂，临床需用分析、类比、推理或者综合分析等多种方法来辨别，如见畏寒肢冷、神疲乏力等，提示阳之温煦不足、气之推动无力，综合辨证为阳虚气弱。

（三）综合诊断

在完成病因、病位、病机的独立辨别的基础上，进行辨证的综合诊断。例如，某患者突发恶寒、寒战、高热、咳嗽痰白中带黄，不易咳出，伴左胸胁痛一天，舌红、苔白厚而浮黄。根据恶寒、发热症状可知病有表邪，根据其寒战高热可知病在半表半里，根据咳嗽、胸痛等症可知病或在肺，而痰白中带黄，不易咳出，舌红苔白厚而浮黄可知病机为湿郁火热，综合以上可辨证为少阳上焦并肺寒风外束腠理，郁火动湿，故治疗上当疏散风寒、化湿清火，方用柴胡杏仁汤加减。此种一步步推理、分析及综合的思维方式形成了中医临床辨证的思维模式，可广泛应用于中医临床辨证过程中。

论治的过程立法选方为中医学临床证、理、法、方环节的后两部分。在审明病因、辨清证候的基础上，制定治疗方法，进行组方选药，以达“证-理-法-方”一理贯通的结果，才能实现消除病因、纠正病理、恢复健康的目的。针对诊断结果，开展相应的立法选方过程中，仍然需要运用逻辑思维的方式加以完成。如患者症见恶寒发热，头痛身疼，无汗而渴，舌苔薄白，脉浮而紧，辨证属太阳风寒表证，根据“治寒以热”“其在皮者，汗而发之”的治则，确立辛温发汗解表的治法，再依治法要求，选择功效相配的方药如麻黄汤等，以期煎服之后，能达到汗出表解、邪去人安的效果，整个过程需要充分运用多种逻辑方法完成。

三、经验思维

经验思维是经验认识的延伸和拓展，是以实际经验出发思考和解决问题的、比较初级的思维类型，它是人类最基本的方式。经验思维离不开实践、观察，它是在实践与观察的基础上进行经验概括，形成经验概念、命题，并进行经验推理的过程。

临床经验是临床思维的向导。祖国医学源远流长，历史的久远使它积累了大量宝贵的临床经验。这些临床经验作为历代医家从大量成功与失败的经历中获得的一种认识成果，不仅是建立中医基础理论的基石，对临床思维也是非常有效的指导，尤其是有关各种疾病形象之间的规律性认识。例如，望神、察色、切脉，除须悉心体验之外，还得依靠经验思维才能内心自悟；发热性疾病，有经验的中医无须运用高深的理论或实验室检查，单凭询问病史、察舌、按脉等经验知识就能轻易地分辨内伤发热与外感发热，并迅速做出诊断。许多疾病治疗都有定法、定方和药物加减规定，而技艺娴熟的老中医凭借以往积累的治疗经验，运用单方、单药也能起到良好的治疗效果。在中医临床辨证论治过程中，经验思维与抽象思维具有同等重要的地位，有时候经验思维对临床具体问题的解决不仅有效，而且更为方便、简捷。从总体上看，现代医学的理论与临床也是前人医学临床实践经验的继承和发展，西医临床也要受到经验思维的支配。但是，与中医不同的是，西医的临床经验多半是些能够用概念表达的经验知识，而不像中医那样只可意会，不可言传。

临床经验是连接理论与实践的纽带。中医理论要对临床实践发挥指导作用，必须以临床经验为基础。对于没有临床经验的医生来说，书本上的疾病理论模型是抽象的、空洞的，因此难以指导临床工作。要掌握临床医学理论，把某种疾病迅速准确地诊断出来，不经若干这种疾病的诊疗实践，并从中进行体会和总结，积累经验，是无法做到的。要对某种疾病选用最有效的药物治疗，不亲身观察用药后的疗效，单凭书本推测，是不能证明的。医学要经过医生的亲身实践，反复体会和验证，并形成经验，才可能将理论知识具体化，转化为解决问题的能力。一个有丰富的临床经验的医师，可以利用中医理论在临床实践中提示和启发诊断思路，多方面联想和假设，在难以确诊时不断调整思维方向，从不同角度进行思考，利用临床经验和理论知识，及时抓住重点，恰当地抓住关键性的诊断线索，迅速确诊，使患者得到及时抢救和治疗。

四、直觉思维

直觉思维，指在思维过程中，摒弃外界干扰，集中所有的思维能力，在一切已知的思维材料和认知经验基础上，对事物的本质及其规律做出迅速识别、敏锐洞察、直接领悟的一种思维方法。如果说逻辑思维主要是运用已知信息进行推导演绎，象数思维是对抽象信息的具象化处理，那么直觉思维就是根据客观事物之间的联系进行的快速领悟。

在诊断疾病、治疗疾病、估价疗效、预见病情的变化和转归等临床过程中，直觉思维都发挥着作用。清·石寿棠《医原·望病须察神气论》曾论及望诊中的直觉思维谓：“人之神气，在有意无意间流露最真，医者清心凝神，一会即觉，不宜过泥，泥则私意一起，医者与病者神气相混，反觉疑似，难于捉摸，此又以神会神之妙理也。”这里“清心凝神，一会即觉”，即是在原有经验、知识基础上的一种直觉。直觉思维正确性的高低，与临床医师自身知识经验的质量水平有关，直觉思维得出的结论不一定都正确，需要逻辑思维加以补充、完善和验证。

直觉思维既不是科学发现的出发点，也不是科学发现的终结，在直觉产生之前，必须有一系列的逻辑思维活动为前提；在直觉产生之后，要对直觉思维的结论进行逻辑加工、验证。直觉思维与逻辑思维存在互补的关系，前者为后者导航，指出方向，而后者又为前者做了进一步的补充和完善，二者密切配合，共同完成诊断与治疗。

五、灵感思维

灵感思维是在人类思维过程中，实现思维突破和创造的一种思维方法，是在显意识的有意追求下，经潜意识加工后，再通向显意识，是显意识和潜意识相互作用的结果。灵感思维具有非预期的突发性、非线性的独创性及非神秘的模糊性的特点。

灵感思维是中医临床思维过程间断性的一种飞跃，是思维活动过程的质变，它的产生建立在医生长期的实践经验和知识积累基础上。从历史的角度看，中医临床善于运用灵感思维剖析疑难问题，它与中国医学长期受儒家的“修身养性”和道家的“观微”“顿悟”影响分不开。《素问·八正神明论》：“请言神，神乎神，耳不闻，目明，心开，而志先，慧然独悟……。”历代医家独立思考，匠心独运，倡导“心悟”“心法”等，就是这种特殊思维活动形式的高度概括和具体表现。

灵感思维是中医学方法论的一个不可缺少的方面，是中医学创造性思维的一个重要的传统特征。这也是深入研究中医学理论与临床，掌握医道与医术的基本功的一种要素。它要求从事医学理论和医疗实践的医生，必须善于独立思考，深入钻研中医学的奥义；善于在高深的医学知识和复杂的生理病理现象中，抓住要领和精微，把心领神悟、独有见地的东西，变成创造性的观点和方法。

（王　非）

第三节　中医临床的特点与发展

一、中医临床思维模式主要特点

中医思维可以定义为以中国传统哲学观为指导思想，采用一定的思维工具来认识世界与人体生命活动，构建中医药理论与开展临床诊疗实践的活动。从思维工具的角度而言，中医思维大致可以划分为象数思维（象思维）与逻辑思维（形式逻辑、辨证逻辑）；从思维的表现形式而言，则有经验思维、直觉与灵感、系统思维等。这一分类也从一定程度上体现了中医思维的历史发展阶段。

中医临床思维是中医师在整个医疗过程中运用中医理论知识与思维工具对患者、所患病证或相关事物及现象，进行一系列的调查研究、分析判断、形成决策、实施和验证，以探求疾病本质与治疗规律的思维活动过程，实质上是各种思维方式和思维方法的综合运用。这里的思维方式包括象数思维、经验思维、逻辑思维（形式逻辑、辨证逻辑）、系统思维、直觉与灵感；思维方法则包括顺势思维、求同思维、求异思维、逆向思维、溯因思维、决策思维等；而分析、综合比较、概括、抽象、判断、推理（归纳、演绎）、类比隐喻、想象、联想等方法当隶属于相应的思维方式之下。并形成了象数思维、整体观思维、辩证观思维、阴阳五行、五运六气等临床思维模式理论，指导中医临床实践。

（一）象数思维

象数思维又称象思维，其以天人合一为基础，以阴阳五行、六十四卦、天干地支、河图洛书等数符号为工具，以物象为基础，从意象出发类推事物规律，用“数”来定性表象，数将象形式化、抽象化，以表现自然事物所表现的特性，并比拟、象征自然事物的运化规律。象数思维就是一个由“物象”提炼“意象”、再由“意象”反推“物象”的过程，其对宇宙、社会、生命等做宏观的、整合的、动态的研究的一种思维方法，其对中医学产生了极为深刻的影响。象数思维涵盖在中医学的各个方面，尤其体现在整体观念、阴阳五行、辨证论治等思维特点上，表现出司外揣内、援物比类、恒动变易、重用轻体、知常达变、顺势而知、以平为期的思维模式，应用在藏象、病机、诊断、治则、本草、针灸等各个方面，是中医学思维方法的核心。

象与数的统一是象数思维的重要特点，象中含数，数中蕴象，“天地阴阳者，不以数推，以象之谓也”（《素问·五运行大论》），天地万物，象数表之，以数为构，以象为要，以解读天地万物的内在功能属性。因此，中医理论中三阴三阳、五运六气、八纲辨证、三部九候、五脏六腑、十二正经、十二经别、奇经八脉、六淫七情、四气五味、五腧八会等“数”运用，主要是为了定性归类，以满足象数思维模型的需要。

象数思维对中医学的形成和发展具有十分重要的影响。“有诸内者，必形诸外”（《灵枢·论疾诊尺》），中医通过望、闻、问、切四诊观察面部九窍、五体五音、精神状态、腹诊脉象等表现于外的能够直观观察到的这些“物象”变化，得到内在的藏象、证象，以识别机体的脏腑气机和病理变化。如肝与目在五行学说中同属于木元素，同气相求，通过观察目的状态，可以反映肝的功能状态，当观察到两目干涩、视物不清、目眩疼痛等“目”症状时，则可以理解到内在肝脏的气血不足所致。

象数思维包含了三个连续的思维过程，即立象尽意、以象测藏、取象比类。

1. 立象尽意　象是在观察事物的外在表现、变化规律后，抽象出来的在同一类事物中最基本、最具特征的形象与特质，以说明研究对象所具有的功能属性，在中医“藏象”构建过程中，赋予脏腑经络、气血运行等以一定之形象，借以说明其活动规律与作用，如以“上焦如雾，中焦如沤，下焦如渎”（《灵枢·营卫生会》）来说明气血通过上焦心肺的宣发而敷布全身，若雾露之灌溉，发挥营养滋润作用；中焦脾胃通过腐熟而消化水谷精微物质，若发酵之沤泡，发挥运化输布作用；下焦肾、膀胱、大小肠分清泌浊而排泄糟粕，若沟渠之通泄，发挥对消化吸收后废料的处置。

2. 以象测藏　“候之所始，道之所生”（《素问·五运行大论》），“藏”是藏于体内的内脏，包括五脏、六腑和奇恒之腑。由于五脏是所有内脏的中心，故“藏”之所指，最重要的是以五脏为中心的五个生理病理系统，“藏居于内，形见于外，故曰藏象”（《类经·藏象类》），因此，藏象就是通过机体表现出来的现象来推测内在之“藏”的功能，不同的“藏象”表现形式，代表不同的物象通过意象所建立的机体内在的“藏”与外在的“象”之间的特定关系。“藏”的概念，不仅是一个解剖学概念，而更主要的是一个生理病理机能概念，是一个功能单位。如饮食摄入会转化为水谷精微以充养机体，机体得以充养，则肌肉丰满，四肢强健，而饮食摄纳不足水谷精微转化减少，机体充养乏源，则肌肉痿软，四肢倦怠等，通过观察这种物象表现，从而意想到水谷精微由脾胃的受纳、消化、输布才能转化而来起到营养肌肉的作用，故提出脾主运化，脾主肌肉的生理功能；由于“风胜则动”（《素问·阴阳应象大论》），而肝主风，临证观察到抽搐、痉挛、震颤等症候物象，上述症候特点与自然界“风”的变动不居、善行数变的特点相类似，从而意象到与肝的病理相关，故有“诸风掉眩，皆属于肝”（《素问·至真要大论》）的认识。

3. 取象比类　基于天人相应、人天同构的整体思维、形象思维，参阅天地万物的规律和现象来认识人体的规律和现象，通过类比，从自然之“象”所反映的自然规律中推导出与自然之“象”相似的机体之“象”所反映的人体生命运动的规律。如“清阳为天，浊阴为地；地气上为云，天气下为雨；雨出地气，云出天气。故清阳出上窍，浊阴出下窍；清阳发腠理，浊阴走五藏；清阳实四支，浊阴归六府”（《素问·阴阳应象大论》），这是借用自然界天地物质上升下降的运动规律来说明机体中具有温煦肌表的卫气与濡养脏腑的精血之间的升降运动规律。再如中医“藏象学说”，以五行类比的方法说明人体五脏的生理特性，自然界木具有生长、升发、舒畅的特性，与肝喜舒达主升的功能特点相近，火具有温热、升腾等特性，与心行血、温煦周身的功能特点相近；土具有承载、化生等特性，与脾主运化、升清益气的功能特点相近；金有刚中带柔、变革肃杀等特性，与肺主宣发、肃降的功能特点相近；水具有滋润和向下的特性，与肾主水、主纳气的功能特点相近，故藏象学说中提出肝属木、心属火、脾属土、肺属金、肾属水。

取象比类的方法不仅体现在中医学对人体五脏六腑、五体九窍、四肢百骸、经络气血等生理功能与疾病状态上的认识，还体现在对治疗原则、养身保健、药物四气五味的认识上，取象比类的方法涵盖在中医学的方方面面。应该注意的是取象思维所得出的认识必须经过实践的检验，如果将一种从纯粹的取象思维中得到的认识绝对化，不加分析地任意推广或演绎，这是对取象思维的滥用，并有可能得出错误或荒谬的结论。

（二）整体观思维

1. 整体观思维模式的基本要素 整体观是中医学认识人类疾病活动规律的重要思维模式，关系到在生理病理过程中人体本身各个器官之间关系的认识以及在生理病理变化时人体与外部环境之间关系的认识，这个外部环境包括了自然、社会等因素。在整体观思维指导下，中医学把这种看待问题的方法贯穿在疾病的诊治、养生等诸多方面，使得对问题的认识不再是孤立于一点一面，而是成体系地多维度地去对待事物的本质。

（1）人体的器官与功能：人体以五脏为中心，结合六腑形成表里关系，并以经络系统为网络，将五脏六腑、九窍五体、四肢百骸等全身组织器官联系成一个有机整体，并通过精、气、血、津液的作用，完成机体之间统一而协调的功能活动，表现为脏腑组织之间在功能上的相互协助又相互制约的关系，即相生相克的关系，维护着机体功能间的平衡性，这是人体正常的生理活动基础。这种整体性的平衡一旦被打破，往往会导致某个组织器官的病理改变。因此，在诊治疾病时，通过望、闻、问、切四法观察形体、面貌、舌象、脉象等外在变化，能判断其内在的病变，做出相应的诊断与治疗。而对于某个局部的病变，在采纳治疗措施时，也常需要从整体思维角度出发制定合理的治疗方案，如肺与大肠相表里，大肠气机的调畅有赖于肺气宣降功能的正常。如肺失肃降，可致大肠通降失常而成便秘。因此，对便秘者，宣肺理气是通便的一个方法，也称为“提壶揭盖法”。同理，心开窍于舌，心与小肠相表里，因此，可采纳清心热泻小肠火的方法治疗口舌生疮。再如“病在上者下取之，病在下者高取之”（《灵枢·终始》）等治疗措施的制定，都与整体观思维模式的指导相关。

（2）人与自然环境：人类源自自然界，中医学强调“人与天地相参也，与日月相应也”（《灵枢·岁露论》），指出“天食人以五气，地食人以五味”（《素问·六节藏象论》），重视“天人相应”的整体观思维，人体违背自然界的规律，有可能导致疾病的发生，正所谓“敬之者昌，慢之者亡”（《素问·天元纪大论》），并将这种思维用于临床诊治与养生保健工作中。

在季节与人体关系上。中医将五行理论用于对这种关系的阐述上，中医认为春属木，其气温；夏属火，其气热；长夏属土，其气湿；秋属金，其气燥；冬属水，其气寒。一年四季气候变化的基本规律就是春温、夏热、长夏湿、秋燥、冬寒。而人体的生理功能与季节气候变化相适应，如春夏阳气发泄，则腠理开，多汗少尿；秋冬阳气收藏，则腠理致密，少汗多尿。如果气候剧变，人体适应能力不及，则易发生季节性疾病，如“春善病鼽衄，仲夏善病胸胁，长夏善病洞泄寒中，秋善病风疟，冬善病痹厥”（《素问·金匮真言论》）。

地域环境与人体关系上，地域之不同，其气候、水土不尽相同，对人体的生理或病理活动也能产生不同的影响。生长有南北，地势有高低，体质有阴阳，奉养有膏粱藜藿之殊，更加天时有寒暖之别，故“一州之气，生化寿夭不同”（《素问·五常政大论》）。如江南水乡地势低平，气候暖湿，故人体腠理多疏松，使得阳气外达以防湿热内郁；西北高原地势高耸，气候寒燥，故人体腠理多致密，阳气内敛以防寒气内驻。不同的地域有不同的疾病谱，而人易地而居，环境改变，一些人机体调节不足，也会导致疾病发生。

（3）人与社会环境：人的本质，在现实上是一切社会关系的总和。人既有自然属性，又有社会属性。社会是生命系统的一个组成部分。社会环境不同，可造成机体的身心功能发生变化，如政治、经济、文化、宗教、法律、婚姻、生活方式、人际关系、工作强度、兴趣爱好等社会因素，都会影响人体心理活动，甚至进一步引起生理或病理的变化，如中医学在谈及经济状况与疾病关系上有云："大抵富贵之人多劳心，贫贱之人多劳力；富贵者膏粱自奉，贫贱者藜藿苟充；富贵者曲房广厦，贫贱者陋巷茅茨；劳心则中虚而筋柔骨脆，劳力则中实而骨劲筋强；膏粱自奉者脏腑恒娇，藜藿苟充者脏腑恒固；曲房广厦者，玄府疏而六淫易客，茅茨陋巷者，腠理密而外邪难干。故富贵之疾，宜于补正，贫贱之疾，利于攻邪。"（《医宗必读·富贵贫贱治病有别论》）。而社会环境导致的情志变化也会影响机体发生病理变化而罹病，如"怒伤肝，悲胜怒""喜伤心，恐胜喜""思伤脾，怒胜思""忧伤肺，喜胜忧""恐伤肾，思胜恐"（《素问·阴阳应象大论》）。

2. 整体观思维模式拓展　在整体观思维的模式下，中医学关注到时间与人体生理病理的关系，也注意到因人、因时、因地在医学诊断治疗中的重要性，因此，也就有了中医时间观、三因制宜等思维模式。

（1）在中医时间观上，中医学强调"人与天地相参也，与日月相应也"（《灵枢·岁露》），中医天人相应的认识观为时间与人体生理病理相关的认识奠定了基础，因此，中医临床思维模式与时间紧密相关，中医学结合时间研究人体的生理病理、并将此思维模式贯穿于对疾病诊治及预防养生等工作中。目前主要涉及几个方面：

以时间为单位认识人体生理病理节律，如"五藏者，所以参天地，副阴阳，而连四时，化五节者也"（《灵枢·本藏》），指出了脏腑机能会受春、夏、长夏、秋、冬五季的影响而变化；再如"女子七岁，肾气盛，齿更发长。二七而天癸至，任脉通，太冲脉盛，月事以时下，故有子。三七，肾气平均，故真牙生长而长极。四七，筋骨坚，发长极，身体盛壮。五七，阳明脉衰，面始焦，发始堕。六七，三阳脉衰于上，面皆焦，发始白。七七，任脉虚，太冲脉衰少，天癸竭，地道不通，故形坏而无子也。丈夫八岁，肾气实，发长齿更；二八，肾气盛，天癸至，精气溢泻，阴阳合，故能有子；三八，肾气平均，筋骨劲强，故真牙生而长极；四八，筋骨隆盛，肌肉满壮；五八，肾气衰，发堕齿槁；六八，阳气衰竭于上，面焦，发鬓颁白；七八，肝气衰，筋不能动；八八，天癸竭，精少，肾藏衰，形体皆极，则齿发去"（《素问·上古天真论》），则指出了人体从儿童到老年不同时间段的生理演变，为临床人体生理病理的研究奠定了基础。在具体的时间研究上，中医学又根据日之昼夜、年之五季，观察机体生理病理转变。如依据一日中昼夜变化，观察阳气的消长以及病情轻重与昼夜关系，"卫气昼日行于阳，夜半则行于阴。……阳气尽，阴气盛，则目瞑，阴气尽而阳气盛则寤矣"（《灵枢·口问》），"百病者，多以旦慧昼安，夕加夜甚"（《灵枢·顺气一日为四时》）指出了阳气阴气昼夜活动规律及疾病变化昼夜规律。在一年的四季更迭与机体气血关系认识上，如"春者，天气始开，地气始泄，冻解冰释，水行经通，故人气在脉。夏者，经满气溢，入络受血，皮肤充实。长夏者，经络皆盛，内溢肌中。秋者，天气始收，腠理闭塞，皮肤引急。冬者盖藏，血气在中，内著骨髓，通于五藏"（《素问·四时刺逆从论》），指出春夏长夏秋冬五季与脉络肉皮肤骨髓之间关系，并为各个季节针刺法选择奠定了基础。同时，中医学也结合时间研究疾病演变及疾病诊断等方面的规律，如"伤寒三日，三阳为尽，三阴当受邪，其人反能食而不呕，此为三阴不受邪也"（《伤寒论·辨少阳病脉证并治》）；"太阳病，欲解时，从巳至未上"（《伤寒论·辨太阳病脉证并治》）"日晡所发热者，属阳明也"（《伤寒论·辨阳明病脉证并治》），体现了《伤寒论》对外感疾病六经辨证思维模式的时间观。

以时间为单位研究临床用药与针刺治疗，中医学以"人与天地相应"的观点为理论基础，认为人体生理病理变化受自然界时辰等影响而呈现一定的规律，阴阳的消长盛衰、气机的升降浮沉规律与时间的变化具有关联，将这种规律用于指导用药与针刺治疗，可以获得较佳疗效。如中医认为人体中十二条经脉对应着每日的十二个时辰，不同经脉中的气血在不同时辰中也有盛衰的时辰规律，按此规律取穴，可以获得对疾病治疗的最佳效果。再如在按时施针方面，中医学有子午流注等按时针刺法的出现和发展，至今仍对临床产生深远的影响。

以时间为单位研究生活起居与防病养生：中医学主张按四季变化调整生活起居节律，使人未病先防和延年益寿，如“春三月，此谓发陈，天地俱生，万物以荣，夜卧早起，广步于庭，被发缓形，以使志生……夏三月，此谓蕃秀，天地气交，万物华实，夜卧早起，无厌于日……秋三月，此谓容平，天气以急，地气以明，早卧早起，与鸡俱兴，使志安宁，以缓秋刑，收敛神气，使秋气平，无外其志，使肺气清……冬三月，此谓闭藏，水冰地坼，无扰乎阳，早卧晚起，必待日光，使志若伏若匿，若有私意，若已有得，去寒就温，无泄皮肤，使气亟夺，此冬气之应，养藏之道也。逆之则伤肾，春为痿厥，奉生者少”（《素问·四气调神大论》），指出顺应春夏秋冬阴阳转变以及气机升降沉浮，选择不同的起居养生方式，因此，中医学提出“故智者之养生也，必顺四时而适寒暑……如是，则僻邪不至，长生久视”（《灵枢·本神》）；再如在春夏长夏秋冬五季的饮食上，中医学主张随着季节的变迁应适当调整日常的饮食结构，“春七十二日，省酸增甘，以养脾气；夏七十二日，省苦增辛，以养肺气；秋七十二日，省辛增酸，以养肝气；冬七十二日，省咸增苦，以养心气；季月各十八日，省甘增咸，以养肾气”（《备急千金要方·食治·序论第一》），这是将五季分别与五行相配属，春属木，夏属火，长夏属土，秋属金，冬属水，五季通过五行再分别和五脏、五味等相联系，春对应肝和酸味，夏对应心和苦味，长夏对应脾和甘味，秋对应肺和辛味，冬对应肾和咸味，据此唐代医家孙思邈提出的五季饮食养生原则，为中医学的养生理论提供时间医学上的内涵。

（2）三因制宜提出是基于中医学认为疾病的发生、发展与转归受多方面因素的影响，如时令气候、地理环境、体质强弱、年龄大小等。因而在治疗上须依据疾病与气候、地理、患者三者之间的关系，制定相适宜的治疗方法，才能取得预期的治疗效果，这是中医学的整体观念和辨证论治在治疗上的体现。

1）因人制宜：①年龄，老年人生机衰退，气血亏虚，病多虚证或虚实夹杂，虚证宜补，攻邪宜慎，药量较青壮年为轻。小儿生机旺盛，但气血未充，脏腑娇嫩，易寒易热，易虚易实，病情变化较快，忌投峻剂，少用补益，药量宜轻。②性别，妇女有经、带、胎、产之别，用药时需加以考虑。月经期及妊娠期间，对峻下逐水、祛瘀破血、滑利走窜和有毒性的药物当禁用或慎用。③体质，阳盛或阴虚之体，慎用温热之剂；阳虚或阴盛之体，则应慎用寒凉之药。

2）因时制宜：不同季节气候不同，临床上常见病、多发病的临床表现也会因季节转变而各有特点。因此，临床治疗就需根据季节气候的特点制定适宜的治疗方法。如夏季，尤其是长夏，雨湿盛，故感冒多兼湿邪，湿性重浊，故可兼有体重、苔厚而腻，治疗当兼以化湿；秋季，燥气盛，故感冒多兼燥邪，燥伤阴津，故可兼鼻咽干燥，咳而少痰，舌红少津，治疗须兼以润燥。

四季气候寒热温凉的变化会对人体的生理病理产生影响，治病必须加以考虑，即“用寒远寒，用凉远凉，用温远温，用热远热”（《素问·六元正纪大论》），如春夏气候渐热，人体阳气升发腠理疏松，这个时段若外感风寒，辛温之药不宜太过，以免腠理开泄太过，耗伤气阴；而秋冬气候渐寒，人体阳藏阴盛腠理致密，这个时段若病非大热，寒凉之药当慎用，以防苦寒伤阳。

3）因地制宜：按照地域环境的不同，而制定适宜的治疗方法。早在《素问·异法方宜论》中就讨论不同地域的人们易患的病种以及病变和治法特点等。不同地域，其自然环境以及人们的生活习惯会有许多不同，这些差异也会影响人体的生理病理变化，对此，临床用药应加以考虑，如在西北地区，地势高耸，气候寒冷，干燥少雨，外邪致病多为寒邪、燥邪，治疗宜用辛散滋润之药；而东南地区，地势低洼，气候潮湿，炎热多雨，外邪致病多为热邪、湿邪，治疗宜用清热化湿之药。再如同为外感风寒，则西北严寒地区，用辛温解表药剂量较重，麻黄、桂枝等发汗力强的药常用；而东南温暖地区，用辛温解表药剂量较轻，常选荆芥、防风、生姜、葱白等发汗力弱的药，而少用麻黄、桂枝等，因此，临床治疗时就应该根据地域不同，区别用药，这是因地制宜原则在中医学上的具体应用。

（三）辨证观思维

辨证论治内涵首先见于《黄帝内经》一书，其包含了“阴阳五行学说”“藏象学说”“经络学说”“病因学说”“病机学说”等多种思想。辨证即是认证识证的过程，强调以望、闻、问、切四诊的诊断方式，在整体观念的指导下审证求因，通过归纳分析，厘清疾病某一阶段的病理反映，概括出病变的部位、病因、性质以及邪正关系，从而判断为某种性质的证。因此，证比症状更全面、更深刻、更正确地揭示疾病的本质。论治又称施治，是根据辨证的结果，制定相应的治疗方法。辨证是确定治疗方法的前提，论治是辨证后的治疗措施。通过论治的疗效能够检验辨证的正确与否。

由于同一疾病在病程的不同阶段可表现出不同的证型或不同的疾病在其病程中可能出现同样的证型，因此，采纳辨证施治的临床治疗就会出现“同病异治”或“异病同治”的状况。这种根据疾病病程中不同证的变化采用不同的治疗措施的方法既不同于单纯的辨病治疗，也不同于针对单一症状的对症治疗，这正是辨证论治实质的体现。

临床常用的传统辨证方法涉及十纲辨证、气血津液辨证、脏腑辨证、病因辨证、病机辨证、六经辨证、卫气营血辨证、三焦辨证、经络辨证等方法。

（1）十纲辨证是各种辨证方法的纲领，包括阴、阳、表、里、寒、热、虚、实、气、血十纲，十纲辨证应以阴阳为总纲、六纲可分属于阴阳。临床运用八纲通过望、闻、问、切四诊所掌握的各种临床资料进行疾病的辨证，病证可分为表证、里证、寒证、热证、虚证、实证、阴证、阳证。这些病证在一定条件下，可向对立面转化，病情或向好或加重或虚实转化。

（2）气血津液辨证反映了机体气血津液的变化，也是脏腑功能健康与否的体现。气血津液辨证可分为气病辨证、血病辨证和津液辨证。气病辨证一般概括为气虚、气陷、气滞、气逆四种。血病辨证可概括为血虚证、血瘀证和血热证。津液病变可概括为津液不足和水液停聚两方面。

（3）脏腑辨证是临床各种辨证方法的基础与核心，脏腑辨证通过望、闻、问、切四诊，并结合八纲辨证、气血津液辨证等其他辨证方法，对采集的患者疾病症状、腹部切诊、舌苔与脉象状况等病情资料进行归纳与分析，从而明确脏腑病变部位与病变性质，并据此制定相应的治疗措施。由于脏腑间通过经脉联系并在生理功能上相互配合，故在脏腑辨证中需重视一脏一腑所构成的表里相合关系，一脏一腑构成表里相合的关系，在生理功能上互相协助，在病理上相互影响，脏腑辨证可分为单独脏病、单独腑病、脏腑兼病。

（4）病因辨证定义是运用病因学的基本理论，综合分析各种病因侵入人体所致疾病各种证候的辨证方法。病因辨证最早见于《黄帝内经》，在《素问·调经论》中以阴阳概括了六淫、七情等病因的致病特点。巢元方《诸病源候论》在详细论述病机、推求病因的基础上，提出“乖戾之气”等传染病病因的辨析要点。宋代陈言在《三因极一病证方论》中将病因分为内因、外因、不内外因三类，对后世病因分类产生了重大影响。此后，朱丹溪、秦昌遇等医家都在其论著中强调辨析和消除病因的重要意义。病因辨证作为“审证求因”的重要方法，是中医临床诊疗的重要组成部分，只有准确地掌握“病因辨证”，才能把握住全局的症结所在，从而不被片面或表面的假象所迷惑。

（5）病机辨证是根据病人的临床表现分析病机，以病机要素确定证名。以审证求机作为辨证论治的核心，通过辨析病机立法施治。《素问·至真要大论》中的“病机十九条”是病机辨证的理论渊源，其以风、寒、湿、热、火、五脏、上下等病机辨证思路作为示范，系统论述了辨证论治的内容、方法与步骤，揭示了病机的内涵主要包括病位、病性和病势三个方面。后世各种辨证方法多以此为思路，如六经辨证、脏腑辨证、卫气营血辨证和三焦辨证等是以病位为主，八纲辨证、病因辨证等是以病性为主进行辨证。

（6）六经辨证是东汉张仲景在《素问·热论》的认识基础上，根据外感病发展过程中的不同的临床病变特点，以阴阳为总纲，按疾病的不同性质归纳为三阳病证及三阴病证，即太阳病、阳明病、少阳病、太阴病、少阴病、厥阴病六个证型。每一经病都有其基本临床表现及病机，再根据疾病的发生、性质、传变和预后，结合具体症候，辨证施以合适的治法和方药。同时，六经病症之间在病理上往往相互演变，出现多种传经、合病、并病、直中等现象，在施治上又有所不同。其中传经为经典的途径，代表病邪由表入里的形式。六经辨证的重点在于说明外感病各阶段的病变部位、性质、邪正盛衰的病势趋向及其相互转化等特点，为指导诊断和治疗提供依据。六经辨证中结合了八纲辨证以体现表里、寒热、虚实变化；同时，又蕴含了脏腑辨证，三阳病证以六腑的病变为基础，三阴病证以五脏的病变为基础，为外感病辨证提供了多维度的视角。

（7）卫气营血与三焦辨证是六经辨证的发展，也是外感热病常用的一种辨证方法，它代表温病病证深浅的四个阶段，用以说明温病发展过程中疾病的传变规律以及病情程度、病变部位等状况。经典的传变按卫、气、营、血这四个阶段传变。病在卫分或气分为病浅，病在营分或血分则为病深。在温病的卫气营血辨证基础上，结合温病传变规律的特点，又衍生出三焦辨证，成为温病辨证的方法之一，三焦辨证依据《黄帝内经》关于三焦所属部位的概念，着重阐述了三焦所属脏腑在温病过程中的病理变化、证候特点及其传变的规律。三焦辨证认为温病一般始于上焦手太阴肺，然后传入中焦脾胃，最后终于下焦肝肾。同时，由于温病有风温、春温、暑温、湿温、秋燥、伏暑、瘟疫等不同种类，因此，它们的发病和传变规律在共性的基础上又具有各自的特殊性。

（8）经络辨证，是以经络学说为理论依据，对病人的若干症状体征进行分析综合，以判断病属何经、何脏、何腑，从而进一步确定发病原因、病变性质、病机转化的一种辨证方法。分十二经脉病证与奇经八脉病证。各经病证包括经脉循行和所属脏腑的病变。经络辨证与脏腑辨证互为补充，二者不可截然分开。脏腑病证侧重阐述脏腑功能失调所出现的各种症状，而经络病证则主要是论述经脉循行部位出现的异常反应，对其所属脏腑病证论述较为简略，是脏腑辨证的补充，是针灸、推拿等治疗方法中常采用的辨证方法。

（四）阴阳五行

1. 阴阳学说 源于《易经》，是古人通过对宇宙的观察而建立的一种朴素的唯物论和辩证法的思想，是中国哲学理论之根。阴阳最初表示阳光的向背，向日为阳，背日为阴，后引申为气候的冷暖，方位的上下、左右、内外，运动的躁动和宁静等。

自然界中的一切现象都存在着相互对立而又相互作用的关系，即用阴阳来解释自然界两种对立和相互消长的物质势力。阴阳的对立和消长是事物本身所固有的，也是宇宙的基本规律。整个世界都是在阴阳的相互作用下不断运动、变化、生成和更新的。

针对相互关联的一对事物，或一个事物的两个面，都可用阴阳属性划分。事物的阴阳属性有相对性、相关性、普遍性、变化性、可分性特性。①相对性：事物的阴阳属性，是相对的不是绝对的。在一定条件下阴阳之间可相互转化，并且具有无限可分性。②相关性：事物的阴阳属性，是相关的不是孤立的。用阴阳分析的事物或现象，应在同一范畴或同一层次上。③普遍性：事物的阴阳属性，是普遍的。凡属于相关的事物或现象，都可用阴阳分析各自属性。④变化性：事物的阴阳属性是变化的。各事物或现象的阴阳属性不是定性的，在一定条件下可转化。⑤可分性：阴阳具有可分性，阴阳之中可再分阴阳。

在阴阳关系上，阴阳之间又体现出阴阳对应、阴阳互根、阴阳消长、阴阳转化的对立统一关系。

阴阳学说用作中医基础理论，被用来阐释人体组织结构、生理功能及病理变化，指导疾病的诊断、治疗与养生。如人体结构来说，机体的上半身为阳，下半身属阴；体表属阳，体内属阴；体表的背部属阳，腹部属阴；四肢外侧为阳，内侧为阴。按脏腑功能特点分，心肺脾肝肾五脏为阴，胆胃大肠小肠膀胱三焦六腑为阳。五脏之中，心肺为阳，肝脾肾为阴；心肺之中，心为阳，肺为阴；肝脾肾之间，肝为阳，脾肾为阴。而且每一脏之中又有阴阳之分，如心有心阴、心阳，肾有肾阴、肾阳，胃有胃阴、胃阳等。在脏腑功能特性认识上也常用阴阳的特性来取象归类，如五脏藏而不泻，故象属地，属阴；六腑泻而不藏，故象属天，属阳，通过阴阳的归类清晰地指出了五脏六腑的功能区别。在病理上如暑热之邪侵入人体可造成机体阳气偏盛，出现高热面赤、汗出口渴、舌红脉数等表现，其性质属热，故“阳盛则热”。如贪凉饮冷，可以造成机体阴气偏盛，出现形寒肢冷、腹痛泄泻、舌淡脉沉等表现，其性质属寒，故“阴盛则寒”。在治疗原则上如阴虚阳亢者，当予滋阴以抑阳。若阳虚阴盛者，当予扶阳制阴。在药物四气五味认识上，用阴阳来概括药物的性味功能，寒凉药属阴，温热药属阳；辛、甘、淡味药属阳，酸、苦、咸味药属阴；在代表药物作用机体趋向的升降浮沉上分阴阳，升浮药属阳，沉降药属阴；在中医学养生防病上，强调“春夏养阳、秋冬养阴”（《素问·四气调神大论》），以使人体之阴阳与四时之阴阳变化相适应，达到调和阴阳，养生防病的目的。

2. 五行学说　认为自然界的构成由金、木、水、火、土五种元素构成，这五种元素各有其性质和特征，被称为五行，“行”是一种自然的“运行”，是自然界五种元素依循着本身之为呈现所固有的一种规则而持续运动的现象。五行有相生相克关系，相生的含义是指这一事物对另一事物具有促进和滋生的作用，五行相生的规律是木生火，火生土，土生金，金生水，水生木。《难经》将此关系比喻为母子关系：“生我”者为母，“我生”者为子。相克的含义是指一事物对另一事物的生长及功能具有抑制和制约的作用，五行相克的规律是木克土，土克水，水克火，火克金，金克木。这种相生相克的关系是事物间的常态，当五行相生相克关系间出现一方力量太过或不及时，生克关系就会被打破，出现不正常相克现象，即相乘或相侮现象。五行相乘是指相克的太过，超过了正常制约的力量，而使五行系统结构关系失去正常协调。五行相侮是指被克者亢极，不受制约或克者衰弱，以致相克关系出现反转，又叫反克；或者五行的某一行异常，累及其子行，出现母病及子，或者指五行中的某一行异常，影响到其母行，出现子病及母等，皆属于五行之间相生相克关系异常的变化。

五行学说在中医学的应用，主要是以五行的特性来分析归纳人体脏腑、经络、形体、官窍等组织器官和精神情志等各种功能活动，构建以五脏为中心的生理病理系统，进而与自然环境相联系，建立天人一体的五脏系统，并以五行的生克制化规律来分析五脏之间的生理联系，以五行的乘侮和母子相及规律来阐释五脏病变的相互影响，指导疾病的诊断和防治。因此，五行学说作为中医学主要的思维方法在中医学理论体系的建立中起着重要作用，而且还对中医临床实践具有重要指导意义。

（五）五运六气

五运六气是在中医整体观念的指导下，以阴阳五行学说为基础，运用天干地支等符号作为演绎工具，来推论气候变化规律及其对人体健康和疾病的影响的学说，简称运气学说。

运气学说发现了许多自然和生命的规律，例如气候和生命的周期现象，人在不同气候模式中的常见病、多发病状况，自然与人的气化规律以及相关的病机问题等。运气学说不仅纳入了东汉时以前的医学实践，而且在后世的医学研究中，其成果也得以拓展，如金元四大家的医学成就乃至温病学说等都包含了运气学说的理论。“识病之法，以其病气归于五运六气之化，明可见矣”（《素问玄机原病式·序》），金代刘完素明确提出了将病气归于五运六气气化的气化思维模式，则病机可明。“考寻《经》义，皆言风善伤肝，自少阳胆经而入；热善伤心……凡此，皆同气相求、物以类聚之理”（《脉诀指掌·辨六淫外伤六经受病于人迎说》），李东垣认为六气各与相应的脏气同气为先决条件，才有六淫伤脏各有所易感的结果。“上年夏秋病伤，冬季不肯复原，是春令地气阳升，寒热咳嗽，及阴弱体质，不耐升泄所致。徒谓风伤，是不知阴阳之义。”（《临证指南医案·咳嗽》）。清代温病大家叶天士认为如果不了解运气，则不能明晰发病节气和疾病进展间的关系，更难以明辨起病之阴阳虚实，所以离开了运之诊也就缺失一个重要的辨证依据，使得辨证准确性下降。这些都强调了运气学说在临床应用中的重要性。

（六）治未病

“治未病”思维最早源自“上工治未病，不治已病，此之谓也”（《素问·四气调神大论》）。“治”为治理管理的意思。“治未病”即采取相应的措施，防止疾病的发生发展。其在中医学中的主要思想是未病先防和既病防变。未病先防重在养生，主要包括法于自然之道、调理精神情志、保持阴平阳秘三方面；既病防变重在措施，主要包含对疾病的早期诊断、对已病者防止传变、依据疾病传变规律要预见性先安未受邪之地三个方面。

二、中医临床思维模式的发展与融合

（一）象数思维的发展与融合

1. 现代科技对“取象”的拓展 “取象”始于对事物“物象”即实在表征的获取，是人们通过视觉、嗅觉、听觉、味觉、触觉等所感受的“具象”；“比类”通过把对已知“象”的认知迁徙、转移、推断到待认知的事物，实现“象”的流动和转化。中医四诊的“察观病人之态”，中药的“因形以求理，则其效可知矣”，皆反映了中医“象数思维”的“以类相从，同气相求”在识病用药中的应用。“象数思维”可被视为人们认识“象”的思维工具，而“比类”的结果则决定于“取象”的深度和广度。“其死可解剖而视之”（《灵枢·经水》），过去的“象”指直观的所视之象。而肉眼不可视之象则随着观察工具或仪器的更新，如 B 超、CT、磁共振等的运用，而有了更深入、更直观的认识，拓展了“取象”的范畴。随着技术进步和人类对事物认知的不断发展，在现实世界（描述科学的微世界）实在的“象”正呈现多维度、多层次的新建构特征，如影像技术的进步带来对人体超微结构的新发现，分离分析技术的进步带来了对中药物质成分组成的不断解析，均为科技推动下对“象”认识的发展和范围拓宽的具体表现。如在中医对慢性萎缩性胃炎“炎癌转化”的认识中，由于“胃镜”作为望诊的延伸，采用观物取象、取象求因、六爻爻象等概括出“炎癌转化”核心病位常由胃、脾及肝，核心病机以胃阴亏虚逐渐加重为主，兼有气滞、血瘀、痰毒等病理产物；采用取象比类思维确立了对于胃阴亏虚应以甘凉濡润为治疗大法，以胃、脾及肝三脏气机和药物升降沉浮之间的取象比类指导具体用药。

2. 象数思维对趋势辨治发展 象数思维是运用“取象比类”“司外揣内”等方法研究万物本原及相互间关系，并将形象思维转换为意向思维的关联性思维。为求快速、有效地救治急危重症，从而提出趋势辨治理论。可将疾病发展趋势分为向愈（趋于健康）和向恶（趋于死灭）之势。临证进行趋势辨治时，需结合急危重症“急”“危”“变”“杂”的特点，在危势之初或是脏腑功能障碍之前，进行早期识别并予有效处理，从而实现截断病势或缓解疾病发展趋势的目标。趋势辨治按照疾病的病理发展趋势可分为趋势预判和趋势干预两个方面。综合分析体质、基础疾病、正邪力量等因素，熟悉了解疾病的发生发展过程、生理病理变化等，归纳总结疾病的发展趋势，得出对疾病病理发展趋势的正确认识，从而进行个体化的趋势辨治。

3. 象数思维对微观辨证的指导 象数思维是中医学思维方式的主导，也是深入理解中医学内涵的原创思维方式，中医辨证是从物象（症）到意象（证）的思维过程。现代医学运用微观指标为物象直接到疾病本质的“破象”过程，而微观指标参与中医辨证则应遵循物象-意象-病证本质的“立象”历程。据此提出微观指标可通过取象比类赋予其中医学内涵，同样中医学的某些疾病名称及病理状态也可以通过微观的视角进行认识，如基于脾的病象思维考辨胰腺疾病，胰头癌当归属“痞气”“脾积”范畴；而“伏梁”则更类于胰体尾癌并发的假性囊肿或出现腹腔的播散与转移。“脾为之卫”与肿瘤微环境、肿瘤细胞异常增殖密切相关，“脾虚”则卫气不御周身，诱发巨噬细胞、自然杀伤细胞等免疫功能障碍。

4. 基于大数据象数思维对中医状态辨识的发展 “象”在中医学中有着独特的价值，重视整体动态性、凸显相关性、强调经验性的象数思维成为中医学重要的辨证思维模式。数据作为现代信息的载体，为“象”符号的现代表达提供了可能，而中医学借助以数据为形式的计算机语言，可突破既往形而上的研究范式。状态是不同物象的集合，围绕状态，基于象数思维发展的中医状态辨识对接了大数据技术，形成“表征采集-状态评估风险预警-方案干预-效果评价-反馈优化”闭环的中医健康管理关键技术，可为研究中医诊断客观化及证候定量化提供良好的范本。健康状态辨识从宏观、中观、微观收集的物象是散乱而无序的，依托智能装备规范采集表征参数，然后通过聚类、关联、深度学习等人工智能算法对物象群进行分层整合、归纳推进，从原始数据中提炼出更高级更抽象的特征属性，同时寻找表征参数之间的联系构建起多元有序的整体，最终实现健康状态的辨识。

5. 人工智能思维模式对“象数思维”发展　人工智能思维模式与中医象数思维在思维过程上存在相似性，思维特点上有注重整体思维、强调开放动态、重视经验思维、关注预测推理的共同特性。象数思维过程包括物象、具象、意象三个阶段，而人工智能经过信息采集、信息处理和行为反馈三个核心环节，两者在程序上具有很强的相似性。而人工智能思维模式具有直观而清晰，稳定性和可重复性强的优势，更强调逻辑性，但缺乏直觉、灵感、顿悟、想象等非逻辑性思维，且在整体性、动态性等方面还有待提升。而中医象数思维经过千百年来的发展亦显示出模糊性、不可重复性等局限，与人工智能思维模式的有机结合能更好弥补缺陷，为中医象数思维的发展开辟了新的思路，进一步促进中医向智能化、现代化迈进。

6. 象数思维对循证医学以及西药运用的融合　提出了“方证相对”临证思维模式，即在充分实践经验的基础上，提炼出反映病理本质的主症，如少阳病之“口苦、咽干、目眩”，太阴病之“自利不渴”，吴茱萸汤之“干呕、吐涎沫”。这种思维模式从主症超越“辨证论治”之“理法”部分，直接飞跃至“方药”，实为一种直觉思维。这种思维简约化了辨证论治，便于导向辨证的标准化与规范化，与现代循证医学接轨。

象数思维在中医学的方药理论中也得到了广泛的应用，尤其在古代药理水平欠发达时期，对药物的“取象比类”与“遣志荡象”为临床选择药物的主要思维模式。药物气味厚薄与阴阳升降理论亦可为西药借鉴，金代张元素《用药法式》从气味厚薄、阴阳升降论药物功效。附子气厚故生热；麻黄味薄为阴中之阳，故发汗而升上。对同一种药物，往往采用其气“根升梢降”的假说：一般根用于上焦之病，身用于中焦之病，梢用于下焦之病，其法（“中药法象”）取于自然在于对药效的预测与其生活环境。这种见解符合辩证法思想，亦符合生物与自然为和谐整体的辩证与统一的思维方式。同样可借鉴于西医药，如抗生素大多苦寒，久用伤阳，用于虚寒证的细菌感染，不仅无效，而且易致菌群失调的二重感染。

（二）整体观思维的发展与融合

1. 无症可辨状况下整体观念的运用　随着科技的发展，现代中医临床诊断会借助现代医学技术辅助检查检测手段，临床上常可见部分患者无明显身体不适却有辅助检查异常而就诊。在中医临床诊断思维的指导下，对所收集的资料进行分析与判断，但是当临床资料不充足，尤其是无症可辨时，就需要运用整体观念的中医诊断思维把握疾病的发生发展。本质从整体上规定事物的性质及其基本发展方向，现象从各个不同侧面表现本质，无症可辨看似没有症状，实际上是从特殊角度表现疾病的本质。治病必求于本，需要深入了解疾病发生发展全过程，以便把握疾病本质。除了正确运用望、闻、问、切，全面收集四诊信息，还应注意正确分析所得到的信息。确定疾病各阶段的动态性质，掌握疾病的演变规律，把握疾病发展趋势，明确疾病内在机制，充分体现出中医诊断动态、整体、个性化的优势。

2. 整体观念下辨证微观化的发展　整体观念认为人体生理结构上不可分割，生理功能上协调共济，形体与神识和谐，内部与外部统一。同时，人与天地相感、与自然相应，人体结构、生理功能与自然形成浑然一体的有机整体观，四季更替等自然变化影响着人体阴阳、气血与脏腑等，体现了时空一体的整体思维特征。因此，仅从分子层面研究而忽略整体之间的关联实则是舍本逐末，辨证微观化研究需要实现整体化的回归。既往中医证本质研究在"异病同证"或"同病异证"的框架下，借助现代分子生物学、实验诊断学等方法技术以"整→分"的研究模式开展微观辨证的研究，其结果零散而参差。但在整体观念的指导下，借以"整→分→合"的方式建立基于大量临床试验基础上的辨证整体观，不仅体现了中医的核心思维，而且比传统中医的整体观更客观。而发展中医四诊客观化技术应坚持以临床需求为导向，融合先进科学技术，不断提高诊断技术的智能化和准确度。如脑-肠轴学说与中医学整体观、天人合一观有相契合之处，结合五脏一体观与脑-肠轴理论探索中枢系统与消化系统间的密切联系以指导科研和临床，如肠易激综合征。其中种类多、分布广、可量化的脑肠肽指标可成为中医辨证分型的辅助参考指标。整体观念的思维也能进一步指导脑-肠-菌轴理论，在发病因素上关注肠道菌群总体改变而不是单一菌种，菌群的作用除肠道外还可通过脑-肠轴影响宿主机体全身心，以整体调控肠道微生态平衡。

3. 生物-自然-社会相统一的医学模式下整体观念的发展 系统科学的进步为整体观念的发展提供了机会，借用非线性理论的医学任务就是从无序中发现有序，揭示杂乱、破碎、混沌等极不规则的复杂生命现象内部所蕴含的规律，找到一些简单定律，实现对非线性中稳定因素的有效控制，以达到治病救人的目的。中医学的医学模式不是一个简单的生物医学模式，而是一个以整体观念为主构建而成的医学模式。它是一个既是生物的，又是自然的，同时还是生物-自然-社会相统一的医学模式。这种在中医理论整体观念指导下所形成的医学模式，是目前现代医学所不及的，因而也就成为现代医学所追求的方向。

4. 当今自然与社会环境下整体观念的发展 整体观念贯穿于整个中医学理论体系，是指导中医临床实践与基础理论研究的主要思想。然而，随着现代社会的发展，当今自然环境、社会环境以及人与人之间的关系也远比中医理论产生的年代要复杂得多。因此，在疾病的预防与治疗中，既要秉承《黄帝内经》中因时因地因人制宜、顺应自然法则的理念，也要重视当今自然、社会环境的变化对人的精神情志和生理机能产生的影响，提高机体适应环境与自我调节的能力，达到人与自然、社会环境的协调与平衡。

（三）辨证观思维的发展与融合

现代中医临床辨证观思维包含了辨病与辨证结合、辨体与辨证相结合、微观证治体系、深度学习技术下的辨证论治、辨证论治与循证医学结合等思维模式。

1. 辨病与辨证结合 近代以来，随着西医学的发展和西医学的病名被中医临床使用，特别是先后经历了中西医汇通学派和中西医结合学派的学术思潮之后，中医临床使用现代医学病名已经比较普遍，这样，在引进现代医学病名而同时辨证论治的实践中，逐渐蕴发了辨病与辨证相结合，目前已有多种结合的模式，病证结合思维模式是常用的方式，临床上运用主要有三种：中医病名，中医辨证；西医辨病与中医辨证结合，参考西医疾病的发展规律，然后进行中医证的诊断；西医辨病基础下中医辨病再辨证。其共同点是病证结合的思维方式，它有以下三个特点。一是全面性，有西医诊断和中医辨证，有中西医共同认知的普适性；二是有利于发挥中医药辨证论治的特点；三是诊断和治疗都可实现中西医互补。

2. 辨体与辨证相结合 体质学说是中医基础理论的重要组成部分，是辨证论治的重要理论依据，体质学说注重的是个体差异，而正是这一特点，使得体质研究的前瞻性意义十分突出。充分认识体质与辨证论治的关系，对于进一步掌握病证的发生、转化规律，临床辨证用药和预后都有指导意义。中医体质学说认为，体质可以决定是否发病，决定对某种致病因素或病邪的易感性和从化性，决定病证的形成、传变与转归，甚至更能决定论治原则。因此，对患者体质状况的观察与辨识，有助于对错综复杂的临床病证做出比较准确的判断。王琦提出"辨体-辨病-辨证"的"三辨模式"，以辨病为先，以主要病机凝炼主方，结合患者体质特征和证候特点加减用药，已临床运用于过敏性哮喘、桥本甲状腺炎、小儿免疫球蛋白A肾病等，为疾病诊断提供了新思路，提高了治疗效果。因此，若能充分把握疾病的发展规律和不同分期的病理特点，就能通过“以常衡变”的辨证思维分析得出无症可辨所处疾病阶段的病理本质并针对病因进行治疗。

3. 微观证治体系的发展　随着现代诊断技术的巨大进步，如采用胃肠镜检查胃肠道的病变、查眼底观察视网膜的病变，现代中医除了在传统中医学四诊观象基础上，所观之象得到更深入细化的扩展和延伸，也提供了更多的客观指标以更直观地了解和诊断疾病，从而扩大了传统中医四诊的范围。如糖尿病、高血压、高脂血症、高尿酸血症等疾病都具有可以观测到的具体指标，在临床治疗这些疾病时，除了传统的辨证论治以整体把握疾病的属性与治疗以外，也会参考这些客观指标，去有的放矢地选方用药，这样，在现代中医辨证体系中就有了一个微观辨证论治思维模式。所谓微观辨证，即是临床上收集辨证素材的过程中引进现代医学的先进技术，发挥它们在较深层次上认识机体结构、代谢和功能的优点，更完整、更准确、更本质地阐明证的物质基础，简言之，亦即试用微观的理化指标去判别患者机体结构和功能的变化，去辨病别证。从某种意义上讲微观辨证也就是辨理化指标论治。现代中医辨证论治可以注重微观证治体系的发展，做到司内揣内，形成症-证-方-靶标的精准判断。完善微观证治体系发展现代化中医辨证论治，可以从证本质研究、微观辨证以及方证对应靶标着手。微观证治体系补充中医辨证论治的现代化内容将辨证论治体系从抽象化、模糊化转向现代化、客观化、精准化，使其附有司内揣内的精准医疗属性。

微观辨证在很多方面都有独特的优势：

（1）无证可辨的时候，微观辨证发挥了辨证的主导作用。如在疾病的初期阶段，有些微观变化而尚未显形于外，即所谓的“隐性证”。这时候，微观辨证就能够起到“察内知外”的作用。而这又恰与中医“有诸内必形诸外”思想耦合。如肝炎无症状性的ALT升高，如单纯的中医辨证治疗，可谓无症可辨。

（2）微观辨证可以产生辨证的新理论及治疗的新方法。如脑出血过去一直认为是肝肾亏虚、风痰上扰所致，现在通过微观辨证可认识到脑出血是“离经之血”。主张“离经之血则为瘀血”，治当活血化瘀，运用活血化瘀药治疗脑出血早期取得了很好的疗效，并无出血之虞。

（3）在辨证论治或辨病论治时结合微观辨证，可以收到很好的疗效。当患者有症可进行宏观辨证时，根据理化指标的异常，结合现代中药药理等在宏观辨证论治的同时，可以进行微观辨证论治。近代研究发现，五味子能降转氨酶、甘松能纠正心律失常等。如进行整体辨证论治的同时，根据理化指标的异常结合现代的中药药物研究成果，有助于中药发挥更好疗效。

4. 深度学习技术下的辨证论治　深度学习技术可以通过提取症状客观数据特征，赋予“症”以因、位、性、势48位量化码，建立新的临床辨证论治辅助算法，探讨辨证论治诊疗规律研究中的潜在切入点。针对中医诊疗规律研究缺乏规范化和客观化，大量中医数据无法有效利用的问题，采用深度学习技术研究辨证论治算法模型。能够探索一种更为适合中医理论的辨证论治的算法模型，最终将建立一个中医医生的外脑系统，提高诊疗效率。

5. 辨证论治与循证医学结合　循证医学的实质就是采用严谨的科学方法总结研究临床问题，再升华到理论或方法去指导实践。在中医辨证中引入循证医学可以提高论治水平，应用循证医学的随机、对照、重复、盲法的方法学进行临床试验研究，提高试验结果的可靠性和科学性，尤其对重大疾病的辨证论治综合治疗方案的有效性评价，可以进一步揭示中医学的辨证论治规律，从而使中医专家的经验和研究成果得到确认，便于推广和指导临床实践。

中医各种辨证思维模式各有所长，也各有所短，在当今临床上不能机械地分割、彼此孤立，应把它们融合起来，做到辨证和辨病相结合、整体和局部相结合、宏观和微观相结合。并在此基础上知常达变，充分发挥医者的主观能动性，突破思维定式，进行创造性思维“由意达物”，相信这样不断探索、研究中医的临床辨治方法，一定会使古老的中医药更具生命力。

（钦丹萍）

第五章 中医临床思维的培养

第一节 中国传统哲学的修养

中医学与中国传统哲学之间存在着深刻的联系，中医学不仅仅是一种医学体系，它也深深植根于中国传统文化和哲学思想中，尤其是道家、儒家和佛家的思想。中国传统哲学修养不仅帮助医者理解和应用中医理论，还在培养医者的临床思维、道德修养、诊疗方法等方面起到重要作用。

道家思想，尤其是《道德经》中的哲理，对中医临床思维有着深远影响。道家提倡“道法自然”，强调人与自然的和谐相处，以及对自然法则的顺应。道家的整体观强调宇宙万物的联系，在中医学中表现为对人体整体状态的关注。临床思维中，医者需要考虑患者的生活环境、情志状态、季节变化等因素，这些都是“天人合一”思想的体现。道家提倡的“无为”并非无所作为，而是顺应自然，因势利导。在中医学中，这体现为注重调理身体的自然状态来维护健康。中医治疗方法常强调顺势而为，尊重和利用身体的自愈能力，减少过度治疗和干预。

儒家思想重视道德修养、社会责任和家庭伦理，这种思想深刻影响了中医的临床实践。儒家哲学的核心理念包括仁、义、礼、智、信，倡导通过内在道德的培养和外在行为的规范，实现个人与社会的和谐。儒家提倡“仁爱”之心，医者要有“仁者爱人”的情怀，在临床中以患者为中心，关注其身心健康。儒家的“仁”也体现在医患关系的建立上，医者需具备同理心和责任感，这有助于提高治疗效果和患者满意度。儒家强调“修身齐家治国平天下”，对于中医而言，修身即是医者的自我修养，包括专业技能和道德品质。通过学习《论语》等经典，医者可以培养高尚的医德，并将其应用于临床实践中。

佛家则强调通过修行和智慧解脱烦恼和轮回之苦。佛家的因果观提醒医者关注患者的生活习惯和过去的行为，这与中医的“治未病”理念相契合。医者需在患者的健康管理中，注重长期的生活调养和预防。佛家的缘起性空等思想对中医的预防医学理念产生了影响。佛家认为一切现象都是由因缘和合而生，这与中医辨证施治的理念相呼应。在临床思维中，医者需根据患者的具体病情、体质、环境等多方面因素，综合考虑诊疗方案。

总的来说，中国传统哲学的修养不仅对个人的成长和发展有着重要的指导作用，也对中医学的理论和实践有着深远的影响。中国传统哲学的修养与中医之间存在着密切的联系。中医不仅仅是一种治疗疾病的手段，更是一种生活哲学和健康理念。通过学习和实践中国传统哲学的修养理念，医者不仅能提升自身的临床诊疗水平，还能形成更加全面和深刻的医学思维。将这些哲学修养融入中医教育和临床实践，有助于培养出既有传统文化底蕴，又能应对现代临床挑战的优秀医者。

第二节 现代科学思维方法的培养

现代科学思维强调逻辑性、实证性和系统性，而中医作为一种传统医学，拥有独特的理论体系和实践方法。在全球化和信息化的背景下，中医学的发展不仅需要传承和发扬传统理论，还需借鉴和融入现代科学思维和方法。通过将现代科学思维方法与中医学结合，医者可以提升临床诊断和治疗的科学性和有效性，促进中医学的现代化和国际化发展。

一、逻辑思维的培养

逻辑思维是现代科学思维的重要组成部分，它强调通过严密的推理和系统的分析来解决问题。在中医学中，培养逻辑思维可以增强医者的临床判断能力，提升治疗方案的科学性。在临床诊疗和科研过程中，通过科学的推理和判断，中医从业者能够形成严谨的思维模式，精准分析病情，并通过实验和临床验证，提高中医的科学性和可靠性。逻辑思维能力的培养需要中医从业者在日常工作中不断练习，系统学习科学的推理方法，并通过反复实践与理论相结合，逐步提升分析和判断能力。通过科学逻辑思维的训练，中医从业者不仅可以提升个人的专业素养，还能为中医学的科学化和现代化发展提供坚实的基础。

二、批判性思维和创新能力的培养

批判性思维和创新能力是现代科学思维的核心，对于中医学的持续发展和创新至关重要。批判性思维要求中医从业者具备质疑精神，勇于挑战传统理论中的不足，深入分析现有理论和实践中的问题，通过逻辑推理和科学验证提出改进和创新的方案。培养批判性思维需要医者在学习和实践中不断反思，保持开放心态，不盲从权威，通过多角度、多层次地分析问题，找到解决问题的新方法和新思路。

创新能力则是将批判性思维转化为实际成果的关键。中医研究者应在掌握传统中医理论的基础上，结合现代科学技术，勇于探索未知领域，提出和实践创新的诊疗方法和科研课题。例如，通过引入现代生物技术、中药现代化研究、智能诊断系统等新兴技术，提升中医的科学性和实用性。创新能力的培养需要创造力和实践力的结合，中医师应不断学习和借鉴其他学科的先进成果，结合自身的专业知识，进行跨学科的研究和实验。

通过培养批判性思维和创新能力，中医研究者可以在理论和实践中不断突破传统的限制，提出科学合理的新观点和新方法，推动中医学的现代化和国际化进程。这不仅有助于提升中医的整体水平，也为中医在全球范围内的推广和应用提供了有力支持。

三、跨学科的综合思维方法

跨学科的综合思维方法在现代科学思维中占据重要地位，对中医学的发展和创新尤为关键。中医研究者应积极借鉴现代生物医学、信息技术、材料科学等领域的最新研究成果，将这些前沿技术与中医理论相结合，开展跨学科研究。通过跨学科的合作和研究，可以拓展中医的研究视野，推动中医药学科的创新和进步。例如，现代生物技术为中药成分的提取和作用机制研究提供了新的方法和工具，有助于科学验证并提高中医药的疗效。信息技术和大数据分析在中医诊断和治疗中的应用，通过海量数据的处理和分析，可以发现新的疾病规律和治疗方法。材料科学的进步也为中药制剂的研发和优化提供了新思路，使中药更加高效和安全。

跨学科的综合思维方法不仅有助于中医学理论和实践的现代化，也能提升中医在国际医学界的竞争力。通过跨学科思维和方法，中医研究者可以突破传统学科界限，实现理论和技术的创新，为中医学的发展开辟新路径。

总之，现代科学思维方法的培养对于推动中医学的发展至关重要。通过将逻辑思维、实证思维和系统思维与中医学结合，医者能够提升临床诊断和治疗的科学性与有效性，促进中医学的现代化和国际化发展。在现代科学思维方法的指导下，中医不仅能够更好地传承和发扬传统理论，还能不断创新和发展，为人类健康事业作出更大贡献。结合现代科学思维方法，中医学能够更好地适应现代社会的发展需求，提升中医治疗的科学性和可靠性，增强中医的国际影响力和认可度。通过不断学习和实践现代科学思维方法，医者可以在中医学领域中不断创新和进步，提升自身专业素养和临床能力，为患者提供更优质的医疗服务，实现个人与社会的共同发展。

（文　磊）

第三节　中医经典中的临床思维与锤炼

一、中 医 经 典

（一）中医经典的源流及现存分类

1. 中医经典的源流　经，《说文解字》中谓："经，织也。""经"字的本义是织布机或编织物上的纵线、直线。后可指作为思想、道德、行为等标准的典范性著作；典，《说文解字》曰："典，大册也。"亦即"典"的本义是典册、典籍。《史通·叙事》曰："自圣贤述作，是曰经典。"那么"经典"便是历来被尊奉为典范的权威著作。

"中医经典"在古代及近代并无明确概念定义，实际上，在古代较早的论述中，对于"中医经典"的表述更多的是"医经""经方"，如《汉书·艺文志》中所述："医经七家""经方十一家"。西汉武帝推行"罢黜百家，尊崇儒术"，将《诗》《书》《礼》《易》《春秋》列为具有官方性质的儒家法定经典。汉成帝时，御医李柱国奉命校勘医书，他类比儒家经典，将《脉书》类文献定为"医经"，将药方类文献定为"经方"，并称其"王官之一守也"，使得这些医学经典具有官方指定的地位。后随时代发展，中医经典的具体内容及地位也不断变迁。至隋唐时期，中医经典融入医学教育体系中。如对于中医经典的考核，唐代太医署教学及考试的基本书目为《明堂流注》《素问》《黄帝针经》《神农本草经》《针灸甲乙经》《脉经》，这些科目基本囊括了中医学的基础理论、药物学、针灸及脉学方面的内容。宋朝又加《伤寒论》作为方脉科必学书目。明清时推崇经典之风更盛，如《医门棒喝》奉《黄帝内经》为"医经之源"，《难经古义》称《难经》为"医经之秘录"，本草学也将《神农本草经》推为"经典"，而《伤寒杂病论》更是被清叶天士称为"语入经典"，至此时，《黄帝内经》《难经》《神农本草经》《伤寒杂病论》已成为医家较为公认的几部经典。而现代所述的"中医经典"的说法往往与中医学教育相关政策相伴，如 1955 年江西省中医进修学校第三期培训班强调"仍以中医经典著作《伤寒论》《金匮要略》等为主和必要的基础医学"。

2. "四大经典"说　就目前中医学术界而言，"四大经典"之说是较为公认的提法。时至今日，对于"四大经典"具体书目的界定，仍存有争议。归纳起来大致有以下数种观点：①以《黄帝内经》《神农本草经》《伤寒论》《金匮要略》为"四大经典"：从学术角度看，《黄帝内经》代表的医经体系与《神农本草经》代表的经方体系各自传承，而《伤寒杂病论》则将"法"与"方"两方面融合，创立中医学体系理论与临床相结合的辨证论治体系，体现了学术体系完整性。②以《黄帝内经》《难经》《伤寒杂病论》《神农本草经》为"四大经典"：从中医学术的历史变迁角度看，《难经》作为扁鹊学派的代表作品，其注重临床实践，而当实践经验逐渐积累，医道医理的探讨逐渐成为必然，于是便有《黄帝内经》的普适性理论著作的问世，再到《伤寒杂病论》，则使辨证论治的临床诊疗体系相对完整建立起来。③以《黄帝内经》《伤寒论》《金匮要略》、温病学为"四大经典"：温病学，其并非单指某一部温病学著作，而是明清时期温病学家著作之综合，如"一部温病经典说"，即《温病条辨》；"两部温病经典说"，即《温病条辨》和《温热经纬》；"三部温病经典说"，即《温热论》《湿热病篇》和《温病条辨》，虽然现今的本科生或研究生教育及师承教育均以《黄帝内经》《伤寒论》《金匮要略》、“温病学”为四大经典，而部分学者认为温病更多是脱胎于伤寒，其理论渊源仍在于《黄帝内经》《难经》《伤寒杂病论》与《神农本草经》，是专业作者在特定疾病流行情况下对于以往医学理论的补充与更新，是“源”与“流”的关系，作为中医“四大经典”则不可取。

3. “十部”说　中医经典除“四部”说之外，其他较为权威的还有“十部”说，主要是任应秋所提起。任应秋先生认为中医学“总有一个系统，这个系统就是《灵枢》《素问》《伤寒论》及《金匮要略》等几部经典，把这几部经典弄通了，在祖国医学领域中，确是放之四海而皆准的”。此外，他又身体力行分类整理10部经典著作，包括《素问》《灵枢》《神农本草经》《难经》《伤寒论》《金匮要略方论》《脉经》《中藏经》《针灸甲乙经》《黄帝内经太素》。并在此基础上，在20世纪50年代领衔编撰《十部医经类编》并于2001年出版。这在“四大经典”的基础上则又吸纳不同时代医者的认识，增加了多种疾病、针灸、方药的内容，极大丰富了中医学理论体系发展。

当然，以上所论述的中医经典著作，是狭义的中医经典，所涵盖的是中医学本源的天人相应、整体观念的哲学思维，藏象、气血津液、病因病机、诊法等医学基础概念，以及针对外感及内伤杂病的脏腑辨证、六经辨证、卫气营血辨证等诊疗体系，其是中医学体系基石，可谓字字珠玑。而广义的中医经典著作，则涵盖范围更广，包括了历代著名医家的著作，是对狭义中医经典的补充发挥，因而学者不仅需要熟练掌握狭义的中医经典，也需要广泛阅览其他名家的著作，才能更全面窥探中医学理论体系的全貌。

（二）中医经典具有的特征

1. 权威性　从文化价值来看，中医经典所反映的中医学原理，其本质来源于中国古典哲学“道”的思想，传统文化与哲学思想渗透在中医经典的篇章句字中，统率中医学术发展，因而在历代的中医学发展之中，其权威性不容置疑。尤其以《黄帝内经》《难经》《伤寒杂病论》《神农本草经》等经典著作构建而成的“理、法、方、药”的范式，则为后世中医学理论的发展提供奠基作用，成为中医学诊疗体系的思想基础。

2. 历史悠久性　经典必须具备的条件，便是能够流传，流传本身便要经过一个源远流长、不断积累的过程，在历史传承中不断修正及锤炼，从而年代越早的高水平著作，越能经过历史的考验，越有可能成为经典。可以说古老对于经典便具有别样意义。

3. 发展性　中医经典在发展过程中需要不断被阐释，通过历代医家，结合当时的疾病流行及人体生理病理状况，对经典进行重新解释和阐发，而不断发掘其内在价值。历代医家会根据自己时代的需要来阐释经典中的思想理念，见解也会随着时代变迁而改变。如张仲景据《素问·热论》而著《伤寒论》之六经辨证体系；刘完素精研《素问》火热论述而创火热论思想；李东垣以《素问》“土者生万物而法天地”的思想而创《脾胃论》。此外，中医经典也为历代医家不断校勘、训诂，在不断地研究中与时俱进，适应时代并有所创新。

二、学习及研究中医经典

1. 熟读经典，旁触百家　历代中医名家，多由学习中医经典著作入手，学生也应深入研读《黄帝内经》《伤寒论》《金匮要略》等经典，理解中医的基本理论、原则和治疗方法，后续再逐渐涉及一些后世名家的著作，如金元四大家著作，明清家诸如陈修园、张景岳、徐灵胎、叶天士等著作。这样从源头顺流而下，杏林芳菲，尽收眼底，集合临床实践的具体情况，有所感悟，不断提升中医临床应用的能力和水平。《黄帝内经》为中医理论之渊源，为医不读则学无根本，基础不固。后世医家虽然在理论上多有创见，各成一家之说，但就其学术思想的继承性而言，无不发轫于《黄帝内经》。当熟背中医经典著作后，临床上出现与经典方证雷同之时，就会脱口而出，并能得心应手地应用经典名方。在新时代中医药学习中，要借助现代科技手段，如数字化图书馆、在线学习平台等，学生可以更方便地获取和阅读中医经典文献，甚至可以通过视频讲座、在线课程等形式，聆听专家的解读和讲解。

2. 书读百遍，熟能生巧 学习是以记忆为中心的心理活动。而对于这些跨越千年的古籍，不下苦功读背是不可的，伤寒大家陈慎吾先生每日背一遍《伤寒论》；国医大师班秀文提倡每日早起朗读《黄帝内经》《伤寒论》《药性赋》《汤头歌诀》，不仅加深记忆，也有助于全文的理解，甚有如刘渡舟先生看病可对号原文入座者，都源于对经典原文的熟练掌握。"书读百遍，其义自见"，只有功夫到，才能熟能生巧。

3. 循序渐进，融会贯通 中医经典的学习可以遵循一定的学习顺序，如先读《黄帝内经》，掌握中医学最为基础的生理、病理、病因、病机和诊法的条文，了解中医学全貌，可为后续钻研打下基础。当然，《黄帝内经》又有"经文奥衍"之嫌，研读时不妨参考历代名家如王冰、杨上善、张志聪、张介宾的《黄帝内经》注解本，参考多位名家的见解帮助理解条文，并丰富自己的思考。打牢《黄帝内经》学习基础之后，可转而研究《伤寒论》《金匮要略》。同时可参考柯韵伯《伤寒来苏集》、成无己《注解伤寒论》及赵以德《金匮玉函经二注》等注解之作。此后，则可广泛阅览历代诸家之说，从医论、医话到各种医方、医案，由经典至百家，从源至流，达到深入浅出的学习效果。同时当注意融会贯通，这些经典著作之间并不是相互割裂的，研究者需相互联系，把握内在规律。如《金匮要略·脏腑经络先后病脉证》曰："夫治未病者，见肝之病，知肝传脾，当先实脾。"其理论来源于《素问·四气调神论》的"圣人不治已病治未病"；又如白虎加人参汤的使用，在《伤寒论》《金匮要略》及《温病条辨》中使用情况各有不同，《金匮要略》中提到："太阳中热者，暍是也。汗出恶寒，身热而渴，白虎加人参汤主之。"中热伤暑之病，热盛伤津之后又出现恶寒的耗气证候，于是用白虎加人参汤既清解暑热，又益气生津。再观《伤寒论》中所述白虎加人参汤证："伤寒，若吐若下后，七八日不解，热结在里，表里俱热，时时恶风，大渴，舌上干燥而烦，欲饮水数升者，白虎加人参汤主之。"亦是大热、大渴、大汗之阳明热盛证，兼具口干舌燥、恶风等耗气伤津之证。在《温病条辨》中对于白虎加人参汤证所述："太阴温病，脉浮大而芤，汗大出微喘，甚至鼻孔扇者，白虎加人参汤主之。"即暑温病气分热盛，又出现气津两脱者，用白虎加人参汤主之。综合以上各论，方知白虎加人参汤的运用场景之广泛，以期在临床中可灵活运用。

4. 研习古学，相互渗透 中医经典均为古汉语文体，且成书时代久远，在对中医经典的学习过程中，语言文字的理解，或多或少成为阅读的一种障碍。简单举例，如"壮火食气""气食少火"中两个"食"之不同，前者与"吞食"之"食"相类，后者则通"饲"之音、义，又如"阴阳者，万物之能始也"之"能"，若作今日之"能"意义讲则不通，反倒当作"胎"字解，意为开始、本始。可见没有一定的古文字功底，会为经典原文的理解带来不便。如郝万山教授讲授《伤寒论》时，常常结合《说文解字》，以《伤寒论》同时代成书的字词工具对原文中疑难字词进行分析，从而揭示其内在含义。此外，中医学自古便有"医易同源"之说，医理及易理相互渗透，相互影响，如阴阳五行这两个《易经》所论述的核心概念，便植入中医学理论体系而成为其思想基石。不仅如此，中医学还受到古代多门学科知识的影响，除与生命科学相关的养生、防病、治病外，还包括天文、地理、水利、军事等极其丰富的内容。所以，要想真正学好中医经典，也应当更广泛涉猎中国古代的其他学术文化。

5. 立足临床，学以致用 中医学经典理论源于古人的临床实践总结，临床是中医学的源头活水，因而学习中医经典，需要从临床中来，到临床中去。《伤寒论》《金匮要略》中的条文就常常包含对临床症状的描述，读来仿佛是一个切实可见的病例呈现在眼前，尤其一些少见症状，如"口中辟辟燥""背寒冷如掌大"，在长期临床的实践中也必然有遇到的机会，因而紧密结合临床，才能让写在纸上的文字变得活灵活现。当然在临床实践过程中，要注意灵活，而非按图索骥，使得经典变得僵死教条，当"知犯何逆，随证治之"，方不违仲圣教诲。

"勤求古训，博采众方"。学习中医经典，便要不断地学习和研究前人有价值的经验和理论。同时在继承前人优秀思想成果上，还要有实事求是的科学态度，再不断取其精华，去其糟粕，在学习中继承，在继承中创新，让中医经典在新时代医学进步中求得发展。

三、中医经典中的临床思维

临床思维是指医生根据医学理论和医疗经验认识诊治疾病的认识过程。体现的是分析处理临床所见的各种症状，以便有效地实施治疗的能力。中医临床思维的方法论是以中医学理论为基础的，而中医经典最能体现出这种中医临床思维，具体有"取类比象""病脉证并治""知常达变"及"以方测证"。

（一）取类比象

中医常常运用取象比类思维的模式，把客观世界不同的但具有相似的"象"的事物关联起来，即所谓"同气相求"，从而对生命规律进行推演，从而形成中医学特有的思维模式。如有学者便探讨了五脏命名中所蕴含的"象数思维"，认为"肝、心、脾、肺、肾"五脏这几个字中尤其是作为形声字的肝、脾、肺、肾四字的命名组成，是古人在解剖学的结构观察基础上，运用取象比类的方法，以生活中的"干""市"的器物之象和"卑""臤"之功用之象来命名其脏。就拿"病机十九条"其中的"诸痛痒疮，皆属于心"这条经文来说，痛、痒、疮是阳证疮疡类证候的典型代表，其发病时典型表现为局部症状红、肿、热、痛或有化脓，全身整体证候则包括发热、口干、便秘、溲赤、舌红苔黄等，可运用取类比象的方法，与自然界的现象联系起来，便是火的类象。中医的"取类比象"，将临床症状与自然界的现象相类比，推导病因病机，而归纳的病机是一种感性直觉的、抽象的思维，因而其本身并非对机理的揭示或论证；有一定臆造事类而符合自身学说之嫌，不一定适用于所有场景。因而在取象时，需要既看到事物之间的相似性，又要注意事物之间的差异性；既要符合能满足自身观点的论证，又不能违背客观规律；且取类比象的知识应当通过反复实践证明其正确性与适用性。

（二）病脉证并治

在《伤寒论》及《金匮要略》中不少篇章均可见"辨某某病脉证并治"的标题，结合书中对各种疾病的论述，发现仲景临证诊疗方式有着一套完整的路径，从辨病到辨脉，再判断证型，最后开出治疗方案，使得整个辨证论治过程成一系统整体。中医学的基本特点之一是"辨证论治"，但仅仅强调"辨证"是不够的，"病脉证并治"首要是辨病，辨清外感病和内伤杂病，或是外感病与内伤病相兼，通过最主要症状识别疾病的病种，初步把握疾病的总体病机及变化规律，也可进一步进行后续的辨证及论治。再者便是辨脉及辨证，纵观《伤寒杂病论》原文，对于脉象描述十分详细，包括主脉、脉位、脉势、兼脉；对于辨证，不但辨单一症状或多个症状所属病证，也应结合主症、兼证、变证或然证等进行辨析，进而脉证结合，判断证型。当然，所谓"知犯何逆，随证治之"，通常情况下应当脉证结合，特殊情况也应当舍脉从证，或是舍证从脉，灵活取舍。最后，综合以上"诊"的结果，进入治疗环节，而《伤寒杂病论》中也体现出治疗方案的严谨性。例如，对于疾病治疗的原则，就有"夫病痼疾，加以卒病，当先治其卒病，后乃治其痼疾也"明确标本缓急，"虚虚实实，补不足，损有余"明晰虚实论治，"见肝之病，知肝传脾，当先实脾"注重未病先防等重要理念。在具体治法上，也经常见到"发汗""利小便""吐之""和之""急下之"的字眼，可见仲景对于汗、吐、下、和、温、清、消、补的治疗大法的灵活运用。"病脉证并治"这一系统的诊疗思维模式，涉及从病到证到治的层次递进及诊疗决策的思路，不仅呈现程式化及规范化的特点，而且具有严密的逻辑性，因而使得《伤寒杂病论》所开创的这种系统的诊疗体系为后世医家奉为圭臬，在临床上一直彰显着旺盛的生命力。

（三）知常达变

知常达变，便是在疾病常规进行诊断、辨证、治疗过程中，在了解掌握一般的发展规律基础上，举一反三，能应对各种异常变化情况的科学认知。发病有常变，如对于太阳病，太阳病提纲证“脉浮，头项强痛而恶寒”指出了太阳病的一般发病特点，而又因体质的差别，发病有太阳伤寒与太阳中风的不同。对于平素腠理疏松，营卫不和者，则发为“发热，汗出，恶风，脉缓”的中风表虚证；而相对体质壮实、腠理致密者，外感寒邪较重，发为“或已发热，或未发热，必恶寒，体痛，呕逆，脉阴阳俱紧”的伤寒表实证；对于传变有常变，伤寒病六经传变的一般规律是太阳、阳明、少阳、太阴、少阴、厥阴循经相传。但由于病人体质、病邪轻重及医生诊治等因素的影响，也有不循此规律者，如两经证候同时出现，即“合病”，一经病证未愈而另一经病证已生，即“并病”，还有邪气不经太阳及三阳阶段而直接侵犯三阴之脏，即“直中”；疾病辨证有常变，典型的症状体征往往是大量临床实践中总结出来的普遍规律，是对疾病本质的一般性概括，而在实际中所遇到的病人，往往会因生物体间的差异性而出现各异症状，例如在《伤寒论》太阳病篇中，除外太阳病本证，还有变证、兼证或然证，像桂枝汤证，“发热，汗出，恶风，脉缓”是其适应证，而兼“喘”，就使用桂枝加厚朴杏子汤；兼“项背强几几”，便使用桂枝加葛根汤；兼“阳虚汗漏”，便使用桂枝加附子汤等，皆是在“常”的基础上准确识“变”而以辨证；对于治疗亦有常变，以治疗太阳病外感表证而言，汗法为其治疗的常法，而外邪性质及病人体质不同，又有解肌发汗的桂枝汤与发汗解表的麻黄汤之别。对于太阳病日久表郁轻证，又有桂枝麻黄各半汤等小汗、微汗方，在掌握方剂的一般运用条件下随证变化，对症加减，更能切合病机，提高临床疗效。掌握疾病发生、传变、辨证、治疗中的“常”与“变”，在这一过程中逐渐形成“知常达变”思维，灵活、全面、动态、联系地分析问题并解决问题。

（四）以方测证

以方测证，是在病机不清、病变本质难以辨明之时，根据方药的作用、性质以及用药后产生的药效反应来反推病证的病机，类似于试验性诊断。实际上是以果求因，推演总结。当然，以方测证的认识方法多用于对中医经典条文的阐释，在基于《伤寒论》《金匮要略》中各种条文采用“方证对应”的基础上，对于某些症状描述过于简略的条文，后世医家只有根据条文使用方剂中药物的性味归经及主要功效及其配伍来反推条文中所述病证的病机，推演出条文未描述的可能有的临床表现，从而更准确地理解、运用经典。如“太阳与少阳合病，自下利者，与黄芩汤”一句，黄芩汤由黄芩、芍药、甘草、大枣组成，无解表药，且“自下利”是为少阳里热逼迫肠胃，不可解表，又见方中黄芩清泻少阳郁火，可推断本证少阳病变本质仍存，因此临床表现除“自下利”，应还伴有发热口苦、舌红苔黄、脉弦数等少阳郁火之征。当然“以方测证”的方法属于黑箱方法，更多时候适用于《伤寒杂病论》这种权威性强的经典著作中，在反证疾病本质的过程中也可能存在偏差从而出现不正确结果，也欠缺必要的反复验证。

当然，中医典籍中体现的临床思维远不止于此，如祛邪当给邪以出路，顺应病势，因势利导，邪在表则汗，在上则吐，在下则下；对于正气当时刻注意顾护，攻邪勿伤正；同时进行治疗及用药应结合患者体质；对于疾病的预防，注意未病先防、已病防变及瘥后防护等，学者在研读学习时当注意仔细体会。

四、中医经典思维的锤炼

研究生教育是高等教育的重要组成部分，是本科教育的继续及深化，中医经典是中医理论之源，对于即将就业的中医研究生来说，学习经典是成长为一名优秀中医的基石，在经典学习与临床实践中锤炼中医经典临床思维更是研究生阶段的重要任务。首先，对于中医经典的理论学习，可与医案相配合，揣摩并领悟诊治的思辨过程，通过经典与医案的间接经验形成初步思维模式；其次是临证跟师的学习，近距离地观摩和体会，进一步升华中医临床思维；最后是自身的临证实践，由间接经验转变为直接经验，通过模仿、尝试、创新的过程，不断自我反思，不断完善和提高临床能力，并形成自我的思维模式。

（一）研习经典，结合医案

研究生教育应与本科生通识教育时代的“填鸭式”教学不同。本科生要求中医经典条文需熟记熟背并理解，而研究生阶段，当然对于经典需熟悉，而更应强调中医经典的实际运用能力，理论寓于实践，才能使研究生学习获得更多辨证论治的感性认识。因而，要建立初步的临床思维，将经典条文的学习与医案结合是个很好的选择，尤其是一些临床大家的医案，更是其毕生诊治经验与学术思想的集中体现，在临床前的学习可作为一个很好的衔接，且与枯燥的经典条文相比，医案更显活泼生动，更具有趣味性及现实指导意义。学者可在日常临床工作中积累寻找典型的医案，对所选的案例细节进行详细分析，包括四诊、病因病机、辨证、遣方用药等。在此基础上，学者可寻找相关的中医经典原文，结合原文加深对于医案的理解，对原方及医案中药物的用法用量及煎服法等细节进行比较分析，思考为什么这么使用，医案中存在哪些变通之处等，当然学习医案的难度应循序渐进，在不同难度的医案学习中逐步培养临床思维，通过对理、法、方、药的全方位掌握，能够深层学习医家辨证思维。

历代中医医案多是出自中医名家之手，其内涵深厚，思维方式独特，其中不乏名法名方。历代中医医案的内容简明扼要，通俗易懂，适合后学者学习和接受，对当今的临床和教学仍有着很好的启迪和推动作用。认真揣摩医案，融会贯通，“读书不如读案”，中医医案具有真切性、生动性、综合性等特点，对于名医佳案的阅读常常使人茅塞顿开。如清代医家叶天士所著《临证指南医案》就曾给无数习医者指点迷津。综观历代医家的成才之路，无不重视阅读研究前贤医案。明清时期名家辈出，也产生了大量的优秀医案，具有很高的研究价值。清代名医周学海说过：“宋后之书，惟案好看。”就是对明清医案的肯定。医案还充分反映了名医辨证论治和知常达变的心法，正如清代医家俞晨所说：“闻之名医能审一病之变与数病之变，而曲折以赴之，操纵规矩之中，神明于规矩之外，靡不随手而应，始信法有尽，而用法者之巧无尽也。”（《古今医案按·自叙》）。名家医案中对于临证的诊治过程大多有详尽叙述，是医家对于疾病的判断思路及经验，对于需要提高临床水平的学生是十分珍贵的学习资料。

（二）跟师临证，观摩体会

中医是一门实践性非常强的学科，把书本上的理论与临床千差万别的病人结合起来，是非常关键的，也是非常困难的过程。所以在学习过程中，要注重将理论知识与实践操作相结合，通过临床实践来检验和巩固所学知识。还需要找到一个学验俱丰的老师，学习老师临证运用中医的理法方药与望、闻、问、切四诊诊治病人的过程，就是把理论与实践相结合的过程。有名师指点，刻苦钻研，仔细体会，一定能提高临床诊疗水平。

中国历史上形成过很多中医流派，这是师承相传的结果，对中医学术的发展起到了较大的推动作用。跟师学习时，要注意揣摩老师的辨证思路及用药特点，思考自己思路与老师临证处方用药的差异，不断提高临床实践能力。当然，师傅领进门，修行在个人。要想做一个高明的中医，还要靠自己下功夫钻研，举一反三，融会贯通。学习中灵活区分并理解经方和时方的不同应用原则和方法，避免机械地照搬照套，要根据病人的具体情况进行灵活应用。在临床实践中不断尝试新的治疗方法和手段，探索更适合患者的治疗方案。

“熟读王叔和，不如临证多。”除了研读经典及医案、还应早临床、多临床，培养中医思维与临床技能，有效途径是跟随自己的中医老师门诊，从老师那里学习、强化中医思维。在跟诊时，应不仅记录临床案例，还需查阅大量的中医经典书籍，为相关病案写心得、写按语，不懂的应与自己的跟诊导师讨论，从中找到自己的不足。不仅要记录成功的案例，同时还应跟踪随访失败的案例，以便于改进治疗思路和方法。也可以先自己问诊病人，获得诊断信息，并尝试自己开处方，并与跟诊导师交流，逐渐锻炼处方能力；在不断地跟诊、学习中，中医思维得到快速提升。

（三）自我实践，推陈出新

由跟师临证到自我实践，是学生从看他人临床到自主临床的进阶。在此之前，学者已通过基础的经典理论的学习及跟师的学习打下了坚实的基础，自我实践、勤于实践便是学者主动判断思考，在与病人交流过程中收集提炼疾病信息、应用基础理论的主战场。在与患者面对面采集信息的过程中，通过直观地运用四诊知识对患者症状加以体会及鉴别，有助于更深刻地领会中医经典中较为感性、抽象的描述，注重培养悟性，如对症状的描述“面赤斑斑如锦纹”、对脉象的描述“浮如木在水中浮”等。在使用经典中或跟师学习中使用的常用方后，观察疾病变化，根据患者病情改变及自己的体会加减用药，即所谓“观其脉证，知犯何逆，随证治之”之理，在一次次尝试之后逐渐形成自己的思路。

中医辨证论治基于望、闻、问、切四诊，但由于客观对象本身证候表现识别具有一定的模糊性，如有神与无神，面色苍白与白，舌苔的厚与薄，以及脉搏的数与迟、浮与沉等，这些表现之间缺乏截然分明的界限。因此，从临证中的模糊性提炼正确的信息特征，需要在中医临床实践中获得直觉与感悟。要获得这种悟性，需要经过长期的经验积累和临床实践，然后才有可能把辨证论治的灵活性融会贯通。通过实习、见习、师承等方式，接触真实病例，观察病人的症状、体征和病情变化，学习如何进行综合分析和判断，掌握中医诊断、治疗的方法和技巧。中医名家常在复杂的病证面前洞悉“独处藏奸”，正是努力培养自己悟性的结果，也是提高临床辨证论治水平的重要途径。

学生还需要积极参加临床技能培训和实践操作，如模拟诊疗、病例讨论等，熟悉各类中医治疗方法的基本手法和操作技巧。依托现代科技发展，国内已经出现了一些中医大模型，尝试借此探索现代科技与传统医学的结合，比如百度健康旗下的“灵医智惠”与固生堂联合发布了岐黄问道大模型、华东师范大学推出神农中医药大模型、复旦大学和同济大学共同开发了仲景中医大语言模型等。中医诊疗设备如脉象仪、舌象仪等，可以辅助学生进行更准确的诊断。中医远程诊疗平台可以让学生远程参与临床诊疗，拓宽实践渠道。

（四）夯实基础，重视诊断

学生应重视自身中医基础理论的学习，中医诊断要注重望、闻、问、切四诊的学习和实践，可以借助现代科技手段如虚拟现实技术、模拟仿真系统等，进行模拟训练和实践操作，提高学习的趣味性和实效性。通过反复练习和积累经验，不断提高自己的四诊水平，夯实自身中医诊断的基础和关键。中医诊断方法与现代医学诊断方法相结合具有一定优势，中医疾病诊断理念更擅长以主症为中心进行临床资料的收集，有利于病情资料重点突出、主次分明，通过对主症的辨析，可确定病变位置，提示诊断的大致方向。对于方药医技的学习，首先要熟悉常用中药的性味归经、功效主治，以及中药配伍的原则和技巧。同时，掌握针灸、推拿、拔罐等中医特色治疗技术的操作和应用。

当然，以上四阶段并非循序渐进，固定不变，而是相互贯通，循环往复的，想要成为一名优秀的临床医师，培养优秀中医经典临床思维，就要不断地研读经典—跟师—自我实践，将研读经典及跟师所获运用于自己的临床实践，而在临床实践中发现的新的问题则又回过头从经典及跟师中寻找答案，在这样反复地锤炼中方能不断自我提高、自我完善。

（朱晓峰　钦丹萍）

第四节 中医临床实践与中医临床思维培养

一、中医临床实践的意义

临床实践是医学教育的重要组成部分，是医学生培养临床操作技能、形成临床思维意识、提高医患沟通能力的重要途径。对于中医学研究生而言，中医临床实践与本科中医学基础理论知识接轨的过程，在中医学研究生学习中具有重要意义。

1. 中医临床实践是对中医理论知识的训练及有益补充 医学归根结底是一门实践科学，尤其是中医，其灵魂内核更在于临床。除了扎实的理论基础外，还应该将之与临床实践相结合，才能更好地掌握及运用。在经过中医专业课程的四至五年的课堂理论教学后，专业学位研究生所即将经历的三年住院医师规范化培训便是“充电”后“放电”的过程，在亲身进入临床诊疗环境后，通过见识一个个鲜活的病例，医学生不断调动已储备知识对患者进行诊治，再通过治疗效果积极反馈学习，一些书本上较为抽象的理论学习内容在临床实践的感性认知中也更容易领会，对于术科，如中医骨伤科，反复临床实践也是熟练临床操作的要求。同时，在诊疗患者的过程中，也会不断遇到新的自己已储备知识之外的状况，从而又要补充新的知识，即边“充电”边“放电”。在这种不断循环的从理论到实践，再从实践到理论的过程中，学生的临床思维能力才能被不断加强，思辨及感悟能力才能不断被培养。对于学术学位研究生而言，虽然平时有巨大的科研压力，但也应坚持临床实践，例如跟导师门诊，按例查房等，临床与科研是相通的，在临床中发现的一些现象及细节也能为自己的科研探究提供灵感。只有不断对理论与临床进行磨合，才能将理论与实践有机融合，由量变引发质变，最终内化为自身的成熟的中医临床思维。

2. 中医临床实践可以提高医学生对于中医的学习兴趣 医学理论学习往往较为枯燥，尤其一些中医经典著作，其经文奥衍，不少医学生往往需要死记硬背，因此常常会因缺乏兴趣而不能深入学习。临床实践则能让医学生接触患者及实际案例，并在诊疗过程中，让书本上枯燥抽象的概念活生生地展现在眼前，使知识更加生动具体。同时通过反复地实践与反思，医学生看到中医扎实的疗效，更能激发学生的学习兴趣。

3. 中医临床实践促进医学生向临床医生的角色转化 临床实践的学习本身就是医学生向临床医生角色转化的过渡过程。经过临床实践，医学生将所学的理论知识灵活、准确地应用于临床诊疗，并非生搬硬套、按图索骥，从而实现向合格的临床医生转化。同时，在现如今生物-心理-社会的医学模式下，医学生的培养不仅包括丰富的医学知识、过硬的诊疗能力，还有良好的职业道德及医学人文精神，即中医传统中提倡的“大医精诚”。医者在成功的临床实践中体会为病人服务的快乐，才能提高其对于医疗卫生行业的热爱；在不断与病人的接触与沟通中学会尊重病人、理解病人，痛病人之痛，感病人之感，医者才能让临床实践更好开展，形成融洽的医患关系，减少医患矛盾的发生。

没有实践的理论是空洞的理论，中医理论体系在千百年发展中之所以生生不息，持续为人类健康作贡献，根源正在于其始终以临床为活力之源。临床实践正是中医临床思维持久生命力的根本动力，也是中医师在中医思维指导下进行诊疗工作的根本保证。

二、中医临床实践促进临床能力提升

对于初入临床的中医学生来说，提高临床能力是当务之急，而反复的临床实践是衔接理论与临床实际能力的重要媒介，也是中医学生成长为一名合格医生的必经之路。中医临床实践常见的形式有跟诊、病例讨论、教学查房等。通过跟随带教老师出诊，学会独立进行病史采集及病历书写并归纳整理。通过定期开展科室内部病例讨论，掌握常见病、多发病的病因病机、临床表现、诊法治疗等，并在此过程中训练中医思维；通过高质量的教学查房，在带教老师的言传身教中，通过具体病例来提高中医学生对疾病的观察能力、临床资料的收集整合、综合分析以及操作能力。在临床实践的过程中，中医学生们熟练地将所学专业的临床知识及技能，不断运用到疾病的诊治中，不断培养中医学生严谨认真的临床素质，加快从学生到医生的角色换位。为今后成为一名优秀的中医医生打好扎实的临床基本功。

（朱晓峰）

第五节　中医学术流派、师承教育与中医临床思维培养

中医教育具有悠久的历史，分为古代的师承教育及现代的学校教育。新中国成立以来，以西方教学模式为模板，经过 70 多年的努力，我国建立了比较完备的中医药高等教育体系，形成了独具特色的中医人才培养模式。但以院校教育为主的现代中医教育模式培养出的人才却丢失了中医特色，究其原因是缺少了师承环节。学生缺少与教师一对一面对面深层次交流的机会，缺少在临床实践中的感悟，从而存在现代中医人才不擅长传统中医的四诊，缺少中医临床思维能力的现象和争议。笔者从古代众多名医的成长史及取得成就的联系中，可以窥见师承教育对中医教育的重要意义以及对现代中医教育的借鉴意义。

一、中医学术流派与中医临床思维培养

中医学术流派是中医学术发展的重要组成部分，是指在中医理论和临床实践中形成的具有独特学术思想和诊疗特色的医学流派。以下是几个主要的中医学术流派及其特点。

（一）医经学派

医经学派是中医学术流派之一，主要强调对中医经典著作的研究和运用。这个流派的代表性著作包括《黄帝内经》《难经》《伤寒杂病论》《金匮要略》等。这些经典著作奠定了中医学的理论基础和诊疗原则。以下是医经学派的几个主要特点和代表人物：①重视经典：医经学派注重对《黄帝内经》《难经》《伤寒杂病论》《金匮要略》等经典著作的深入研究和理解，认为这些经典是中医学的根本。②强调理论指导实践：医经学派主张在临床实践中严格遵循经典理论，运用经典方剂和诊疗原则进行辨证论治，强调理论和实践的紧密结合。③代表人物：张仲景被称为“医圣”，他的《伤寒杂病论》是医经学派的重要经典之一，提出了六经辨证和八纲辨证的诊疗体系。《黄帝内经》虽然不是某一个人的作品，但作为医经学派的核心经典，奠定了中医学的基础理论和诊疗原则。王冰为唐代著名医学家，他注释了《黄帝内经》，对其内容进行了系统的整理和补充。④学术特点：注重整体观念和辨证论治，强调阴阳五行、脏腑经络、病因病机等理论的系统性和整体性。强调预防为主，治未病的思想贯穿其中，注重人体的整体调节和平衡。注重经典方剂的应用和传承，强调方证相对，主张方剂的灵活运用和调整。医经学派对中医学的发展具有重要影响，它不仅奠定了中医学的理论基础，还为后世医学家的研究和实践提供了重要的指导和借鉴。对经典著作的深入研究和应用，是提高医学生中医思维的最根本途径。

（二）伤寒学派

伤寒学派以汉代医学家张仲景为代表人物，主要研究和应用《伤寒论》及其相关理论和方剂的学派。该学派的主要特点包括：①经典著作：《伤寒论》是张仲景的代表作，详细论述了外感疾病

（如伤寒、温病）的病因、病机、症状及治疗方法，成为中医临床的重要指导书籍。②六经辨证：张仲景首创六经辨证（太阳、阳明、少阳、太阴、少阴、厥阴）体系，将疾病按照不同的经络和症状进行分类，形成了一套完整的诊疗体系。③方剂学：张仲景在《伤寒论》中记录了大量经典方剂，如桂枝汤、麻黄汤、白虎汤、四逆汤等，这些方剂在中医临床中广泛应用，对后世影响深远。④治法特色：伤寒学派强调辨证论治，根据患者的具体症状和病情进行个体化治疗，注重病机的变化和动态调理。⑤继承与发展：伤寒学派的理论和实践在历代医家的不断研究和实践中得以继承和发展，形成了丰富的医学知识体系，对中医的发展产生了深远影响。伤寒学派是中医历史上重要的学派之一，其理论和实践为中医临床提供了坚实的基础和指导，是将中医思维运用到临证中的典范。

（三）河间学派

河间学派是因其代表人物刘完素（号河间）而得名。该学派在金元时期（即金、元两朝）崛起，其代表人物刘完素是金元四大家（刘完素、张从正、李东垣、朱丹溪）之一。河间学派主要特点和贡献包括：①火热病理论：刘完素认为许多疾病的病因是"火热"，主张"火热为病"，首提"六气皆从火化"以及"五志过极皆为热"，强调疾病的发生多与火热邪气有关。因此，他在治疗上多用寒凉药物清热泻火。②《素问玄机原病式》：这是刘完素的重要医学著作，书中系统阐述了他的火热病理论及其治疗方法，对中医学的发展产生了深远影响。③注重病因：河间学派强调辨证论治，特别注重病因的分析和治疗，认为明确病因是治疗疾病的关键。④寒凉药物的应用：由于刘完素强调火热为病，因而在治疗上多用寒凉药物，以清热解毒、凉血止血。他的这种治疗思想对后世中医用药产生了深远影响。⑤影响广泛：河间学派的理论和实践在中医学界产生了重要影响，对后世医家如李东垣、朱丹溪等人的理论和实践也有重要启示。河间学派是建立在经典之上的佼佼者，尤其是在传统辨证思维基础上提出许多创新思想，既有助于理解中医临床思维的妙处，又能指导创新，发展中医。

（四）易水学派

易水学派兴起于金代，以河北易州（今河北易县）为中心，代表人物主要是张从正（号"易水"），故得名"易水学派"。该学派在金元时期崛起，其代表人物张从正是金元四大家（刘完素、张从正、李东垣、朱丹溪）之一。易水学派的主要特点和贡献包括：①攻邪理论：张从正主张"攻邪为先"，认为疾病多由外邪侵袭所致，治疗应以祛除外邪为主。他强调"邪去则正安"，主张用攻下、吐、汗等方法祛邪。②强调急救：易水学派特别重视急救医学，张从正提出"急则治标"的原则，在治疗急性病症时，首先注重迅速缓解症状，稳定病情。③代表著作：张从正的重要医学著作《儒门事亲》详细阐述了他的医学理论和临床经验，对后世医家产生了重要影响。④治法特色：张从正主张因时制宜、因地制宜、因人制宜，强调根据不同的季节、地域和患者体质制定个体化的治疗方案。他注重临床实践，提出了许多行之有效的治疗方法。⑤实践经验：张从正强调医学实践的重要性，提倡医者要有丰富的临床经验。他在长期的医疗实践中积累了大量宝贵的经验，并将其总结为系统的理论。易水学派在脏腑辨证方面成绩突出，脏腑辨证是中医辨证思维的基础，是中医辨别证候特点和性质的主要途径。对易水学派学术思想的学习和实践，有助于提高临床辨证思维和辨证能力。

（五）温病学派

温病学派是指以研究和治疗温病为主的学术流派。温病指起病较急，热象较盛，传变较快，容易化燥伤阴的一类外感热病。温病学派兴起于明清时期，代表人物有吴鞠通、叶天士、薛生白、王孟英等。温病学派的主要特点和贡献包括：①温病理论：温病学派的核心理论是温病从口鼻而入，属温热病邪，多发于春夏季节，具有传染性。温病学派将温病与伤寒区分开来，提出温病具有自身独特的病因、病机和治法。②三焦辨证：叶天士在温病学派的发展中起到了重要作用，他提出了"三焦辨证”理论，即将人体的上焦（心肺）、中焦（脾胃）、下焦（肾膀胱）作为辨证的基础，根据病邪的传变规律，指导临床治疗。③卫气营血辨证：温病学派提出了“卫气营血”辨证方法，将温病的病情发展分为卫分（表层）、气分（气分热）、营分（营阴受损）、血分（血分热）四个阶段，根据不同阶段采取不同的治疗方法。④重视清热解毒：温病学派强调清热解毒为主要治法，常用寒凉药物，如银翘散、桑菊饮、白虎汤等，以清热解毒、凉血解毒为主，结合不同辨证阶段，灵活运用。⑤重要著作：温病学派的重要著作有吴鞠通的《温病条辨》，叶天士的《温热论》，薛生白的《湿热条辨》和王孟英的《温热经纬》等，这些著作系统总结了温病学派的理论和临床经验，对后世影响深远。温病学派是对传统伤寒学派的突破性创新，其建立起来的对热病病因病机阐述，对热病的辨证思维和方药运用均独树一帜，从中可体会中医临床思维的所在。

（六）汇通学派

汇通学派兴起于清代，是一批进步医学家主张将中西医学汇聚沟通而形成的学派。以唐宗海、朱沛文、恽铁樵、张锡纯为代表人物。该流派认为中医西医各有优劣势可以殊途同归，主张融合中医的经典理论与实践，吸收西医知识，特别是解剖学和生理学的成就，尝试将中西医的理论相融合，如张锡纯所著《医学衷中参西录》，即中西汇通的代表作。这一学派为现代中西医结合临床思维的探索和实践提供了很多可以借鉴的经验教训。

二、中医历史名医与中医临床思维培养

中国历史名医的临床思维和医学贡献为中医的发展奠定了坚实的基础。培养中医临床思维需要理论学习与实践历史名医的成功经验，不断探索和创新，以形成适应现代医学发展的中医临床思维。

（一）扁鹊

扁鹊，名秦越人，春秋战国时期著名的医学家。他被誉为“神医”，以其高超的医术和广泛的医学知识享誉古今。扁鹊是中国历史上首位立传的医学家，被后世医家称颂为“医学宗师”和中国医学的奠基人。扁鹊不仅精通内科、外科、妇科和儿科，还擅长诊脉，被认为是中医“四诊法”——望、闻、问、切的创始人之一。他的诊断方法在《史记・扁鹊仓公列传》中有详细记载，其中尤以其“切脉”技术闻名遐迩。

扁鹊的医术传承于长桑君。扁鹊青年时代是宾馆的管理人，宾馆内有位客人名叫长桑君，扁鹊很佩服他，长桑君通过长时间的观察认识到扁鹊的人品和才干。终于在相识十年后，长桑君决定把自己私藏的医学秘籍传授给扁鹊，并告诫他不能泄露给别人，同时要求他连续 30 天饮池上之水，即未接触地面的雨水或露水，来考验他的意志。扁鹊不辱使命，最终得到长桑君真传。

扁鹊在他多年的行医生涯中提出了著名的“六不治”原则，成为当时巫和医的分水岭，对后世影响甚远；在总结前人经验的基础上创立了四诊，并奠基脉学；扁鹊通过传授生徒创立了齐派医学；扁鹊生前弟子众多，史册上记载的就有子阳、子豹、子同、子明、子游、子仪、子越、子术、子容等九人。他高超的医术就由这些徒弟传承了下来，其中子仪还著有《子仪本草》。扁鹊传徒授业，形成了一个以扁鹊为核心的医疗群体——齐派医学。其弟子再传弟子延续和壮大齐派医学。齐派医学至汉初，淳于意成为主要代表，再度迎来兴盛。扁鹊广泛传播医术开创了民间医学。在扁鹊以前医术是为国家所垄断的，史册上没有医学在民间传授的记载。扁鹊广招门徒，耳提面命，言传身教，使医学由门徒再次传播；编著医书，传播医学理论与医疗经验，对于医学的传播作用重大；由于扁鹊对医学的致力传播，使得中国医学从王宫走向民间。

扁鹊的主要成就包括：

（1）望、闻、问、切：他创立并推广了“望、闻、问、切”四诊法，使中医的诊断方法更加系

统化和科学化。

（2）脉学：扁鹊精通脉诊，提出了“十二经脉”和“病有二十四端”的概念，这是中医学的重要基础之一。

（3）传奇医术：他被传说能够通过观察病人的气色和触摸脉搏来诊断内外疾病，甚至能够起死回生，许多典故记载了他用高超医术治愈各种疑难杂症的事迹，如《史记·扁鹊仓公列传》中记载的“扁鹊见蔡桓公”一事。

（二）淳于意

淳于意，西汉时期著名的医学家，是《黄帝内经》的重要传承者之一。他以其卓越的医学成就和精湛的诊疗技术闻名于世，被后人誉为“仓公”。也就是《史记扁鹊仓公列传》中的仓公。

淳于意师从公孙光与公乘阳庆。淳于意年轻时就喜爱医术，自行研究但收效甚微，于是慕名拜公孙光为师，学习古典医籍和治病经验。淳于意尽得公孙光之真传后仍不满足，公孙光觉得淳于意是一个可塑之才，于是将他推荐给了公乘阳庆，公乘阳庆当时已年过七十，他将自己珍藏的黄帝、扁鹊脉书，根据五色诊断疾病、判断病人预后的方法，以及药物方剂等书传给他。通过三年的学习，淳于意医术大进，技艺日精，尤其精于诊断，临证时辨证论治，针药合治，有起死回生之术。

淳于意关于治疗疾病的记录——“诊籍”，见载于《史记·扁鹊仓公列传》，是我国现存最早见于文献记载的医案。淳于意广泛收徒使得齐派医学得到广泛传播和更细致的分流。公乘阳庆得扁鹊医学，并授予淳于意，淳于意授予宋邑、高期、王禹、冯信、杜信、唐安等人，传授的内容包括上下经脉、脉诊、汤药以及奇病、四时阴阳、针灸等。淳于意是秦汉时期文献中记载带徒最多的一位医家，众多弟子的传承使得以扁鹊为中心的齐派医学得到广泛传播，同时使经脉医学与脏腑医学渐渐分流。

淳于意的主要成就包括：

（1）《黄帝内经》传承者：淳于意是《黄帝内经》的重要传承者之一，对中医学的发展有着重要影响。

（2）诊疗方法：他在望、闻、问、切四诊方法上作出了重要贡献，进一步完善了中医的诊疗体系。

（3）病例记录：淳于意在其医学实践中记录了大量的病例，并详细记载了患者的病情、诊断方法和治疗过程，这些记录在《史记·扁鹊仓公列传》中有记载，为后世提供了宝贵的临床经验。

（三）华佗

华佗，字元化，东汉末年沛国谯人，著名的医学家。

他精研医理，通晓内、外、妇、儿科，特别擅长于外科和针灸，以其高超的外科手术和麻醉技术闻名于世，并晓“养性之术”，活到百岁高龄。华佗因其独特的医术享有“神医”“外科鼻祖”“外科圣手”的称号，被欧洲人称为东方的“希波克拉底”，在医学史上占有重要地位。

华佗发明麻沸散，并进行开腹手术及骨科手术；在前人仿生导引术的基础上，结合自己的生活经验和“不治已病治未病”的学术思想，创造了“五禽戏”；所创夹脊穴是对针灸穴位的补充和创新。华佗所育之徒有姓名及业绩可考的人有吴普、樊阿、李当之 3 人，各有所长。吴普、李当之精于方药，且有专著；樊阿长于针灸，亦有独创。华佗育徒传技因材施教，根据他们的特点，传授不一样的技艺，使他们各学所长，这种教学理念也是一种创举。

华佗的主要成就包括：

（1）麻沸散：华佗是世界上最早使用麻醉药物进行外科手术的医生之一，麻沸散是他发明的麻醉药，用于外科手术，减轻患者痛苦。关于麻沸散的记载见于《后汉书·华佗传》。

（2）五禽戏：华佗提倡养生，并创编了五禽戏，这是一种模仿五种动物（虎、鹿、熊、猿、鸟）

动作的健身方法，有助于强身健体，关于五禽戏的记载见于《后汉书·华佗传》。

（3）外科手术：华佗擅长外科手术，尤其是剖腹手术，他曾为病人进行开腹手术，取出病变器官，显示了高超的外科技术，相关记载见于《三国志·华佗传》。

这四位医家不仅在各自领域作出了杰出的贡献，还对中医的发展和传承起到了重要作用。他们的著作和医疗实践至今仍被广泛学习和应用。

（四）张仲景

张仲景，名机，字仲景，东汉末年著名的医学家，明朝开始被尊称为“医圣”。他是中国传统医学的重要奠基人之一，其代表作《伤寒杂病论》被誉为中医学的经典之作，被誉为“群方之祖”“医门之规矩”“治病之宗本”，是我国临床治疗学方面的巨著。

东汉末年是中国历史上一个极为动荡的年代，军阀、豪强混战，农民起义此起彼伏，百姓流离失所者众多。接连发生的瘟疫大流行直接将百姓推入水深火热之中，张仲景的家族也未能幸免，对此，张仲景内心十分悲愤，痛下决心，潜心研究伤寒病的诊治，师从同郡人张伯祖，学成之后在各地游历行医，将自己多年的研究付诸实践，总结前人及自己行医经验，终著成《伤寒杂病论》这一不朽之作。

《伤寒杂病论》将脉诊与辨证相结合，以辨证指导用方，即所谓“平脉辨证”；创立了三阴三阳辨证体系，即“六经辨证体系”；张仲景的弟子众多，其中知名的两位是杜度和卫讯，同时还有余嘉锡在《注解伤寒论》中极力论证及确认的王叔和。仲景医学的传承与影响范围之广，为其他学派所不及。在国内形成了伤寒学派，从晋代王叔和、唐代孙思邈到新中国成立后的刘渡舟、李培生、陈亦人等人，均是伤寒学派的代表人物；同时伤寒学派还传播到海外，尤以日本与韩国最受影响；金元四大家及温病学派的学术机体里也流淌着张仲景医学的血液。

张仲景的主要成就包括：

（1）《伤寒杂病论》：张仲景的著作《伤寒杂病论》系统地总结了汉代以前的医学成果，提出了六经辨证体系。这部书分为《伤寒论》和《金匮要略》两部分，对后世中医影响深远。

（2）辨证论治：他创立了辨证论治的方法，根据不同病人的具体病情、症状，制定个性化的治疗方案。这一方法在《伤寒杂病论》中有详细论述，如六经辨证体系、脏腑辨证规律等。

（3）处方用药：《伤寒杂病论》提供了大量有效的方剂，如麻黄汤、桂枝汤等，这些方剂至今仍在使用，许多现代中医药方都源于此书。

（五）王叔和

王叔和，名熙，字叔和，因史书无传，魏晋时期著名医家和医书编纂家，因收集整理编次张仲景《伤寒杂病论》及编撰了《脉经》——我国中医脉学第一部专著而闻名于世，为祖国医学作出了卓越贡献。

王叔和生于达官贵族家庭，少年时期，已博览群书，通晓经史百家。后因北方连年征战，民不聊生，加之瘟疫频发，王叔和随家移居荆州，此时，游学荆襄的还有张仲景。王叔和与张仲景弟子卫讯十分熟识，受其熏染，逐渐对医学发生兴趣，其间可能亲见张仲景，并授其业。王叔和“博好经方，穷研方脉，精意诊切，洞识养生之道”，32 岁那年被选为魏国少府的太医令，任职期间，张仲景离世以后，王叔和以太医令之便利整理张仲景遗论，也为日后撰写《脉经》奠定了基础。

《伤寒杂病论》原著因战乱散佚不全，王叔和认识到此书的非凡价值，进行了搜集、整理、补充、编次等繁复工作，将其中伤寒部分独立出来，名《伤寒论》，从而流传至今。

王叔和从自己的临床实践出发“脉理精微，其体难辨，弦紧浮芤，展转相类，在心易了，在指难明”的感叹，于是对《黄帝内经》以来脉学文献进行了广泛收集整理，还收集了扁鹊、华佗、张仲景、淳于意等名家对脉学的论述，编撰了《脉经》一书。后世李时珍的《濒湖脉学》明显与之一脉相承。

（六）金元四大家

我国金元时期，医家们开创了学术争鸣的新局面。刘完素的火热论，张从正的攻邪论，李东垣的脾胃论，朱震亨的相火论，各立学说，自成一家。

刘完素，字守真，河北河间人。刘完素一生著述较多，主要有《黄帝素问宣明论方》15 卷。刘氏喜用凉药，主张降心火益肾水之理，是“河间学派”创始人，也称寒凉派。刘完素曾拜陈师夷为师，学成后独立行医，声誉渐隆，名盛一时。随着他的创新理论广泛流传，师从者甚多，先后有荆山浮屠、葛雍、穆子昭、马宗素、镏洪、常德、董系、刘荣甫等从之。

张从正，字子和，河南兰考人，著有《儒门事亲》等。因善用古人汗、下、吐诸法，他将疾病的产生病因归于外界不同邪气的侵袭，后世尊之为“攻下派”之祖，在祖国医学发展史上占有重要地位。张从正很推崇刘完素的学术思想，虽未亲自接受刘完素的指导，但对刘氏祛邪的观点很有体会，并结合前人的治疗经验，以及个人临床的体会，对汗、吐、下三法的运用有独到的见解，扩充了三法的运用范围，形成了以攻邪法治病的独特风格。

李杲，字明之，河北正定人，著有《脾胃论》等。他认为脾胃为元气之本，“内伤脾胃，百病由生”。李杲对脾胃的生理、病理、诊断、治疗诸方面，形成了独成一家的系统理论，为“补土派”的代表人物。李杲师从张元素，张元素是易水学派的创始人，是与刘完素“河间学派”具有不同学术风格的一大流派，经过数年的刻苦学习，李杲“尽得其学，益加阐发”，名声超出老师，成为一代医家大宗。

朱震亨，字彦修，浙江义乌人，著有《格致余论》《丹溪心法》等。他创造性地阐明了“相火”有常有变的规律，提出了著名的“阳常有余，阴常不足”的学说，世称“滋阴派”。朱震亨师从刘完素的再传弟子罗知悌，同时受到张从正及李杲的影响，成为融诸家之长为一体的一代名医。

近代来看，曾经盛极一时的新安医学及孟河医学，其人才培养及积累的主要机制也是师徒链和家族链形式。

三、师承教育与中医临床思维培养

中医学从《黄帝内经》成书确立理论体系，传承至今已历 2000 余年，在两晋南北朝之前，中国没有专门的医学教育机构，中医之所以薪火相传，长盛不衰，师徒相传的师承教育模式功不可没，中医的基本理论和临床经验主要由老师口传心授，在弟子跟随老师接诊抄方时潜移默化地传授。古代名医只有在透彻地继承了老师的学识后，通过自己的实践经验与总结才能完成创新这一质的飞跃，成为一代大家。这一重要理念才是现代中医临床思维培养教育值得反思和借鉴的。

（朱 锐）

第六节 中医临床思维和西医临床思维

临床思维以思维方法为基础，中医学和西医学的思维方法完全不同，各自有着悠久的历史和独特的理论体系，中医临床思维和西医临床思维代表了两种截然不同的医学观念和方法论，中医以其数千年的历史和经验为基础，注重整体观和辨证论治；而西医则以现代科学技术为依托，强调实验验证和疾病分类，注重疾病的病因和病理机制。中医学和西医学在疾病的认识、诊断、治疗等方面各具特色，然而，尽管存在诸多不同，中医临床思维和西医临床思维也有许多相同点，两者在临床实践过程中关系紧密，所以对中医和西医的临床思维方式的鉴别和联系就非常重要，本节将从理论基础、诊断方法、治疗原则等方面，探讨中医临床思维和西医临床思维的差异和共同之处，揭示其在保障人类健康方面的相互借鉴和融合的潜力，并分析其在现代医学中的应用和相互借鉴的可能性。

一、中医临床思维和西医临床思维的相同点

（一）重视诊断的全面性

1. 综合分析多种信息 中医的诊断方法包括望、闻、问、切四诊合参，通过观察病人的外观、听声音、闻气味、询问病史、触摸脉象等，综合分析病人的整体状况。西医的诊断也强调综合分析，通过病史采集、体格检查、实验室检查和影像学检查等手段，全面了解病情。两者都注重通过多种信息的综合分析，做出准确的诊断。

2. 动态评估病情变化 中医在治疗过程中，注重病情的动态评估，根据病情变化调整治疗方案。西医也强调病情的动态监测，通过定期检查、随访等手段，及时了解病情变化，调整治疗计划。动态评估和调整治疗方案是中西医诊疗过程中共同的重要环节。

（二）以科学方法指导治疗

1. 基于科学原理 尽管中医和西医的理论基础不同，但两者的治疗方法都基于科学原理。中医通过长期的临床实践，积累了丰富的经验，形成了系统的理论体系。西医则以解剖学、生理学、病理学等科学知识为基础，通过实验研究不断完善治疗方法。两者都强调科学性，通过科学方法指导治疗，提高治疗效果。

2. 强调疗效评价 中医和西医都强调疗效评价，通过观察治疗效果，不断改进治疗方法。中医通过临床观察和病人的主观感受评价疗效，西医则通过临床试验、统计分析等方法，客观评价治疗效果。疗效评价是中西医共同追求的目标，是保证治疗质量的重要手段。

（三）重视多种治疗方法的结合

1. 综合治疗 中医强调整体调理，通过中药、针灸、推拿等多种方法综合治疗。西医也逐渐认识到综合治疗的重要性，通过药物、手术、物理治疗、心理治疗等多种方法结合，提供全面的治疗方案。综合治疗有助于提高治疗效果，改善病人的整体健康状况。

2. 康复与预防 中医和西医都重视康复和预防。中医通过饮食调理、运动养生、情志调节等方法，帮助病人恢复健康，预防疾病复发。西医通过康复医学、物理治疗、健康教育等手段，促进病人康复，预防并发症和疾病复发。康复与预防是中西医共同关注的重要领域，有助于提高病人的生活质量。

二、中医临床思维和西医临床思维的融合

1. 中医的整体观念与西医的局部治疗相结合，可以更全面地认识和治疗疾病 中医强调人体是一个有机整体，疾病的发生常常涉及多个系统的功能失调。而西医注重具体病因和病理改变，通过精准的诊断和治疗手段，能够有效解决某些具体的健康问题。两者结合，可以在整体调理的基础上，辅以具体的针对性治疗，提高疗效。例如，在治疗慢性病如糖尿病时，西医的药物和胰岛素治疗可以控制血糖，中医则通过针灸和草药调理脾胃功能，改善患者的整体状态。

2. 西医的科学实验方法可以为中医提供实证依据，提高其可信度和接受度 中医的治疗方法，如针灸和中药，虽然在实践中积累了丰富的经验，但缺乏现代科学的验证。通过西医的临床试验和

实验研究，可以验证中医治疗的有效性和安全性。例如，通过随机对照试验，可以评估某种中药在治疗特定疾病方面的效果，进一步推动中医药的现代化和国际化。

3. 中医的辨证论治思维可以弥补西医在个体化治疗方面的不足　西医虽然在诊断和治疗方面具有很高的精准性，但常常忽视个体差异，导致“同病同治”的局限。而中医通过四诊合参，根据患者的具体症状、体质和病因，制定个性化的治疗方案，有助于提高治疗的针对性和有效性。在临床实践中，医生可以根据中医辨证理论，结合西医的检查结果，制定出更为全面和个性化的治疗方案。

总之，中医与西医各有其独特的临床思维和优势，通过比较和分析可以发现，两者在疾病诊治过程中的互补性非常强。将两者的临床思维有机结合，既可以发挥中医整体调理和个体化治疗的优势，又可以利用西医的精准诊断和科学验证手段，提高临床疗效。另外中西医结合不仅能够提高疾病的治疗效果，还可以在预防保健、减轻药物副作用等方面发挥重要作用。未来，随着医学科技的不断进步和中西医结合研究的深入和复合型人才的培养，中西医结合和现代医学的综合发展将会带来更多的机遇和挑战，为人类健康事业开辟更加广阔的前景。

（朱　锐）

第六章 中医诊断思维

疾病虽然复杂多样，但其发展变化是具有一定规律性的，而这个规律性是可以被认识的。临床确定诊断的过程，就是具体、深入地认识疾病的过程，包括“作为一个思维的过程”和“达到一种对患者所患病证的分类学确定”。诊断是医生对患者疾病与健康的属性与状况所做出的一种临床判断，既需要医生运用诊断操作技能获取临床资料，更需要医生运用各种思维方式及方法分析、处理诊断过程中的临床问题与认识矛盾，在一定程度上讲，后者在临床诊断中占有更为重要的地位。

中医临床诊断思维所要讨论的问题，就是这个思维过程的基本原则与基本矛盾，诊断假说的建立与检验方法，以及诊断思维中的判断与决策、诊断的验证与确定等。

第一节　中医临床资料收集与分析

调查研究、收集资料是诊断疾病的第一步。要通过中医四诊、实验室检查和特殊检测等手段调查了解疾病的发生、发展过程，取得第一手的临床资料，为疾病的诊断提供可靠的依据。

一、临床资料收集与思维引导

（一）四诊资料的收集与分析

在收集资料时要特别重视资料的真实性、系统性和完整性。真实、系统和完整的资料是建立正确诊断的先决条件和基础。①真实性。只有从客观实际出发，才能看到事物的本来面貌。在临床诊断收集资料的过程中，必须始终注意资料的真实性。在采集病史和进行各种体检时，要始终坚持从患者的自觉症状和客观体征的实际出发，实事求是，切勿主观臆测，切忌对具体资料随意取舍。②系统性。事物的内部规律都具有一定的系统性，系统性的东西才能反映事物的本质，才能对事物得出一个正确的认识。疾病过程是一个十分复杂的过程，医生在收集资料时，必须注意资料的系统性和各种资料之间的内在联系，否则，将会影响诊断的正确性。③全面性。收集资料不仅要真实、系统而且要全面。只有通过全面的资料才能了解患者的整体情况，才能从患者的整体出发做出符合患者实际的正确诊断。

1. 全面收集与重点收集相结合

（1）按规范进行全面有序的四诊资料收集：望、闻、问、切是中医收集病情资料的传统方法。《医宗金鉴》云：“望以目察，闻以耳占，问以言审，切以指参，明斯诊道，识病根源。”这是对四诊的高度概括。《难经·六十一难》说：“望而知之谓之神，闻而知之谓之圣，问而知之谓之工，切脉而知之谓之巧。”这是对医者达到四诊不同境界的概括。四诊中任何一个诊法都是对某一方面生理、病理信息的诊察，四诊信息反映不同内容、不同方面的疾病变化可以相互补充，任何单一诊法都不能够完全代替其他诊法的信息收集。四诊的思维活动以辨认为主，思维的一般过程是比较→鉴别→确认，每种检查方法的资料收集过程中又都有各自的思维特点。

1）望诊与闻诊资料的收集：望诊与闻诊是医生运用视觉、听觉、嗅觉等直观感受，诊查患者全身或局部外在表现的诊病方法，包括观察患者神、色、形、态及排出物等的异常变化，听声音、呼吸、语言、咳嗽、呕吐等各种声响，嗅异常气味等，从而收集病情资料，测知病情。通过客观事物的直接刺激，医生首先在大脑中初步形成表象，随后与既往经验或书本知识中相关形象比较，并在此基础上进行鉴别，发现异同，借此最终确定患者症状的性质、程度部位等信息，为临床诊断提供切实可靠的原始资料。可见望诊和闻诊两种诊法主要是以比较法为主的思维方法，包括：①性质的比较：如颜色的红与白，气味的腥与臭等。其目的在于确定病证寒与热、阴与阳等性质。②程度的比较；如舌质的红与绛、声音的洪亮与微弱、气味的浓与淡等。程度比较既可反映病情程度的轻重，也可反映病证虚实的变化等。③部位的比较：如满面通红与两颧潮红、舌苔偏于舌尖部与舌苔偏于舌根部等，多用来辨别病证虚实和病变所在的脏腑。

望诊与闻诊思维应注意以下几点：首先，要排除其他因素的干扰，如光线的强弱与色调的影响、食物或药物导致的染苔，运动所造成的面部发红等。其次，注意个体差异性。由于种族、禀赋等原因，每个人正常的生理情况是有差异的，如面色萎黄，在甲是病，在乙可能不是病。最后，还要考虑地域、气候、季节等因素的影响。

2）问诊资料的收集：问诊是医生通过对患者和陪诊者进行有目的的询问，以了解病情的方法。问诊的过程主要体现在对患者病史资料的采集上。病史记录是医生对患者本次患病的原因、症状、经过等及历次所患疾病及治疗情况等所作的文字记录，在临床诊断中具有重要作用。全面真实的病史资料是临床诊断的重要依据，临床医生通过亲自收集病史资料，能快速、准确地掌握病情，迅速开启临床思维，引导临床检验方向，为正确诊断奠定基础。为防止混乱和遗漏，采集病史资料必须按照规范的要求进行，即按照诊断学教科书及表格式病历要求的顺序和内容进行。

问诊的过程，虽然是一项临床基本技能，但也是一种语言和心理艺术。一般要注意以下几个方面：①尊重患者，态度和蔼。耐心听患者的陈述，让患者感到温暖亲切，愿意主动陈述病情。让患者叙述患病后的客观症状及主观感受，不要用已有诊断来代替病史的叙述，不要随意打断患者，因为医生的插话既有可能根据患者的叙述而形成诊断假说和围绕鉴别诊断抓住有用的主线资料，也有可能有意无意地给患者以不正确的暗示。因此，医生最重要的是保持客观、平和的态度，耐心听取患者的叙述。②医生在问诊时，如发现患者叙述病情不够清楚，可对患者进行必要的、有目的的询问或做某些提示，但绝不可凭个人主观意愿去暗示、套问患者，以免使所获得的病情资料失真，影响正确判断。③要善于从患者的反映中捕捉信息，循线索逐渐询问，以获取更多的信息。④反复询问，系统整理。询问病史的过程是临床医生对患者病情的认识过程，不能根据一次简单的询问就算完成了病史的采集工作，而要在以后的诊疗过程中不断补充、整理，这样才可能最后完善。⑤顺时追问，理清主次。即围绕主诉内容，以现病史为主线，按照主要问题发生的时间先后，厘清相互间的逻辑关系，把主要的临床问题放在首位，同时还要注意了解一般兼症，收集有关辨证资料，以免遗漏病情。⑥对危急患者应扼要地询问，不必面面俱到，以便迅速抢救，待病情缓解后，再进行详细询问。

患者在问诊的过程中具有双重属性，既是表现疾病的客体，又是反映病情信息的主体，并对感觉进行辨认后经过一定思考才反映出来。因此，医生通过患者语言反映的情况是间接的，患者因缺乏医学知识，受年龄、文化程度、表达能力、心理因素及神志状况等因素的影响，可能对症状现象的描述不完整、不确切，甚至可能隐讳或者夸大痛苦的程度，需要医生通过思维来辨认其准确程度，且患者反映的病情是语言信息，要将其作为辨证思维的资料，还需经过再造想象，在大脑中形成症状形象后才能进入辨证思维过程。再造想象、抽象性辨认、性质认定是问诊过程中医生主要的思维活动形式。根据语言的表述或非语言的描绘在头脑中形成有关事物的形象的想象，就是再造想象。医生根据患者的陈述，联想记忆中有关症状的形象，逐渐在大脑中形成关于症状的形象。对于那些无法在思维中形成形象的症状，如不舒服、疼痛等，医生需要通过对患者的表情、动态等结合其他病情资料进行分析和综合后予以确认，即抽象性辨认。最后，医生还需要对患者所表现的症状做可靠程度的分析与判断。

3）脉象的采集：脉诊又称切脉，是医生运用手指对患者身体某些特定部位的脉搏进行切按，体验脉动应指的形象，以了解健康或病情，辨别病证的诊察方法。脉诊思维的主要方法是要素分析、取象比类。

分析脉象要素是目前受到普遍认可的主要脉诊思维方法。脉象要素主要包括脉位、脉数、脉形、脉势四个方面。其中脉位即脉搏位置的深浅，脉数指脉搏跳动的至数和节律，脉形指脉搏跳动的宽度等形态，脉势指脉象上下搏动的强度、趋势、流利度和紧张度等。后世医家在此基础上，将脉象要素进行细化，提出八要素，即脉位、脉率、脉宽、脉长、脉力、脉律、流利度与紧张度。通过对脉象构成要素的分析，将脉象信息进行了划分，使得脉象更容易被理解和掌握，因此成为初学者学习脉诊的最基本方法。而在临床实践过程中，脉象的辨别，主要依据医生指下的感觉，体察指下脉搏的节律、形态、深浅等方面，提取其特征，迅速与经验中或已获得的脉象知识中相关脉象进行比较，比较后将获得的指下感觉形成假设，再提取经验或书本知识中相应脉搏的脉象特征，比较其差别后做出判断。如医生先根据脉搏的指下感觉假设为浮脉，再与经验中的浮脉感觉或脉学知识中关于浮脉的描述相比较，做出是否浮脉的判断。在进行具体脉象特征的分析与理解时，要注意每个脉象都同时包含脉象各要素的特征，只是对于每个具体的脉象而言，可能仅仅表现出一个或几个脉象要素的异常，而其他方面，一般处于或接近于正常状态。如沉脉仅表现为脉位要素方面的异常，数脉仅表现为脉率要素方面的异常，牢脉则表现为脉位、脉宽、脉长、脉力等多要素的异常。以此为基础，即可对各种脉象做出明确的判断。

现代中医采用脉象要素的方法来认识脉象，古时中医在科学水平不发达的条件下无法准确反映脉搏的特征，则借助一些想象和联想来表达对某种脉象的体悟和理解。如《素问·平人气象论》论四时五脏的平、病、死脉之象，即借助于日常生活中的大量物象，如论脾的平、病死脉说："平脾脉来，和柔相离，如鸡践地，曰脾平，长夏以胃气为本……病脾脉来，实而盈数，如鸡举足，曰脾病……死脾脉来，锐坚如鸟之啄，如鸟之距，如屋之漏，如水之流，曰脾死。"这里用鸡践地、鸡举足、鸟之喙等来形容脾的平、病、死脉的脉象。此外，也往往借助于一定的象来表达与认识脉象的名称，如浮、沉、滑、涩、弦等，特别是怪脉如虾游脉、釜沸脉、屋漏脉、鱼翔脉、解索脉、雀啄脉、弹石脉、偃刀脉、转豆脉、麻促脉。因此，对脉象的认识，中医学常采用取象比类的方法，通过指下的感觉联想到一种物象，再与脉学知识中所描述的形象进行比较，最后做出脉象的判断。如指下感知到一种浮大中空，像按压在葱管上一样，凭直觉是芤脉，再提取已有知识中有关芤脉的描述，再现其形象，进行比较后，做出最终判断。

《素问·玉机真脏论》总结"春脉如弦""夏脉如钩""秋脉如浮""冬脉如营"。四季脉象是什么样的，很难用具体的概念来表达，用一种比喻的方法，就可以使人们自觉地从以往体验中分辨出四季脉象的本质属性，这种以"象"来认识和把握脉象的方法，是逻辑分析思维方法所无法做到的。从人们对客观事物认识发展的过程来看，通过"象"来认识与把握脉象，必须在长期临床实践经验的基础上才可能做到，比要素分析认识脉象的难度更高。

4）按诊资料的收集：按诊是医生用手直接触摸或按压患者某些部位以了解局部冷热、润燥、软硬、压痛、肿块或其他异常变化，从而推断疾病部位、性质和病情轻重等情况的一种诊病方法。按诊是切诊的重要组成部分。按诊的过程要配合望、闻、问诊，以辨疾病的寒热虚实。按诊资料是比较客观的临床资料。系统的按诊是收集病史资料的延续，是全面获取病史资料的过程，也是扩展思维视野的过程。

按诊在临床诊断疾病上具有不可忽视的价值，是发现体征和深化临床思维的过程。全面按诊所获得的体征资料是临床诊断的客观依据，可补充遗漏的病史，还可验证所采集病史的准确性。按诊所获得的体征资料比较客观，除弥补病史资料的不足外，还能发现患者无从察觉的临床资料，为临床诊断提供重要证据。通过按诊所获得的体征，不仅能够证实和否定假设诊断，而且能够使得许多没有明显症状的疾病通过按诊所得的体征资料早期诊断。按诊也有其局限性，表现在按诊所获得的资料只反映患者局部的、静态的征象，不能反映疾病的过程及其来源。因此，按诊所获得的资料必须和病史联系起来，局部必须和整体联系起来，并且用发展变化的眼光来看待相对静止的按诊资料，必要时有选择性地进行实验室检查或其他特异性检查，只有这样才能为正确诊断提供确切的依据。

按诊的操作过程离不开临床思维的引导。例如，为什么要进行按诊、要检查哪里、怎样进行按诊、按诊检查得出结果意义如何等问题，实质上都是思维判断的结果。按诊的操作过程始终是和临床思维结合在一起的，医生从病史调查中形成初步临床印象后，便在这种印象的引导下有目的地进行按诊检查，以验证自己的临床印象或补充、修改最初的临床印象即临床假说。

在临床思维引导下正确按诊要掌握以下原则：①应把按诊检查看作病史的继续，要与病史紧密结合，在病史的引导下进行。②要在正确的临床思维的指导下展开按诊，对于检查结果要进行全面的、整体的、系统的分析，不要单纯根据某一检查结果而做出结论。③按诊必须全面、系统，不能遗漏任何细小变异，但也要突出重点，要重点检查与主诉及病史有关的脏器部位。

在坚持上述原则的同时，还要注意几个关系；①既要注意发现主要体征，又要注意伴随的相关体征。主要体征能提示诊断思维的方向，而结合相关体征进行分析，则能起到排除或肯定某种疾病的作用，将二者结合起来对诊断和鉴别诊断十分重要。②既要注意发现显性体征，又要注意发现隐性体征。明显的体征容易被发现，隐性体征则易被忽略，而有时隐性体征却起着关键性的作用。所以按诊时必须认真、细致，不要忽视任何可疑之处，要一边依靠已经掌握的体征去推导和验证诊断假说，一边依靠诊断假说来进一步发现“应见”而未见的隐性体征。

（2）初诊引导下的重点深入的问诊与检查：理论上讲，诊断初级阶段的主要任务是通过医生的感官进行四诊，从而了解患者的病史、病情，搜集患者的症状和体征，为辨证、辨病提供基础；第二阶段是将诊察所收集到的病情资料，通过抽象的临床思维过程进行分析归纳，辨证辨病。但在临床实践中，两者既有区别又有联系，四诊与辨证、辨病是互相渗透，互相交叉进行的。在四诊阶段，虽然是以搜集资料为主，但实际上是必须一边进行四诊，一边进行辨证、辨病。这时的辨证、辨病，尽管有时是局部的、肤浅的，但它能指出四诊的方向，使四诊得以深化。在辨证、辨病阶段，虽然以分析判断为主，但往往必须同时不断补充进行四诊，这时的四诊尽管有时是补充的、核对的，但它可以防止漏诊、误诊，以使辨证、辨病能够逐步深入，得到准确的结果。事实上也可以说，在进行四诊与辨证、辨病时，两者本身就没有严格的界线，只有同时或交叉进行才能完成中医诊断的整个过程。这种一边进行四诊，一边进行辨证、辨病的思维过程就是初步诊断假说的形成过程，在收集病史资料和对患者进行检查时，用初步诊断进行引导，即假说引导。临床上有经验的医生都是在提出初步诊断的基础上，进一步研究解决临床问题的。这种设想几乎是在一见到患者、一听到主诉、获得最初的资料后很快就形成的。

重点问诊是在已进行全面系统问诊的基础上，对就诊的一个或者几个重点问题进行详尽的问诊。重点问诊是常用的假定诊断模式。医生通常根据就诊的主要症状做出几个基础假定诊断，接下来就是寻找这些假定诊断的证据，然后评估或修订假定诊断。一般根据下列资料可早期形成一些假定诊断：年龄、性别、主诉、成对或联合的症状、涉及一种病因或一种疾病的并发症。假定诊断形成后，再集中思维，思考还需要问什么、查什么，从而有的放矢，这种有指导、有选择的问诊和检查，往往能使医生在短时间内获得有用的信息，从而迅速做出正确的判断和处理。如患者 45 岁，女性，主诉胸闷、气短 1 个月。考虑病位可能在心或者肺，就需要进一步问诊，是否有咳嗽、咳痰、心悸，从而排除和确定诊断。

2. 四诊资料的整理、分析与完善　采集病史是一个分析、综合、归纳、演绎的思维过程，不能机械式地问诊，而是要有分析判断的内容，写病史过程就是一个很重要的临床思维过程，如何从众多资料中准确地搜索出自己所需要的且符合实际的证据，以便能对患者做出及时诊治，就需要医生在进行全面有序的资料搜集的同时，还要应用分析综合临床资料的思维方法指导资料的收集。

（1）收集符合事实的临床资料：症状是通过患者的感觉来叙述，体征是通过医生的感觉来确认，而这些都受人的主观影响，患者的叙述存在主观性和虚假成分，医生进行诊查时也会出现采集不全面或者遗漏，或者受检查时间的影响，导致收集到的临床资料不标准的情况。临床必须力求避免主观影响，分清临床资料是正常还是异常，是真实还是虚假，收集到符合事实的临床资料，是一个首要的基本问题。在判断和记录症状和体征时，要对患者的叙述或者观察到的资料作实际描述。如在记录患者的症状时，首先描述患者的主观感受，以头痛为例，然后进一步说明头痛的性质是胀痛，最后对具体感受提供一个名称，若本例患者的头痛性质为胀痛，可定名为头胀痛。再如观察到患者肌肤发黄，进一步说明特点如黄色鲜明如橘皮色，要对所观察到的征象进行描述性记录，在这个过程中很多医生会错误地采用捷径，如用“肝阳上亢”“黄疸”等表达方式，这些措辞是证候名称或诊断，而不是对临床资料的真实记录，容易形成错误的导向。

（2）收集主要临床表现及其演变史：临床中，必须始终寻找那些在所怀疑的疾病中表现出阳性的线索，阳性的线索越多，患这种疾病的可能性就越大。如果绝大多数已知的阳性线索都不存在，则患有这种特定疾病的可能性也就极小了。对一个患者所能收集到的资料几乎是无穷的、对初步收集到的临床资料分清是主要临床表现还是次要临床表现，抓住主要临床表现不要被枝节（次要的、非特异性的症状）所误导。疾病又是一个处在不断发展变化之中的病理过程，在这个过程中，一些症状上升为主要方面，另一些症状下降为次要方面，或者是诱发出另一种疾病，所以临床不能把一定阶段获得的认识固化，要随着病情的演变，综合疾病发展的全过程去认识疾病的临床表现。如患者原有周期性胃痛，现变为无周期性的短暂剧痛，提示有穿孔或梗阻；若突然出现了昏厥、眩晕、口渴则提示可能出现急性出血。再如某患者以“无明显原因出现右侧腰部疼痛”就诊，有腰痛病史，初诊为“腰痛”，两天后复诊见右侧胁腰部潮红，并有成簇水疱、触之痛甚，故确诊为“缠腰火丹”。

（3）寻找症状组合资料：人体是一个有机的整体，主要症状和伴随症状之间的关系，或者几个非特异性症状之间的关系，可能是具有内在联系的病机的反应，当然也可以是互不相干的伴发病的临床表现。根据资料的相关性，应用假说引导做重点检查，通过已知的临床表现去进一步收集相关的资料，来验证假说的可靠性。如果收集的资料中没有提供症状组合必需的资料，分析时则不能指向某一疾病。如患者来诊时，主诉便溏 1 月余，单见主症，不可判断疾病，经过进一步资料收集发现，患者伴见食少、腹胀、浮肿，以上的症状组合，可假定病位在脾，再经进一步收集资料发现，患者以五更泻为主要特点，辨证为脾肾阳虚。对症状分析处理进行合理组合时，也是同样的原理。如患者症见发热烦躁，面赤口渴，气粗，便秘尿黄，吐痰色黄，喉间痰鸣，胸闷，心烦不寐，舌红苔黄腻，脉滑数。其中发热烦躁、面赤口渴、气粗、便秘尿黄、舌红苔黄、脉数反映病性属热；吐痰色黄、喉间痰鸣、胸闷、苔腻、脉滑反映与痰有关。

（4）不可忽视重要的阴性表现：阴性资料对于否定某些疾病，缩小诊断的范围和确定中医证候类型有重要意义。在收集临床资料的过程中，偏爱阳性资料，无视阴性资料是错误的，阴性线索可用于消除或排除诊断可能性，还可能提示疾病的预后。如患者有发热的临床表现，若同时伴有恶寒，则可判断为表证，若无恶寒则不能判断为表证；又如患者先恶寒而后不恶寒者，可否定表证仍在。

（二）医学检验资料的收集与分析

随着现代科学技术的发展，医技检测技术日趋成熟，逐渐向自动化、微量化、数字化的方向发展，并在临床诊查、确诊疾病中发挥重要作用，对推动临床医学的发展起了重要作用。传统中医有赖望、闻、问、切四诊合参以获取病症信息，若能结合实验室、影像和其他医疗器械检查等现代医技检测方法，有助于医生明确疾病的性质、程度与转归，能为直接确定或排除某种诊断提供较为特异的诊断资料，可弥补四诊资料的局限性，深化医生的认识水平，扩大对疾病认识的深度和广度。前卫生部部长陈竺曾指出：“用现代生物学手段，用中医原始和质朴的、讲究整体，注重变化为特色的治未病和辨证施治理念来研究亚健康以及慢性复杂性疾病，是东西方两种认知力量的汇聚，是现代医学向更高境界提升和发展的一种必然性趋势。”中医临床过程中，在传统中医思维方法的指导下，恰当选择现代医技检测技术以完善四诊所得信息资料，对于促进中医学的发展和诊疗水平的提高具有重要意义。

1. 医学检验方法的选择 医技检测是当今临床中医师必须掌握的诊断方法之一。由于其检测手段多样，且各有特点及针对性，因此，如何在中医临床过程中选择恰当的医技检测项目是中医师需要面对的关键问题。总体而言，医技检测方法的选择应当建立在对患者疾病状态和症状特点的基本了解以及由此认知产生的基本假说的基础之上。具体包括以下几个原则。

（1）目的明确，针对性强：通过四诊，对患者的基本症状及体征有所认知，在头脑中已初步形成相关疾病的假说。在此基础上，要根据患者的具体情况及诊疗的需求情况，选择适合的、有针对性的检查方法，不宜广泛地、撒网式地检查。与此同时，也要对相关检查方法有确切的了解和把握，明确该检查的适应指征、特异性及临床意义如何，并对可能出现的结果有基本的估测和分析。

（2）项目优选，程序合理：优先选择特异性高、敏感性强、更具临床意义的项目，特别是针对某些具有检查方法“金标准”的疾病，应尽量选择对诊断疾病有确诊作用的检查指标。必须做多项检查时，应当按照一定的顺序，以先简便、常规，后复杂、特殊；先无创或微创，后有创、有风险的顺序为宜。此外，在不影响诊断意义的基础上，应当选择患者痛苦较小的检查项目。

2. 医技检测结果的分析 应当以结合病史、体征及病情发展综合分析为正确评价检测结果的总体指导思想。同时应当遵循辨证分析和动态分析的原则。

（1）辨证分析：由于疾病的复杂性和医技检测方法的局限性，检测结果正常与否是有条件的、相对的，不能完全作为反映患者体内某些形态、生理等改变的绝对证据。一方面，无论定性或定量形式的检查项目，其检测结果的界限或范围，均仅供参考，其对疾病是否具有辅助诊断的价值，尚需根据患者的症状、体征以及其他检查手段等进行综合判断，不排除疾病状态下存在检测指标呈现阴性结果的可能，如肝癌患者大部分甲胎蛋白是阳性的，也有少数是阴性的。另一方面，疾病的复杂性可以导致检查结果呈现复杂性的特点，可能存在某些检测结果是多种疾病共有的，或者同一类疾病的不同患者，同一种医技检测结果却不同；或者某些检测结果与病情发展不相符合等情况，如谷丙转氨酶的增高程度一般与病情严重程度成正比，但当肝细胞严重损害时，其反而可转为正常或轻度升高。

（2）动态分析：疾病是一个动态变化的过程，相应地引起机体形态和功能的变化也随着疾病的发展有所变化。而检测指标往往反映检查机体形态或功能的当下情况，是静态的，不能反映疾病的动态变化，因此对于检测结果当以动态的观点分析。首次检查未见异常，不意味着机体绝对没有病变，可能由于病变尚未发展到实验室检查或其他仪器检查可被探查到的阶段，若以静态观点视之，极易造成误诊漏诊的可能。如粟粒性肺结核在发病初期、胸片上并无明显改变，一般在发病3周后，胸片上才能见到分布均匀、弥漫细小的颗粒状阴影。另外，有些疾病会产生假象，需要医生动态观察，前后加以比较才能识别。如变异型心绞痛发作时，心电图的S-T段可升至等位线，或倒置的T波变为直立，表现出改善的假象，而在疼痛缓解期心电图S-T段反而不正常。因此，临床医生必须从疾病的整个过程出发，用动态的观点去看待检查结果，结合病史、体征和病情发展变化过程，因时、因人、因病进行综合分析，必要时应根据病情发展变化进行必要的复查，比较其结果，绝不能根据一次检查结果去进行临床诊断。

二、病情资料的认知分析

通过调查研究，医生获得了临床病情资料，但此时对疾病的认识还停留在感性认识阶段，有必要对纷繁复杂的病情资料进行辨证分析、综合判断，来揭示疾病内在的本质联系。所谓分析就是把整体分解为部分，把复杂的事物分解为各个要素，并分别对要素进行研究和认识的一种思维方法。综合就是把对事物的各个部分要素的分析结果联系起来，进行研究和认识的思维方法。

（一）病史资料的分析

1. 病因分析 探本求源，任何疾病都有其发生的原因，因此，诊断疾病首先要找出导致疾病发生的各种原因、探明病因与疾病的因果关系，从而做出明确诊断。通常情况下，可以通过发现患者患病的可能高危因素、寻找病因的可能证据来分析病因。分析多元病因存在的可能性，如分析机体防御功能情况和外部致病因素、直接致病因素和间接诱发因素、自然生物因素和社会心理因素等，也是病因分析的基本方法。此外，由于疾病的原因和结果常常互相转化，某一原因引起某一种疾病、该病又成为引起另一疾病的原因，如此形成一串互为因果、不断转化的链条。因此分析因果转化的链条，也有助于对病因的挖掘。

（1）直接病因的分析：直接病因包括气候异常、饮食不调、劳逸失度、社会关系失调外伤等。直接病因多可通过问诊而获得，如贪凉饮冷引起腹痛，劳累过度导致气虚，情志过激导致肝阳上亢等，通过细致地询问病史便可获悉。对于直接病因中的六淫病因的分析，多采用取象比类的方法。如患者出现头痛、汗出、恶风、游走性关节疼痛、瘾疹等症状，其特征与自然界风的善行数变、轻扬上行等相似，则判断病因为风；若患者出现头重如裹、身体困重等现象，则与自然界湿性重浊黏腻等特征相似，故认为病因为湿。直接病因既可导致人体直接发病，又可形成间接病因，如恣食肥甘厚味导致痰湿内停。

（2）实邪病因的分析：各种病理产物和宿食、燥屎、寄生虫等均为实邪病因。对于实邪病因的分析，一般通过问诊、辨证求因及参照现代医学检测手段等途径来确定。以瘀血为例。首先询问患者是否有外伤出血，或者其他原因所致出血，是否有感受寒邪或情志郁结等病史，然后结合患者的症状和体征来探求病因，如患者有无舌质紫暗、瘀点、瘀斑，口唇、爪甲青紫，有无固定性刺痛拒按，有无肿块，有无肌肤甲错和涩脉等，最后结合实验室检查，如是否存在血小板凝集性增高、微循环障碍等。中医在临床中较为重视审症求因的方法。

2. 病征分析 病征是疾病的外部表现形式，透过这些征兆，医生可以初步判断患者所患疾病。病征是症状的演变史，是疾病史的表现形式。疾病是一个发展、变化的过程，其症状也随着病程阶段的不同而有所变化，而非即刻全部显现，因此，诊断时要将处于疾病不同时期、不同阶段的症状连贯起来加以分析，以便形成相关疾病的完整动态过程，进而探寻疾病的本质，为确诊提供较为充分的依据。概言之，病征分析包括分析症状的真假、主次、发展变化、显现过程，以及不同阶段症状的联系等。

3. 病程分析 由于疾病在其发展变化过程中有其阶段性，而不同病程阶段并无明确截点，而是互相连接，呈现连续性的特点。所以采集病史时要在整体把握疾病发生、发展、演变、转化与转归的自然病程规律的基础上，分析病程的阶段性和连续性。同时也要注意对医疗干预后发生的证候变异做出有效的辨析。此外，不但要了解其现病史，还要了解其既往史，要注意现病史与既往史之间存在的某种内在联系，这些内在联系常常可为诊断提供主要线索和依据。

4.病情分析 病情指疾病变化情况，病情分析包括分析发病的缓急、病情的轻重、典型症状的有无、资料的阳性与阴性等，对于建立诊断、确定治疗方案及判断预后有重要影响，必须予以重视。

（二）疾病征象的辨证分析

1. 一般病证与特殊病证 特殊病证是指能反映某疾病的本质所在，在该病中发生率高而不见于其他的病或证的一类病证，特点是异病异症，一般只要出现这种病证，即可诊断为某种病证，症状稳定性强，如饥不欲食仅见于胃阴虚证。此外还包括一些非特殊性病证的有机组合，从而对某病或某证的诊断具有特异性。如阳明经证的大热、大汗出、大烦渴、脉洪大等“四大症”，就每一症状而言，对阳明经证并无特异性，但其组合在一起，则对阳明经证的诊断具有特异性。

一般病证是指对某一疾病既非必备性又非特异性，且变异快、个体差异大的疾病现象。其特点既可表现为异病同症，又可表现为同病异症。

在临床诊断过程中，要把握好一般病证与特殊病证的关系，既要重视抓特殊病证，又不可忽视对一般病证的掌握，抓住特殊病证，能使诊断过程简化，易于把握疾病的本质，掌握一般病证，可为特殊病证提供支撑，增强特殊病证的可靠性，二者相辅相成，不可或缺。若把握不好二者的关系，临床一味寻找特殊病证，或停留于一般病证不去深入探索特殊病证，只会造成诊断思维混乱，甚至延误诊断。

2. 主要表现与次要表现　疾病的临床表现纷繁复杂，可收集到的资料非常多，往往包括许多的症状、体征和各种检查结果，当这些资料不能形成明确的组合，看起来不相关或无特异性时，就要区别主要临床表现和次要临床表现，由主要临床表现来指导思考和检查的方向。一般来说，主要表现反映了患者最痛苦而急需解决的疾病主要矛盾，对认识疾病本质具有关键性意义，对于疾病的诊断和鉴别诊断具有决定性作用。次要表现在疾病的发展过程中属于次要矛盾，不能决定疾病的本质。因而，在诊断过程中，要抓住疾病的主要表现，只有这样，才能掌握疾病本质，得出正确的诊断。如患者恶寒发热、咳嗽、痰稀色白、头身疼痛、无汗、舌淡苔薄白、脉浮紧等，若确定主要表现是咳嗽、痰稀色白时，应辨为风寒束肺证；若主要表现是恶寒发热、无汗时，则应辨为风寒表实证。辨证时，在重视主要临床表现时，次要临床表现的价值亦不容忽视。主要临床表现虽是当前辨证的最重要线索和依据，但对于证候的正确诊断，需要对主要临床表现与次要临床表现进行综合分析才能完成。因为所有的症状、体征都从不同的侧面反映出证的本质属性，若仅辨析少数病候，哪怕是主要临床表现，也难以完全反映其病机；而且主次的划分是相对的，是相互比较存在的，尤其辨证之初，在未全面辨析所有病候之时，何为主要临床表现尚无定论，所以，只有将收集到的所有症状、体征结合在一起分析、综合，才能完整地揭示疾病的本质。

3. 局部表现与整体表现　人体是一个有机的整体。各个脏腑、组织、形体官窍密切配合、协调、制约，共同完成整体的功能。生理上协调统一、密切配合，病理情况下便会互相影响，整体可以影响局部，局部亦可影响整体。因此，临床上局部表现和整体表现常同时存在，尤其是病程较长，病情复杂的疾病，往往表现为多个器官同时或先后发病，既有局部症状，又有全身表现。因此，若要形成正确的诊断，在分析病情资料时，必须将整体与局部联系起来，这样才能全面把握，避免误诊。

临床上，不管局部疾病还是全身性疾病，均可既有局部表现，又有整体表现。换而言之，局部疾病虽是局部的，却可有全身表现，如乳蛾，虽然是局部病变，却可以出现发热等全身症状；而全身性疾病虽是全身的，却可先以某个局部的症状表现出来，如狐惑病，可以口腔溃疡表现出来。因此，单纯从局部表现不能确定就是局部疾病，而从整体表现也不能确诊就是全身性疾病。

局部表现与整体表现还可以在时间的连续性上呈现出先后的特点，如先出现整体表现，再出现局部表现；反之，先出现局部表现，再出现整体表现。如先发现视物昏渺，进而发现消渴。通过某些局部表现进一步诊查，往往能发现某些潜在的全身性疾病，如恶性肿瘤通过远处转移灶先表现出来。临床尚有一些疾病整体反应明显，局部表现隐匿。

局部表现与整体表现的关系还表现在同一局部病变，处于不同的整体联系中，可以有不同的发展。如胃溃疡在不同的条件下，可以导致胃出血、胃穿孔、幽门梗阻或癌变等不同的结果。所以，同一局部病变可以有多种转化形式，只有从整体表现的联系中，才能看清他们转化的条件，预见到局部表现的发展。

4. 临床表现与疾病本质　现象和本质是疾病的不同方面。要真正认识疾病，首先就应该把现象和本质区分开来。现象是事物矛盾运动中所显露出的各种外在形态，可以被人们的感觉器官所感知，它是片面的、个别的、表面的东西，如疾病过程中的某些症状、体征和各种检查结果。本质则是疾病的根本性质，是疾病的内在联系，是由它自身所包含的特殊矛盾构成的。是比较深刻、比较稳定的方面，它不能被我们的感官所感知，只有凭借思维通过对临床资料进行分析综合，才能认清。任何客观事物都包含现象和本质，现象不等于本质，但本质通过现象反映出来，不存在不反映本质的纯粹现象和没有现象的本质。

从疾病的角度来说，任何疾病都有不同程度的或早现或迟发的临床表现，各种临床表现又反映着不同的疾病本质，但是临床表现和疾病本质并不是等同的，它们之间是有差异的。一般来说，现象和本质大体是一致的，在疾病过程中，疾病的现象和本质也大体相统一，疾病现象总是反映疾病的本质，其本质也必然通过现象表现出来，人们可以运用临床思维透过病变的各种现象去认识其本质。但临床还会出现疾病表现与疾病本质不一致的情况。因此，疾病现象是多样的、变化的、复杂的，正如《病因赋》所指出的："夫百病之生也，各有其因，因有所感，各显其症。"故必须运用临床思维，透过复杂多变的表面现象，深入疾病的本质，抽丝剥茧，去伪存真，把握其内在联系，才能正确认识疾病。

5. 原发病证与继发病证 原发病是疾病在人体上最先引起的基础性病理变化，由原发病引起的其他病变称为继发病（或称并发病）；与原发病或继发病同时存在的病症称为伴发病（或称并发症）。疾病的发生、发展和转归是一个过程，不能孤立、静止地观察和分析，当患者同时存在多种疾病时，应分清疾病间的相互关系，既要考虑到继发病，又要考虑到原发病。原发病常影响着继发病的发病趋势，同时对疾病的转归预后起到至关重要的作用。临床由于颠倒原发与继发、混淆原发与伴发的关系而造成的误诊比比皆是，甚至有时候患者就诊时，继发病引起了严重明显的临床症状，成为患者本次就诊的主要原因，而原发症状不突出，甚至没有被发现，如患者以四肢和躯干的骨痛为主要症状来诊，却查出患者为肺癌的骨转移，原发病并没有明显的临床表现。如果临床医生缺乏这方面的认识，就容易仅仅注意到继发病，而忽略了原发病的治疗。所以对比较复杂的病例要深入思考，不能简单地凭印象诊断。要想处理好原发、继发、伴发之间的关系，就必须结合病史，用原发、继发与伴发的关系来解释各种复杂的临床表现，挖掘出继发症状掩盖下的隐匿型的原发病。

6. 宏观表现与微观表现 传统中医往往采用四诊的方法来诊察病情，获取病情资料，包括自觉症状、体征、舌象、脉象等，通过对这些病情资料的逻辑思维进行分析，来认识疾病。这些依赖人的感觉器官所获得的临床资料被称为宏观临床资料。通过对宏观病情资料的掌握，可以从整体上把握病情变化，尤其是对于一些亚健康状态的调理和功能性疾病的防治有着显著优势。从宏观资料来辨证，体现着中医整体观念的学术思想，是中医学理论体系的主要特点之一。但随着实验室和现代检测仪器设备的引进和对疾病认识的深入，仅仅局限于通过宏观资料来诊治疾病，已经远远不够，其局限性日渐显著。单纯通过宏观资料诊治疾病，对医生经验水平的要求甚高，纵然是一个经验丰富的医生，如果不借助任何诊疗器械，仅凭医生自身的思维活动来进行辨证论治，会存在很大的主观性，很容易导致漏诊，甚至误诊。临床还常常出现一些无症可辨的情况，如隐匿性肾炎、肿瘤等疾病的初起，已有病理改变，但却表现为隐匿的功能异常状态，还有些疾病经治疗后患者无明显不适症状，但实验室检查指标仍为异常，如慢性肝炎等。因此，临床诊治疾病必须既重视宏观资料，又重视微观资料，即借助于现代科技检测手段所获得的临床资料。

（三）诊断辨证思维

1. 疾病诊断概率思维 在进行诊断时，若从多种可能诊断中，判定哪一种是正确诊断时，要考虑到疾病概率的问题。疾病诊断概率包括常见、少见与罕见。临床上经常遇到的是常见的、多发疾病，因此，辨证时应首先考虑常见病与多发病，这种直接的思维方法可删繁就简，减少辨证过程中的非必要环节。但疾病的发生概率里还有少见与罕见疾病的存在，如果经反复思考不能很好地解释患者当前的临床表现时，或是疑难杂症、危急重症等，或按常见证久治不愈的患者，则应考虑少发病与罕见病。此外，还应该注意考虑地方病和传染病。人类疾病种类繁多，其中常见病占多数，部分少见病出现的概率很小，但对于大样本人群，少见病出现的概率就大了，所以必须既重视常见病，又不能忽视少见病，克服概率上的疏漏，养成全面分析思考的习惯，才能提高临床诊断的能力。在临床诊断过程中，必须处理好诊断概率的问题，按照可能性大小依次推进，这样才不会漏诊或误诊。但考虑少见病和罕见病时必须要有充分的科学依据。

发病率是呈动态变化的，受发病年龄、性别、类型及社会环境的变化、诊疗水平的提高等因素的影响。疾病发生变异，疾病谱发生变化，疾病的常见、少见与罕见可以发生转化。既往常见病可以逐渐减少而成现在的少见病，既往少见病可以变成现在的常见病，甚至已经罕见的病种可以在局部流行。这就要求医生要随时掌握疾病的动态变化情况、才能全面提高临床思维能力和诊断水平。

2. 疾病解释思维　多数情况下，尽量用一个疾病去解释多种临床表现，因一个患者在某一特定时期同时患两种或两种以上病证的可能性较小，患一种病证或一个疾病系列的可能性大，这种解释原则被称为一元病论；当用一个病不能合理解释各种临床表现时，必须采取客观现实的态度，用多种疾病来进行解释，即多元病论。近年来的医疗实践证明需要用多元病论来解释的情况越来越多，若就诊科室仅仅抓住患者就诊期和本科室内的疾病进行解释，而未对患者的全身疾病进行系统的诊断，单纯用一元病论解释，就会造成漏诊和误诊。再者，当患者临床表现十分复杂，经系统分析，不能按照原发、继发与伴发的关系联系成为一个疾病系列，还固守一元病论的观点，势必导致漏诊的情况发生。

对于临床所见，尽可能地用一元病论来解释，用整体的、联系的观点把握疾病的病程演化，以及一种疾病对机体功能多方面的影响，不能孤立地根据多种症状提出多个诊断。尽可能多地运用一元病论，不意味着不进行多元病论的解释，要从实际情况出发，有几种疾病就诊断几种疾病。对病因较为复杂，可由多种原因所致的征象，不能用单一病因进行解释，必须考虑用多元病论进行解释，如眩晕有可能是由气虚清阳不升导致，也可能是由痰浊上蒙所致，或由于瘀血阻滞而作等，切不可只作一元病论的解释，需全面分析病情资料；对临床表现比较庞杂，且无典型临床表现的疾病诊断，要注意用多元病论进行解释；对患病时间较长、病情演变复杂的病例诊断，要注意用多元病论进行解释，特别是患者既有慢性疾病，又出现了新的病象，这种新病象是新发还是旧病复发，应仔细鉴别，以防漏诊；对老年人的疾病要注意用多元病论解释，年过半百、脏腑精气衰竭，一个脏器同时出现多种病变或两个以上脏器同时发病的概率会上升。

3. 疾病关系思维　标本关系常用来概括说明事物的现象和本质，在中医学中常用来概括病变过程中矛盾的主次先后关系。本是事物的主要矛盾，标是事物的次要矛盾。标本随着疾病发展变化的具体情况所指有所不同。在中医临床思维中，标本分析侧重对疾病的病因、病位、病性及病与证、病与病、证与证等矛盾关系的分析，通过分析这些矛盾关系，可区分出矛盾的主次要方面，寻找本质，区分层级高低。辨证过程中的标本，主要用来区分证型之间的因果关系，这里的本，是指原发病证，为主要矛盾或矛盾的主要方面；标，是指继发病证，为次要矛盾或矛盾的次要方面。一切复杂的病证，总不离标与本，区分两个证型之间的因果先后关系。就可以辨出标本，从而抓住病变的主要矛盾或矛盾的主要方面，进而以标本缓急的原则确定治疗。如眩晕病的肝阳上亢证，其本属肝肾阴虚，标是肝阳上亢，常态下“本”是主要矛盾。“标”是次要矛盾，当以滋补肝肾，平肝潜阳为治。倘若肝阳亢逆无制出现肢麻、震颤或突然昏倒、半身不遂等征象，则肝阳亢逆无制上升为主要矛盾，肝肾阴虚则转化为次要矛盾。复合病或证之间的主要矛盾把握，病与证之间主要、次要关系的权衡等，均属于标本分析的范畴。总而言之，标本分析与判断在中医临床中起着十分重要的作用，能为治方决策区分缓急主次，解决疾病主要矛盾提供重要指导。

第二节　中医辨病思维

辨证论治是中医学重要的诊疗特点，但在中医学历经几千年的临床实践中亦从未忽视过辨病论治。从中医学发展的历史来看，特别是在中医学体系形成之初，对辨病的认识实际早于辨证，辨证是在整个疾病诊察实践过程中逐渐形成的疾病诊疗模式，辨病与辨证相结合奠定了中医临床诊疗的基本模式。在传统中医学的诊疗模式中，单纯强调辨证论治不够全面，基于辨病的辨证论治才是对中医学诊疗模式的完整认识。

中医学认为，疾病是在致病因素作用下，机体脏腑功能失衡，人与环境不相适应，人体由健康状态变为病理状态，由发生、发展到康复或死亡是一个渐变的过程。辨病即对疾病的病种做出判断，着眼于疾病整个过程的系统病理演变，有助于从整体、宏观水平认识疾病；辨证，则是在中医学理论指导下，用中医望、闻、问、切四诊的方法，对患者疾病当前阶段的各种临床资料进行综合分析，有助于对疾病的病位（脏腑、气血阴阳等）、病性（虚实、寒热等）等做出判断，并概括为完整证名的诊断思维过程。辨病可以系统、动态地把握病因及疾病发生发展的变化规律；辨证则只侧重疾病某阶段的病位、病性，不便于系统把握疾病发生、发展规律。因此，临床上将辨证与辨病结合，可以更全面地认识和诊治疾病。

一、中医辨病的意义

1. 历代医家重视辨病 医学对疾病的认识是逐步发展深入的，当临床医学发展到一定阶段时，医家往往会寻找切合病证的主要病因病机，以便于在临证治疗中形成治疗专病的“通治方”，删繁就简地进行诊疗。如《素问·腹中论》中用鸡矢醴方治疗臌胀，就属于辨病论治，后世医家又将臌胀分为数种证型予以分别论治，此重在辨证论治。《黄帝内经》除臌胀病外，以生铁落饮治疗狂病、四乌贼骨一藘茹丸治血枯经闭等，亦均具有辨病论治的特点。

《黄帝内经》以后的《武威汉代医简》中载有“治诸淋（淋即癃）……皆同药（治之）”，汉代以前，癃、淋不分，此处诸淋系指诸种淋证，包括石淋、血淋、气淋等，说明当时对这些病是以辨病为主的。张仲景《伤寒杂病论》中有不少辨病论治的论述，其中《金匮要略》更有鲜明的特色，如用乌头汤治疗历节，黄芪桂枝五物汤治血痹，肾气丸治消渴，桂枝茯苓丸治妇人癥瘕积聚病，胶艾汤治胞阻，甘麦大枣汤治脏躁等，这些治疗方剂，至今仍经常为医者所选用。

晋代葛洪《肘后备急方》中介绍有关辨病论治的内容亦较多，如对卒心痛、伤寒、痢疾、黄疸、乳痈等病，基本上不以分型论治的形式论述，而是侧重使读者在仓促之间，按病索方以应用于临床。宋元以后，明代孙志宏所著《简明医彀》在辨病论治方面具有鲜明特色，孙氏针对两百余种临床各科病证，每病均列“主方”一项，在“主方”后，多附有较为详细的药物加减用法，便于选用，体现了作者对辨病论治的认可，是一部有关“辨病论治”的医籍。

由此可见，辨病论治在中医学中占有重要地位，正如徐灵胎所说：“欲治病者，必先识病之名，能识病名，而后求其病之所由生，知其所由生，又当辨其生之因名不同，而病状所由异，然后考其治之法，一病必有一方，一方必有主药。”喻嘉言也曾提出“先认病后用药”的观点。

2. 中医辨病的重要作用

（1）以辨病为纲，可减少辨证论治的盲目性：任何一种疾病都有符合其特点和规律的临床表现、病因病理、发展过程、转归预后及针对性的治法方药，基于辨病掌握疾病的发病机理、证候特征、病机演变规律和治疗原则，也就掌握了病的规律，有利于临床诊疗时把握全局和整体的意义。例如，在治疗一个麻疹患者时，如果不先辨病，对麻疹病的整个发病过程没有全面的认识，对于麻疹初起的证候，就容易误诊为其他外感性疾病，而不能根据麻疹的治疗原则去治疗，最终容易导致其他并发症的发生。如果通过辨病掌握麻疹病的证候特征，熟悉麻疹发病各个阶段的证候、病机演变规律及预后情况再指导论治，会使治疗更具有针对性，减少因误诊误治而导致的不良结果发生。辨病为辨证确定了范围，在诊治疾病过程中具有统驭性的作用，是辨证论治的基础和前提。

（2）有利于排除类似疾病，提高辨证论治准确性：如果说辨证是既包括四诊检查所得，又包括内外病因及病位，全面而又具体地判断疾病在某个阶段的特殊性质和主要矛盾的话，辨病的不同之点是，与多种相类似的疾病进行鉴别比较，把各种相类似的疾病的特征都加以考虑，需要对患者的证候进行逐一查对，在查对的过程中，看看有没有这种或那种疾病的特征。最后把那些类似的疾病一一排除掉，进一步准确了辨证，从而得出最后结论。

因此，辨病的过程就是根据病证特征进行类病鉴别诊断的过程，而在得出结论之后，对该病的病性、病因、病位及今后的病机演变已有一个梗概，在这个基础上进一步辨证，便能预料其顺逆吉凶。更重要的是经过辨病之后，使辨证与辨病结合后的治疗原则与方药应用更加符合患者病情，以达到提高辨证论治的准确性和提高疗效的目的。

（3）便于总览疾病发展规律，制定规范疾病辨治方案：疾病的预后取决于疾病性质、病因、病位、发展规律等因素、任何一种疾病都有其自身的发生发展和邪正消长盛衰的规律，因而预后也不同。临床上不同疾病过程中出现相同的证候是屡见不鲜的，但这种相同的证候必然因不同疾病而在临床特征上有所不同，甚至转归预后有所不同。比如泄泻，由消化道肿瘤引起的泄泻，病情较重，预后往往很差，而由饮食失节引起的泄泻病程较短、预后较好。又如同一咳嗽、肺癌引起者预后较差，而结核病引起者病程较长，一般支气管炎引起者预后较佳。所以通过辨病可以从整体出发，掌握疾病发生发展规律及邪正消长情况，以判断预后顺逆，同时通过辨病也可以帮助医生正确区分疾病的标本缓急，从而做出能符合疾病发展规律、正确区分标本缓急的治疗方案。

（4）可不受无证可辨局限，能完善中医防治思路：传统中医的辨证是建立在望闻问切四诊基础上的，如果患者尚未出现病理性脉象和（或）主观症状不明显，就会出现无证可辨的情况。例如，有些较轻的慢性胃炎患者常无明显临床症状和舌脉变化，也就无证可辨。只讲辨证论治，对于这种情况往往会有局限，这是由于辨证方法长于表观而拙于微观的局限所致。借助现代检测手段明确诊断患者所患的疾病，则虽无证可辨，依然可根据该病的基本矛盾、常见病因病机做出判断。

（5）便于把握患者预后，进行合理疗效评价：疗效是中医学得以继承和发展的原动力，目前中医疗效多以临床症状改善为评价指标，并且评价指标不统一。改善患者个体自身感受，减少或消除临床症状，是否能完全阻断疾病的发展，纠正疾病的整个病理变化，是需要思考的问题。辨证论治是针对疾病某阶段病理反应进行的治疗，可以改善某阶段的临床症状，但并不意味着疾病的痊愈，如西医的高血压发作可诊断为中医的眩晕病，辨证治疗后患者头晕、头痛症状消失，但并不意味着高血压的痊愈。有时单纯辨证论治还可能掩盖疾病的病情，如结肠癌早期出现血便、脓血便、里急后重症状，辨证治疗症状可能消失，但病情却进一步发展，可能延误早期手术治疗的时机。因此，临床评价必须强调辨病为先，根据疾病的整个病理过程，重视疾病结局指标前提下的综合评价，制定终点指标、生存期、生存质量、临床状况等疗效评价指标，使中医疗效评价具有全面性、客观性、可行性。

中医学历来重视辨病，辨病在临床实践中具有重要的意义，应重视辨病，以更好地指导临床实践。

二、中医辨病存在的问题与对策

（一）中医辨病的特点与问题

由于中医学历史发展的原因，对于疾病的命名有多种表述，有时把一个症状和病位结合起来称为一种病，如头痛；有时以疾病体征称为一种病，如水肿；有时候将病因、病机等综合起来称为一种病，如“伤寒”等。中医辨病论治所涉及的疾病，不仅有着明确的病名，还有对疾病发展全过程的特点与规律（包括病因、病机、传变、预后）及对其治法、方药的论述。证即证候，是对疾病发展所处某一阶段的病位、病因、病性及病势等所作的病理概括，是对致病因素与机体反应两方面情况的综合，是对疾病当前阴阳虚实等证候特征所作的概括性结论。症，在现代各版《中医诊断学》教材都只包括症状和体征的中医四诊信息，如发热、汗多、头痛、咳嗽、苔黄、脉浮等。

症是人体在疾病状态下发出的每一个信息，而证则是疾病状态下人体发出的信息总和。可以认为，“症”是组成“证”的基本元素，“证”是“病”的阶段性状态，“证”与“病”是阶段与全程的关系，“症”和“证”是要素与系统的关系。

由于历史条件的限制及中医学自身理论的特殊性，中医病名存在一定的缺陷，病名体系不够完善和规范，出现过多的以证统病、一证统多病的现象，而且许多疾病没有相当的中医病名，这不只是给现代中医的医疗、科研、教学带来了诸多的困扰，也增加了中医辨病论治的难度。中医“病”“证”“症”概念混淆，临床运用各随意取的现象，是辨病与辨证论治中存在的一大问题，应当在中医学的现代应用和研究中进一步明确和规范。

对辨病与辨证的关系有三种不同的认识：一是辨病与辨证分立观；二是辨病与辨证统一观；三是正确认识西医辨病与中医辨病的关系。

（二）中医辨病的思维特点

辨证与辨病相结合是疾病诊断的基本思路，认识疾病的过程中，既有辨病，又有辨证。两者都是以患者的临床表现为依据，区别在于一为确诊疾病，一为确立证候。一种病可能有多种证，一种证也可能存在于多种疾病中。往往疾病诊断相对固定，证候诊断在疾病发展过程中不断变化，或因人、因时、因疾病的不同阶段而异。两者有机结合，才能全面而深刻地认识疾病和把握病机变化，很好地指导临床。辨病有助于提高辨证的预见性、准确性，重点在全过程；辨证有助于辨病的个体化、针对性，重点在现阶段。辨证与辨病相结合，在辨病的基础上进一步辨证，既有全局观念和整体认识，又有阶段性、灵活性认识，从而进行有针对性的治疗。因此在临证时，应当在审因、辨证的基础上，采用辨证论治与辨病相结合的思路和方法。

1. 主症辨病、兼症辨证的病证结合辨治 冠心病患者主诉多为胸痛、胸闷、心悸、气短、喘息、平卧困难，以上症状基本涵盖了冠心病各种临床分型的主要表现，也是各种临床分型的共性特点；同时冠心病患者兼有很多其他症状（兼症），这些症状可出现于各种临床分型之中，虽表面对于冠心病诊断并无特异性价值，但却是证候诊断的特征性条目。在病证结合理论指导下，结合冠心病主症与客观理化检查结果，可对“病”进行明确诊断及危险度分层；在辨病基础上，对具有证候诊断意义的特征性条目进行定量分析，构建“主症辨病，兼症辨证”的病证结合辨治方法，可以更好地指导临床实践。

辨病探讨的是共性，辨证探讨的是个性化；辨病常常采用还原分析的方法，辨证则使用整体综合的方法。随着对共性的、局部的把握越来越深入，就可以对整体有一个更深刻的认识。

明确辨病与辨证互补共用的同时，要走出中医辨病的困惑，接纳西医病名，开展中医病名的规范化研究，使之与临床有机结合，以反映出疾病本质。如心力衰竭中医学往往归属于喘证、水肿等病，现已有多位学者指出以心衰病作为心力衰竭的中医病名，用心衰病作为中医病名，既不失中医特色，又能在病因病机、诊断治疗、病证结合及中西医结合研究等方面找到与西医学的切入点，有助于中医对心衰诊治水平的提高，故现今在临床中被广泛应用。同时，务须肯定西医学对疾病认识的进步，应当把西医学的诊断手段作为现代中医辨病视野的延伸，避免为了保持特色而生搬硬套中医病名。

2. 无“证”从病、无“病”从证 一般情况下，临床上病与证是相随的，但现阶段某些严重威胁人类生命的疾病，在某个阶段往往“无证可辨”，如恶性肿瘤、糖尿病、冠心病等。对这些病关键在于早期诊断。若只是固守中医辨证，将在无证可辨的阶段失去早期诊治的机会。因此，临床医生要用中西医结合的方法来辨病辨证，在保持中医理法方药基础上与西医学相结合，这样每个病都可按中医理论辨证，无证可辨者也可基于既往研究进行辨病论治。

无病从证是指目前一时未能诊断出来的西医疾病，如一些不明原因的泄泻，大便镜检与培养阴性，中医辨证明显是脾胃虚弱或脾肾阳虚；又如一些原因不明的低热，体温常在38℃左右，中医辨证可根据季节、地区、个人体质表现，分为暑湿、气虚、阴虚等，尤其是有证可辨、无病可察的大量亚健康人群。

（刘星星）

第三节　中医辨证思维

“证”是中医学特有的诊断概念，是疾病发生发展中某一阶段本质的反映，它以一组有内在联系的症状和体征为依据，不同程度地揭示疾病当前的病位、病性、病机等。例如：肝胆湿热证，病位在肝胆，病性为湿热，病机是肝胆湿热，其临床表现为胁肋胀痛灼热、厌食腹胀、口苦、身黄、舌红苔黄腻、脉弦数等。脾气虚证，病位在脾，病性为气虚，病机是脾气虚，其临床表现为纳呆、腹胀、便溏、舌淡脉弱等。

“辨证”是中医诊断思维过程的核心，是在中医理论指导下，对四诊收集的患者病情资料进行分析、综合、判断，并做出证名诊断的思维过程。它同样是将患者周围环境、饮食起居、精神情志、体质强弱与疾病发生发展综合考虑的诊断思维过程，具有整体、动态和个体化特色。辨证的过程，是以脏腑、经络、气血津液、病因等理论为依据，对通过望、闻、问、切四诊所搜集的症状、体征等资料进行综合、归纳、分析、推理、判断，辨明其内在联系，以及各种病变相互之间的关系，从而认识疾病，做出正确的诊断。

辨证思维方式不仅是中医学理论的有机组成部分，而且对中医基础理论与临床诊疗措施有着重要的控制、支配、导向的作用。常用的辨证思维有层析思维、求同与辨异思维和反向思维。

一、层析思维

层析即层次分析。层次分析法是指将一个复杂的多目标决策问题作为一个系统，将目标分解为多个目标或准则，进而分解为多指标（或准则、约束）的若干层次，通过定性指标模糊量化方法算出层次单排序（权数）和总排序，以作为目标（多指标）、多方案优化决策的系统方法。应用这种方法，决策者将复杂问题分解为若干层次和若干因素，在各因素之间进行简单的比较和计算，就可以得出不同方案的权重，为最佳方案的选择提供依据。

中医学理论体系的主要特点是整体观念和辨证论治。整体观念认为，人体是一个由多层次结构构成的有机整体，构成人体的各个部分之间，结构上不可分割，功能上相互协调，相互为用，病理上相互影响。由于证是疾病过程中某一阶段或某一类型的病理概括，只能反映疾病某一阶段和某一类型的病变本质，故中医学在辨识证时需要运用层析思维来综合分析。层析思维是临床上常用的辨证思维，常用的十纲辨证、六经辨证、卫气营血辨证、三焦辨证等均是层析思维方法的体现。

1. 十纲辨证的层析思维　中医学有许多辨证方法，其中最基本的方法是十纲辨证。十纲，是指表、里、寒、热、虚、实、气、血、阴、阳十个辨证的纲领。十纲辨证，是指运用十纲对四诊所收集的临床资料进行综合分析，以辨别疾病病位的浅深、疾病性质的寒热、邪正斗争的盛衰、气血的改变和病证类别的阴阳的辨证方法。十纲是从各种具体证候的个性中概括出来的具有普遍规律的共性内容，反映了疾病的基本特点，所以尽管疾病的表现十分复杂，但基本上都可以用十纲加以归纳。如疾病病位的浅深，可分为表证和里证；疾病的性质，可区分为寒证和热证；邪正的盛衰，可概括为实证和虚证；疾病的类别，可归属于阳证和阴证两大类。十纲辨证是将疾病错综复杂的临床表现，归纳为表与里、寒与热、虚与实、气与血、阴与阳五对纲领性证候，用于指导临床治疗。其中阴阳又是总纲，它可以概括其他八纲，即里、虚、寒、血证属阴证；表、实、热、气证属阳证。

因此，十纲辨证是分析疾病共性的一种辨证方法，在临床诊断过程中，具有执简驭繁、提纲挈领的作用。十纲辨证并不是把各种证候简单地、截然地划分为十个类型，它强调十纲证候之间是相互联系的、不断变化的，十纲之间既可以相兼、错杂、转化，又可能出现寒热与虚实证候的真假，以此概括疾病复杂多变的证候。

2. 六经辨证的层析思维 六经辨证是《伤寒论》辨证论治的纲领。张仲景在《素问・热论》的基础上，根据伤寒病的证候特点和传变规律总结出六经辨证的辨证方法。六经，指太阳、阳明、少阳、太阴、少阴和厥阴。六经病证是经络脏腑病理变化的反映，而经络脏腑是人体不可分割的整体，故某一经的病变，很可能影响到另一经，所以六经病有相互传变的证候特征。一般说来，六经传变，阳证大多从太阳开始，然后传入阳明、少阳，如正气不足，亦可传及三阴；阴证大多从太阴开始，然后传入少阴、厥阴，但亦有邪气直中三阴的。总之，病邪传变，大多自表而里，由实而虚；然在正复邪衰的情况下，亦可由里达表，由虚转实。前者是病邪进展的传变，后者是病情向愈的转归，之所以有这样的演变，是与各种客观因素的影响有密切关系的。凡病邪的轻重，体质的强弱，以及治疗的恰当与否，都是决定疾病传变的主要因素。如病人体质衰弱，或医治不当，虽阳证亦可转入三阴；反之，如病人护理较好，医治适宜，虽阴证亦可转出三阳。所以，疾病的传变虽然没有固定的形式，但是也总不离乎六经的证候范围，因而只要分清六经病证的界限，也就能识别六经病证的传变。

3. 卫气营血辨证的层析思维 卫气营血辨证，是清代叶天士运用于外感温热病的一种辨证方法。它是在伤寒六经辨证的基础上发展起来的，又弥补了六经辨证的不足，从而丰富了外感病辨证学的内容。温病始载于《黄帝内经》，《素问・阴阳应象大论》曰："冬伤于寒，春必病温。"《素问・六元正纪大论》曰："初之气，地气迁，气乃大温，草乃早荣，民乃厉，温病乃作。"叶氏借用《黄帝内经》中关于卫、气、营、血四种物质的分布、功能不同而又密切相关的生理概念，将温热病邪侵袭人体分为由浅入深传变的四个阶段。卫、气、营、血，即卫分证、气分证、营分证、血分证这四类不同证候。就卫气营血的生理功能而言，卫和气，具有"温分肉，充皮肤，肥腠理，司开合"的作用，营和血，主要作用是滋润和营养全身。卫和气属阳，营和血属阴，"阳在外阴之使，阴在内阳之守"，在生理活动中，卫气营血之间互相密切联系。当温热病邪侵入人体，由于卫气敷布于人体的肤表，有卫外的作用，病邪侵入，必先犯及卫分；邪在卫分郁而不解，势必向里传变而入气分；气分病邪不解，若其人正气虚弱，津液匮乏，病邪乘虚内陷，则入营分，营分有热，进而其势必累及血分。

卫气营血辨证，主要适用于温病。温病因感受温热病邪所引起，与伤寒感受风寒而起截然不同，脉象证候也有明显差别。在感染途径方面，伤寒邪从皮毛而入，温病邪从口鼻而入；病机方面，伤寒易于伤阳，温病易于伤阴。

4. 三焦辨证层析的思维 三焦辨证是清代医家吴鞠通在其《温病条辨》中所创立的一种外感温热病辨证方法。吴氏根据《黄帝内经》关于三焦所属部位划分的概念——从咽喉至胸膈属上焦，脘腹属中焦，下腹及二阴属下焦，在六经辨证和卫气营血辨证的基础上，结合温病发生、发展的一般规律及症状变化特点，以上焦、中焦、下焦为纲，对温病过程中的各种临床表现进行综合分析和概括，以区分病程阶段、识别病情传变、明确病变部位、归纳证候类型、分析病机特点、确立治疗原则并推测预后转归的辨证方法。三焦辨证与卫气营血理论有密切联系，又补充了卫气营血辨证理论的不足，从而使温病的辨证理论趋于系统、完善。

三焦所属脏腑的病理变化和临床表现，标志着温病发展过程的不同阶段。在三焦辨证中，上焦包括手太阴肺经和手厥阴心包经的病变，多见于温热病的初期阶段，病较轻浅；中焦包括足阳明胃经和足太阴脾经的病变，脾胃同属中焦，阳明主燥，太阴主湿。邪入阳明而从燥化，则多呈里热燥实证；邪入太阴从湿化，多为湿温病证。其中足阳明胃的病变多见于温热病的中期或极期阶段，病情较重。下焦包括足少阴肾经和足厥阴肝经的病变，多为肝肾阴虚之候，多见于温热病的末期阶段，病情深重。

5. 经络辨证的层析思维 经络辨证，是以经络及其所联系脏腑的生理病理为基础，在经络学说理论指导下，对病人表现出的症状体征进行综合分析，辨清病证的经络属性和所在部位、病因病机及其性质特征等，为治疗提供依据，是中医诊断学的重要组成部分。经络是人体气血运行的通道。经络通过有规律的循行和纵横交错的联络网，组成了经络系统，把人体五脏六腑、肢体官窍及皮肉筋骨等组织紧密地联结成统一的有机整体，通过联络脏腑肢节，沟通上下内外，使人体各部相互协调，共同完成各种生理活动。经络是疾病发生和传变的途径。当外邪侵入人体，经气失常，病邪会通过经络逐渐传入脏腑；反之，如果内脏发生病变，同样也循着经络反映于体表，在体表经脉循行的部位，特别是经气聚集的腧穴之处，出现各种异常反应，如麻木、酸胀、疼痛，对冷热等刺激的敏感度异常，或皮肤色泽改变，或见脱屑、结节等。例如，手阳明大肠经起于食指末端桡侧，沿食指桡侧上行，循臂入肘，上肩，其分支从缺盆（锁骨窝）向上到颈，贯颊，入下齿中，还出挟口，交人中，左之右，右之左，上挟鼻孔。所以当手阳明大肠经有了病变，就可能出现齿痛、颈肿、肩胛及上臂痛、食指活动不灵活等，甚至出现红肿灼热或寒冷感等。经络所反映出来的病理变化，一方面与各经脉所络属的脏腑的病理变化有关；另一方面与各经络的循行路径和经脉气血运行通达与否也有关。因此临床根据这些证候，用经络辨证的方法，判断病证属何经、何脏、何腑，以进一步确定病变性质及其发展趋势。

经络辨证与脏腑辨证互为补充，二者不可截然分开。十二经脉与五脏六腑皆有一定的络属关系，因此，十二经脉有病就会影响到相应的脏腑，从而出现脏腑的病理变化。如足太阴脾经入腹属脾络胃，并与心、肺及肠有直接联系，故足太阴脾经有病，则会引起脾胃升降失常，纳运失职之候，如胃脘痛、呕恶、纳食减少、腹胀便溏，或完谷不化，或黄疸、肿胀等。足少阴肾经属肾络膀胱，并与肝、肺、心等脏有直接联系，所以足少阴经有病，就可出现水肿、泄泻、腹胀、阳痿，以及眩晕、目视模糊、气短、心烦等症。所以分析经络的病理变化，必须与它相络属的脏腑联系起来。脏腑辨证侧重阐述脏腑功能失调所出现的各种症状，而经络辨证则主要是论述经脉循行部位出现的异常反应，对其所属脏腑病证论述较为简略，是脏腑辨证的补充，对临床各科，特别是针灸、按摩、气功等治疗具有重要意义。

二、求同与辨异思维

求同思维与辨异思维是人们从方向性上对思维方法进行区分的相对性思维。求同思维强调异中求同，辨异思维侧重同中求异。前者的思维趋向在于“同”，表现为对既有规范的遵从，后者的思维趋向在于“异”，表现为使思维的运行异于惯常轨道；前者的价值在于使系统和谐稳定，后者的价值在于不断创新发展。同时两者又是相互联系、相互包含、相互转化的，具有共时性与互补性。求同思维和辨异思维作为从古到今同时存在着的相互矛盾的两种思维方式，是紧密联系不可分割的，同中有异，异中有同，二者共同作用于人类生活的各个方面，推动着科技的发展和社会的进步。

1. 求同思维 求同思维又称聚合思维、辐合思维、集中思维，是一种有方向、有范围、有条理的收敛性思维方式，与发散思维、辐射思维相对应。求同思维要求将从不同来源、不同材料、不同方向获取的多方信息，遵从传统的逻辑规则，沿着单一或归一的方向进行推论，以发现相对不变的内容，找到事物的共性。求同法的特征是异中求同，它根据部分场合所显示的关系来推论两现象之间的因果关系，而且是以相关场合中有一个共同情况为基础的，因此，其前提和结论之间的联系不具有必然性。为了提高求同法结论的可靠性程度，一要增加被考察的场合；二要注意分析先行情况中有无其他共同情况，以便真正确定共同情况的唯一性；三要注意分析先行情况与被研究现象之间的相关关系，以便确定两者之间是否存在因果关系。

中医学“异病同治”的治疗思维是典型的求同思维方法。异病同治的核心是通过准确地辨证发现不同的疾病由于其病因病理处于同一性质的病变阶段（证候相同），因而可以采用相同的治疗方法。“异病同治”是后人根据“同病异治”的精神和临床治病的实际情况，提出的相对性词语。张仲景就十分擅长运用“异病同治”的辨证思维来诊疗疾病。《金匮要略·痉湿暍病脉证治》曰：“风湿，脉浮，身重，汗出恶风者，防己黄芪汤主之。”《金匮要略·水气病脉证并治》又曰：“风水，脉浮身重，汗出恶风者，防己黄芪汤主之。”风水与风湿是两种不同疾病，风水在表，以面目肿，按手足下陷而不起为特征；风湿在表是以关节疼痛为特征，但通过辨证发现其同属水湿在表兼有气虚，病机一致，故可以同用一方，补卫固表，利水除湿。在《伤寒论》阳明病辨治中指出：“食谷欲呕，属阳明也，吴茱萸汤主之。”在少阴病辨治中又言：“少阴病，吐利，手足逆冷，烦躁欲死者，吴茱萸汤主之。”在厥阴病辨治中又提出：“干呕吐涎沫，头痛者，吴茱萸汤主之。”一为阳明寒呕，一为少阴下利，一为厥阴头痛，合观三条原文，辨证均为肝气犯胃、胃气虚寒，所以均可治以吴茱萸汤，此乃“异病同治”之范例。又如张仲景在《金匮要略》中运用肾气丸治疗虚劳、痰饮、消渴、妇人转胞、脚气五种疾病，更体现了其对“异病同治”辨证法之造诣。

2. 辨异思维 又称辐射思维、放射思维、扩散思维或求异思维，是指大脑在思维时呈现的一种扩散状态的思维模式，它表现为思维视野广阔，思维呈现出多维发散状。它在解决问题的思考过程中，不拘泥于一点或一条线索，而是从仅有的信息中尽可能发散，不受已经确定的方式、方法、规则或范围等的约束，并从这种扩散的或辐射式的思考中，求得多种不同的解决方法，衍生出不同的结果。辨异思维具有多端性、变通性、独创性和多感官性等特点。

（1）多端性：又称为多向性，主要指思维发散的量，即对某一特定信息在短时间内做出众多反应的能力。辨异思维能向着不同的方向求索、扩散，不拘一格，思路众多。它是围绕思考点进行多侧面、多方向、多角度、多层次、多途径、多方式、多方法、多手段等多思路的思考，而不是只有一条思路。只要不离开思考的主题，发散越多越好，越能为寻求科学结论而提供丰富多样的参证材料，使思维更严密，优选更精确。这是辨异思维的关键性特点。

中医的“同病异治”即是辨异思维多端性特点的典型体现。“同病异治”是指同一疾病，可因人、因时、因地的不同，或由于病情发展、病型各异、病机变化，以及用药过程中正邪消长等差异，治疗上采取不同的治法。最早在《黄帝内经》中就有“同病异治”论述。《素问·五常政大论》曰：“西北之气，散而寒之，东南之气，收而温之，所谓同病异治也。”同样是感冒，因其辨证结果不同，可以辛凉解表、辛温解表、润燥解表、祛湿解表、温阳解表、滋阴解表、益气解表等多种方法治疗。而每一种治疗方法又可以进行发散性思维，如辛凉解表有银翘散、桑菊饮等，润燥解表又有桑杏汤、杏苏散之别。又如咳嗽，《素问·咳论》言：“五脏六腑皆令人咳，非独肺也。”虽都是咳嗽，疾病虽同，病机不一，症状相异，其治法也就不同，根据辨证当分别采用宣肺、宁心、调肝、益肾、和胃、利水等不同的方法止咳。

（2）变通性：又称灵活性，是指思考能随机应变、触类旁通，不局限于某一方面的成见，不受消极定势的桎梏，不受传统观念的束缚，尽可能向四面八方扩散，而不只是进行单向发散或局限于一隅。张仲景的辨证思维可谓灵活性思维的典范。张仲景根据病邪及病变部位、病程阶段及虚实等不同点，灵活变通，采取不同的治疗方法。如《金匮要略》之痰饮病篇、水气病篇、胸痹心痛短气病篇中分别指出：“病溢饮者，当发其汗，大青龙汤主之，小青龙汤亦主之。”“诸有水者，腰以下肿，当利其小便；腰以上肿，当发汗乃愈。”“膈间支饮，其人喘满，心下痞坚，面色黧黑，其脉沉紧，得之数十日，医吐下之不愈，木防己汤主之。虚者即愈，实者三日复发，复与不愈者，宜木防己汤去石膏加茯苓芒硝汤主之。”“胸痹心中痞，留气结在胸，胸满，胁下逆抢心，枳实薤白桂枝汤主之，人参汤亦主之。”徐灵胎在《医学源流论·病同人异论》中亦云：“天下有同此一病，而治此则效，治彼则不效，且不惟无效而反有大害者，何也？则以病同而人异也。夫七情六淫不感不殊，而受感之人各殊。或气体有强弱，质性有阴阳，生长有南北，性情有刚柔，筋骨有坚脆，肢体有劳逸，年力有老少，奉养有膏粱藜藿之殊，心境有忧劳和乐之别，更加天时有寒暖之不同，受病有深浅之各异。一概施治，则病情虽中，而于人之气体，迥乎相反，则利害亦相反矣……”即说明同一种病，因患者的体质不同、疾病发生时间的不同、所处地理环境的不同，或由于病性的不同、病邪侵犯部位的不同、病机变化的不同，每个人应具体辨证，采取不同的法则、不同的方药进行治疗。

（3）独创性：是指在解决问题的过程中，能有独特、新异的发现，提出新的见解，产生意想不到的效果。中医在辨证过程中通过独特的思维见解发现某些疾病不同于前人认知的证型。如关于寒湿发黄的治疗，张仲景在《伤寒论》中确立了“不可下也，于寒湿中求之”的认识。宋代的韩祗和则认为“伤寒病发黄者，古今皆为阳证治之，往往投大黄、栀子、柏皮、黄连、茵陈之类，亦未尝得十全”，并根据仲景“于寒湿中求之”之治法依据，提出阴黄不宜服用茵陈蒿汤，而应以“汤药治之”，制定出茵陈茯苓汤、茵陈四逆散、小茵陈汤等七首温里散寒、祛湿退黄方剂，大大丰富了黄疸病的治疗方法。又如著名医家吴又可打破一般医生用治疗伤寒的方法来治疫病的成规，结合自己的临床经验，编撰了《温疫论》。他大胆地提出了一系列新的主张，认为温疫是由自然界中一种特殊的致病物质“杂气”所造成的，而非风、寒、暑、湿、热、燥等六气所感，并认识到不同的传染病所感受的杂气也不相同，从而对传染病病因的特异性有了进一步的认识与提高。

（4）多感官性：是指辨异思维充分利用多种不同感官接收信息并进行加工整理。中医的望、闻、问、切四诊即是辨异思维多感官性的集中体现。四诊是通过医生的视觉、嗅觉、听觉和触觉等多种感官功能，直接接触和观察病情，通过司外揣内的方法观察，以获得感觉经验的方法。它不需要借助任何精密探测的仪器，而是通过感官获取的资料运用逻辑思维进行分析综合，及时做出判断。

无论是求同思维还是辨异思维，二者作为同时存在着的相互矛盾的两种思维方式，紧密联系而又不可分割，同中有异，异中有同，共同体现于中医学理、法、方、药的各个方面，在中医理论体系中亦有着重要的地位和影响。

三、反向思维

反向思维又称逆向思维，它是对司空见惯的似乎已成定论的事物或观点反过来思考的一种思维方式。敢于“反其道而思之”，让思维向对立面的方向发展，从问题的相反面深入地进行探索。

反向思维就其实质而言是辩证法中对立统一规律在思维领域的反映和实践。反向是与正向相对而言。正向是指常规的、常识的、公认的或习惯的想法与做法，即循规蹈矩的思维和按传统方式解决问题的思维。正向思维虽然简单，但容易使思路僵化、刻板，摆脱不掉习惯的束缚，得到的往往是一些司空见惯的答案。反向思维则恰恰相反，是对传统、惯例、常识的反叛，是对规矩的挑战。它能够克服思维定式，破除由经验和习惯造成的僵化的认识模式，是一种遇到难题、解决难题的实用性较强的好办法。

反向思维在中医学中的运用是十分广泛的。如金元四大家学说的创立即与运用反向思维有关。吴澄在《不居集》中言：“夫有东垣之升，自有丹溪之降。气下陷而不能升者，当用东垣之法为先，火上升而不能降者，则用丹溪之法莫缓。”朱丹溪在李东垣的观点上进行反思，立滋阴降火法，是对李东垣学说的补充，同时也促进了中医学术的发展。再如十纲辨证中，证候往往是相互联系、不断变化的，甚至可能出现证候的假象。“假象”是指与疾病本质不相统一的某些症状和体征。但万变不离其宗，表里、寒热、虚实始终是辨证的基本纲领。因此，当“假象”出现时，运用反向思维，辨别证候真假，抓住疾病的本质，对病情做出正确的诊断是关键。反向思维是临床上常用的辨证思维，主要用于以下几方面：

1. 属性反向思维

（1）寒热属性反向思维：辨证中“真寒假热”和“真热假寒”是反向思维的具体应用。在疾病发展到寒极或热极的危重阶段，可以发现一些“寒极似热”“热极似寒”的假象，临床上把本质是热证而表现为寒象的叫“真热假寒”，本质是寒证而表现为热象的叫“真寒假热”。这种情况往往是疾病比较严重的表现。假寒，可由阳盛于内，格阴于外，或里热内盛，腠理空虚引起；因此要以寒治寒，即以寒凉药治疗假寒病证。假热多是阴盛格阳所致，因此要热因热用，以热治热，即以温热药治疗具有假热症状的病证。热盛患者见“盛寒”证候，寒极患者见“实热”证候，要用反治法以调整人身阴阳的偏差。

（2）虚实属性反向思维：虚实是辨别邪正盛衰的两个纲领，虚证是对人体正气虚弱的各种临床表现的病理概括，实证则是对人体感受外邪，或体内病理产物堆积而产生的各种临床表现的病理概括。明代李中梓《医宗必读》“大实有羸状，误补益疾，至虚有盛候，反泻含冤”是经验之谈。辨证论治，必辨虚实。一旦出现“大实”或“至虚”局面，多为生死存亡之际，辨之尤难，而此时虚实的反向思维是必要的。

“至虚有盛候”，是指机体衰到一定程度的时候，有时会出现与虚证本质不相符合的邪气有余过盛的表现。这些有余过盛现象的出现，是由于体内脏腑功能活动低下，气血亏虚，或气机不利，气血运行不能通达，以致表现出某些有余之象。因此，体内的虚衰不足是病体，而有余过盛是因正气虚衰至极所表现的假象。故称“至虚有盛候”，多是在疾病发展到严重阶段时出现的病理反应。

“大实有羸状”，即指当体内邪实过盛，发展到一定程度时，有时会出现一些与邪实的病不相符合的，不足虚衰的表现。由于邪实过盛，结聚于内，或有形之邪阻滞脏腑经络，致使经络气血不得畅达于外，内外上下不通，故可出现外在的假虚象。体内邪实为病本，外在的虚是假象，故称为“大实有羸状”。

2. 生克反向思维 中医五行系统在生理或病理情况下的相互联系或影响是以五行之间的生克乘侮关系进行解释的。一般认为，五行之间的生克是按照木、火、土、金、水的顺序，相邻为生，间一为克。而中医脏腑之间的生理、病理关系，远远超越了这种单向性作用。清代程芝田在《医法心传》中采用反向思维的方法，提出五行颠倒的观点，认为五行之间根据条件的不同，可具有直接的双向作用，包括相生与相克之间的互生、互克，以及相生者之间的相克、相克者之间的相生等关系。如金能生水，水亦能生金，金燥肺痿，须滋肾以救肺；水能生木，木亦能生水，肾水枯槁，须清肝以滋肾；木能生火，火亦能生木，肝寒木腐，宜益火以暖肝；火能生土，土亦能生火，心虚火衰，宜补脾养心等。这是相生关系之间的互生。金可克木，木亦可克金，肝木过旺，则刑肺金；木可克土，土亦可克木，脾土健旺，则肝木自平；水可克火，火亦可克水，相火煎熬，则肾水销铄等。这是相克关系之间的互克。水能生木，又能克木，水多则木腐；木能生火，又能克火，木郁则火遏；火能生土，又能克土，火烁则土燥等。此为相生者之间的相克。金可克木，亦可生水以养木；木可克土，亦可生火以实土；土可克水，亦可生金以资水等。此为相克者之间的相生。他认为，五行之间的相生、相克是多变的、双向的，在一定的条件下相生可以互生，同样相克也可以互克。这一五行颠倒观点的提出为临床诊断和治疗疾病拓展了思路。明代医家赵献可在《医贯》中亦说：“近世人皆曰水克火，而余独曰水养火；世人皆曰金生水，而余独曰水生金；世人皆曰土克水，而余独于水中补土；世人皆曰木克土，而余独升木以培土。若此之论，颠倒拂常。”这也是五行生克关系中的反向思维。

3. 部位反向思维 中医学认为，由于系统的相互联系及信息的传输作用，人体的组织器官之间构成了一个有机的整体，并呈现出结构部位的内外、上下、左右等的对称性。因此，在中医临床治疗实践中，可以采用反向思维的方法，从其相反的部位进行治疗。《素问·五常政大论》云：“气反者，病在上，取之下；病在下，取之上；病在中，旁取之。”《灵枢·终始》曰：“病在上者，下取之；病在下者，高取之。”由此奠定了“上病下取”“下病上取”的理论基础。

（1）上病下取：即病证的表现偏于上，可以从临床主症以下的脏腑用药治疗。临床上常运用承气汤通腑降气以治喘，就是上病下治的很好应用。中医学认为，肺与大肠相表里，一阴一阳，肺主宣发肃降，大肠主传导排泄，肺气肃降，则大肠传导正常，反之，肺失宣发肃降，大肠传导不利。临床上常见痰热壅肺所致喘证患者多伴有腑气不通、大便燥结。病位在上病机在下，采用上病下治之法，脏病治腑，加入通腑泄热之药，使腑气通而肺气降，邪有出路，可达通腑降气之功，肺气肃降，则喘证可平。长期肺系疾病患者在病情的缓解阶段，可从“下”着手，辨证用药。明代张景岳在《景岳全书》中云：“肺为气之主，肾为气之根。肺主皮毛而居上焦，故邪气犯上则上焦气壅而为喘。气之壅滞者，宜清宜破也。肾主精髓而在下焦，若真阴亏损，精不化气，则下不上交而为促，宜填其精也。”久咳伤肺、肺病日久，“穷必及肾”，肾失纳气，则升降失常，发为喘促，故有云“发时治肺，平时治肾”，治以健脾补肾纳气为主。现代研究表明，脾与消化吸收功能、能量代谢、体液代谢、免疫、造血功能有关，肾与遗传、免疫、内分泌等密切相关，在咳喘病证的缓解期，通过补益脾肾达到增强机体抵抗力，提高疗效的功能，这也部分证实了中医学上病下治的正确性。

（2）下病上取：下病取上即病证的表现偏于下，可以从临床主症以上的脏腑用药治疗。如肺热壅盛而致小便不利或不通。肺热壅盛，肺气不能肃降，津液输布失常，水道通调不利，则需用清肺热、利水道之法。如便秘一症，虽与肠胃相关，但肺与大肠相表里，因此治疗便秘往往要宣肺。下病上治，提壶揭盖，二便即通。

“上病下取”“下病上取”是在中医整体观念的指导下确立的法则，这是中医认识疾病的思维方式在治疗上的应用，是中医整体观念应用于临床的体现。

4. 缺点反向思维 缺点反向思维法是一种利用事物的缺点，将缺点变为可利用的，化被动为主动、化不利为有利的思维方法。这种方法并不以克服事物的缺点为目的，相反它强调将缺点化弊为利，找到解决方法。例如，滞针本是指在行针时或留针后，医者感觉针下涩滞，在捻转、提插、出针时均感到困难而患者感觉疼痛的一种较常见的针刺异常情况。其原因是患者精神紧张，当针刺入腧穴后，患者局部肌肉强烈收缩，或因行针时用力过猛，提插、捻转的指力不均匀，单一方向捻转太过，以致肌肉纤维缠绕针身而引起滞针。这种本应是在针刺操作过程避免的针刺异常情况。而在现代则发展成为一种针刺手法——滞针术，即医者有意大角度、单向捻转，将针留滞于腧穴局部的方法，并在此基础上配合其他手法以增强针感，提高疗效。滞针术有促进和控制针感、松解粘连、提升中气、牵正纠偏等作用，多用于行气、催气，对于毫针所适应的属于实证、痛证、痹证的疾病皆可适用。如果配合其他手法还可用于面瘫、小儿脑瘫、中风偏瘫、类风湿性关节炎、慢性腰肌劳损、软组织损伤粘连、术后肠粘连及胃下垂等多种疾病的治疗。

反向思维从表面上看是顺从了疾病的征象或者思维不循常道，但实际上仍然运用十纲辨证，寻求区分表里、寒热、虚实的本质而治，因此归根结底还是没有离开“治病求本”的总则。

（董　慧）

第四节　诊断的形成与确立

正确的诊断是有效治疗的先决条件，在长期的医疗实践活动中，我国历代医家积累了丰富的临床诊断经验，形成了中国特有的完整的诊病体系，即四诊（望、闻、问、切）、辨证与辨病。四诊与辨证、辨病是认识疾病的不同阶段，各有其主要的目的和任务。四诊是辨证、辨病的前提和依据，主要任务是收集病情资料；辨证、辨病是将四诊所收集的病情资料，通过分析、综合、推理、判断的逻辑思维，得出符合临床实际结论的过程，也就是将感性认识上升到理性认识，再回到临床中进行验证，并不断进行修正、不断深化认识的过程。中医诊断包括疾病诊断（辨病）和证候诊断（辨证）两部分。通过对四诊资料使用正确的辨病和辨证方法得到病名和证名过程即诊断的形成与建立。

一、初步诊断的建立

（一）疾病诊断

1. 病名诊断 简称辨病。是根据各种疾病的临床表现和特征，确定患者所患疾病的名称。辨病是中医学认识和治疗疾病的重要环节。中医学认为，无论外感热病还是内伤杂病，均有符合其自身规律的发生、发展、传变过程，表现出各自不同的临床症状和体征。根据每种疾病的不同表现和传变规律，不但可以区别疾病种类，也可以深入认识每种疾病在不同发展阶段或不同类型之间的区别，这对于掌握其证治规律，从而准确地辨证论治和遣方用药是十分必要的。疾病诊断的一般途径，主要是根据每种疾病的病因、发病特点，尤其是临床表现，结合疾病流行情况、特定的发病人群等因素综合分析。

中医病名具有悠久的历史，中医学对疾病的命名很多是以主症、临床特点及病因病机为基础的，具有简明、形象、科学的特征。例如，胃脘痛、咳嗽、伤寒、中暑、痹证、痿证、厥证、臌胀、破伤风、鹅口疮、痄腮、带下、崩漏等，精练简要，形象生动，见其名便知其义，易于掌握。有的病名，如痢疾、疟疾、白喉、癫痫、哮喘、感冒、麻疹、水痘等，还一直为现代医学所沿用。

当然，中医病名亦有不足之处，命名的标准不统一，病、证、症的名称概念时有混淆，如以主症命名诸如咳嗽、胃脘痛、头痛等，是造成一病多名，多病一名，诊断歧化的主要原因。因为一个主症可见于多种疾病中，一种疾病又可有多个主症，病程的不同阶段主症还可能发生变化，以及不同医生诊治关注的角度不同，都有可能产生不同的诊断。有的病名的定义欠确切，内涵与外延不够清楚，病种分化不够，有的病名实为疾病分类概念等。

由于中医疾病诊断的方法有局限性，所以需要与其他有效检查手段配合，在现代临床工作中，往往需要双重诊断，即中医疾病诊断和西医疾病诊断两部分，在临床起到相互补充的作用。中医和西医具有不同的诊断标准和方法，到目前为止还没有找到共同的切入点，只能相互补充，而不能相互替代。中医诊断不等同于西医疾病诊断，如中医“咳嗽”范围较广，涵盖了西医的急慢性支气管炎、肺炎等疾病，诊断时要借助相关检查来做出西医的疾病诊断。

2. 疾病诊断依据 诊断依据包括中医辨病辨证依据和西医诊断依据。每种疾病都有自己的临床特点，中医疾病诊断一般根据其病史，临床特点和四诊合参即可做出。主症，尤其是某些疾病具有的特征性症状是疾病诊断的最主要线索和依据，此类症状或体征常属于上述必要性病情资料。如尿中有砂石，或患者腰腹疼痛，伴有血尿，X线检查显示肾盂或输尿管内有结石影者，即可诊断为石淋。再如，患者表现为发作性神志不清，猝然昏倒，不省人事，牙关紧闭，四肢抽搐，甚则角弓反张，伴有口吐涎沫，喉有痰声者，应诊断为痫证。除主症或特征性症状外，明确的病因病史也是疾病诊断的重要途径，很多疾病均有明确的病因，如能将目前症状与病因联系起来，可以对疾病的正确诊断和治疗起到重要作用。如风寒感冒多有汗出当风或冒雨涉水等病史；再如患者出现黄疸，又有长期酗酒史，可考虑酒疸。考虑到疾病的发展和转归，既往史对疾病诊断有积极意义，如患者原有心胸闷痛，时作时止，痛引肩背，此次突见心胸刺痛或闷痛加重，伴有四肢厥冷，冷汗淋漓，神识模糊，脉微欲绝等表现，应为胸痹日久，阳气虚极，心血瘀阻之真心痛。

3. 疾病的鉴别诊断 鉴别诊断是指根据患者的临床症状和异常现象，与其他有类似症状的疾病鉴别，并排除其他疾病可能的诊断。这是在中、西医诊断过程中都不可缺少的内容，也是临床思维的重点。如水肿可见于心脏病、肝脏病、肾脏病、代谢性疾病及营养不良等，但心脏病的水肿常始于身体的低垂部位，肝源性水肿表现为腹水，肾源性水肿首先出现于眼睑等皮下疏松组织，甲状腺功能减退的水肿为黏液性水肿，营养不良性水肿常伴有低蛋白血症，同时各类疾病还有各自的其他症状，通过鉴别诊断加以鉴别。

4. 双重诊断的意义 临床疾病诊断包括了中医疾病诊断与西医疾病诊断，统称为双重诊断。现代临床工作中，往往需要双重诊断。中医疾病诊断是以四诊结果为依据的综合判断和分类，依据所见病象，与体质、心理、社会和自然等因素综合考虑，最后得出的病与证的诊断。西医疾病诊断包括病因诊断、病理解剖诊断、病理生理诊断等，并注意几个方面的结合做出完整的诊断，重视局部的变化，强调实验室的指标变化。中医诊断与西医诊断可相互为用，不可相互替代。

5. 疾病诊断注意点

（1）透过现象看本质：患者的症状、体征和其他检查结果都是疾病的临床现象。一定的表现具有一定的临床意义，这就是现象与本质的关系。如何透过复杂的临床现象去认识疾病的本质，这就要求我们掌握各种症状、体征和各项检查结果与疾病本质的关系。如患者出现慢性咳嗽可能有很多原因，在诊断中了解咳嗽的性质、诱因、特点、伴随症状等，结合必要的检查，透过现象抓本质，再以本质来解释全部临床表现，进行客观的分析。

（2）局部与整体：人体是一个复杂的有机整体。身体各系统脏器既是独立的又是互相联系的。因此，一个症状或体征既可是局部病变，也可能是某一系统或全身性病变在局部的表现，例如黄疸可以是肝炎所造成，但也可能是胰腺癌，或为溶血所致，需仔细辨别。局部病变与全身病变的局部表现可以在一定条件下互相转变，不是一成不变的。例如，局部细菌性感染病灶，在机体抵抗力降低时，可以发展成败血症。对疾病的诊断必须结合整体来考虑，防止孤立地对待临床症状与体征的片面性观点。

（3）共性与个性：既要重视疾病的特殊性，也要重视一般性。疾病的种类很多，表现也各式各样，但一种病的发生与发展有其特定的规律，既可包含着与某些疾病的相同之处，也必有与某些疾病的不同之处。抓住它的个性、特殊性，再与它的共性联系起来分析，才能缩小诊断范围，得出正确结论。例如，血沉增快，可以由许多疾病引起，这是共性。但若患者有午后低热、盗汗、咳嗽、肺部浸润性阴影的表现，就应首先考虑为肺结核。但每一个疾病对不同患者也有特殊表现，例如有的肺结核患者，就不一定具备上述典型表现，等例行体检时才发现已患过肺结核，这就是特殊性。因此诊断过程中既要注意共性、一般性、典型表现，也要注意个性、特殊性、不典型表现，不能绝对化。

（4）动态的观点：世界上任何事物都是不断运动的，疾病也以它特定的规律发展变化。患者就诊迟早不一，所得到的资料，往往只是疾病发展过程中某一阶段的暂时现象，必须了解疾病的来龙去脉。例如，大叶性肺炎与感冒早期症状相似，有发热恶寒、咽痛、骨节酸痛等表现，如病情进一步发展，则还可能有胸痛、咳铁锈色痰的症状，病变部位叩诊呈浊音，听诊有支气管性呼吸音的体征。有些疾病需要经过细微的观察才能逐步积累资料，因此在诊断过程中需注意动态变化，避免静止地孤立地看问题，以防误诊或漏诊。

（二）证候诊断

1. 证候诊断　也称为辨证诊断，是在中医理论和辨证纲领的指导下，运用正确的思维，对从四诊获得的病情资料进行辨别、分析、综合、推理活动，以求得证名的过程。因此，正确的辨证原则是提高临床辨证水平的重要途径。

2. 过程及方法　辨证要遵循以主症为中心进行辨证，力求一证概括全部表现，首先考虑常见与多发证，在辨证过程中修正和完善，正确处理各方面的辨证关系这五个基本原则。应因人、因时、因地制宜，在辨证时，除各种病情资料，还要重视患者整体情况和不同患者的个体特点，且要考虑到自然环境、社会环境、心理因素等对病证的影响。为准确地揭示疾病现阶段的本质避免辨证的偏差，也应该注意掌握辨证要点，鉴别证间差异；分清证的主次，注意证间转化；详审证间标本，区分先后因果；辨明寒热虚实，识别证候真假。

3. 确定主症　在证候诊断时，首先应确定主症（一个或若干个），因为主症往往反映疾病的主要矛盾，抓住主症，才能有助于得出相对合理的病、证诊断。一般情况下，根据患者就医的主要痛苦，容易确定主症。但在某些情况下，还需结合理化检查结果加以分析，如以下两种情况。

（1）没有主症：由于现在的健康体检比较普及，患者临床还没有出现症状，而实验室检查中出现异常，如血脂、血糖升高，肝功能发现转氨酶偏高，或体检中血压增高，甲状腺B超中发现结节等，这是辨证论治面临的新问题，需要在临床上从疾病产生的原因和发生发展的趋势来加以辨证，如饮食失节，或七情失调等；或从体质状态来进行辨证，如肥人多痰，瘦人多火。

（2）主症多端：有些复杂性的疾病，症状多端，难分主次，如虚劳往往症状复杂，涉及多个脏腑，病程时间漫长；或一些疾病，虽然没有重要的器质性病变，而主观痛苦多端且多变，如郁证，患者自觉不适较多、较重，而实验室检查缺少支持，还需结合病史及检查来确定主症，执简驭繁。

4. 辨证要点

（1）辨病因：就是要探求导致疾病当前证候的本质性原因。病因分原发性病因和继发性病因。中医所谓“辨证求因”，即通过辨别、分析其临床表现，识别疾病当前证候的发病原因。任何病证都可寻求到其发病的原因，一般可通过问诊，直接询问发病时的内外致病因素，如湿痹多因久居湿地、淋雨涉水所致；泄泻多因饮食不洁、过食生冷所致；肝气郁结多因情志不畅、肝失疏泄等。但有些病因不能直接获得，更重要的是需要通过审证求因，即从对病情资料的分析来探求病证之因。如外感病，病因是风寒或是风热，只有对临床表现的分析后才可以确定；又如气滞、瘀血、食积、痰饮等病理产物作为继发性病因，也是通过审证而求得的。原发性病因，是指一般常说的发病原因，如六淫、七情、饮食、劳倦、虫兽金刃所伤等。在疾病发展过程中产生的病理变化产物，可能成为继发性病因或病邪，如瘀血、食积、痰、饮、水、虫、石等。此时，这些继发性病因成为疾病现阶段的主要矛盾所在，是辨证论治的主要对象。

（2）辨病位：就是确定病证发生在人体的部位。病位并不等同于个别症状发生的部位，而是运用中医整体观和脏腑经络理论，综合分析一切临床资料后做出的疾病的整体定位。病位不仅要落实在脏腑等具体部位上，而且应该结合其具体病理变化来探求病位之所在，如心气虚证、脾阳虚证等，其中，心气、脾阳均可理解为病位。确定疾病现阶段证候的病变部位，其中，又可分为空间性病位和层次（时间）性病位。表证、里证及半表半里证，是大的位置概念。心、肺、脾、肝、肾、胃、胆、小肠、大肠、膀胱、三焦，以及脑、胞宫、精室、咽喉、头、鼻、耳、目、皮、肉、脉、筋、骨、颈、胸、膈、腹、脊柱、背、腰、臀、前阴、四肢等，皆为具体的空间性病位概念。层次（时间）性病位可有不同的称呼，如卫分、气分、营分、血分，以及太阳、阳明、少阳、太阴、少阴、厥阴，上焦、中焦、下焦等，皆有浅深层次及阶段性病位的含义。辨病位一般要落实到脏腑。辨病位在辨证中具有重要意义，因为病位与病邪、病性、病势等密切相关。

（3）辨病性：就是分清病证的基本性质。病证的发生，根本在于邪正斗争引起的阴阳失调，故病性总体表现为阴阳的偏盛偏衰和邪正力量的对比，具体体现在寒、热、虚、实四种属性上。因此，寒、热、虚、实是最基本的病性。对病证属性的定性，除寒与热、虚与实两端外，同样要注意它们之间的错杂与真假。

（4）辨病势：就是辨别病情的轻重、缓急的程度，预测病证发展、演变的趋势。病势主要决定于患者正气和病邪在体内斗争的力量对比及其激烈程度。具体而言，是对患者体质、病邪性质及受邪轻重、病位浅深、治疗及调养等因素综合考虑和估量的结论。例如，大体上，表证病轻，里证病重；新病多急，久病多缓；外感病证病势急，内伤杂病病势缓；感受火热之邪病势多急，感受寒湿之邪病势多缓；体质强而感邪重者病势急，体质弱而感邪轻者病势缓；体质强或感邪轻者病较轻，体质弱或感邪重者病较重；感邪轻浅者预后较好，感邪深重者预后较差；正气胜邪者病向愈，病邪胜正者病恶化；治疗调养得当者病愈，反之则病当加重或内传。

（5）辨病机：就是阐明病证发生发展变化的机制，换言之，就是将病因、病位、病性、病势等病理要素综合地表述出来，以得出对病证本质的整体、动态的概括性认识。病因、病位、病性、病势等都只是侧重表明疾病过程中某一侧面的病理要素，而证候的病机综合，概括了这些要素，因而能全面地解释所有临床表现产生的总机制，揭示疾病现阶段的病理实质及其特征。辨病机应包括辨脏腑病机、辨病理因素、辨标本关系。

（6）辨证名：就是确定辨证的最后结论。实际上，证名就是以病机命名的证候，因此，证名诊断，就是用规范性术语高度概括疾病现阶段的病机类型；对证名的诊断，必须建立在辨病因、辨病性、辨病位、辨病势的基础上。例如，肝胆湿热证，病位在肝胆，病性为湿热，病机为肝胆湿热；风寒束肺证，病因为风寒，病位在肺，病性为寒。关于证名的确定，一是要求文字精练，证名一般包括病因、病位、病性等内容，因此文字要求具有高度的概括性，如肝胆湿热证、肾水凌心证等；二是要求术语规范。

（7）辨转归预后：在以上多方面分析的基础上，根据中医疾病学的知识和经验，并参考现代医学的有关知识，结合病变过程中出现的重要症状、体征，做出以下两个方面初步估计：疾病的转归，在发病学的预防和治疗上有一定意义；疾病的预后，便于及时采取措施而处于主动地位。

（三）辨证与辨病相结合

辨证与辨病是诊断疾病的两种方法，中医诊断要求证名和病名的双重诊断。正确认识辨证与辨病各自的优势与适应范围，是提高临床诊治水平的重要途径。

1. 以辨病在先，以病限证　临床通过辨病，将辨证局限于某一疾病之中，可以缩小辨证范围，减少辨证的盲目性，病为纲，可起到提纲挈领的作用。每种疾病都有其基本病机和传变规律，疾病的基本病机贯穿于疾病的全过程，但是作为证候特征的各阶段的具体病机却存在差别；证候的转化，即各阶段的具体病机的变化可揭示出疾病的传变规律。另外，不同的疾病有各自的规律和特点，因此，辨病可区分疾病的不同性质；而掌握临床各科各系统疾病的特点，就能有力地指导辨证。

2. 从病辨证，深化认识　辨病可以获得对疾病的整体本质和全过程病变规律的认识。由此进一步辨证，又可以获得对疾病中不同阶段病机特点的具体认识。因为辨证是对疾病发生发展至某一阶段病因、病性、病位等所得出的概括性结论，所以，一方面证受病的限定，辨证的范围缩小；另一方面证又受诸如体质、情志等个体因素的制约，使辨证比辨病对疾病的认识更加深刻而丰富。先辨病继而辨证，可使中医诊断不断深入和具体化，显示出中医诊断的特色。中医的理法方药基本上是以证为基础的，中医临床突出辨证论治便说明了这一点。辨证是在对疾病感性认识的基础上所进行的理性认识，是高度概括的综合概念。因此，从病辨证，有利于反映疾病现阶段的基本特点和发展趋势，从而为论治提供准确可靠的依据。

3. 病证同辨，相得益彰　在辨病的基础上进一步辨证，既有全局观念和整体认识，又有灵活机动性和阶段性认识。辨病有助于提高辨证的准确性，重点在全过程；辨证又有助于辨病的个体化，重点在现阶段。对病的治疗有专方专药，针对性强；对证的治疗为辨证定治，灵活性强。因此，辨病与辨证相互补充，不可偏废。此外，由于中医辨病、辨证主要是在四诊所收集的症状、体征上进行的，对疾病特异性的诊断较模糊，适当利用现代检测手段进行辨病（西医病名）与辨证结合也是必要的。一方面，西医辨病或微观辨证，可以摆脱中医有时无症状可辨的困境；另一方面，对于一些西医检查诊断不清的疾患，按照中医辨证进行论治则可收到良好的疗效，故辨证又可以弥补西医无病可辨的不足。

（四）初步诊断的建立与原则

1. 初步诊断与分类　根据诊断的确切程度分类，有初步诊断和临床诊断两类。初步诊断又分为疑似诊断（又称意向诊断或印象诊断）、临时诊断、暂定诊断；临床诊断即确定诊断。临床在经过病史调查、一般检查及系统检查之后所做出初步诊断，是进一步实施诊疗的基础。无论在任何条件下，初步诊断都是必要的，否则诊疗方案和措施便无从谈起。

2. 初步诊断的建立

（1）比较典型的疾病根据收集的病史、症状、体征和（或）实验室检查进行分析判断，往往可以做出初步诊断，然后再继续观察病情变化与治疗进展情况进行验证。

（2）比较复杂的疾病要依据患者主要症状、体征及辅助检查结果，先罗列出可能产生这些异常现象的某些疾病，然后进行分析比较，排除依据不足的疾病，找出一个或两个可能性最大的疾病做出初步诊断（疑似诊断、临时诊断或暂定诊断），并以此为依据进行治疗和进一步的检查，随后再继续观察病情变化与治疗进展情况进行验证。

3. 建立初步诊断时应遵循的原则

（1）一元化考虑原则：最好能用一个诊断来解释主要的临床现象。若有两种或几种疾病同时存在，可将所患疾病分清主次、先后排列。

（2）常见病优先考虑原则：诊断疾病时首先应考虑常见病、多发病或流行病，当然也不能忽略少见病。

（3）器质性疾病首先考虑原则：诊断疾病时应首先考虑器质性疾病，在未能完全排除器质性疾病以前，不可轻易做出神经官能症的诊断，以免造成误诊或漏诊。

二、初步诊断的验证与修正

1. 初步诊断验证与修正的意义　初步诊断是否正确，需要在临床实践中经过一系列的反复验证，才能最后确定诊断。这是因为临床表现十分复杂，疾病过程常处于不断变化和被重新认识的过程中。临床资料的收集在最初可能并不太完整，或在初诊时一些疾病的特征还未充分表现出来，或相关辅助检查也尚未获得，所以需要不断地进行验证和修正。

2. 初步诊断验证与修正过程　凡是初步诊断其特征不明显，但又与现有的某些病的特征非常接近的，均可成为疑似病例。疑似病例在临床中非常广泛，如传染性疾病疑似病例（又称临床诊断病例），是根据某传染病所表现的临床症状和流行病学史进行诊断，尚没有得到实验室证据，如果被观察后确诊，则转为正式病例（确诊病例）。又如患者发热原因不明，可以临时诊断为发热待查，并按可能性的大小排列出几个最可能的诊断，进行下一步的检查，或诊断性治疗，逐一排查以确诊。此过程，就是不断验证和修正的过程。

3. 从病变发展过程中辨证疾病的过程是一个不断变化的过程　虽是同一种病，根据个体和条件的不同，会有不同的变化。就是同一个人，其病情也会因时而变，因治而变。例如，伤寒患者初起的表实证，因误治而出现表虚证或其他变证；温病也是如此，今天病在气分，明天可能已入营或入血，或仍相持于气分，或热退病解。这就要求医者必须从疾病变化中辨别证候，细察起病原因、治疗经过及效果，审察目前的病机，推断发展的趋势，只有把疾病看成动态的，而不是静态的过程，才能在辨证中做到准确无误。病证未变，则辨证的结果不变；病证已变，则辨证的结果自然随之而改变。

三、诊断的确立

初步诊断仅是对疾病本质的初步认识，随着病情的发展演变，通过疗效的观察，对疾病的认识应不断深入，不断修正错误，不断发现新依据，及时分析。如发现病情与初步诊断不符，应重新问诊、查体、补充新的材料，及时纠正和补充诊断，直到确诊，所以一个正确的最后诊断必须经过反复的医疗实践检验才能成立。

完整的西医诊断能反映患者所患的全部疾病，其内容应包括病因诊断、病理形态诊断（部位、范围、性质及组织结构的改变）和病理生理诊断。如果同时患多种疾病，则应分清主次、顺序排列，主要疾病写在前面，次要疾病依次写在后面；本科疾病写在前面，他科疾病写在后面；在发病机制上与主病有关的病称为并发症，列于主病之后；与主病无关而同时存在的病称为伴发病，排列在最后。中医诊断则包括疾病诊断和证候诊断两部分。

（董　慧）

第七章　中医治病思维

第一节　临床治疗决策

治疗决策是为了达到一定的治疗目标，运用医学专业知识、临床诊治经验和系统科学思维，根据就诊患者的病情、疾病发展趋势以及患者个体差异等情况，考虑各种治疗手段的作用，从两个以上的可行治疗方案中确定最优治疗方案的过程。由于患者在生理、心理、体质等具有独特性，以及家庭环境、经济状况、文化背景等因素对治疗决策个性化制定有显著影响，因此，对于同一疾病（证候）的临床治疗决策会有所不同。同时，地域间的医疗资源、技术水平和硬件设施差异，也会左右临床治疗决策，也就是强调了治疗时应遵循的“因人、因时、因地制宜”的原则。在治疗目标上，也有不同的分层，包括根治疾病、症状缓解、发作控制、复发减少、增强疗效与降低毒性、预防未病、控制病情发展，以及提升患者的生活与生存质量等多个维度。临床实践中，医护人员依据这些多元因素进行全面考量与判断，以制定出针对性的个体化治疗计划。为提高中医医疗服务质量和临床疗效，规范中医临床诊疗行为，国家中医药管理局也在组织专家制定中医临床路径，各行业团体也制定出一系列疾病诊疗指南或专家共识，以规范和统一医护人员对每一种病种的医疗行为，使医生的诊疗行为和患者的就医过程详细、规范和程序化，医生进行治疗决策时应予以参照。

一、确定治疗目标

1. 治愈疾病　在医学领域，追求疾病的根本治愈无疑是最高理想，这不仅是医生与患者共同的期望，也是中西医共同努力的终极方向。然而，临床实践表明，彻底或暂时性的治愈仅适用于部分病症，大部分疾病尚不能完全治愈，这凸显了医学探索的复杂性与挑战性。

2. 改善症状　改善症状作为中医治疗的一大亮点，是其治疗策略的核心组成部分。许多情况下，如自汗、盗汗、疲劳、失眠等一些症状尽管现代医学无法明确指出其直接病因，但这些症状却能明显影响患者日常生活及精神状态，而中医借助草药、针灸等手段，能有效缓解此类症状，使患者在一定时期内趋向康复。对于高血压、糖尿病、冠状动脉心脏病等慢性疾病，西医虽能通过药物控制生理指标，但中医在缓解头晕头痛、口干舌燥、胸闷心悸等症状方面则显示出独特优势，助力患者回归较为健康的生活状态。因此，在众多中医临床研究项目中，通过证候积分或症状量表来量化改善程度，成为评价疗效的重要指标，强调了症状改善作为治疗终点的不可或缺性。

3. 控制发作　对于发作性疾病，如癫痫、支气管哮喘、过敏性鼻炎等，控制发作频率是治疗的关键。有效控制发作不仅减轻患者痛苦，还能减少并发症，缩短治疗周期。癫痫作为典型例子，中医称为“痫病”，其治疗侧重调整阴阳平衡，恢复脏腑功能，与西药快速控制相比，虽见效相对较缓，但毒副作用小，长期来看更为温和且安全。

4. 减少复发　疾病复发意味着在特定诱因诱导下，疾病再次发展、加重或持续发作。如何管理复发性疾病是另一项治疗挑战，针对如肿瘤、某些传染病、病毒感染及精神类疾病等，减少复发成为临床的关注焦点。比如生殖器疱疹，中医归类为“热疮”等范畴，其易复发性使得防治工作尤为艰巨，通过中药清热解毒与西药抗病毒联合的中西医结合治疗，展现出显著优势，有效缩短治疗周期并降低复发概率。

5. 增效减毒 中药与西药的联合应用已成为现代医学治病的重要手段，但其精髓在于药理机制的互补而非简单叠加。合理配伍可显著增强疗效，同时减少药物副作用，尤其在肿瘤治疗中，中西药协同不仅能优化患者体内微环境，提高免疫力，还减轻了放化疗带来的不良反应，提升综合治疗的完整性和术后康复质量。

6. 既病防变 源自中医“治未病”思想，强调在疾病初期即介入治疗，以防止病情恶化。如慢性萎缩性胃炎伴有的肠上皮化生，被视为胃癌的前期病变，中医通过辨证施治，能有效干预这一“癌前病变”，体现了预防疾病演变的重要性。此外，针对疾病传变的防控，如外感热病的各阶段传变，中医同样具有独特见解与治疗策略。

7. 提高生活质量 是中医药学的另一重要目标，它不仅关乎生命的长度，更重视生命的质量与幸福感。中医理论倡导顺应自然，强调维护人体内在和谐，以此促进健康与长寿。通过中医养生保健，不仅能够预防疾病，对于某些难以根治的顽疾，也能显著改善患者的生活质量，实现带病延年的目标。综上所述，中医治疗的多元化目标，不仅聚焦于疾病本身，更全面考虑了患者的生理、心理及社会需求，体现了其独特的医学哲学与治疗智慧。

二、确定临床路径

（一）临床路径的内涵

中医临床路径是为特定疾病设计的一套系统化治疗流程与程序规范，集成了临床诊疗的最佳实践，依托于循证医学证据与专业指南，旨在推动治疗组织化进程与疾病精细化管理。其核心目的在于优化医疗行为，缩减诊疗差异，控制成本开销，并确保服务质量。与广泛性的治疗指南相比，中医临床路径呈现内容精练、易于理解的特点，便于跨学科、跨部门的实践应用，专注于构建针对疾病特异性的诊疗序列。该路径强调在治疗进程中的跨专科协作，确保治疗步骤的时效性与连贯性，以及对治疗效果的紧密跟踪，体现了对治疗效率与结果并重的高度重视。

（二）建立临床路径的意义

临床路径的构建是对传统治疗模式的一种革新，传统模式下，治疗方案往往依据每位医师的个性化经验制定，导致针对相同疾病或证候，在不同地域、医院、治疗团队乃至不同医师间存在显著差异。临床路径的应用，旨在消除这种个体化处理的随意性，增强治疗的标准化与预见性，提升治疗效果的可靠评估能力。通过精心设计针对特定可预测治疗结局的患者群或特定临床表现的指导文件、教育培训计划、患者反馈收集、专题讨论、独立监测机制以及标准化操作规程等，临床路径不仅统一并优化了医疗行为，还促进了医疗服务的高效执行，有效控制了医疗成本，同时确保了服务品质的提升。这一系列举措共同作用，旨在构建一个更加系统化、规范化和高效的医疗服务体系，确保患者能够获得一致性和高质量的治疗体验。

（三）临床路径的确定

1. 路径的对象 是指具有针对性的一组特定诊断或操作，是针对某个或某种手术，或某种操作等。

2. 路径的制定 是综合多学科中西医医学知识的过程，这些学科包括中西医临床、护理、药剂、检验、麻醉、营养、康复、心理及医院管理，甚至包括法律、伦理等。

3. 路径的设计 要依据住院或门诊的时间流程，结合治疗效果，规定检查治疗的项目、顺序和时限。

4. 路径的结果 要建立一套标准化治疗模式，最终起到规范医疗行为、减少变异、降低成本、提高质量的作用。

（四）临床路径的实施

1. 实施要求 在实际应用中，要不断遵循疾病指南、循证医学的进展调整路径的实施细则，使之符合中西医科学的发展，从而提供给患者最新的治疗手段与最优化的治疗方案。加强健康宣教、提高患者及家属参与治疗过程的主动性也是实施临床路径的内容。

2. 路径管理 依据循证医学发展而来的疾病临床路径管理，是指由组织内有临床经验的成员或者专业成员根据某种疾病或某种手术方法制定的一种治疗模式，让患者由住院到出院都依此模式接受治疗。路径完成后，组织内成员再根据临床路径的结果分析和评价每一例患者的差异，以避免下一例患者住院时发生同样的差异或错误，以此方式来控制整个医疗成本并维持或改进医疗质量。

3. 执行流程 临床路径的执行流程包括：疾病的治疗进度表；完成的各项检查，以及治疗目标和途径；有关的治疗计划和预后目标的调整；有效地监控组织与程序。

4. 执行内容 临床路径的具体内容包括：患者病历及病程记录、以日为单位的各种医疗活动多学科记录、治疗护理及相关医疗成员执行相关医疗活动后的签字、变异记录表、特殊协议等。

临床路径所设立的内容应当不断更新，应与疾病的最新治疗标准或治疗指南保持一致，同时临床路径也是整个治疗过程的行之有效的记录模式，该模式允许根据患者的具体情况对治疗方案进行恰当的调整。

临床路径的执行过程中涉及医生、护士及整个医疗团队。实施临床路径并不能提高医疗组织成员之间的团队协作性，需要花很长时间去营造团队凝聚力和建立共同价值观。

（吴国琳）

第二节 治则思维

治则，是临床实践中治疗疾病不可或缺的基石，它在中医学整体观和辨证论治哲学的引领下，确立了治疗疾病的行为准则。中医治疗原则与方法的理论基础，可追溯至《黄帝内经》，并在《伤寒杂病论》中首次系统地应用于临床实践，构成了中医治病的核心哲学导向。中医治疗原则的核心内涵涵盖了多个方面：正治与反治、治标与治本、扶正与祛邪、调整阴阳、调理精气血津液、三因制宜等。

中医治则的思维特质，展现了调衡性、有序性、适度性、个体化、地域性、时相性、顺势利导。这些特点共同构成了中医治疗原则的深刻内涵与独特优势，体现了中医深邃的哲学思考与丰富的临床实践智慧。

一、调衡性

疾病本质在于人体脏腑阴阳气血失衡，治疗的终极目标在于重新建立其平衡与和谐，这一宗旨贯穿于中医临床决策的全链条。在制订治疗策略时，诸如调和阴阳、调理脏腑功能、气血双调、扶持正气以祛邪外出等原则，均旨在促进机体恢复至自然平衡状态。具体治疗手段如调整阴阳、调整脏腑、调和气血、扶正祛邪等临床治则的选择就是要恢复机体平衡与协调。寒者热之、热者寒之、纠偏救弊、脏腑补泻、表里互治等，均属于调节平衡的具体治法。

（一）阴阳平衡需动态把握

阴阳平衡，并非阴阳的绝对等量，不能通过简单的计量判断阴阳是否平衡，需通过整体的辨证分析加以判断，这是中医思维的特点之一。《伤寒论》第58条提出："凡病，若发汗、若吐、若下，若亡血、亡津液，阴阳自和者，必自愈。"本条论述外感后误治伤津自愈的机转。外感病证治以汗吐下法，在祛邪外出的同时，难免伤及正气，耗津液。由于误治而伤血或伤津液，大邪已去或正气初损，阴阳尚能协调，则无须治疗，通过人体阴阳自我调节，保持和维护阴阳活动的稳态，可达到"阴阳自和者，必自愈"。可见，阴平阳秘不是静止稳态，而是在动态发展演变过程中的协调平衡。

《素问·至真要大论》提出："谨察阴阳所在而调之，以平为期。"指出需根据正邪的盛衰，斟酌阴阳之虚实，用相应的方法调整人体机能以达到平和、协调、稳定的状态。此之"平"代表了阴阳的平衡，也就是我们临证诊疗所要求的"度"。由于个体的差异和病情轻重的不同，不存在"阴阳平衡"的统一标准。患同一疾病的不同患者，同一患者在不同年龄，患病的不同阶段，所要达到的"平"并不相同。对"平"的要求与患者体质状况、发病情况紧密联系。例如，失眠以阴分亏虚、心火偏亢、阳不交阴居多，而养阴敛阳一法，较为常用。但阴阳互根，若卫阳偏衰，失于燮理，又当予温补镇摄之法。无论养阴敛阳，或者益阳和阴，无非使阴阳归于相对平衡而已。在此理论指导下，凡失眠久治不愈，迭进养阴镇静之品无效者，可施以温补镇摄法以补偏救弊。用黄芪、淫羊藿、五味子、灵磁石为主药，补气、温阳、益精、潜镇，动静结合，益气而不失于升浮，温阳而不失于燥烈，随症化裁。以温阳镇摄法治疗顽固性失眠，其理论、方法符合中医调衡性的治则思维特点。

（二）阴阳调衡需注意正邪两方面

从发病的角度来看，疾病的发生往往是六淫、七情等因素导致的阴阳平衡状态的打破。《素问·评热病论》指出："邪之所凑，其气必虚。"强调在一般情况下，人体的正气旺盛，邪气就不易侵入，或虽有邪气侵犯，也不会发生疾病。当人体正气相对虚弱，不足以抵抗外邪的时候，邪气才会乘虚而入，导致脏腑气血功能失调发生疾病。如果能把身体维持在一个阴阳平衡的状态下，亦即"阴平阳秘"的状态，外来邪气就无法致病。

《伤寒论》主论外感热病。感邪后是否发病，发为哪一经病取决正邪交争的状态。如《伤寒论》第97条指出："血弱气尽腠理开，邪气因入，与正气相搏，结于胁下。"太阳病转属为少阳病，邪气内入的根本原因在于"血弱气尽"。小柴胡汤证以"往来寒热，胸胁苦满，默默不欲饮食，心烦喜呕"为主要临证表现，未见明显正虚之象，方中加用人参、甘草、大枣，正是针对了正气不足的潜在病机。

《金匮要略·痰饮咳嗽病脉证并治》提出"病痰饮者，当以温药和之"作为痰饮病治疗原则。痰饮病为何当治以"温药"，盖痰饮的生成多因于阳失温通。温药振奋阳气、开发腠理、通调水道，温运正常则饮邪自除。"和之"之法，概括了用药平和、适当有度，温通阳气与利水之法的相互协调等多重含义。辨治疾病不可只见其"邪"，未见其"虚"，如此才能祛邪不伤正，维持机体的平衡状态。《医门棒喝》云："扶正祛邪，治在权衡。"

由上可见，疾病的发生、传变，取决于机体阴阳平衡的状态是否被打破，能否自我调整迅速康复。中医治病重在治人，是中医思维的临床体现。针灸治疗就是根据经络、腧穴的作用，调节体内异常阴阳运动导致的病理变化，促使机体恢复到阴平阳秘的状态。针灸的作用是在机体自稳机制下，在生理功能最大调节极限范围内进行的。针灸能够通过激发、推动人体自我调整能力，促使失衡的病理状态向平衡的生理状态转化。

（三）阴阳调衡当分清虚实寒热

阴阳平衡是人体平衡的总纲，正是阴阳之间相互对立而又相互依存、相互消长和转化的平衡关系，维持着人体正常健康的生理活动。阴阳失去平衡协调是疾病的基本病机，对此加以调治即为调整阴阳。损其有余、补其不足，纠正疾病过程中机体阴阳的偏盛偏衰，恢复人体阴阳的相对平衡。

损其有余，即“实则泻之”，适用于人体阴阳中任何一方偏盛有余的实证。实热证、实寒证当分别采用“热者寒之”“寒者热之”之法。需要指出的是，阳偏盛的同时，每易消灼阴气，此时须在清热的同时，配以滋阴之品。阴寒偏盛易损耗阳气，此时在散寒的同时，配以扶阳之品，此即为祛邪为主兼以扶正之法。例如：白虎汤出自《伤寒论》，亦为温病学家擅用之方。阳明热证则易消灼津液，白虎汤方中选用了苦甘而寒、辛甘而寒的知母、石膏，取清热兼有生津之用。津气两伤较重，见“渴欲饮水，口干舌燥”者更加入人参大补气阴。

补其不足，即“虚则补之”（《灵枢·经脉》），适用于人体阴阳中任何一方虚损不足的病证。基于阴阳互根、相互转化的原理，对于阴阳偏衰的虚热、虚寒证，补阳时适当佐以补阴药谓之阴中求阳，补阴时适当佐以补阳药谓之阳中求阴。此法既能增强疗效，亦能减少纯补阳或纯补阴时药物的偏性及副作用。正如明代张介宾所说：“善补阳者，必于阴中求阳，则阳得阴助而生化无穷；善补阴者，必于阳中求阴，则阴得阳升而泉源不竭。”（《景岳全书·新方八阵》）。对阴阳两虚则可采用阴阳并补之法治疗，但须分清主次而用，阳损及阴者，以阳虚为主，则应在补阳的基础上辅以滋阴之品；阴损及阳者，以阴虚为主，则应在滋阴的基础上辅以补阳之品。例如：《金匮要略》对肾阴阳两虚之消渴、虚劳腰痛、转胞、脚气、痰饮等病证，用肾气丸，方中以地黄、山茱萸、山药等养阴，用附子、桂枝助阳，少火生气。

调整阴阳，不可拘于表象的虚实寒热，要在中医整体辨证的基础上找出导致阴阳失衡的根本原因。在消除导致阴阳平衡条件的前提下，损其有余，补其不足。阳气偏亢的热证，可以由阴虚不足以制阳而致。此时治疗的重点不在损有余之阳，而在补不足之阴。反之，阴气偏盛的寒证，可以由阳气不足以制阴而致。治疗当以温补不足之阳为主。

此外，对于阴阳格拒的治疗，则以寒因寒用、热因热用之法治之。阳盛格阴所致的真热假寒证，治宜清透热邪，即寒因寒用；阴盛格阳所致的真寒假热证，本质是寒盛阳虚，治宜温阳散寒，即热因热用。寒热有真假，虚实亦须明辨。正如李中梓《医宗必读》所谓“大实有羸状，误补益疾，至虚有盛候，反泻含冤”。《伤寒论》第 252 条患者的突出表现为“目中不了了，睛不和”，此为望诊可观察到的真阴欲竭、失神的表现。除此以外，患者“无表里证，大便难，身微热”阳明腑实之腹满腹痛，外候之发热恶热、潮热谵语之象皆不显，何以急用大承气汤?此乃阳明燥热竭伤少阴真阴的真实假虚证。急用大承气汤，使燥结去，阴液尚有恢复之机。

总之，中医调整阴阳，并非单纯依据患者的寒热虚实之象补虚、泻实，需要透过表象判断阴阳失衡的根本原因，灵活地把握扶正祛邪、补虚泻实的尺度。所谓寒因寒用、热因热用、塞因塞用的反治法，不悖于“治病求本”的基本原则，目的均是在扶正逐邪的前提下，使人体阴阳达到平衡。清·章楠《医门棒喝》曰：“阴阳偏胜则病，阴阳孤绝则死。”要求医者从整体观出发，使阴阳和调，方能健康无病，达到“阴平阳秘，精神乃治”的状态。

（四）阴阳调衡重在中土之枢

脾胃是机体气机升降之枢纽，五脏气机升降，皆以脾胃升降的正常为前提，具有调节、平衡作用，以维持各脏本身及脏与脏之间升降运动的相对平衡，防止其脏气的太过与不及，以达到“气归于权衡”“以平为期”的生理要求。脾胃为枢的调衡作用，是维持机体相对平衡的重要调节机制。中土之枢可调衡脏气之过与不及，若五脏升降失衡，当调脾胃之枢，加强脾升胃降的枢纽之职，以调衡诸脏气之升降，而达安五脏之目的。叶天士《临证指南医案》提出“上下交损，当治其中”。病程日久，多呈寒热并见，虚实夹杂，当以治实防虚、治虚防壅、补而不燥、滋而不腻、利而不峻为总则。另外，久病伤及脾胃易致湿浊内生。养阴妨碍湿，祛湿勿伤阴，当选甘平、缓和、芳香之品以醒脾和胃化湿。调脾胃而安五脏的治法，也进一步反证了脾升胃降的调衡枢纽作用。

总之，中土之枢，可以调衡脏气及脏与脏之间的升降运动，五脏得以协调平衡，则机体的生理状态就会达到相对动态平衡，故脾胃之枢为机体内在平衡的重要调衡机制。

二、有　序　性

《素问·至真要大论》提出："从内之外者，调其内；从外之内者，治其外。从内之外而盛于外者，先调其内而后治其外；从外之内而盛于内者，先治其外而后调其内。"在此以先病为本，后病为标。依据治病求本的原则，外感病为"从外之内"故当先解表后治里，内伤疾病为"从内之外"故当先治里，后解表。治里还是治表，不在于表里之症的轻重，而是取决于发病的先后，分清孰为因，孰为果。这是辨证论治与对症治疗的区别所在。

（一）标本缓急

应用标本关系分析病证矛盾关系的主次，确定治法的先后缓急，称为标本缓急治则。标本是相对的：从发病的邪正关系来讲，正气为本，邪气为标；从病的病因和症状来讲，病因为本，症状为标；从疾病的新旧来讲，旧病为本，新病为标。总之，"本"是指病的主要矛盾或矛盾的主要方面。"标"是指病的次要矛盾或矛盾的次要方面。一般情况下，根据"治病必求于本"的精神，当以治本为主，但在标急的情况下，又可"急则治其标"。标本缓急治则主要适用于辨治错综复杂的病证，起到执简驭繁的作用。

《素问·标本病传论》提出"间者并行，甚者独行"。指出病轻势缓的可以标本兼治，病重势急的，则必须集中力量治疗其最紧要的病变，治标或治本。张仲景应用此法的典型例证为阳明、少阴三急下证。患者表现阳明燥实、少阴阴亏，真阴欲竭，病重势急。张仲景急下里实，泻阳明以救少阴，体现了甚者独行的治疗原则。又如慢性肾脏疾病变化复杂，在治疗时就需要运用标本理论，分析其主次缓急，以便及时合理地进行治疗。水肿重症阶段，属于标急情况，虽有大量蛋白尿，但要先治水肿，待水肿消退，再治蛋白尿。关格期是慢性肾衰的终末阶段，病机特点以湿浊、湿热中阻等邪实为主，但邪实是因虚致实的结果，且此时正气虚衰的程度更重，故关格期的治疗应注意顾护正气，以救治脾胃为重心。此外，眩晕有虚实之分，虚者以肝肾阴虚、气血不足为主；实者由肝风、痰浊、瘀血上扰清空，闭阻脑窍所致。临床上本病多见本虚标实、虚实夹杂，应根据发作期和缓解期的病性特点分而治之。发作期以治标缓急、解除症状为主，着重抓住风、痰两个主要病理因素；缓解期重在培本补虚，虚实兼顾，并注意区别肝肾亏虚还是气血不足，以期控制复发。

（二）先卒病，后痼疾

《金匮要略·脏腑经络先后病脉证》曰："夫病痼疾加以卒病，当先治其卒病，后乃治其痼疾也。"因痼疾为旧病、慢性病，日久势缓病深，难速愈，故后治。卒病为新病、急性病，势急邪浅，迟则生变，宜急治，又可避免新邪深入与久病结合，使病情复杂化。如痰饮病，以阳虚为本，水饮为标。当饮邪壅盛，治宜发汗、分消、攻逐以治其标。支饮、悬饮用十枣汤，溢饮用大、小青龙汤，痰饮用甘遂半夏汤、己椒苈黄丸等。若饮衰大半，则转从"微饮"治法，续与苓桂术甘汤、肾气丸健脾温肾，以图其本。有些疾病常呈阶段性、规律性病理变化，又当分期治疗。如肺痈分"风中于卫""风伤皮毛"之表证期，"热过于营""风舍于肺"之成痈期，"热伤血脉""血为之凝滞"之溃脓期。表证期应宣肺解表，成痈期应清肺化瘀消痈，溃痈期应排脓解毒。五脏虚损，阴阳气血俱不足，应先调补脾胃，以助化源，益其元气。

若卒病病势不甚急，或与痼疾相互影响，分别治疗难以取效者，也可标本兼顾，痼卒同治。如《伤寒论》第18条"喘家作，桂枝汤加厚朴杏子佳"便是一例。痼疾日久多耗伤正气，治疗卒病当兼顾患者体质。如淋家、疮家、衄家、亡血家、汗家患太阳病，禁用麻黄汤。"脉微弱，汗出恶风者”，禁用大青龙汤，“服之则厥逆，筋惕肉瞤，此为逆也”等。哮喘病沉寒饮冷伏藏于肺乃其痼疾，受致病因素影响而发病，发作期的患者，舌苔腻者当先清肺中痰热之邪，待痰热之邪清利后再转以治肺家沉寒伏饮。因卒病在表、痼疾在里也，故在寒饮的基础上出现痰湿、痰热之邪，当先清利痰湿、痰热。

（三）表里先后

表里同病时分清表里缓急以决定治法先后，称为表里先后治疗原则。表里同病，即表证、里证同时兼有。表证、里证是相对的概念。《伤寒杂病论》中有三阳为表，三阴为里；太阳为表，少阳、阳明为里；少阳为表，阳明为里等。其主要指外感病中的太阳表证与他经病证合病、并病，也包括太阳表证与六经病以外的病证合病。

1. 先表后里　《伤寒论》所论病证皆以外感为发病之始，故张仲景常以先表后里为论治常法。表证未解虽有可下之症亦不可使用下法，如《伤寒论》第44条曰：“太阳病，外证未解，不可下也，下之为逆。”概因邪在表，正气驱表抗邪，误用下法，与正气向上向外的作用趋向相反，可致正气被伤，邪气内陷。例如，临床常见外感风寒、内兼湿邪之证，依据《黄帝内经》“从外之内而盛于内者，先治其外而后调其内”之旨，治疗先宜疏解表邪，继而和脾消滞、清利湿热，以丸药理气祛湿善后。

2. 先里后表　当里证症情危重，关系病者安危时，当采用先里后表法。其具体应用有两个方面。

（1）先回阳，后解表：张仲景在《伤寒论》中反复强调了表兼里虚证、里证甚急者，当先回阳，后解表。如伤寒误用泻下之后，损伤少阴阳气，形成表兼里虚证，脾肾阳虚程度较重，阳气有欲脱之势，则当急救其里，待阳气回复，再行解表。这体现了张仲景重视保护正气、祛邪不伤正的治疗思想。

（2）先攻实，后解表：本法尤能体现表里之治的变法。表兼里实当先解表，后攻里，但在特殊情况下又示人以权变治法。如同是蓄血证，《伤寒论》106条桃核承气汤证则反复强调：“其外未解者，尚未可攻，外解矣，但少腹急结者，乃可攻之。”而124条抵当汤证云：“太阳病六七日，表证仍在，脉微而沉，反不结胸，其人发狂者，以热在下焦，少腹当硬满抵当汤主之。”虽本证“表证仍在”，却不强调先解外，原因是邪气内陷，热实甚重。病已“发狂”，病势又急，故不待表解，即以抵当汤攻逐瘀血。

3. 解表达里　解表达里，指单治表证，通过解表而达到里和的目的。适用于表里同病以表证为主、里证基于表证所致者。《伤寒论》230条中提到“上焦得通，津液得下，胃气因和，身濈然汗出而解”，讲明以小柴胡汤治大便硬的机制。服药之后，少阳枢机运转，气机通畅，津液敷布，胃肠滋润，大便自然而通。非但如此，由于津液四布，输于肌腠，则濈然汗出，邪亦从汗解。本条还提示了以升达降通便的治例。凡属津液失布而导致的便秘，常与气机壅滞、升降失常互为因果。前人谓“气为水母”。这种便秘自然不能着眼于通便，应着眼于调节气机升降，气升则津降，津降则肠润，大便自然易行。后世用四逆散治气结便秘、用补中益气汤治气虚便秘，其证治的理论均根源于此。

4. 治里达表　虽有表证，但表证的产生是由于各种原因导致的里气不和，影响气机的升降出入所致。治疗过程中可通过调节里气以消除表证。如《伤寒论》第28条的桂枝去桂加茯苓白术汤证，症见“头项强痛，翕翕发热，无汗”等表证，治以发汗解表，表证仍在。患者兼见“心下满微痛，小便不利”，知其病机为水饮停滞，膀胱气化失职，膀胱乃太阳之腑，腑气不和，则影响经气，而太阳经气通于表，故里气不和导致表气不调，因而出现“头项强痛，翕翕发热，无汗”的肌表症状。此非外邪所致，乃里病所致，故其治当通阳化气行水，小便通利，水邪得散，则表证亦解，体现了“通阳不在温而在利小便”的治疗思想。

5. 表里同治 表里同病，表里证均不甚急或表里证相互影响，单纯解表或单纯治里难以取效者，当表里同治。具体应用时，根据里证之虚实可分为扶正解表和解表攻里两种情况。

（1）扶正解表：适用于表证未解兼有正气不足者。如兼有卫阳虚漏汗不止的可治以桂枝加附子汤，兼有营阴亏虚的治以桂枝新加汤。表邪未解，屡用下法致使脾阳虚损，“表里不解者”，可治以桂枝人参汤。《金匮要略·痉湿暍病脉证并治》以瓜蒌桂枝汤治疗风淫于外、津伤于内的痉证等。

（2）解表攻里：适用于表证未解内有实邪者。如表邪不解兼肺气上逆作喘者，治以桂枝加厚朴杏子汤；“伤寒表不解，心下有水气”者治以小青龙汤；表邪未解，寒闭阳郁而致烦躁的大青龙汤证；太少并病的柴胡桂枝汤证等。

《伤寒论》自序中提到“伤寒十居其七”，临床上确有相当比例的内科病证，由外感引发、加重、遗留。分清表里，祛邪扶正有序进行，方能缩短病程，防止邪气内陷。

三、适　度　性

孔子所倡的“中庸之道”，致力于在两极的极端之间探寻并实践那个恰到好处的“中道”。而老子的哲学则揭示了事物的可变性，教导我们在认知事物某一面向时，务必警醒其对立面的存在，着重强调在事物不断变化的流动中维持一种均衡与适量的智慧。在中国传统文化的广阔天地里，这些迥异的思维范式从多个维度展现了追求适中与平衡的思维特征。自然而然地，这样的哲学思想也深深渗透进了中医的治疗原则之中，引导着医者在调和阴阳、平衡气血等治疗决策时，体现出高度的灵活性与和谐之美。

（一）中病即止

中医治病是利用药物的偏性，来调整脏腑阴阳的偏性。从某种意义上讲，药物都具有毒性，治病就是借助其毒性，以攻致病之邪气，邪去用药要适可而止。《素问·五常政大论》云：“大毒治病十去其六，常毒治病十去其七，小毒治病十去其八，无毒治病十去其九。谷肉果菜，食养尽之，无使过之，伤其正也。”提示药物偏性明显的峻剂，药效突出，起效迅速，却也最易伤正，“十去其六”便当停药换方。即使是无毒之药，用至病去九成便可，余者待饮食调养自然邪去正复。

中病即止，不仅针对汗、吐、下、清、消等祛邪之法，对温阳、益阴等扶正之法也同样适用。《素问·至真要大论》说：“久而增气，物化之常也，气增而久，夭之由也。”饮食五味可以滋养身体元气，若滋补过度，反伤元气。如男性不育症和性功能障碍患者，医生每遇此症往往滥用温热壮阳之品，如桂附、仙茅、淫羊藿、鹿茸、海马等，虽一时见效，久而变证丛生。临床所见，久服温热壮阳之剂，反致勃起减弱，时或早泄，表现为性欲亢强，但勃起不坚，同床即软，伴见早泄、腰膝酸软、头晕耳鸣、口干，舌红少苔，脉细数，显系温热之剂劫伤肾阴，致阴虚火旺之证。

强调中病即止，还需注意其与“效不更方”的关系。效不更方，主要是针对虚证、虚实夹杂证，多为慢性病病程长、病情变化缓慢者。譬如，临床对慢性肝炎属肝脾不和、脾虚湿困、肝血不足或肝肾阴虚等证者，经治疗后，病情改善、患者精神状态转佳，医者不得囿于“中病即止”之说而终止治疗。另有一些内伤杂病如慢性肾小球肾炎，经一段时间治疗，患者自觉症状明显好转，浮肿消、小便利、舌脉接近正常人，但化验小便发现有蛋白或者白细胞等，则应仍用原方，直至彻底治愈。

（二）以人为本，祛邪不伤正

运用祛邪之法，要考虑患者的体质，阴阳气血不足者不可用汗、吐、下法。如咽喉干燥者、淋家、汗家、疮家、衄家、亡血家等禁用辛温发汗法；阳明病汗出多而渴者，禁用猪苓汤利小便等。

《素问·阴阳别论》曰：“阳加于阴谓之汗。”发汗需损耗阳气与阴津。观张仲景用汗法，首先，汗出之度为“遍身漐漐微似有汗者益佳，不可令如水流漓，病必不除”。发汗当以遍身、微汗为度，大汗淋漓易伤正气，同时也不利于营卫之气的和合。再者，剂量之度为"若一服汗出病瘥，停后服，不必尽剂"。初服则汗出病瘥者，即可获效停药。患者总的服药剂量取决于各自的药后反应。太阳病篇的发汗诸方，皆须"如桂枝法将息"。峻汗的大青龙汤亦当"取微汗"。若药后汗出过多，需以"温粉粉之"以防伤正。

人以胃气为本，治疗疾病应重视保护胃气。祛邪时为保护胃气不受损伤，张仲景一方面常在祛邪方中配以人参、甘草、大枣、粳米等助益脾胃之品，另一方面反复强调勿使过剂，因人制宜。如使用桂枝汤，提出"啜热稀粥一升余，以助药力"；用大承气汤"得下，余勿服"；大陷胸汤"得快利，止后服"；十枣汤"得快下利后，糜粥自养"；瓜蒂散"不吐者，少少加，得快吐，乃止"。运用苦寒伤胃之剂，当视人胃气强弱而施。如"凡用栀子汤，患者旧微溏者，不可与服"。"太阴病，脉弱，其人续自便利，设当行大黄、芍药者，宜减之，以其人胃气弱、易动故也"。

另外，针灸、推拿等外治法也要注意因人而异，中病即止。《灵枢·九针十二原》指出："刺之害中而不去，则精泄；害中而去，则致气。精泄则病益甚而恇，致气则生为痈疡。"饮食调护也需适度。太阳表证服桂枝汤，需"禁生冷、黏滑、肉面、五辛、酒酪、臭恶等物"，以防损伤胃气，降低抗病能力，不利于祛邪。大病初愈"脾胃气尚弱，不能消谷"，若"人强与谷"可致"日暮微烦"，适当地减少饮食即可。

四、个　体　化

个体化诊疗是指突出个性特征的临床诊断与治疗，是根据每个患者的年龄、性别、体质等不同的个体特点来制定的治法。

（一）诊疗的各个环节皆需注意个体差异

清代徐大椿在《医学源流论》中指出："天下有同此一病，而治此则效，治彼则不效，且不惟无效，而及有大害者，何也？则以病同人异也。"疾病的发生、发展、转归与个体差异性关系密切，在疾病诊疗的各个环节应考虑体质、性别、年龄等导致个体差异的因素，以提高疗效，防止不良反应。如《金匮要略·腹满寒疝宿食病脉证治》的大乌头煎方后提示"强人服七合，弱人服五合"。表明张仲景在使用峻剂时十分注重患者体质的强弱及其对药物的耐受能力，灵活把握个体与病、药的关系。另外，还需按年龄与性别制宜。《金匮要略·百合狐惑阴阳毒病证治》中的升麻鳖甲汤，方后注明"煮取一升，顿服之"，而"老小再服"，老年人和儿童对疾病的抵抗力及对药物的耐受力不如中青年，因而服药次数及药量亦当有所不同。此外，《金匮要略》设妇人妊娠、产后、杂病专篇，并明确指出"其虽同病，脉各异源，子当辨记，勿谓不然"，可谓因性别制宜之明证。

（二）个体化诊疗的意义

20世纪70年代，医学界出现了个体化诊疗的概念。世界卫生组织在《迎接21世纪的挑战》报告中指出，21世纪的医学将从"疾病医学"向"健康医学"发展，从群体治疗向个体治疗发展。"个体化"思想正逐步渗入到医学实践中，将是未来医学发展的方向。如何实施个体化诊疗成为中西医共同关注的问题。北京中医药大学王琦教授提出"个体化诊疗是基于以人为本、因人制宜的思想，充分注重人的个体化差异性，进行个体医疗设计，采取优化的、有针对性的治疗干预措施，使之更具有有效性和安全性，并据此拓展到个性化养生保健以及包括人类生命前期的生命全过程，从而实现由疾病医学向健康医学的转化。"个体化诊疗强调以人为本，是从"人的病"朝向"病的人"的重大转变，符合医学目的、医学发展潮流和医学模式转变的趋势。个体化诊疗不是目的，而是实现目标必须采取的手段，其目的是将疾病治疗医学转变成健康医学，从对抗疾病转向维护健康和预防疾病。

五、地　域　性

地域性原则，顾名思义，是指医疗实践需依据各地区的地理环境特性来定制治疗策略，又常言之为“因地理制宜”。此原则作为中医治疗学的支柱之一，充分彰显了中医整体观念与辨证施治理论在临床应用中的深度贯彻。其背后的理论根基，植根于地理环境对人类生理机能、病理变化的深刻影响，尤其是不同地域环境如何形塑疾病的发生发展及防治策略。《素问·异法方宜论》中，记录了黄帝向岐伯询问的这样一个问题：面对来自不同地方的患者，尽管患的是相同疾病，为何医生采取的治疗方法却各异，而最终都能达到治愈的效果。岐伯对此的回答深刻揭示了地域差异的奥秘——各地的水土条件、气候特征各具特色，因此，治疗手段必须顺应当地的自然环境，做到“随地而变”，即地域性治疗原则的生动实践。这一论述，不仅体现了古人对自然界与人体健康关系的深刻洞察，也进一步巩固了中医治疗学中地域性原则的理论与实践基础。

（一）因地立法

1. 地域不同，所患病证不同，其治法有别　不同的地域，因地理环境、人们的生活习惯和体质不同，所患病证不同，具有地方性疾病的特征，其治法自然不同。如我国西北地区，地势高而寒冷少雨，病多燥寒，治宜辛润；东南地区，地势低而湿热多雨，病多湿热，治宜清化。《素问·异法方宜论》中记载，东、西、南、北、中五方疾病的特点各不相同，治法有砭石、药物、针灸及导引等不同。

2. 地域不同，疾病相同，其治法也不同　不同地域气候条件及人们的体质不同，即使发生相同疾病，其治法也不同。如《素问·五常政大论》中指出，西北方气候寒凉，那里的人外而皮肤腠理密，内而气郁蕴热，所以适宜用发散之剂祛其外寒，寒凉之剂清其内热，兼以热水浸渍，以散其内热；东南方气候温热，那里的人皮肤疏松、腠理开，内气易散，不可过于宣散，可适当予以收敛之剂以加强其精气内守。治法的性质一定要与气候的特性相同，以使体内之气平和下来。如假寒假热，当以相反之法治之。

不同地域气候条件及饮食、生活习惯等因素的差异，导致同种疾病所体现出的中医证型有所不同，治疗用药也存在差异。有研究显示，不同地域冠心病中医证型的分布特点亦存在差异。比如，华南地区心气不足证较多，气阴两虚证相对较少；西南及西北地区痰阻心脉所占比例明显较高。这可能是因为华南地区气候湿热，火热之邪可导致心气耗损，而潮湿气候不容易伤阴，故此地区心气不足证较多，气阴两虚相对较少；西南及西北地区痰阻心脉证比例较高，可能与西南地区气候潮湿及西北地区喜食肉类的生活习惯相关。又如，江南及两广地区炎热多雨，地势低洼，温暖潮湿，人体腠理开疏，感冒多以风热为主，常采用桑叶、菊花、薄荷之类辛凉解表；而西北地区天寒地燥，人体腠理闭塞，感冒则以风寒居多，多采用麻黄、桂枝、羌活等辛温解表药以发汗解表，且剂量较重。

（二）因地用药

历代医家一直注意用药当随地域差异而有所变通，因而有方名同而用药有异的现象。六朝陈延之《小品方》指出，方药有“或先于岭南服之得益，传往淮北为治反害”者，俱是治一冷病，其方用温药分量多者，宜江西、江北；用温药分量少者，宜江东岭南也。唐代孙思邈指出，凡用药皆随土地之所宜，江南、岭南，其地暑湿热，肌肤薄脆，腠理开疏，用药轻省；关中、河北，土地刚燥，其人皮肤坚硬，腠理闭实，用药重复。如我国北方气候寒冷，人体腠理致密，感受风寒，采用辛温解表，不但药量要重，且多用麻黄、桂枝之属；南方气候湿热，人体腠理疏松，采用辛温解表，不但药量较轻，且多用荆芥、防风之品。宋代朱肱《类证活人书》提出，使用经方必须因地灵活变化，如桂枝汤自西北二方居人，四时行之无不应验。自江淮间，唯冬及初春可行，自春末及夏至以前，桂枝证可加黄芩半两，夏至后有桂枝证，可加知母一两、石膏二两，或加升麻半两。

地域不同，自然气候条件不同。天然药材的分布和生长离不开一定的自然条件，只有适宜的地理环境才能生长出最好的中药材，即道地药材。如甘肃的当归，宁夏的枸杞，青海的大黄，内蒙古的黄芪，东北的人参、细辛、五味子，山西的党参，河南的地黄、山药、菊花，云南的三七、茯苓，四川的黄连、川芎、贝母、乌头，山东的阿胶，浙江的贝母，江苏的薄荷，广东的陈皮、砂仁，湖南的莲子等。

（三）地域对学术流派形成的影响

中医在长期发展过程中出现了许多学术流派，富有地域特征，如岭南医派、新安医派、龙江医派等。不同的学术流派各有其独特的学术思想及相应的代表医家及学术著作。这些医家诊病、用药均以当地水土气候、人群体质为依据，在不断的临床实践中取得了众人认可的临床疗效。这些临证经验经总结、凝练后，上升到一定的理论高度就形成了具有地域特征的学术流派。

六、时　相　性

所谓时相性是指根据不同年份、季节气候变化特点及昼夜阴阳消长规律，来确定治疗手段，即因时制宜。发病年份、季节、昼夜不同，治疗均应有所区别。中医学认为，人体的功能活动、病理变化等受气候与日月推移等自然现象的影响，呈现出一定的规律，根据这种规律，选择适当时间治疗疾病，既可提高疗效，又可避免或减轻治疗的副反应。中医时间治疗学主要探讨时间与治病的关系，其主要内容包括按时施针和择时服药两个方面。按时施针有子午流注、灵龟八法、飞腾八法等。择时服药主张不同的药物宜在不同的时辰或季节使用，历代有“时药”与“时禁”之说。因时制宜主要包括两方面：一方面指根据不同年份、季节气候变化特点及昼夜阴阳消长规律确定治疗手段；另一方面是指选择最佳的时间按时施治。

（一）发病年份不同而治疗有别

五运六气，简称“运气”，是我国古代研究天体运行、天时气候变化及其与生物、人体生理、病理、发病关系的学说。“运”指木、火、土、金、水五个阶段的相互推移；“气”指风、火、暑、湿、燥、寒六种气候的转变。运气学说是在中医整体观念的指导下，以阴阳五行学说为基础，运用天干地支等符号作为演绎工具，来推论气候变化规律及其对人体健康和疾病的影响的学说，是“天人合一”思想在中医学说中的体现，也是中医基础理论的重要组成部分。

每年气候变化的一般规律是春风、夏热、长夏湿、秋燥、冬寒。不同的年份由于五运六气变化的不同，可形成偏寒、偏热、偏湿或偏燥等不同特点的气候，对人体发病的影响也不尽相同，因而不同年份疾病的发病特点也往往不一样，施治时必须加以考虑并给予相应的治疗。如湿气偏盛的年份，疾病也往往夹湿，易于影响脾运，因而在治疗时就要考虑这一情况，参用健脾祛湿的方药。

每年的运气状况不同，通过对每年五运六气的分析，可了解天地自然的盛衰虚实，进而为临床辨证施治提供重要参考。如《素问·六元正纪大论》曰：“先立其年，以明其气，金木水火土，运行之数；寒暑燥湿风火，临御之化，则天道可见，民气可调。”即了解年之运气状况，就可明白此年病气之五运六气属性，据此治病即可得到调治。《素问·六节藏象论》曰：“不知年之所加，气之盛衰，虚实之所起，不可以为工矣。”这更强调了掌握五运六气对于医家的重要性。

金元时期的刘河间认为，五运六气理论对中医临床有非常切实的参考意义。在《素问玄机原病式》序中说：“识病之法，以其病气归于五运六气之化，明可见矣。”又云：“不知运气而求医无失者，鲜矣。”临床上充分考虑当时的运气情况，在望、闻、问、切四诊的基础上增加天地自然运气情况这样一个重要参考系，对于病因、病机的分析和认识上就多了一面镜子，能够帮助医者更加精准地确定治则、治法，制定处方、用药，进而提高诊疗水平，取得满意的疗效。

（二）发病季节不同而治疗有别

春暖、夏热、秋凉、冬寒，四时气候特点各不相同，对人体的影响也各不相同，因此确定治法、选方用药也应有所区别。《素问·八正神明论》提出，春夏季节气候由温渐热，阳气升发，人体腠理疏松开泄，易于汗出，若外感风寒，也不宜过用辛温发散之品，要适当减少如麻黄、干姜、附子、桂枝等药物的应用，以免开泄太过而耗伤阴液；若系伤暑，则宜清暑益气生津；若夏日阴雨潮湿，或暑邪影响脾胃功能而致湿阻，即可佐用芳香化浊或淡渗利湿之品。秋冬季节，气候由凉变寒，阴盛阳衰，人体腠理致密，阳气敛藏于内，如感受风寒，辛温发表或助阳发表之剂用之无碍，若病非大热，自当慎用寒凉之品，如黄连、黄芩、石膏、知母之类，用量不宜过大，以防苦寒伤阳。

《素问·六元正纪大论》提出了四时用药的具体原则，即治疗疾病在温暖季节应尽量避免用温热药物，寒冷季节尽量避免用寒凉药物，饮食也要遵循上述原则。但天气反常，如夏天当热而反寒等，则不必拘泥。违反这一原则就会带来危害，这是根据四时气候变化的具体情况来决定治疗的原则。治疗要结合时令气候的变化，不错过天时气候的常时，不违背六气之所宜，不助其胜气，不助其复气，这就是治疗之法。

（三）按昼夜节律分时施治

1. 按时施针 中医哲学主张“天人合一”，认为人是大自然的组成部分，人体中十二条经脉对应着每日的十二个时辰，由于时辰在变，因而不同的经脉中的气血在不同的时辰也有盛有衰。人的脏腑在十二个时辰中的兴衰，环环相扣，十分有序。血气应时而至为盛，血气过时而去为衰，逢时而开，过时为阖，泄则乘其盛，即经所谓刺实者刺其来。补者随其去，即经所谓刺虚者刺其去，刺其来迎而夺之，刺其去随而济之，按照这个原则取穴，以取其更好的疗效，这就是子午流注法。灵龟八法是根据八卦九宫学说，结合人体奇经八脉气血的会合，取其与奇经八脉相通的八个经穴按时取穴法，其取穴运算周期为 60 天。飞腾八法是根据时辰的天干属性选取以八脉交会穴进行针灸治疗的按时取穴方法，其取穴运算周期为 5 天。

2. 择时服药 是合理用药的重要方面。古人在服药时辰方面要求非常严格。择时服药能顺应人体生理变化的节奏，具有十分重要的意义，不仅可提高药效、减少不良反应，而且能诱导人体生物节律恢复正常。如《伤寒论》中用十枣汤治疗悬饮证要求“平旦服”。由于平旦相当于现代凌晨 3～5 时前后，人的胃肠道是空的，服用药液可以直驱肠道，及时发挥药效。且此时人体阳气刚刚升起，服药也有利于正气助药攻邪。若服时不当会扰乱人体生理节律，如在阳气升发之时服用养阴药、泻下药，既影响人体阳气升发，又可削弱药效，产生弊端。正如清代名医徐灵胎所说：“早暮不合其时，不惟无益，反能有害。”

一般来讲，清晨至上午是太阳升起的时候，自然界阳气上升和升发，此时服药可以借阳气的上升或升发而发挥药性。最适宜这个时候服用的药物主要有四种：发汗药、涌吐药、益气升阳药和祛水湿药。下午时分，太阳开始西偏，自然界的温度开始下降，人体的阳气亦随之下降。此时服用下药，可顺气机向下的趋势而达目的。下药是中医“下法”的主要用药。晚上太阳已经下山了，自然界的阳热下降，而阴气上升，像下午一样，这个也比较适合服用下药、滋养阴血药及安神药。

“天人相应”是中医学基本学术思想之一，四季气候变化伴随着温热凉寒的气候特点和不同的物候特点，对人体的生理功能、病理变化均能产生相应的影响，人体的脏腑经脉、气血津液顺应四时之气而产生相应变化，包括疾病、证型在内的机体状态都会直接或间接受到季节变化影响，治疗用药应适应四季气候特点，注意在不同天时气候条件下的治疗宜忌。

七、顺势利导

所谓顺势利导，是指根据病邪所在部位、正气抗病反应趋势等，把握最佳时机与途径，以最小代价达到最佳疗效的治疗原则。人体患病是一个十分复杂的动态过程，主要矛盾是正邪斗争。人体在长期与疾病做斗争的过程中，逐渐形成了调节、控制自身功能活动以祛邪外出的能力。人体正气、脏腑、经气及患者的情志和天时地理对人体气血的影响，是决定人体祛邪能力的重要因素。顺势治则的基本原理和精神实质就是顺应、保护和利用人体固有的自我调控能力而施治，即医者通过采取一定的手段和措施，或扶助正气，或削弱邪气，或两者并用，从而推动正邪斗争的矛盾向着邪去正复的方向转化。因此，顺势利导以正邪斗争疾病观为基础，根据病势发展客观规律和患者机体抗病自然趋势而确立，可以有效地指导中医临床实践。

（一）顺应病邪性质和部位而治

根据不同病邪所造成的“势”，尤其是以实邪为主的病证，应根据邪气所在部位和性质而采取相应措施，使之从最简捷的途径，以最快的速度排出体外，以免病邪深入而过多损伤正气。随其性而宣导之，就其近而驱除之，如《素问·阴阳应象大论》所云：“因其轻而扬之，因其重而减之”“其高者，因而越之，其下者，引而竭之；中满者，泻之于内；其有邪者，渍形以为汗；其在皮者，汗而发之”。如邪气质轻，则用扬散之法，如风邪宣散之类；邪气重浊，则用逐渐衰减之法，如湿邪可淡渗；邪在上焦者，因其在上之势，发越而使之出，可涌吐；邪居下焦者，因其在下之势，引而下出，如利尿、攻逐、导便、灌肠等；中脘痞满者，则分消于内而泻之，可用泻心汤类；邪在表、在皮，因其在外之势，可用汤渍或用药取汗，如发散风寒表邪。

（二）顺应正气抗邪的趋势而治

中医学认为，疾病的过程即正邪斗争、消长进退的动态变化过程，不同的病邪，其性质和致病特点不同，因而侵袭人体的途径及停留部位也不尽相同。人体正气具有抗御邪气入侵、祛邪外出、免于机体发病的功能。就某一具体患者而言，这种正邪斗争总是发生在某一病程阶段和具体部位，所表现出的自然趋势具有时间性和方向性。故治疗疾病应抓住最佳时机和方向，顺应患者体内正气抗邪的趋向，采用切中病情的治法方药，从最佳的途径祛邪外出，在最短时间内达到治愈疾病的目的。

伤寒初期，机体抗邪于表，表实用麻黄汤发汗解表，表虚用桂枝汤解肌调和营卫，使邪从汗解；邪深入里，化热化燥，肠内积滞，正气尚盛，用承气汤通里攻下，排毒泻热；痰浊留滞胸膈，脘痞气冲，愠愠欲吐，用瓜蒂散涌吐痰涎；太阳经邪传腑，膀胱蓄水，用五苓散化气行水；若下焦蓄血，用抵当汤（丸）攻决瘀血。诸病水者，腰以上肿，多兼风邪，水邪在表，宜发汗泄越水湿；腰以下肿，水湿重浊凝聚，用渗利导水下行。仲景治黄疸有汗、吐、下、利小便诸法，使用之际，辨别机体抗病趋势非常细致。《金匮要略》云：“酒黄疸者，或无热，靖言了了，腹满欲吐，鼻燥；其脉浮者，先吐之；沉弦者，先下之。”脉浮提示正气抗邪于上，则以涌吐祛邪最为便利；脉沉弦提示邪结胃肠，以泻下祛邪是为捷径。

在温病治疗中，叶天士根据邪从外来、由浅入深的发展规律，提出卫气营血四阶段的“汗、清、透、散”治法；吴瑭针对外感病三焦传变，提出“轻、平、重”的治法，均是根据温病上下浅深、正邪相争、郁闭外达之势，结合脏腑特性而确立的顺势治则。王孟英归纳此法在温病治疗中的应用为邪在表在上宜散、寒凉清热勿凝、邪在里在下宜攻、半表半里和为顺、三焦湿热宜分消、入营闭心包宜透转六个方面，并指出顺势利导之“势”反映了人体固有的自我调控能力，即驱邪能力。正是这种能力与邪气之间的交争，促使病证呈现出一种向愈的发展趋势。治疗用药当充分顺应和利用这种趋向，最大限度、最有效地顺正逆邪，保护正气，祛除邪气。

（三）顺应脏腑气机、苦欲喜恶之势而治

人体每一个脏腑都有其气机活动的特点，顺应该脏腑的气机之势施治，就等于增强了该脏腑抗御邪气和恢复正气的能力，从而获得良好的疗效。《素问·六元正纪大论》谓“木郁达之，火郁发之，土郁夺之，金郁泄之，水郁折之”，则是顺应五脏气机的祛邪趋势而制定的五脏实证治法。

苦欲喜恶是脏腑特性的反映，当脏腑生理特性受到遏阻时，常常表现为病态，顺畅脏腑特性，也是治疗脏腑病证的重要环节。如《素问·脏气法时论》所说的“肝欲散，急食辛以散之”“脾欲缓，急食甘以缓之”“肾欲坚，急食苦以坚之”等，就是分别顺应肝气恶郁喜散、脾气恶急喜缓和肾气恶泄喜藏的脏气特性所制定的有效治法。如肝主疏泄，性喜条达而恶抑郁，故肝病之治，顺畅其性，重在疏解肝郁，兼柔其体。治疗肝血不足、虚劳虚烦不得眠之酸枣仁汤，用酸枣仁、茯苓、知母等清热、养阴、安神，配以辛温之川芎，是因肝木性主条达而恶抑郁，川芎其气辛温芳香，性喜走散，有调达肝气之功，符合“肝欲散”的生理特性，故用川芎“辛以散之”。

（四）顺应十二经气运行之势而治

十二经脉的气血运行是有规律的，这主要表现为运行的方向性和时间性。在治疗上若能遵循和利用这一规律，就能收到较好的效果。这在针刺气功疗法中尤为明显。《灵枢·卫气行》中指出，针灸治疗常根据此经脉气血时辰涨落变化以补虚泻实，即对实证泻之，应在气血流注经脉脏腑，经气方盛之时，迎着气血流注方向刺之，并用泻法，以加速开启经脉脏腑气血的流注，防止经脉过早闭合，致气血潴留瘀滞为患。对虚证补之，应在气血刚刚流过经脉脏腑，经气方衰之时，顺着气血流注方向刺之，并用补法，以延迟经脉之闭合，利于气血继续流注其中。如果不能掌握经气运行之势，有可能就会出现《素问·离合真邪论》所说“大气已过，泻之则真气脱，脱则不复，邪气复至，而病益蓄”的后果。后世的“子午流注”针法正导源于此。

（五）顺应天时地理之势而治

人生活于天地之间，天地阴阳的变化必然通过各种途径影响人的生命活动，特别是脏腑气血，故《黄帝内经》强调顺应天时之势而治，主要体现在“因天时而调血气”的法则。例如，春夏气血浮浅趋向于表，秋冬气血收藏趋向于里，这种四时气机的升降运动，会影响疾病病位之深浅及病势之逆、顺，故治疗疾病当顺应四时气机升降之势。《素问·四时刺逆从论》中所谓“从其经气”，就是顺应四时气血的出入浮沉趋势而决定治疗方法。

李东垣在《脾胃论·用药宜禁论》中指出，吐法鼓舞胃气上逆，以鼓涌邪气自上而出，其势上行，故一般春夏无忌，而秋冬则宜慎用；汗法透邪，药势上行外散，宜用于春夏气升之时，而于秋冬气机降沉，尤其冬月闭藏之令，则宜慎用；下法功在推荡邪气自下而出，药势趋下，不利于人体气机之升浮，故春夏宜慎。但若外感病，尽管发病于秋冬阳气降沉之时，却不可不汗；火热升浮，发作于春夏阳气升浮之际，亦不能不降，舍此别无他法，此时则当舍时从病，从权用之。然也须因时选药，中病即止，并及时采用调护措施，将逆四时气机之势的危害性降至最低限度。如《续名医类案》卷五载张路玉治一人，平素相火不时上升，交春则龙雷大发，火势倍增。张氏用“生脉散加百合、茯神、龙齿以安其神，稍兼茱、连以折其势”，却有逆于春月气机之升，因此，“数剂少安，即令勿药，以养胃气，但令日用鲜百合煮汤，服之，交秋天气下降，火气渐伏，可保无虞”。

（六）顺应患者情志之势而治

《黄帝内经》认为，患者的情志变化，对其病理变化有举足轻重的作用，因此，不仅要求病者在诊病时“数问其情，以从其意”（《素问·移精变气论》），而且更强调在治疗上应“顺其志”“便病人”（《灵枢·师传》），即尽量在言行上满足患者的要求，避免引起患者的不愉快情绪。反之，如果不能顺应患者情志欲望而治，就会使患者“神不使”，以致产生“精神不进，志意不治，故病不可愈”(《素问·汤液醪醴论》)的严重后果。

顺势利导有助于指导具体治疗法则的制定，且在各科疾病的治疗，以及药物、针灸、推拿、气功等疗法中都发挥着一定的指导作用。该治则虽然与其他治则之间存在着内在的联系，但它具有自己特有的内容，与其他治则不能相互替代。例如，扶正祛邪和顺势治则都是建立在正邪斗争的疾病观基础上，但前者是针对病证的虚、实性质所采取的对正气和邪气的直接损益治则，后者的着眼点却在于顺应正气抗邪的自然趋势，从病变时机和部位上选择最有利的治疗措施，二者的差异是明显的。又如与因时、因地制宜的治则相比均有顺应天时、地理之势而治的思想，但因时、因地制宜旨在强调自然环境对治疗影响，而顺势利导则旨在突出治疗时须顺应由于天时、地理引起的脏腑气血运动趋势。

（吴国琳）

第三节　治法思维

中医治疗学分为治则和治法两大部分。治则，是治疗疾病时所必须遵循的基本原则，是在整体观念和辨证论治思想指导下，临床治疗立法、处方、用药的普遍原则。治法是针对疾病与证候，在一定治则指导下所制定的治疗大法和具体治法。治疗大法又称基本治法，它概括了许多具体治法的共性，在临床上具有普遍指导意义，包括“汗、吐、下、和、温、清、消、补”八法及其他治法。具体治法是针对临证具体病、证拟定的治法，属于个性化的、定制的，具有特定应用范围的治疗方法，如清热解表法、涩肠止泻法、温肾健脾法等。在中医理论中，治法思维是指导医者根据疾病的性质、证候表现以及患者的整体状况来选择合适治疗方法的思考过程。它涉及对治疗大法和具体治法的深入理解与灵活运用。

一、治疗大法

现在常引用的“八法”是清代医家程钟龄根据历代医家对治法多次分类、归纳总结而来的治疗大法。程氏在《医学心悟·医门八法》中提出：“论病之源，以内伤、外感四字括之。”“论病之情，则以寒、热、虚、实、表、里、阴、阳八字统之。”“而论治病之方，则又以汗、和、下、消、吐、清、温、补八法尽之。”

（一）汗法

汗法，又称解表法，是通过开泄腠理、调畅营卫、宣发肺气、祛邪外出，使外感六淫之邪随汗而解的一种治疗方法。

1. 理论基础　《史记·扁鹊仓公列传》“疾之在腠理也，汤熨之所及也”，记录了以汤熨之法治疗病在腠理之证，是汗法的起源与雏形。汗法理论在《黄帝内经》中逐步完善，《素问·阴阳别论》“阳加于阴谓之汗”，此为汗法的理论根基。张景岳进一步解释为“汗乃身之阳气所化”“汗由血液，本乎阴也。《经》曰：阳之汗，以天地之雨名之。其义可知。然汗发于阴而出于阳，此其根本则由阴中之营气，而其启闭则由阳中之卫气。”汗液，作为体内津液的一部分，经由阳气的温煦与气化作用，在体表蒸腾后渗透至皮肤外层。在正常的生理机能下，人体的卫气分布于体表，滋养并强化皮肤腠理，确保玄府通畅，从而允许汗液正常排出。然而，当机体遭遇外界病邪的侵扰时，会导致卫气郁闭，玄府闭塞，进而阻碍了汗液的顺畅排出。反之，若外邪扰乱卫气，促使其过度疏泄，则可能引发汗液异常增多，表现为自汗或夜间盗汗等现象。

2. 具体治法 汗法（药物、针灸、药浴、熏蒸等）可通过温煦、蒸腾、鼓动人体阳气，使阳气作用于阴液，发挥发汗作用。《素问·阴阳应象大论》提出："其有邪者，渍形以为汗，其在皮者，汗而发之。"强调了通过汗法来治疗邪气在表、尚未入里之病证的重要性。汗法对于麻疹初起之疹点隐而不透、水肿之腰以上肿甚、疮疡初起而有恶寒发热等表证者也具有独特的疗效。

《素问·阴阳应象大论》言："辛甘发散为阳。"以汗法药物为例，其药味辛可助阳，如麻黄、桂枝、荆芥、防风等辛温而散，鼓动阳气，开宣腠理，是汗法代表药物。针灸具有双向调节作用，对阴阳失调阳气不足者，可鼓动人体阳气，使之作用于阴液致汗出，使邪随汗而散。在汗法的应用中，由于外感表证病性有寒热之别，因此有辛温发汗和辛凉发汗之分。

（1）辛温发汗：适用于寒邪束表、卫阳被遏，症见恶寒重、发热轻的表寒证，通过辛温药物（如麻黄、桂枝等）发散风寒，解除表邪。在《黄帝内经》中提出对表证的治疗主要是用发汗法，如《素问·阴阳应象大论》"其在皮者，汗而发之""火郁发之""开鬼门"是汗法的理论基础。《伤寒论》提出了辛温发表的代表方剂麻黄汤；寒温并用方剂大青龙汤、麻杏石甘汤等。

（2）辛凉发汗：适用于风热表证或温病初起，症见发热重、恶寒轻的表热证，通过辛凉药物（如金银花、薄荷等）发散风热，清热解毒。宋金元时期随着温病学说的完善，强调温邪上受，首用辛凉，忌用辛温。吴鞠通在《温病条辨》中大倡辛凉之说，创制了辛凉平剂银翘散、辛凉轻剂桑菊饮，并将白虎汤作为辛凉重剂使用。

（3）汗法的拓展应用：汗出而解是人体呈现气血安和、病邪外达的一种表现。除了外感疾病汗出而愈以外，凡是病在上在表在皮毛的疾病，即使不是外感表证，也可应用汗法开泄腠理、逐邪外出。

如皮肤病，麻疹、水痘初期透发不畅兼有表证者可用辛凉之品，开泄腠理，透邪外出，如竹叶柳蒡汤。辛能散，能通畅气机，使邪从外透。风疹出疹迅速，瘙痒难耐，此乃风邪郁于肌表，常用解表之品宣散通畅气机，以达祛风止痒的目的，如消风散。

如水肿，辛能化气，气能行津化液使水气从汗而解。《金匮要略·水气病脉证并治》说："诸有水者，腰以下肿，当利小便，腰以上肿，当发汗乃愈。"实证水肿兼有恶风、发热者可予越婢汤、麻黄汤取汗使水邪从汗而解以消水肿。虚证水肿使用汗法，意在"提壶揭盖"，宣肺以利小便，"启上窍而利下窍"。临床上无论水肿病位在腰以上，还是在腰以下均可配合汗法，效果俱佳。

如痹证早期，辛能通利关节，畅达血脉，宣达腠理、开达毛窍，有利于气血运行于筋骨之间，可以除痹止痛。痹证即气血营卫郁滞，经气经脉闭阻不通，其因或由风寒湿或由风热湿侵袭肌肉关节之间，病以关节屈伸、活动不利为主，其治疗除了祛风胜湿散寒或祛风除湿清热外，还需配合汗法。风、寒、湿邪在表、骨节、肌肉，可用辛温之品，使邪从汗解，如桂枝芍药知母汤治疗阳虚郁热痹证，方中选用桂枝、麻黄、防风；独活寄生汤治疗肝肾亏虚，气血不足，风寒湿痹证，方中选用防风、细辛；白虎加桂枝汤治疗风湿热痹，方中选用桂枝等。

如黄疸，湿邪熏蒸，表里上下气机不通，邪无出路，发为黄疸。《伤寒论》："伤寒，瘀热在里，身必黄，麻黄连翘赤小豆汤主之。"方中麻黄、生姜宣通三焦、腠理，连翘、桑白皮泄热，杏仁、赤小豆宣肺利水，湿热得行，黄疸可退。

3. 注意事项

（1）"汗而有度，汗而勿伤"的原则：汗法虽然可以促使邪气随汗排出，但过度发汗也会耗伤人体的正气，导致病情恶化。因此在使用汗法时，需要根据患者的具体情况，合理控制发汗的程度，避免过度发汗。即《伤寒论》第 57 条："伤寒发汗已解，半日许复烦，脉浮数者，可更发汗，宜桂枝汤。"说明汗法要有一定的法度，汗之不及，病邪不解，需再汗。若汗之过度，则变证丛生，如《伤寒论》第 64 条："发汗过多，其人叉手自冒心，心下悸，欲得按者，桂枝甘草汤主之。"为汗之过多伤及心阳。

（2）注意发汗的时机和方式：发汗的时机和方式对于治疗效果至关重要。在疾病初期或邪气尚未深入时发汗效果较好。同时，要注意避免在患者体力不支或身体虚弱时发汗。

（3）补充水分：发汗期间要注意补充水分以防止脱水，可以适量饮用温开水或淡盐水以补充体内水分和电解质。

（二）吐法

吐法，又称涌吐法，是通过药物或其他方法，诱导人体呕吐，从而将停留在咽喉、胸膈、胃脘的痰涎、宿食或毒物排出体外的一种治疗方法。

1. 理论基础 《素问·阴阳应象大论》提出了吐法的适应证——“其高者，因而越之”，即病位在上，有外出之势，可因势利导以吐法祛邪外出。《神农本草经》记载了涌吐药物，如常山、藜芦、瓜蒂等。张仲景将吐法应用于临床实践，创制了瓜蒂汤、瓜蒂散、栀子豉汤等方剂，明确将吐法用于宿食、暍病、酒疸、呕吐等疾病的治疗，并提出吐法的禁忌证及吐后变证。张从正对吐法的应用达炉火纯青的境界。其代表作《儒门事亲》书中，系统地总结了吐法的源流、适应病证、应用方法、救治禁忌等。还提出吐法不仅指口中引而吐出者，还包括“如引涎、漉涎、嚏气、追泪、凡上行者，皆吐法也”，极大丰富了吐法的内涵。随着医学的发展，吐法逐渐被现代医学洗胃、吸痰的取代。但临床对吐法的研究进展却不断深入，吐法除了治疗机体上部的疾病，还被尝试利用治疗其他疾病，如黄疸等。

2. 具体治法 吐法主要用于消除咽喉、胸膈、胃脘、上焦等部位的痰涎、宿食、毒物等有害物质，可治疗宿食留滞胃脘、毒物尚在胃中，痰涎壅盛之癫狂及喉痹等。吐法多用于病位居上，病势急暴，内蓄实邪，体质壮实之人。吐法包括涌吐宿食法、涌吐痰涎法等。根据涌吐药物的峻烈程度可分为峻药吐法和缓药吐法。峻药吐法适用于体壮邪实，病邪或有害物质在胸、喉之间者，代表方剂有瓜蒂散等。缓药吐法适用于邪实正虚，病在上焦，非吐不能去病者，代表方剂有参芦饮等。此外，还有通过物理刺激（如手指在咽喉部刺激或用鹅毛蘸桐油搅咽部）来达到催吐效果的方法。

（1）涌吐宿食法：适用于宿食停留在上脘，病位偏上者。常用方剂瓜蒂散，瓜蒂散的组方遵循“酸苦涌泄为阴”的原则，瓜蒂味苦，赤小豆甘酸，酸苦涌泄成涌吐之法，加淡豆豉清宣开郁，临床上宿食停滞部位偏上，有温温欲吐的表现，病人体质强盛，方可用吐法，并注意中病即止，以快吐为度而止。

（2）涌吐痰涎法：适用于痰涎、水饮等有形实邪阻滞胸膈，病位偏上，表现为胸膈满闷，心烦，心中温温欲吐，欲吐而不能吐，气有上冲之势，用吐法涌吐痰涎，以瓜蒂散、瓜蒂汤作为代表方剂。除张仲景书中所描述的暍病、少阴病、厥阴病等邪结在胸中的病证外，后世常用于治疗痰涎阻滞心胸病位在上所致之突然昏仆、口噤难言、癫狂等神志病，痰浊上蒙清窍所致的眩晕，突发性耳聋等，或积饮滞痰横阻胸膈所致之胸胁痞满、欲吐不吐、怔忡、头目昏痛、善忘等。还可用于治疗实邪阻滞胸脘导致呼吸不利、梗阻难言或误食毒物毒药等。

（3）吐法的拓展应用：《金匮要略》有“黄疸病，酒疸，心中热，欲呕者，吐之愈”。酒疸是由湿热内蕴所致，若病变表现偏于中上部，湿热伤中，胃失和降出现腹满欲吐，心中热，鼻燥，脉浮等症状，病势趋于上，治疗当因势利导，用吐法治疗。通过涌吐使湿热之邪从上排出，起到除湿退黄的作用。

3. 注意事项

（1）“吐而勿过”的原则：涌吐法易伤胃气，一吐为快，不宜反复使用。吐法用药如瓜蒂等常用药味苦有毒，用量需控制在安全范围之内，切忌过量，否则容易引起中毒，甚者危及生命，服药后，得吐即止。对于部分患者服药后不吐的情况，可配合压舌板等用外探涌吐之法使致邪之物吐出。涌吐后，胃气易损，可配合调胃、养胃之药食顾护脾胃。

（2）吐法多用峻猛之剂，适用于体质壮实者，收效迅速，但用药峻猛易伤脾胃之气，因此体虚、妊娠、产后、大汗大下之后都不宜用吐法。临床凡有出血倾向、病情危重或高血压、动脉硬化、动脉瘤、肺结核等患者禁用。

（3）若呕吐不止，可服生姜汁少许或饮冷粥、冷开水等止吐。

（三）下法

下法，又称泻下法，是通过荡涤肠胃、排泄大便，使停留于胃肠的有形积滞从下窍而出的一种治疗方法。

1. 理论基础 下法的理论最早见于《素问·阴阳应象大论》："其下者，引而竭之；中满者，泻之于内。"《素问·热论》"其满三日者，可泄而已"阐述了下法的使用时机。这些论述为下法提供了理论基础，指导后世实践。张仲景在继承《黄帝内经》下法理论的基础上，创制一系列下法方剂，泻下方多达 30 余首，广泛应用于阳明腑实、腹满、腹痛、宿食痉病、下利、妇人病、产后胃实、肠痈、黄疸、痰饮等疾病的治疗。仲景下法种类丰富，根据疾病的不同病机采取不同下法，如阳明腑实用攻下热实的大承气汤，寒实积滞用温阳导滞的大黄附子汤，水饮内停用攻下逐水的十枣汤、大陷胸汤，瘀热互结用攻下逐瘀的桃核承气汤、抵当汤，脾约津伤用润肠通便的麻子仁丸等。吴鞠通《温病条辨》继承了大、小承气汤及调胃承气汤的运用方法，创立了以 11 个承气汤类方为代表的温病承气下法，在扶正祛邪、护固津液等方面提出"留一分津液，便有一分生机"。

2. 具体治法 下法主要用于燥屎、冷积、宿食等有形之邪滞于肠胃所致的大便不通，以及痰饮、瘀血、虫积等邪正俱实之证。下法的使用以祛邪为要，一般在表证已解，邪热入里，里实已成或宿食、痰饮、瘀血、燥屎、虫积等有形实邪内聚成实，应当机立断，及时使用下法，以达釜底抽薪，祛邪外出之效。在下法的应用中，由于病情有寒热，正气有虚实，病邪有兼夹，因此有寒下、温下、润下、逐水之分。

（1）寒下法：是指应用苦寒攻下的药物，治疗实热内结的病证。伤寒热入阳明，化燥成实；温病热入中焦，邪热与积滞互结；宿食内停，腹满疼痛，热结旁流等均可用此法治疗。用寒下法一般以"痞、满、燥、实"为依据。痞，指胃脘痞闷；满，脘腹胀满，心烦等；燥，主要指大便干结难解，口舌干燥；实，多以实证为主，表现为疼痛拒按等。大承气汤四证俱全，小承气汤四证俱全而病轻，调胃承气汤则以燥实热为主。其共同病机是实热内结，均可用苦寒攻下治疗，大承气汤为峻下之剂，小承气汤为轻下之剂，调胃承气汤为缓下之剂。

（2）温下法：是指应用温阳散寒的药物，如附子、干姜，配合攻下导滞的药物如大黄、巴豆等，温下体内寒实积滞。适用于寒邪积滞凝结胃肠的里实寒证，寒气与积滞互结，停滞肠腑，出现腑气不通，腹痛拒按，冷痛，大便秘结不通但不甚干结，或下利不畅；寒气凝滞，出现恶寒肢冷，脉弦紧等。代表方剂为大黄附子汤，《金匮要略·腹满寒疝宿食病脉证治》："胁下偏痛，发热，其脉紧弦，此寒也，以温药下之，宜大黄附子汤。"方中附子大辛大热，细辛辛温，二者相伍，走而不守，善除阴寒，温散止痛；邪实内结，以大黄荡涤积滞，泻下通腑，然大黄苦寒，与病机相悖，故与附子、细辛同用，寒凉之性去而泻下之用存，去性取用。

（3）润下法：适用于胃热炽盛，津液损伤，或温病热结伤津，致肠道失润，大便燥结者，多见于年老体弱、产后、病后津液不足导致大肠无水而舟停便秘。临证多选用甘润滋阴的药物，如生地黄、麦冬等养阴增液；或选用脂汁稠厚的果仁类药物，如火麻仁、郁李仁、杏仁等润肠通便；再配合具有泻下作用的药物，如大黄、枳实等共奏增液润肠之功，代表方剂有麻子仁丸、增液承气汤。

（4）逐水法：适用于水饮内停、结聚成实的病证，其病证多实，病势较急，病情较重。水饮之邪停滞胸胁、胃肠、脘腹等部位，影响脏腑气机，症状表现多样。如水热互结于胸腹之结胸病，可见心下痛，甚至心下至少腹硬满疼痛，拒按，发热，大便不通；水饮停留于胸胁之悬饮，可见咳嗽，胁下引痛，胸满胁痛等；水饮停聚肠间，可见脘腹胀满，大便不通，小便不利等；留饮久积，有欲出之势，可见大便自利，心下坚满等。逐水法选用具有攻逐水饮作用的药物，如甘遂、大戟、芫花等，使水饮之邪从大小便而去，代表方剂有十枣汤、大陷胸汤、己椒苈黄丸。攻下逐水之力有强弱之分，十枣汤、大陷胸汤、甘遂半夏汤属峻下之剂，多选用甘遂、大戟、芫花等峻下逐水药；大陷胸丸、己椒苈黄丸属缓下之剂，多选用葶苈子、防己、椒目等逐水力缓的药物。临床应根据病势缓急，病变部位等随证选用，从病势缓急上看，大陷胸汤、十枣汤等多用于急症，余则较缓，适合水饮内结体质偏弱者；如从部位上看，从上而下依次为大陷胸丸（水热互结于胸膈，部位偏上）、十枣汤（部位在胸胁）、大陷胸汤（部位在胸腹）、己椒苈黄丸（部位在大肠）、甘遂半夏汤（留饮从大肠欲出之势）。

（5）下法的拓展应用

1）攻下逐瘀法：邪热与瘀血互结在下焦，张仲景称之为下焦蓄血证，症见少腹急结，或少腹硬满，脉数，小便自利，甚至伴有神志异常的表现，轻者如狂，重者发狂。或产后瘀血凝结于胞宫，出现腹中疼痛；或妇人瘀热互结，出现月经异常，经水不利等均可用攻下逐瘀法治疗，代表方剂有桃核承气汤、抵当汤、抵当丸、下瘀血汤等。

2）攻瘀排脓法：通过攻下通腑，荡热逐瘀，排脓解毒等方法，清除体内热毒瘀血互相结聚的病证，适用于急性肠痈酿脓期，热毒内聚，营血瘀热的治疗。临床可表现为少腹疼痛，固定点压痛，脉沉紧，时时发热、恶寒、汗出等酿脓期症状。代表方剂为大黄牡丹汤，《金匮要略·疮痈肠痈浸淫病脉证并治》："肠痈者，少腹肿痞，按之即痛，如淋，小便自调，时时发热，自汗出，复恶寒。其脉迟紧者，脓未成，可下之，当有血。脉洪数者，脓已成，不可下也。大黄牡丹汤主之。"

3）泻下止吐法：《素问·阴阳应象大论》："其高者，因而越之。"张仲景在呕吐病中亦指出"病人欲吐者，不可下之"。病人有呕吐，病位在上，一般不用下法，但若是由于实热壅滞胃肠，胃气上逆引起的呕吐，则应以法治之，用攻下实热的方法进行治疗。泻下止呕法适用于胃肠实热的病证，除食已即吐的表现外，还伴有脘腹胀满，大便秘结或下利臭秽，口干喜饮，苔黄，脉实等实热积滞内结的证候。代表方剂为大黄甘草汤，《金匮要略·呕吐哕下利病脉证治》："食已即吐者，大黄甘草汤主之。"

3. 注意事项

（1）"下而勿损"的原则：下法易耗伤人体正气，以峻下逐水剂为甚，使用时需注意以邪去为度，不宜过量或久服，中病即止。

（2）邪在表或半表半里者不可下，阳明病腑未实者不可下。

（3）素体虚弱、高龄年迈、阳气衰微、产后失血见大便难下者，不宜峻下法。妇人妊娠、脾胃虚弱者，慎用或禁用下法。

（四）和法

和法，又称和解法，是通过和解或疏泄的药物，使半表半里之邪，以及脏腑、阴阳、表里失和之证得以解除，调整阴阳，扶助正气的治疗方法。

1. 理论基础　《黄帝内经》秉承了中国传统文化"和"的观念，将"和"的思想广泛地运用到了对自然生命、疾病、治疗及养生等各个相关领域的论述中，成为中医"和"思想的源头。其中主要包括三方面的内涵：一是"天人合一"，人与自然和谐统一，人们养生防病要注意顺应自然规律，如《素问·上古天真论》："和于阴阳，调于四时"、"处天地之和，从八风之理"；二是人体自身的和谐统一，如《素问·生气通天论》："阴平阳秘，精神乃治"；三是以"和"为指导的治疗原则，即机体达到阴阳平和的状态，如《素问·生气通天论》："谨察阴阳所在而调之，以平为期"。张仲景常用"和"描述人体的生理状态，如"阴阳自和"、"腹中和"、"表和"等；以"不和"立论，探讨疾病的发生机理，如"卫气不共荣气谐和"、"胃气不和"等。在治疗上，提出"阴阳自和者，必自愈"的治疗原则及预后判断标准，并创制桂枝汤、小柴胡汤、半夏泻心汤等调和营卫、和解少阳、调和脏腑的"和法"代表方剂。成无己在《伤寒明理论》中指出："其于不外不内，半表半里，既非发汗之所宜，又非吐下之所对，是当和解则可矣，小柴胡为和解表里之剂也”，明确提出邪在半表半里，非汗、吐、下所宜，当用小柴胡汤和解治之。清代汪昂在《医方集解》中指出：“和解之剂，用以分理阴阳，调和营卫”，将和法扩展到调和营卫。吴又可在《温疫论》中详述了膜原的概念、位置，邪伏膜原亦在半表里，宜透达膜原，创达原饮，拓展了和解法的内涵。

2. 具体治法 和法主要用于邪犯少阳、肝脾不和、胃肠寒热、气血营卫失和等证。其范畴包括和解法、调和法两个方面。和解法适用于邪在半表半里的少阳证，有其固定指征，凡邪在表，未入少阳，或邪气入里，化热成实，均不可用和解法。包括和解少阳法、开达膜原法、和解止利法、和解安神法等。调和法适用于营卫不和，脏腑失和，寒热错杂的病证。调和法常调和脏腑，辛开苦降，寒热并治，补泻兼施，临床要注意辨别寒热、虚实轻重。包括调和营卫法、调和肝脾法、调和寒热法等。

（1）调和营卫法：适用于营卫失和的病证。营为阴，卫为阳，营行脉中，卫行脉外，营卫二气相互协调则人体腠理致密开阖有常。营卫不和之证，主要包括两种情况：①卫强营弱：风邪侵袭，致卫气出太过而浮盛于外，营阴失守于内的太阳中风表虚证，症见发热、汗出等。②卫弱营强：卫气虚弱，卫外不固，营阴外泄，症见表虚而自汗出，即不发热而时自汗出。二者虽有外感与内伤之别，但均以“营卫不和”为共同病机。治疗宜调和营卫。代表方剂有桂枝汤、黄芪桂枝五物汤、桂枝加黄芪汤等。

（2）调和肝脾法：适用于治疗肝脾不和的病证。肝为刚脏，主藏血，主疏泄，性喜条达而恶抑郁。肝血亏虚，肝失条畅而出现气血郁滞，木不疏土，脾失健运而水湿内生；或肝气郁滞，横逆脾土，出现胸胁胀满，腹中绞痛，肠鸣腹痛，痛泻并作，泻后痛减，或精神抑郁，心烦易怒，神疲乏力，面色不华，女子带下量多，月经量少等。治宜调和肝脾，养血疏肝健脾祛湿。代表方剂有当归芍药散、四逆散、逍遥散、痛泻要方等。

（3）调和寒热法：是指辛热与苦寒药物合用，利用其开宣与通降，温阳与清热的作用，治疗表寒里热证、寒热上下错杂的病证。包括散寒清热法，清上温下法。散寒清热法适用于表寒里热的病证。清上温下法是针对寒热格拒，上热下寒等证。上热主要表现为心烦口渴，口苦，胸脘部灼热，甚至呕吐；下寒主要表现为腹中疼痛，喜温喜按，下利，肢冷等。寒热格拒，气机不通，亦可出现痞证。治宜苦寒与辛热并用，代表方剂有乌梅丸、黄连汤、干姜黄芩黄连人参汤等。

（4）和解少阳法：适用于邪在半表半里的少阳证。少阳为三阳之枢，是表里、阴阳之气交接转枢之地，为胆、三焦之所主。少阳之枢，通过调节气的升降出入来协调一身气机，使外能达阳于腠理而抗邪，内能疏利胆与三焦。少阳枢机不利，影响少阳宣通上下、布散内外、疏利胆与三焦气机之功，治疗宜和解少阳，畅达枢机。代表方剂有小柴胡汤、蒿芩清胆汤。

（5）开达膜原法：适用于邪伏膜原证。膜原外通肌肉，内近胃腑，即三焦之门户，居一身半表半里之位。瘟疫疟邪侵入膜原，气机被郁，津液不化，湿浊遏阻，症见寒热往来，发作有时，胸膈痞满，心烦，头眩，积粉苔，扪之糙涩，脉弦而滑等症。邪伏膜原，邪在半表半里，吴又可言“此邪不在经，汗之徒伤表气，热亦不减。又不可下，此邪不在里，下之徒伤胃气”，宜开达膜原，代表方剂有达原饮、柴胡达原饮。

（6）和解止利法：适用于少阳邪热内迫阳明，导致大肠传导失司而出现下利者。少阳胆火内郁，最易横犯胃肠，上逆于胃则呕吐，下迫于肠则下利。又因为少阳疏泄不利，气机不畅，所以下利往往兼有大便不爽，里急后重，肛门灼热等证。黄芩苦寒，善清少阳郁热，芍药苦酸，能益阴柔肝，以制少阳木气之横逆，二药相合，是和解止利的主药。

（7）和解安神法：适用于邪犯少阳，弥漫三焦，以神志异常为主要表现的疾病。“伤寒八九日，下之，胸满烦惊，小便不利，谵语，一身尽重，不可转侧者，柴胡加龙骨牡蛎汤主之。”伤寒八九日，病症仍在太阳，而误下，促成变证，下后胸满烦惊，则为病传少阳。邪结胸胁，枢机不利，故胸满而烦；胆火上炎，加之胃热上蒸，心神被扰，则惊惕谵语；少阳枢机不运，以致三焦决渎失职，水道不调，则小便不利；阳气郁于半表半里之间，不得畅达，则内外气机俱为阻滞，故一身尽重难于转侧。治宜和解少阳，通阳泄热，重镇安神，方用柴胡加龙骨牡蛎汤。

3. 注意事项

（1）“和而勿泛”的原则：和法应用时当和而有据，勿使之过泛，避免当攻邪而用和解之法，贻误病机。

（2）病邪在表、未入少阳者，邪气入里、阳明热盛实证者，三阴寒证者，禁用和法。

（五）温法

温法，又称温里法，是通过温里祛寒的作用，使在里之寒邪得以消散，阳气恢复的一种治疗方法。

1. 理论基础 温法的使用最早可追溯至先秦时期。从人类学会用火开始，人类社会步入了新的文明，先人们在生活实践中渐渐积累了依靠火发光发热的特性可以帮助人们抵御寒冷，烤熟食物，对抗疾病的经验。《素问·至真要大论》提出“寒者热之”、“劳者温之”，为温法的应用奠定了理论基础。张仲景将温法广泛应用于伤寒及杂病的论治，太阴病的治疗提出“脏有寒故也，当温之，服四逆辈”。少阴病阳气虚衰，仲景治以四逆汤、通脉四逆汤、白通汤等回阳救逆。厥阴病寒热错杂，上热下寒，仲景温法与清法并用。杂病的治疗原则是恢复人体气血阴阳的平衡，保持五脏元真通畅，仲景将温法用于湿病、历节病、虚劳病、肺痿、腹满、寒疝、五脏风寒积聚、痰饮、水气、呕吐、下利、便血、妊娠病、产后病、妇人杂病等疾病的治疗，书中明确提出“先温其里”“温其藏”“温之”等治疗原则。清代末期，郑钦安创扶阳派，善用附、姜、桂等辛热药物，同时提出了“阴火”理论，对潮热、面赤、足心热等辨证为阳虚外越，治以回阳守阴，用姜附等温热性药物。

2. 具体治法 温法主要用于里寒证，包括寒邪滞留三阴的里寒证候，如寒邪侵及脏腑，阴寒内盛的寒实证；也用于阳气虚弱，寒从内生的虚寒证。外感寒邪宜用辛温解表散寒法，属汗法的范畴。里寒引起的病证则为温法的适应证，里寒包括无形的寒气，也包括有形的寒水、寒饮、寒湿。寒为阴邪，易伤阳气，临床根据阳气损伤程度的不同，采取相应的治法。里寒盛实，阳气未虚，治以辛温或辛热散寒为主；若里寒伴有阳虚，或阳虚而生内寒，治以甘热，辛温与甘温合用，温补并施。温法的应用根据寒邪性质及侵犯部位的不同，选用相对应的治法。如寒气凝滞，治宜温阳散寒；寒饮内停，治宜温化寒饮；寒湿阻滞，治宜温散寒湿。寒邪侵犯部位不同，如寒凝经脉关节，以温经散寒止痛；寒气侵犯脏腑可采取温肺散饮、温中散寒、温肝和胃、温肾利水等不同的治法。此外，寒凝兼夹气虚，宜温阳益气；兼夹阴伤，宜温阳益阴；兼夹血虚，宜养血温阳。同时，注意鉴别寒热真假。阴寒内盛，阳气虚衰，容易出现真寒假热证候，如张仲景指出：“病人身大热，反欲得衣者，热在皮肤，寒在骨髓也；身大寒，反不欲近衣者，寒在皮肤，热在骨髓也。”在温法的应用中，根据里寒证部位浅深、程度轻重的不同，分为温中散寒法、散寒止痛法和回阳救逆法等。

（1）温中散寒法：适用于中焦虚寒，水饮内停的病证。临床表现为胃脘部疼痛胀满，畏寒喜暖。根据阳虚、水饮、寒凝的轻重，临床表现的侧重点不同。以阳虚为主可表现为四肢不温，胃脘冷痛，喜温喜按；以寒饮为主可表现为腹中肠鸣，疼痛，呕吐；以寒凝为主可表现为疼痛剧烈，寒气攻冲，上冲皮起，出见有头足。“心胸中大寒痛，呕不能饮食，腹中寒，上冲皮起，出见有头足，上下痛而不可触近，大建中汤主之”（《金匮要略·腹满寒疝宿食病脉证治》），“腹中寒气，雷鸣切痛，胸胁逆满，呕吐，附子粳米汤主之”（《金匮要略·腹满寒疝宿食病脉证治》），“霍乱，头痛发热，身疼痛，热多欲饮水者，五苓散主之，寒多不用水者，理中丸主之”（《伤寒论》第386条）。治疗以附子、干姜为主药；寒凝为主，配合蜀椒温中散寒；兼夹脾虚，配合人参、白术健脾。

（2）散寒止痛法：适用于寒邪凝滞经络、血脉不畅的寒痹证。寒性凝滞，主收引，易使气血津液凝结、经脉阻滞，不通则痛。根据寒邪凝滞的部位不同，可引起不同疼痛，如寒邪凝滞关节，可出现关节疼痛，屈伸不利；阴寒留聚心胸，可使胸中阳气痹阻，出现心痛彻背，背痛彻心；阴寒凝滞脘腹，可出现腹满痛，或脐周疼痛，伴四肢逆冷，冷汗淋漓。阴寒凝结所导致疼痛，痛势较为剧烈，冷痛，常伴恶寒，四肢厥冷等证候。“病历节不可屈伸，疼痛，乌头汤主之”（《金匮要略·中风历节病脉证并治》），“心痛彻背，背痛彻心，乌头赤石脂丸主之”，（《金匮要略·胸痹心痛短气病脉证治》）。治疗以大辛大热之乌头作为主药，乌头善起沉寒痼冷，具有良好的散寒止痛效果。若兼夹表邪，可配伍麻黄、桂枝等辛温解表；若阴寒久积，阳气衰微，可配合附子、干姜等回阳救逆；若兼夹水饮，可配伍半夏、细辛等温散水饮。

（3）回阳救逆法：适用于亡阳虚脱、阴寒内盛的危候，以及里阳虚衰，中阳亏虚，脾肾阳虚，阴寒厥逆等病证。伤寒误汗误下之后，致阳气虚衰，或表里同病，里病危急，下利清谷不止，或病在太阴、少阴，里阳虚衰，出现下利不止，呕吐，四肢厥冷，脉沉，甚至出现身有微热，烦躁等虚阳外越的证候，治宜回阳救逆，温阳散寒，代表方剂为四逆汤。《黄帝内经》：“寒淫所胜，平以辛热。”阴盛于内，非大辛大热无以散寒回阳，四逆汤以大辛大热之附子、干姜，温阳散寒，回阳固脱；炙甘草护胃和中，诸药合用回阳救逆，散寒温厥。临床常用于各种急证引起的阳气外脱，如急性吐、泻、大汗后或心力衰竭等出现脉微欲绝，四肢厥冷等，或脾肾阳虚导致的下利，恶寒，呕吐哕，四肢不温等。四逆汤用于回救逆附子宜生用，用于温补脾肾阳气宜炮用，临床应注意煎服法，附子具有毒性（尤其生附子），宜久煎。服法上，用于回阳救逆宜一次顿服，以集中药力。

（4）温法的拓展应用：温法包含范围广泛，还有温阳利水、温中止呕、温阳化湿、温肝和胃、温中止血、温阳止痢、温肺止咳、温肺化饮、温散寒湿、温经活血、温通心阳、温阳发汗等方法，临证时辨证施治，以法统方。

3. 注意事项

（1）“温而勿燥”的原则：温热之药性皆燥烈，久用或用量较大时避免耗血伤津。

（2）素体阴虚、火热炽盛、血热迫血妄行的出血证，热伏于里而见手足厥冷的真热假寒证，禁用温法。

（3）孕妇、产妇，慎用温法。

（六）清法

清法，又称清热法，是通过清热、泻火、凉血、清虚热等作用，使在里的热邪得以解除的一种治疗方法。

1. 理论基础 清法理论源于《黄帝内经》。在病因方面，《素问·热论》指出：“今夫热病者，皆伤寒之类也”“人之伤于寒也，则为病热”，外感六淫邪气是热病的病因。或由于素体阳气偏盛，或阴虚，均能使体内阴阳失衡而出现热证，如“阳胜则热，阴胜则寒”“阴虚则内热，阳胜则外热”。在证候病机方面，《黄帝内经》指出“诸热瞀瘛，皆属于火”“诸逆冲上，皆属于火”“诸胀腹大，皆属于热”“诸躁狂越，皆属于火”。关于火热病证的治则，提出“热者寒之”“温者清之”，具体治则为“热淫于内，治以咸寒，佐以甘、苦，以酸收之，以苦发之”、“火淫于内，治以咸寒，佐以苦辛，以酸收之，以苦发之。”

2. 具体治法 清法的使用首先要明确适应证。清法适用于邪热炽盛的病证，一般表邪已解，邪热入里，里热炽盛但尚未形成腑实，可用清法治疗。无形邪热，若单纯火热炽盛，用苦寒攻下法；热与湿合，形成湿热，用清热化湿法；邪热内陷，与痰互结，痰热内阻，用清热化痰法；邪热与水饮、痰热、瘀血、宿食等内结成实，当用下法。表邪未解，邪热入里，应以清热为主，兼以解表。兼夹燥邪，应清而润之；邪热炽盛，伤津耗气，则在清热的基础上，兼以益气生津。

清法的使用要根据疾病不同的病位及阶段，采取相对应的治法。吴鞠通将温病根据病位分为上中下三焦，并提出不同的用药原则：“治上焦如羽，非轻不举；治中焦如衡，非平不安；治下焦如权，非重不沉”。邪热在上焦，治宜轻清宣散，不宜苦寒直入中下，故上焦清法常用竹叶、连翘、金银花等辛凉轻解的药物。邪热在中焦，邪热炽盛，宜清热泻火，常选用石膏、黄连、黄芩等苦寒清热泻火药；若湿热内扰，则选用茵陈、栀子、滑石等清热利湿药。邪热在下焦，多损伤肝肾之阴液，当慎用苦寒，宜选用滋阴清热或重镇潜降之品滋养阴液，如知母、生地黄、鳖甲等养阴清热。温热病邪的卫气营血的不同阶段，所采取的治法亦不同，邪热在卫分，宜辛凉宣散；邪热在气分，宜清气泄热；邪热在营分，宜清营解毒，透热转气；邪热在血分，宜清热凉血。

同时要注意鉴别热证的真假、虚实。阴寒内盛，格阳于外，出现面赤，汗出的虚阳外越的证候，要注意与火热炽盛引起的面赤、汗出鉴别，前者面赤多出现在两颧，表现为两颧色如红妆，同时伴有冷汗淋漓，脉细微欲绝等证候；后者面赤常表现为满面通红，汗出不凉，脉洪大有力等。对于火热炽盛导致的阴液损伤，应在清热的基础上佐以滋阴；对于阴虚而产生的虚火，需用甘寒滋阴的补法为主，以达“壮水之主以制阳光”，不可过用苦寒。

在清法的应用中，由于里热证有实热与虚热之别，实热又有热在气分、营分、血分及热壅成毒、热在某一脏腑之别，因而有清气泄热、清营凉血、清热除蒸、清脏腑热之分。

（1）清气泄热法：适用于阳明气分热盛或温病邪入气分，里热炽盛，无形邪热熏蒸，出现发热，口渴，汗出，面赤，脉洪大有力者，治以清气泄热，代表方剂为白虎汤。吴鞠通将白虎汤称为“辛凉重剂”，由于热气炽盛，临床常见高热；热气翻腾向上，见面赤；热气燔灼津液，见口渴；热气迫津外出，见汗出；脉象洪大有力提示以里热炽盛为主，津液尚未大伤，宜清气泄热，以保津液。吴鞠通认为“辛凉平剂，焉能胜任？非虎啸风生，金飙退热，而又能保津液不可”，非用白虎汤不可。白虎汤以石膏为主药，重用石膏，取其辛寒，直清里热，配合知母甘寒，清热润燥；甘草、粳米安中和胃气。本法临床常用于急性热病证属气分热盛者。临床应用时，若兼夹少许表寒未解，可酌加桂枝外散表寒，若兼夹寒湿，可酌加苍术、草果散脾中寒湿。

（2）清营凉血法：适用于热入营血证，出现身热夜甚，夜寐不安，烦躁甚至神昏谵语，或见斑疹隐隐，舌质红绛，脉细数等热伤营阴，心神被扰的症状，治宜清营解毒，透热转气，可采用犀角、羚羊角等清热凉营，生地黄、玄参、麦冬等滋养营阴，配合连翘、金银花等宣透疏导，清气分之热，促进营分的热邪透出气分而解。最早提出“透热转气”治法的是叶天士。吴鞠通总结叶氏经验，创制清营汤、清宫汤等作为清营解毒，透热转气的代表方。

（3）清热除蒸法：适用于温病后期，邪伏阴分，出现夜热早凉，自觉夜间骨蒸潮热，热退无汗，伴口渴引饮，盗汗，舌红脉细数等。由于热自阴分而来，混处气血之中，不能纯用养阴，又非壮火，更不得用苦燥，治宜清热除蒸，代表方剂青蒿鳖甲汤。“夜热早凉，热退无汗，热自阴来者，青蒿鳖甲汤主之。”（《温病条辨·下焦篇》）

（4）清脏腑热：适用于热入脏腑证，包括清肺泄热、清心除烦、清泻肝火、清泻胃火等。

（5）清法的拓展应用

1）凉血散血法：适用于温热之邪，深入血分，热邪迫血妄行，出现的各种出血证，如呕血、吐血、大便下血，皮肤发斑、色泽鲜红等。除出血表现外，还可见热扰心神之神昏、谵语，以及瘀热内阻见口干、但欲漱水不欲咽等。治宜清热解毒、凉血散瘀，代表方剂为犀角地黄汤。

2）清气凉血法：又称气血两清法，适用于温病气血两燔，或火热化毒，充斥内外，症见壮热烦躁，干呕烦渴，口干咽痛，甚至出现神昏谵语，热盛发斑，吐血衄血，舌绛脉数等。治宜选用清气分邪热的药物，如石膏、知母、栀子、黄芩、连翘等，配合凉血散血的药物，如牡丹皮、生地黄、犀角、赤芍等，清除气分、血分热毒。轻者用玉女煎，重者用清瘟败毒饮。

3）清热化湿法：适用于湿温、暑温或其他疾病引起的湿热相合，症见身热不扬，胸闷脘痞，身重疼痛，呕吐烦渴，大便溏，粘马桶，小便赤，舌苔黄腻，脉滑等。治宜清热化湿，根据湿、热的偏盛，湿重于热选用三仁汤，湿热俱盛选用杏仁滑石汤、甘露消毒丹，热重于湿选用三石汤。

4）清热利湿止泻法：适用于湿热蕴结肠道或表证误下，邪热内陷，下迫大肠而导致的下利。症见下利不止，利下臭秽，大便黏稠，肛门灼热，口渴，汗出，甚至出现上逆而喘，舌红，苔黄或黄腻，脉滑或数。治宜清热利湿止泻，代表方剂葛根芩连汤。

5）清肠凉血止痢法：适用于湿热蕴结肠道，迫血妄行，见大便脓血者。湿热蕴结大肠，腑气不通，可见腹痛，里急后重；湿热蕴结，灼伤血络，可见大便脓血，赤多白少。治宜清肠凉血治痢，代表方剂白头翁汤。

3. 注意事项

（1）“寒而勿凝”的原则：清法所用药物性多寒凉，易损人阳气，尤易伤伐脾胃之阳，使用时用量不宜过大，亦不宜久用。

（2）对于素体虚弱、大便稀溏、胃纳不佳者，气虚、血虚发热者；表邪未解、阳气郁遏发热者，以及真寒假热者，不宜使用清法。

（七）消法

消法，又称消导法，是通过行气活血、化痰利水、消食导滞、驱虫等作用，使气、血、痰、水、食、虫等所结聚而成的有形之邪渐消缓散的一种治疗方法。

1. 理论基础 《素问·至真要大论》提出：“结者散之”、“留者攻之”、“坚者软之”、“坚者削之”为消法的使用提供了理论依据及指导原则。朱丹溪创制保和丸，治一切食积，是消食导滞的代表方，开消导法应用的新途径。程钟龄《医学心悟》创消瘰丸治疗瘰疬痰核。王清任《医林改错》活用活血化瘀法，创制化瘀方数十首，对瘀血内结导致的病证治疗具有重要的临床指导意义。

2. 具体治法 消法主要用于饮食停滞、气滞血瘀、癥瘕积聚、水湿内停、痰饮不化、疳积虫积等病证。消法独具消而非补、化而非下的特点。适用于病势较缓、虚实夹杂，必须渐消缓散而不能急于排除的病情。临床使用时要注意与下法鉴别，下法亦针对有形实邪，但病势较急，病程较短，部位偏里偏下，多用于宿食、痰饮、瘀血等，使有形实邪迅速排出体外。消法的使用要注意辨别病证的寒热虚实及兼夹证。消法一般应用于有形实邪，若纯虚无实之证，应禁用。若病邪日久，损伤正气，则应消补兼用。如小儿食积日久，损伤脾胃之气，在脘腹胀满，嗳腐吞酸的基础上出现面色不华、神倦、消瘦等，宜在消导的基础上佐以健脾益气之法。若兼夹化热，则在消法的基础上佐以清热；若兼夹气郁，则在消法的基础上佐以理气之品；若病程日久，由气分影响到血分，则应佐以活血之品。

消法根据病因、病情的不同，可分为多种类型，包括但不限于：

（1）消食导滞法：适用于饮食不当、脾胃失和导致的宿食停滞证。症见胃脘痞满，嗳腐吞酸，纳差，大便不调或泻下酸腐，小儿可见吐乳、气味酸腐，心烦啼哭，苔腻，脉滑。治宜消食导滞，代表方剂保和丸。若宿食停滞较久，郁而化热，可与清热泻火法同用；若脘腹胀满较重，可配合行气消胀法。临床应根据宿食停滞的不同部位，采取不同治法，因势利导。宿食停居部位偏上，恶心欲呕，可用吐法，涌吐宿食。若宿食停居部位偏下，停滞于肠腑，可用下法。

（2）消癥化积法：适用于局部癥积的治疗。外感六淫之邪，饮食劳倦，七情内伤等导致脏腑功能失调，气血运行不畅，气滞痰饮瘀血等互相结聚，日久则形成癥积，有形可征，固定不移，或硬满疼痛，治宜消癥化积。代表方剂为鳖甲煎丸、桂枝茯苓丸。

（3）消散瘿瘰法：适用于瘿瘤、瘰疬等疾病的治疗。瘿瘤是指颈前结块肿大，可随吞咽上下移动，相当于现代医学的结节性甲状腺肿、甲状腺腺瘤、甲状腺炎等疾患。瘰疬是指颈部两侧或耳后可扪及的结块，累累如串珠，相当于现代医学的慢性淋巴结炎、淋巴结肿大、淋巴结核等。本病发病多由于情志郁结，劳倦内伤，以致气滞痰凝互结，或气郁化火，痰火凝结而成。治宜疏肝解郁，清热化痰，软坚散结，常用药物如海藻、昆布、牡蛎、乳香、没药、夏枯草等，代表方剂为海藻玉壶汤、消瘰丸。

（4）消散疮痈法：适用于风热邪毒侵袭肌表，发为疮疡，症见红肿热痛或热壅血瘀，蕴结于脏腑而发生痈疡，如肺痈、肠痈等痈脓初起。疮疡初起，红肿热痛，以金银花、皂角刺、穿山甲、天花粉、乳香、没药等清热解毒，消肿散结，使局部红肿消散，代表方剂仙方活命饮。邪热壅肺，热壅血瘀，热盛肉腐，出现咳嗽、胸痛、咳吐腥臭脓痰，用苇茎、桃仁、薏苡仁、冬瓜仁，清热化痰，消痈排脓，代表方剂为千金苇茎汤。湿热内蕴大肠，热壅血瘀，出现局部疼痛，拒按，脉滑数等，以大黄、丹皮、桃仁、薏苡仁、败酱草等清热解毒，排脓消痈，代表方剂大黄牡丹汤、薏苡附子败酱散。

3. 注意事项

（1）"消而勿伐"的原则：消法虽不似下法峻猛，但仍属祛邪之法，用之不当，亦可损伤人体正气，应用之有度，勿使太过。对于年老体弱、纯虚无实、脾胃虚弱、孕妇等人群，禁用或慎用消法。

（2）气滞中满之臌胀，土衰不能制水之肿满，阴虚热病或脾虚所致的腹胀、泄泻、完谷不化，以及妇人血枯而致月经停闭者，禁用消法。

（八）补法

补法，又称补益法，是通过补益人体气、血、阴、阳，或增强脏腑功能，消除虚弱证候的一种治疗方法。

1. 理论基础　《素问·至真要大论》提出"虚者补之""损者益之"。《素问·阴阳应象大论》提出"形不足者，温之以气；精不足者，补之以味"。《难经》进一步丰富了五脏虚损的补法，提出"虚者补其母""泻南方、补北方"等治疗原则。《伤寒杂病论》中立虚劳病专篇，论虚劳证治，创补法方剂，广泛应用于气血阴阳亏虚等虚损证候，如肾气丸补肾气，当归生姜羊肉汤养精血，麦门冬汤滋肺阴，附子汤温肾阳等，这些方剂堪称补法方剂之祖。

2. 具体治法　补法主要用于各种虚证。在补法的应用中，根据虚证有气虚、血虚、阴虚、阳虚及各脏腑虚损之别，因而补法的具体内容甚多，既有补益气、血、阴、阳的不同，又有分补脏腑之侧重。补法的使用要注意明辨病机，分析标本，并根据脏腑、气血阴阳之间的相互关系，互相兼顾，以提高疗效。如利用脏腑之间母子相生的关系，采取"培土生金""金水相生"等治法。利用脏腑之间的功能关系，采取相应治法，如脾肾之间，为先后天关系，二者相互滋生，互相促进，临床治疗常采取以后天滋养先天，温脾阳以暖肾阳等治疗。气血之间关系可概括为气为血之帅，血为气之母，补血的同时常兼顾补气，气旺可以生血；气虚常会影响血液的运行和生成，补气的同时常兼顾养血理血之品。阴阳之间互根互用，补阳的同时注意阴中求阳，补阴的同时注意阳中求阴，可达到互相促进的效果。同时气与阳、阴与血之间关系亦十分密切，气损可及阳，血虚可及阴，因此临床补阳的同时要不忘补气，补血的同时不忘养阴。

补法根据病情的轻重缓急、体质的强弱，又有平补、缓补和峻补之分。对于慢性虚弱、病程较长者或病势较缓者，可以小剂量缓慢调养，即平补、缓补。对于急性虚脱者，为救脱回阳，宜大补、峻补。

（1）补气法：适用于各种原因引起的气虚证，包括卫气虚、肺气虚、脾胃气虚、肾气虚、心气虚等。症见神疲乏力，气短懒言，脉虚无力等。卫气虚兼见自汗恶风，易感冒；肺气虚兼见气短乏力，咳嗽无力；脾胃气虚兼见食欲不振，胃脘不舒；心气虚兼见心悸气短，胸闷乏力；肾气虚兼见腰膝酸软，小便不利或小便清长。气虚证主要与肺脾肾三脏密切相关，肺主一身之气，脾为气血生化之源，肾气为一身之气根本，故肺脾肾三脏易虚。补益脾肺，代表方剂为四君子汤、玉屏风散。张仲景善于补肾气，创补肾第一名方肾气丸，用于治疗肾气亏虚，气化失常，水饮内停导致的虚劳、痰饮、消渴、妇人转胞等诸多疾病。肾气丸以山药、山茱萸、干地黄补肾填精，丹皮、泽泻、茯苓，三药于补中寓泻，祛邪助扶正，并防滋阴药之腻滞。佐以少量桂枝、炮附子温阳化气，意在少火生气，恢复肾脏气化功能，肾气充沛，水湿得化。除此之外，补中益气汤、参苓白术散亦是本法的代表方。

（2）补血法：适用于各种原因引起的血虚证，包括心血虚、肝血虚、脾虚不能生血、血脱等。

心主血，肝藏血，脾主生血、统血，血虚与心、肝、脾三脏关系密切。临床上造成血虚的原因主要有两方面，一是化源不足，多见于水谷摄入不足，营养不良，或脾虚不能化生血液，或瘀血内阻，新血不生；二是消耗过多，主要是失血，或七情劳倦，耗伤精血等。血虚证临床多表现为面色无华或萎黄，口唇爪甲色淡，头晕目眩等。心血虚兼见心悸失眠；肝血虚兼见肢体麻木，经少闭经；脾虚不能化生血液，多表现为心脾气血不足，兼见纳少，脘腹胀闷，大便稀溏等。治疗上，心血不足，心动悸，脉结代者，以炙甘草汤养血益气，滋阴复脉。血虚寒凝导致的寒疝、产后腹痛，用当归生姜羊肉汤养血散寒止痛。妇人冲任不足，阴血不能内守，出现漏下不止，半产下血，妊娠下血伴腹痛，用胶艾汤调补冲任，固经安胎。因有形之血不能速生，气能生血，临床上治疗血虚常配合补气药，代表方剂为当归补血汤。

（3）补阴法：适用于阴精或津液不足而引起的病证。包括应用甘寒养阴生津之品滋养肺胃之阴的滋养肺胃法，代表方剂麦门冬汤、沙参麦冬汤、益胃汤。用于治疗阴虚，虚热躁扰导致的心神失养而出现神志异常或不寐的养阴安神法，代表方剂酸枣仁汤、甘麦大枣汤、百合地黄汤。用于治疗阴虚筋脉失养所致的下肢挛急的酸甘化阴法，代表方剂芍药甘草汤、人参乌梅汤。用于治疗阴液不足，肠道失润，大肠无水舟停导致便秘的养阴增液法，代表方剂增液汤。用于治疗温病邪热深入下焦，肝肾阴亏的滋养肝肾法，代表方剂加减复脉汤。用于治疗阴虚风动所致内风的滋阴息风法，代表方剂为三甲复脉汤、大定风珠。

（4）补阳法：适用于阳气虚衰的病证，症见畏寒怕冷、四末不温、精神萎靡、腰膝酸软、少腹冷痛、小便频数、阳痿、早泄等。阳虚病证与心、脾、肾三脏密切相关。肾为先天之本，肾阳为一身阳气根本，脾为后天之本，脾为阴脏，阳气易虚，脾肾两脏常互相影响，治疗上亦常先后天同治，温脾阳以补肾阳。肾主水，主生殖，肾阳亏虚，主要表现在两个方面：第一，肾失气化，阳虚水泛，寒饮内停，表现为心下悸，头眩，身瞤动，振振欲擗地，腹痛，小便不利或自下利等；第二，肾主生殖功能异常，在妇人可表现为妊娠腹痛、痛经等，在男子可表现为滑精、梦遗等。治疗上宜温补肾阳，阳虚水泛用真武汤；阳虚寒湿用附子汤，阳虚失精用天雄散。张景岳右归丸、右归饮等亦是治疗肾阳亏虚的名方。表里阳气亏虚，兼见风湿侵袭，可出现小便不利，汗出短气，恶风寒，骨节烦疼，掣痛不得屈伸等表现，治宜温补阳气，散风除湿，方用甘草附子汤。中焦阳虚，寒湿内阻，见呕吐、下利、脘腹冷痛，心中痞满疼痛，心下逆满等，治疗以温中散寒，健脾燥湿，方用理中丸，若阳虚较甚，可在理中丸基础上加附子。心阳不足，心悸欲得按，以桂枝甘草汤温通心阳，桂枝与甘草辛甘合化，化生阳气，适用于心阳虚轻证，若心阳虚重证，可在本方的基础上随证加味。

3. 注意事项

（1）“补而勿滞”的原则：补益药物的使用必须适量，不可过量。过量使用补益药物会导致气机壅塞，影响身体的正常功能。同时，在运用补法时，为防止虚不受补发生气滞，可酌加理气、行气药物保持气机通畅。

（2）避免“补而留邪”。对于邪实正虚邪气偏盛者，运用补法时，需注意避免补益过度而导致邪气留滞，造成“闭门留寇”的不良后果。治疗时应攻补兼施，以扶正祛邪。

二、具体治法和治法思维

具体治法是在治疗大法指导下，根据疾病的具体表现、证候特点以及患者的整体状况，选择个性化的治疗方法。治法思维是选择具体治法及其运用策略的一种思维方式，主要包括辨证施治，治病求本，因时、因地、因人制宜，灵活运用治疗大法和综合治疗。在中医诊疗体系中，治法与治法思维占据着举足轻重的地位。具体治法，作为在治疗大法指导下，根据疾病的具体表现、证候特点以及患者的整体状况所选择的个性化治疗方法，是中医临床实践的精髓所在。而治法思维，作为选择具体治法及其运用策略的一种思维方式，更是中医智慧的集中体现。

（一）具体治疗措施

中药处方：根据辨证结果，选择适当的中药进行配伍，达到治疗效果。

中成药：利用现代工艺生产的中成药，方便患者服用。

针灸治疗：根据经络理论，通过针灸刺激特定穴位，调节人体功能，广泛应用于疼痛管理、神经系统疾病、消化系统疾病等。

推拿与按摩：通过推、拿、按、揉等手法，达到舒筋活络、调和气血的目的，应用于肌肉骨骼系统疾病、儿童保健等。

饮食调理：根据中医理论，调整饮食结构，促进健康。

气功与太极：通过练习气功和太极拳，增强体质，预防疾病。

（二）具体治法的选择与运用

在中医临床实践中，具体治法的选择是一个严谨而复杂的过程。它要求医者首先对患者进行全面的辨证分析，明确疾病的性质、病位以及病情的轻重缓急。在这一基础上，医者还需综合考虑患者的体质状况、年龄、性别、生活习惯等因素，从而制定出既符合疾病特点又能兼顾患者个体差异的个性化治疗方案。

1. 辨证施治是核心 辨证施治是中医治疗的核心原则。它要求医者在诊断疾病时，必须全面考虑患者的体质、病因、病机、病位、病情轻重等因素，通过望、闻、问、切四诊合参，进行综合分析，明确疾病的性质、类型和阶段。医者需要根据辨证的结果，有针对性地选择治疗方法，从而最大限度地提高治疗效果。例如，一位以“发热、咳嗽、咽喉肿痛、咳吐黄痰”为主诉就诊的患者，医者会根据其症状，结合舌象、脉象等体征，辨病为感冒，辨证为风热犯肺证。在此基础上，医者会选择具有疏风散热、清热解毒功效的方剂（如银翘散、桑菊饮等）进行配伍、处方、用药。

2. 个性化治疗是关键 中医强调治疗的个性化。在具体治法的选择上，医者需充分考虑季节、气候、地域等因素，以及患者的年龄、性别、体质等个体差异，选择最适合患者的治疗方法，即因时、因地、因人制宜。例如，对于体质虚弱的患者，医者在选择治法时会更加注重扶正固本，以增强患者的抵抗力；而对于年轻体壮的患者，医者则可能更注重祛邪外出，以迅速消除病症。

3. 灵活调整是保障 中医治疗是一个动态的过程。治疗大法是临床治疗的基本原则和方法，但在实际应用中，要根据具体病情灵活运用，不可拘泥于某种方法。在具体治法的运用过程中，医者需根据患者的病情变化及时调整治疗方案。这种调整不仅包括对药物种类和剂量的调整，还包括对治疗方法的调整。例如，对于初期表现为风寒感冒的患者，随着病情的发展可能转变为风热感冒，此时医者需及时调整治法，以适应病情的变化。

（三）治法思维的内涵与价值

治法思维是中医临床治疗的核心，要求医者具备深厚的中医理论基础和丰富的临床经验，能够灵活运用治疗大法和具体治法，为患者提供个性化的治疗方案。这种思维方式主要包括以下几个方面：

1. 整体观念 中医认为人的健康和疾病是由内在的生命活动和外在的环境因素相互作用的结果。因此，在治法思维上中医强调从整体上调节患者的生命活动和环境，而非仅仅针对症状进行治疗。在选择具体治法时，应综合考虑患者的体质、年龄、性别、病情轻重以及病因病机等多方面因素，以达到整体调理的目的。

2. 辨证论治 辨证论治是中医的核心思想之一，也是治法思维的重要组成部分。它要求在治疗疾病时，应根据患者的体质、年龄、性别、病情轻重、病因病机以及症状的寒热、虚实等具体情况进行综合分析，从而制定出个性化的治疗方案。

3. 治未病 中医治法思维还强调“治未病”的原则，即在疾病未发生或未加重之前就采取积极的预防措施，以防止或减轻疾病的发生和发展。这种思维方式要求医者在治疗过程中不仅要关注当前的疾病状态，还要预见并预防可能出现的病情变化或并发症。如《金匮要略》言："夫治未病者，见肝之病，知肝传脾，当先实脾，四季脾旺不受邪，即勿补之；中工不晓其传，见肝之病，不解实脾，惟治肝也。"

4. 个体化治疗 中医认为每个个体都是独特的，同一种疾病在不同个体身上表现出来的症状也会有所不同。在治法思维上，中医强调个体化治疗的原则，即根据患者的具体情况制定个性化的治疗方案。这种思维方式使得中医治疗更具针对性和有效性。举例来说，对于常见的感冒，平素体虚、易感疲倦者罹患出现发热恶寒、乏力自汗等症状，是因为正气不足，外邪易侵所致，中医治疗可选用人参败毒散、参苏饮等益气解表。而对于体质强壮，但近期因工作压力大、情绪波动继而外感伴见口干口苦、两胁胀痛者，是因为外感邪气的同时出现肝气郁结所致，中医治疗会配伍疏肝解郁、调和气机的中药，如柴胡、白芍等。对于慢性胃炎这一疾病，有的患者表现为胃痛隐隐、喜温喜按、食欲不振，是因为脾胃虚寒所致，中医治疗可选用黄芪建中汤温中健脾、止痛。而有的患者脘痛连胁、嗳气频作、每因情志因素加重，是因为肝气犯胃所致，中医治疗可选用柴胡疏肝散疏肝行气、和胃止痛。

5. 平衡阴阳 是针对机体阴阳偏盛偏衰的变化，采取损其有余、补其不足的原则，使阴阳恢复至相对的平衡状态。在治法思维上，中医会关注患者体内阴阳的失衡情况，通过调节阴阳平衡来达到治疗疾病的目的。平衡阴阳，"以平为期"是中医治疗疾病的根本法则之一。

6. 调和脏腑 人体是一个有机的整体，脏与脏、脏与腑、腑与腑之间，生理上相互协调，相互为用，在病理上也相互影响。本脏有病可影响他脏，他脏有病也可影响本脏。因此，调和脏腑就是在治疗脏腑病变时，既要调和脏腑阴阳气血，顺应生理特性，还要注意调节脏腑关系，使之恢复平衡状态。

各个脏腑的生理功能不同，其阴阳气血失调的病理变化也不同。临证时，应根据脏腑病理变化，或虚或实，或寒或热，予以虚则补之，实则泻之，寒者热之，热者寒之。如，肝主疏泄，藏血，以血为体，以气为用，性主升发，喜条达舒畅，其病理特点为肝气肝阳常有余，肝阴肝血常不足。肝用太强，气郁化火，血虚生热生风等，其病变主要涉及气、血两个方面，气有气郁、气逆，血有血虚、血瘀。故肝病的治疗重在调气、补血、和血，结合病因予以清肝、滋肝、镇肝等治法。

五脏藏精气而不泻，六腑传化物而不藏。脏腑的阴阳五行属性、气机升降出入规律、四时通应，以及喜恶、在志等生理特性不同，调和脏腑需顺应脏腑生理特性而治。如脾胃属土，脾为阴土，阳气乃损；胃为阳土，阴气乃伤。脾喜燥恶湿，胃喜润恶燥。脾气主升，以升为顺，胃气主降，以降为和。故治脾宜甘温之剂助其升运，慎用阴寒之品避免助湿伤阳。治胃宜甘寒之剂助其通降，慎用温燥之品避免伤阴。

7. 正治反治 是中医治法思维中的一种重要治则。正治是指采用方药的性质与疾病的证候性质相反的治疗法则，常用的治法有寒者热之、热者寒之、虚则补之、实则泻之等。寒者热之又称"以热治寒"，是指寒性病证出现寒象，用温热方药进行治疗，如表寒证用辛温解表方药，里寒证用辛热温里方药等。热者寒之又称"以寒治热"，是指热性病证出现热象，用寒凉方药进行治疗，如表热证用辛凉解表方药，里热证用苦寒清里方药治疗等。虚则补之是指虚损性病证出现虚象，用补益方药进行治疗，如阳虚用温阳方药；阴虚用滋阴方药；气虚用补气方药；血虚用补血方药等。实则泻之是指实性病证出现实象，用攻逐邪实的方药进行治疗，如气滞用理气方药，食积用消食导滞方药，水饮用逐水方药，瘀血用活血化瘀方药等。反治是指采用与疾病证候性质相同或相近的方药进行治疗，常用的治法有热因热用、寒因寒用、塞因塞用、通因通用等。热因热用又称"以热治热"，是指针对假热的临床表现，用热性药物进行治疗，适用于阴寒内盛、格阳于外，反见假热之象的真寒假热证。寒因寒用又称"以寒治寒"，是指针对假寒的临床表现，用寒性药物进行治疗，适用于里热盛极、阳盛格阴，反见假寒之象的真热假寒证。塞因塞用又称"以补开塞"，是指针对闭塞不通的临床表现，用补虚药物进行治疗，适用于因虚而出现闭塞不通假象的真虚假实证，如脾虚腹胀、血虚经闭等。通因通用又称“以通治通”，是指针对通利的临床表现，用通利药物进行治疗，适用于因实而出现通利假象的真实假虚证，如热结旁流、湿热淋证、瘀血崩漏等。在具体应用中，医者应根据病情的需要选择合适的治法策略。

综上所述，中医治法思维是一个复杂而精细的体系，它要求医者在治疗疾病时综合考虑患者的整体状况、病因病机、症状表现等多方面因素，并根据具体情况选择合适的治法。这种思维方式使得中医治疗更具针对性和有效性，同时也体现了中医的“以人为本”的治疗理念。

（三）治法与治法思维的结合实践

在临床实践中，将治法与治法思维相结合是提高治疗效果的关键所在。这不仅要求医者具备扎实的中医理论基础和丰富的临床经验，还要求医者具备良好的沟通技巧和人文关怀精神。

首先，医者需通过详细的问诊和体格检查全面了解患者的病情和整体状况。在这一过程中，医者需运用中医的辨证方法对患者进行辨证分析，明确疾病的性质、病位以及病情的轻重缓急。其次，医者需根据辨证结果结合患者的个体差异制定出个性化的治疗方案。这一过程中需充分运用治法思维中的整体观念、动态观念和个体化观念进行综合考虑，以权衡利弊得失。最后，在实施治疗过程中还需密切关注患者的病情变化，及时调整治疗方案以确保治疗效果的最大化，同时减少不良反应的发生风险。

（吴喜利）

第四节　辨病论治与辨证论治

中医与西医各自根植于截然不同的历史脉络与社会文化土壤，它们在疾病认知的方法论及理论体系上展现出显著的分歧。尽管两者均旨在抗击疾病，其策略却大相径庭：中医倾向于“辨证论治”，而西医则侧重“辨病论治”。这里的“辨”，核心在于辨识与区分，它基于细致观察所得的症状与体征，通过一系列复杂的思维活动——包括分析、综合、抽象、概括、判断及推理——将感性认识升华凝练为对疾病本质的理性认知，进而确立相应的证候或病名。这一过程标志着从直观体验到深刻理解的飞跃。

至于“论”，则关乎治疗方案的论证与选定，它是将理性认知转化为实际行动的桥梁，体现了从理论到实践的回归。中医的“辨证”与西医的“辨病”，不仅是临床诊断外在表现上的不同，更是两者本质差异的体现，其核心差异聚焦于“证”与“病”这两个核心概念上。中医的“证”与西医的“病”，作为两种截然不同的疾病认知模型，在构建逻辑与应用实践中存在着多方面的显著差异。

聂广教授在其研究《辨病与辨证的模型差异及其互补》中，精辟地总结了这些差异，归纳为四大维度：一是内在资料与外在资料的侧重点不同；二是横向全面性与纵向深入性的路径差异；三是规范化流程与随机性调整的对比；四是实用理性与纯粹理性在指导实践上的分野。这些总结深刻揭示了中西医在疾病认知与治疗策略上的根本区别，同时也为两者的互补融合提供了理论支撑。

一、外在资料与内在资料

在资料搜集的层面上，中西医展现出了不同的侧重点，一方侧重外在资料的收集，而另一方则主要依托内在资料来构建疾病模型。这一过程，犹如构建房屋，材料与设计均为基石。为了深入探讨中西医在构建“病”或“证”模型时所用经验材料的异同，我们引入内在资料与外在资料的概念。外在资料，是指通过直观手段获取的关于疾病外在表现的信息。中医依靠望、闻、问、切的传统方法，西医则运用视、听、触、叩及病史询问等手段来收集此类资料。这类资料的优势在于获取便捷，直接利用感官及询问即可，无须复杂检测，但其局限性在于易受主观因素影响，资料搜集者的个体差异、经验背景，以及患者自我感受与表述的多样性，都可能影响资料的客观性。内在资料，是通过一系列检测手段深入探究疾病内在机制的数据。它依赖于先进的仪器设备和科学实验，结果往往以量化指标呈现。然而，内在资料的获取也并非毫无瑕疵，操作过程中的误差可能导致检测结果的不准确。此外，由于个体差异、临床正常值与疾病动态变化之间的复杂关系，单一依赖内在资料往往难以做出全面准确的临床判断，需结合其他信息综合考量。综上所述，中西医在资料搜集上各有侧重，外在资料与内在资料各具特色与局限，共同构成了疾病模型构建的多维度信息基础。

显然，中医证模型的构建主要依赖于外在资料，而西医病模型则综合了外在与内在资料，且以后者为主。鉴于此，中医证模型的发展应积极探索纳入更多内在资料，旨在深刻揭示其内在机制，并拓宽其在临床实践中的应用边界，进而促进辨病与辨证在更深层次上的融合。值得注意的是，这并非贬低中医外在资料的价值，反而凸显了中医在“象”层面观察的独到之处，其细腻入微的观察结果，如黄疸的阴阳分类、斑疹的顺逆辨识，以及舌象、脉象的精细分析，虽属直观范畴，却展现了非凡的洞察力，与西医内在资料形成了强有力的互补关系。

二、横的走向和纵的走向

在疾病认知的路径上，中西医呈现出横向与纵向的不同视角。横向视角聚焦于疾病在特定时间点的全面展现，即病人在某一时刻所展现的症状、体征及实验室结果的集合；而纵向视角则追踪疾病在时间轴上的动态变化，关注病征的起因、发展及演变轨迹。这两种视角构成了疾病表现的基本维度，也是构建疾病模型的基本策略。

西医病模型倾向于纵向深入，强调疾病的连续性和阶段性，通过详细记录疾病过程来区分不同病种的演变路径。随着病程的推进，同一疾病可展现出多样化的证候类型，如流行性乙型脑炎，依据中医卫气营血理论可细分为多种证型。西医病模型的构建多基于流行病学与统计学分析，但可能忽略次要因素及个体差异。

相比之下，中医证模型更加注重疾病过程中的特殊性与个性化，强调“同病异证”的理念。它根据临床表现的细微差异，将相似疾病划分为不同的证候类型，如慢性肝炎可分为多种中医证型。这种分类方式旨在提高临床诊疗的精准性，针对不同阶段的病情或相同阶段但体质各异的个体，制定更具针对性的治疗方案。

三、随机性与规范性

从疾病模式的视角审视，中医倾向于随机性医学，而西医则属于规范性医学范畴。规范性医学在处理典型与非典型病例时，尽管个体间存在差异，仍倾向于统一诊断，并设定标准化的治疗方案。西医通过大样本研究，包括动物实验、临床观察和流行病学调查，结合统计学分析，将疾病抽象化为典型模式，推动了现代医学的发展。然而，真实疾病在个体间展现出极大的多样性，标准化诊疗在面对复杂多变的病情时难免存在局限。

中医的随机性体现在对诊疗的个体化追求上。中医敏锐捕捉症状、体征的细微差别，据此辨析出多样化的证候，并灵活调整治疗方案。这种随机性源于中医对疾病研究的个体化方法和直观表象的重视，能贴近具体病人的实际情况。中医的诊断体系基于粗略的定性原则，如六淫、八纲等，这些标准虽简单却灵活多变，能够组合出丰富的证候类型。与西医依赖量化指标的诊断标准不同，中医的证模型在展现个性特征的同时，也因其高度的灵活性而难以实现诊疗的完全规范化，这也是中医诊断规范化研究面临的一大挑战。

四、实用理性与纯粹理性

在价值取向层面，中医倾向于实用理性，注重实效与经验的积累；而西医则追求纯粹理性，强调对疾病本质的深入探索与理论构建。这种差异也映射在辨病与辨证的疾病模型上，两者在材料选择、模型构建及临床应用上均存在显著差异，这背后是中西方文化差异及实证与实用精神的不同体现。

中医理论紧密依托于临床实践，其生理、病理认知多源自对临床现象的直观观察与总结，如“以象测脏”“由表及里”等思维方式。中医诊断与治疗均聚焦于功能调节，强调通过表象推断内在状态，无须深入探究物质结构的细节，便能取得良好的临床效果。

相比之下，西医自近代以来，在构造性自然观与受控实验的推动下，逐步从经验医学转向实验医学。西医不仅追求临床实效，还致力于将这种实效与基础理论研究紧密结合，力图全面理解疾病的“是什么”“怎样做”以及“为什么”。这种纯粹理性的追求促使西医在基础医学领域不断取得突破，推动了医学科学的快速发展。

辨证论治与辨病论治的核心差异在于“证”与“病”的概念。中医的“证”是一个综合性的概念，涵盖了疾病的多方面因素与条件，是对疾病本质的深刻概括。中医通过细致分析症状的部位、原因、性质及其相互关系，归纳出比症状更接近疾病本质的“证”，从而实施更为精准的辨证施治。而西医的辨病则侧重对病因、病理、生理、生化等方面的深入研究，提出包含病因、病位、病理功能及病程等信息的疾病诊断，擅长在局部与微观层面揭示确切的病理改变。

在临床实践中，辨证与辨病各有其优势与局限。有时疾病内在异常未显现于外在症状（有病无证），或外在症状无法直接反映内在病变（有证无病）。因此，将辨证与辨病有机结合，既能全面把握疾病本质，又能充分利用两者的长处，实现比单纯中医或西医更为优越的治疗效果。

五、中医范畴中的辨病论治与辨证论治

（一）辨病论治

病，即疾病，是指机体在内外致病因素的作用下，发生的阴阳失衡、气血不和、脏腑功能失调以及经络阻塞等一系列病理变化的总过程。这一过程代表了疾病过程的根本矛盾，具有特定的发病机制和演变规律。辨病论治的核心理念在于，通过对疾病的精确诊断，确立治疗的原则和方法。这一过程并非简单的疾病识别，而是需要医者运用深厚的中医理论知识，结合丰富的临床经验，对疾病的病因、病机、病理变化进行全面而深入地分析，从而制定出针对性的治疗方案。

辨病论治的意义在于，它强调了对疾病本质的深入认识。通过辨病，医者能够明确疾病的类型、性质、病位以及病情的轻重缓急，从而为治疗提供有力的依据。同时，辨病论治也体现了中医“以人为本”的治疗理念，即根据患者的具体情况进行个性化治疗，以达到最佳的治疗效果。辨病论治的实践应用体现在中医临床的各个方面。以下为具体的实践应用：

疟疾的辨病论治：疟疾是一种由疟原虫引起的传染病，其主要表现为周期性发热、寒战、出汗等症状。在辨病方面，医者需要通过四诊合参，明确患者确实患有疟疾，并判断其病情的轻重缓急。同时，医者需要运用中医的辨证思维，分析疟疾的病因病机，即疟原虫侵入人体后，与人体正气相争，导致阴阳失衡、气血不和。在此基础上，医者可以选择使用青蒿等具有抗疟功效的药物，通过抑制疟原虫的生长和繁殖，达到治疗疟疾的目的。同时，医者还需要在治疗过程中注重调节人体的阴阳平衡、气血和畅，以确保治疗的有效性和安全性。

痢疾的辨病论治：痢疾是一种肠道传染病，其主要表现为痢下赤白脓血，腹痛，里急后重等症状。在辨病方面，医者需要通过四诊合参，明确患者确实患有痢疾，并判断其病情的轻重缓急。同时，医者需分析痢疾的病因病机，如湿热或寒湿侵袭肠道，从而导致肠道功能失调。黄连作为治痢专药，因性味苦寒，使用时需注意用量、疗程，避免日久苦寒伤胃。临证时，还需要根据患者的具

体情况，如年龄、体质、病情等，制定个性化的治疗方案，并在治疗过程中密切观察患者的病情变化，及时调整治疗方案。

（二）辨证论治

证是指机体发病过程中某一阶段病机本质的概括，包括病因、病位、病性和邪正关系，能比较准确地揭示疾病的本质，可以作为治疗疾病的依据。证一般是由一组相对固定的、有内在联系的、能揭示疾病本质的症状和体征构成。症状和体征是人体发病所表现出来的异常状态，包括患者自身的异常感觉和医者所诊察到的异常表现，如恶寒、发热、恶心、疼痛和患者面色赤、舌色红、脉数等，皆属症的概念。所谓辨证，就是将四诊所收集的资料（症状和体征）通过综合分析，辨清疾病的病因、部位、性质和邪正关系，概括、判断为某种性质的证。

论治，又称施治，是根据辨证的结果，确定相应的治则和治法，是疾病治疗过程中的关键环节。它不仅仅是简单地根据已有的治疗方案进行施药，更是基于前期辨证结果，针对疾病的本质特征，结合患者的个体差异，制定出的个性化、精准化的治疗策略。辨证与论治，这两者如同中医诊疗体系中的双翼，相互关联、相辅相成。辨证是论治的前提和基础，通过详细、全面的诊断，医者能够深入了解疾病的本质、病机以及患者的体质状况，从而为后续的治疗提供有力的依据。论治是辨证的具体体现和目的，它将辨证结果转化为具体的治疗方案，通过药物、针灸、推拿等多种治疗手段，针对疾病的根源进行干预，从而达到治疗疾病、恢复健康的目的。

在论治的过程中，医者首先需要准确把握辨证结果。辨证的准确与否直接关系到治疗的效果。若辨证不准确，即使采用了好的治疗方案，也难以达到理想的效果。确定了辨证的结果后，医者需要根据疾病的本质特征和患者的个体差异，制定个性化的治疗方案。这个方案需要综合考虑患者的年龄、性别、体质、病情轻重等多种因素，以确保治疗的有效性和安全性。论治的效果又可以检验辨证的准确性，医者需要根据治疗过程中的病情变化，及时调整治疗方案，确保治疗过程的顺利进行。以感冒为例，阐述具体的实践应用：

感冒是一种常见的呼吸道疾病，一般以恶寒、发热、鼻塞、流涕等为临床表现。在中医看来，感冒的病因主要是外邪侵袭人体所致，其中又以风寒、风热最为常见。因此，在辨证时，医者需要根据患者的具体症状，进行辨证分型。对于风寒感冒患者，其主要表现为恶寒重、发热轻、无汗、头痛、身痛、鼻塞、流清涕、口不渴或渴喜热饮、苔薄白、脉浮紧等。采用解表散寒的治法进行治疗，具体方药如麻黄汤、桂枝汤等。对于风热感冒患者，其主要表现为发热重、微恶风、头胀痛、有汗、咽喉红肿疼痛、鼻塞黄涕、口渴喜饮、舌尖边红、苔薄白微黄、脉浮数等。采用解表清热的治法进行治疗，具体方药如银翘散、桑菊饮等。除了风寒感冒和风热感冒之外，感冒还有其他多种类型，如暑湿感冒、气虚感冒、阴虚感冒等。医者需要根据患者的具体症状和体质特点，进行个性化的辨证和治疗。

（三）辨病辨证并治

辨病和辨证是中医诊疗体系中不可或缺的两个环节，都是认识疾病的思维过程。辨病是对病的辨析，让医者能够全面认识疾病，以确定病为目的，确立诊断，进而对病进行治疗；辨证是对证的辨析，让医者能够深入了解疾病在当前阶段的具体表现，以确定证为目的，进而对证进行治疗，制定出更加精准的治疗方案。这两者的有机结合，使得中医治疗能够更加个性化、精准化，从而更好地服务于患者的健康。在实际的临床实践中，辨病和辨证是相互补充、相互促进的。通过辨病，医者可以把握疾病的大方向和整体特点；通过辨证，医者可以洞察疾病的细微变化和个体差异。这种从宏观到微观、从整体到局部的诊疗思路，正是中医诊疗体系的优势所在。

正确运用辨病论治和辨证论治，关键在于辩证地看待病与证的关系。既要看到一种病可以出现几种不同的证，又要看到不同的病在其发展过程中可以出现同一种证。因此，临床治疗有“同病异治”或“异病同治”的不同。

同病异治，是指同一种疾病由于人体体质或病机、病位上的不同，治法存在不同。例如在《金匮要略》中，对于水肿病的治疗，根据水肿部位的不同，治疗方法也有所区别。腰以上肿者，当发其汗，治以越婢汤发汗散水；腰以下肿者，当利小便，治以防己茯苓汤利尿行水。又如感冒常见表寒证和表热证两种证型，表寒证用辛温解表法，表热证则用辛凉解表法。再如麻疹，可分初、中、后三期：初期病邪在表，疹出未透，治宜发表透疹；中期肺热壅盛，则宜泻肺清热；后期余热未尽，肺胃阴伤，治宜养阴清热。

异病同治，是指不同的疾病由于病因、病机或病位相同，临床表现虽异，而治法相同。例如在《金匮要略》中，肾气丸被广泛用于治疗多种疾病：一治脚气上入，少腹不仁；二治虚劳腰痛，少腹拘急，小便不利；三治短气有微饮，当从小便去者；四治男子消渴，小便反多，以饮一斗，小便一斗者；五治妇人烦热不得卧，但饮食如故之转胞不得溺者。以上五病，虽症状不同，但病机皆属于肾阳亏虚，气化不能，故均可用肾气丸温肾化气。又如葶苈大枣泻肺汤，既可用于肺痈，又可用于支饮。前者病因属于风热邪毒，后者病因属于饮邪留滞，两者病名虽异，但病机同为痰浊壅肺，病位亦同，因此可以采用相同的治疗方法。上述用法，形式上虽表现为一方可治多病，一病可用数方，而实质上仍然反映了病与证相结合的辨证论治精神。

在实际的临床应用中，“同病异治”和“异病同治”的治疗原则不仅体现了中医对病与证关系的深刻理解和把握，也展示了中医治疗疾病的灵活性和个性化。这种治疗原则要求医者在临床实践中，不仅要关注疾病本身，更要关注患者的个体差异和证候变化，根据患者的具体情况制定个性化的治疗方案，从而达到最佳的治疗效果。

（四）中医辨证与西医辨病相结合

中医临床应用中，辨证论治是重要一环，是运用中医基本理论，依据病人临床表现辨别病机的动态辨证治疗方法。体现在两个方面，一是个体化治疗，即根据患者的具体症状、体质和病因进行综合分析，制定个性化的治疗方案；二是动态调整，即随病情变化进行辨证施治，灵活调整治疗方案。在临证实践之中需要真正地做到把中医理论系统结合，精确辨证并灵活运用于临床，在理论与实践结合上恰到好处。

随着现代医学科技与传统中医学的结合、临床上诊治对象及疾病谱的改变，现代中医辨病已不同于以前。现代中医诊治对象是处在现代诊疗条件下对现代科技及现代医学有所了解的患者。一些疾病随着西医西药的诊治，疾病过程也发生了改变，传统中医学病名大多数情况下以突出的主要症状如胸痹心痛、眩晕等，体征如水肿、咯血等命名，存在局限性和模糊性。因此，古代中医病名或者单纯中医病名已不能完全适应当今的临床医学需要，在新的医疗环境下，现代中医临床实践辨病时，既要辨中医的“病”，又要辨西医的“病”，辨证论治与辨病论治相结合。中医的辨证论治是针对机体各个部分以及整体的主要功能状态与病理活动综合评定，提出恰当的处理方式。也就是根据病情，运用四诊十纲，结合病因，加以归纳、分析，了解疾病所在的部位、寒热虚实等属性，辨识邪正盛衰，推测疾病的预后转归，从而确定治疗原则和具体治疗措施。然而西医的辨病论治，则是在寻找病源，明确诊断的基础上，针对病源用药的。证，是疾病反映出来的不同阶段的状态，病是证产生的根源，因此“证”和“病”是一种因果关系，有着不可分割的联系。辨证论治的优点是不管什么疾病，无论何等复杂的病情，都可以从辨证入手，提出治疗方法，而辨病论治的优点是能明确疾病产生的具体解剖部位以及现代发病机制。因此，在充分发挥中医辨证论治的优势前提下，进一步结合辨识西医的病，是提高临床疗效的需要。这样可以明确诊断，防止误诊、误治，并有利于疾病的早期诊治，且能启发治疗思路，做到有病可以医，无证也可以辨，同时依托实验室指标，优化疗效评价。

（吴喜利　钦丹萍）

第八章 中医遣方用药思维

遣方用药是中医临床的重要环节，遣方用药的思维过程经历了一个从无意识到有意识，从简单到复杂，将理法方药贯通一体的过程。在这一过程中，中医临床用药逐渐摆脱了单味药物的单方用药，发展为多味药物有机组合的复方用药，这不仅包括了对药物性味的深刻认识，还涉及了药物规律性组合的探析，使中医临床遣方用药思维趋于成熟。中医遣方用药思维是从医者思考处方用药的思维过程，这一思维过程在中医辨证论治理论指导下，密切结合临床四诊等有关资料，选择方剂配伍用药，包括经方、时方、经验方的选取，方剂配伍原理及构比思路，五味化合、相辅相成、相反相成等一系列思维方法的应用。同时，处方用药过程中还应考虑专方、类方、合方、自拟方的创制及应用思路，注重中药的应用技巧，注意思考药味的选择及用量，以达到用利远弊、祛疾复康的目的。这一系列思维方式的培养与建立都是中医遣方用药思维的具体体现与实践。

第一节　方剂配伍原理

配伍是指在中医理论指导下，根据病情和药物性能的需要，将两味或两味以上的药物进行有目的的组合使用。这一过程不仅是中医临床遣方用药的核心思维，而且对于提高临床疗效具有重要意义。《医学源流论》中提到："圣人制方以调剂之，或用以专攻，或用以兼治，或相辅者，或相反者。或相用者，故方之既成，能使药各全其性，亦能使药各失其性。"这段话深刻揭示了方剂配伍的复杂性和精妙之处，强调了在配伍过程中对药物性能的精准把握和调控的重要性。方剂的配伍思维体现了中医的整体观和系统思维，即通过药物之间的相互作用，形成一个具有整体性质的新系统，这种性质只能在系统整体中表现出来，而一旦分解为组成部分，则不复存在。这意味着方剂配伍后所发挥的作用，并非药物功效的简单相加，而是通过功能单位的有机组合，综合药物的性能，调控药物性能的发挥方向，亦可纠其偏性，抑制或消除药物的毒性，使药物的组合形成新的有机整体，从而达到减少毒副作用，增强疗效，或产生新的功效，扩大治疗范围，适应复杂病情需要的目的。

现代科学研究进一步深化了对方剂配伍的理解。例如，方剂配伍能够改变药物的代谢动力学行为，通过调节药物代谢过程关键环节来影响复方疗效和毒性反应。此外，整体和谐效应假说提出不同配伍所出现的不同效应源于对抗、补充、调节等多种药理作用的和谐。这些研究不仅为理解方剂配伍增效、减毒作用机制提供了科学依据，也为推动中药复方现代科学研究提供了参考。

一、五 味 化 合

五味是指酸、苦、甘、辛、咸五味（某些药物还具有淡、涩二味，习惯上仍称为"五味"）。五味是药物的基本属性之一，也是阐述药物功用的重要理论。药物的功用因气味而有异，《素问·至真要大论》曰："辛甘发散为阳，酸苦涌泄为阴，咸味涌泄为阴，淡味渗泄为阳。六者或收，或散，或缓，或急，或燥，或润，或软，或坚，以所利而行之，调其气使其平也。"药物的作用方向因气味而有所指，《素问·宣明五气》载："酸入肝，辛入肺，苦入心，咸入肾，甘入脾。"五味理论对临床遣方用药有重要指导意义，将药物的五味相合配伍，可以充分发挥药味的协同作用，或衍化为新的功效，或有效调控方药的作用方向，提高临床疗效。五味化合配伍主要有以下几种形式。

1. 辛甘合用法　辛甘发散法是将辛味药物与甘味药物复合应用的一种配伍方法。《素问·至真要大论》中就提到了"辛甘发散为阳"的论述。辛能发散邪气，甘能补虚缓急，辛甘相合，常用于治疗风寒表证及寒凝经脉证，又能辛甘化阳治疗脏寒气弱证。同时辛甘相合，散不伤正，又能延长辛散药效。

针对风寒表证，常用辛甘温散之法，如麻黄汤、桂枝汤，以辛温之麻黄、桂枝配伍甘缓之甘草，组成辛甘发散之配伍结构，既可峻汗散邪，又可顾护正气，祛邪不伤正。针对寒凝经脉证，常用辛热温经散寒与甘温益气养血之品配伍，如当归四逆汤中桂枝与当归的配伍，乌头汤中川乌与黄芪、甘草的配伍，阳和汤中麻黄、炮姜与熟地黄的配伍都属辛甘相合，温经散寒之法。此外，对于外感风（燥）热证，亦可用辛甘化合之法，如银翘散、桑菊饮、麻杏石甘汤、竹叶石膏汤、清燥救肺汤等方剂，以金银花、连翘、薄荷等辛凉之品与甘寒之芦根、竹叶、麦冬、甘草配伍，以辛凉宣泄，清热生津。

辛甘合用，还可化生或辅助阳气，治疗脏寒气弱证。如桂枝甘草汤、甘草干姜汤、苓桂术甘汤、小建中汤等方剂，以桂枝或干姜与甘草或饴糖配伍，辛甘化阳，温运脾土，治疗中上二焦阳气虚弱之证。而针对脏寒甚或亡阳证，亦可用辛甘化阳之法，如理中九、附子理中丸、大建中汤、吴茱萸汤、四逆汤、参附汤等方剂，用辛热温里之干姜、附子、蜀椒、吴茱萸等与甘温益气健脾之人参、白术、甘草等配伍，以温脏祛寒，回阳救逆。

2. 辛苦合用法　辛开苦降是以辛味药与苦味药为主组方，常用于治疗脏腑功能失调，气机升降失常而见脘痞腹痛、恶心呕吐、肠鸣泄泻或口咽溃烂等病证的配伍方法。辛味药如厚朴、枳壳、姜半夏、橘皮等，能辛散开通，升清健脾；苦味药如黄连、黄芩等，能泄热燥湿，降逆和胃。辛开苦降法是在对脾胃升降的生理病理特点、药物升降浮沉特性的认识基础上提出的。

张仲景针对脏腑气机升降失调、寒热互结或痰湿内生、蕴结中焦的病机采用辛苦合用，既解寒热之邪，又可寓开于泄，通而有降，从而为辛开苦降法的理论和实践确立了准则，张仲景泻心汤系列方剂堪称辛开苦降运用的典范。《伤寒论》中栀子干姜汤、附子泻心汤、干姜黄芩黄连人参汤、黄连汤、乌梅丸等方剂中以半夏、干姜、生姜等辛味药与黄芩、黄连、栀子等苦味药合用，构成调和胃肠、燮理阴阳的药对，一直沿用至今，疗效确切。

张仲景辛开苦降法的临床实践对后世影响深远。以李东垣为代表的金元医家充实了辛开苦降法，创立了诸如升阳益胃汤、补脾胃泻阴火升阳汤等方剂，创造性地运用防风等风药作为辛开的配伍结构，以升发阳气；苦降配伍则多受仲景影响用黄连、黄芩、黄柏等药物。温病学派认为湿为阴邪，非辛热不能宣通，热为阳邪，非苦寒不能清解，故临证每用黄芩、黄连清降邪热，用生姜、半夏温通化湿，形成辛开苦降法，灵活变通，随证加减，广泛用于湿热阻结中焦的多种病证，代表方剂如连朴饮、苏叶黄连汤、加味人参汤等。

3. 辛酸合用法　辛散酸收是将辛味药与酸味药复合应用的一种配伍方法。辛能散能行，可解表散邪，又能疏理气机；酸能收敛，又可益阴，二者合用，一散一收，相辅相成。辛散酸收法主要用于邪气（如风寒、痰饮、气滞）郁而不散，单用辛味药以疏散邪气，或疏理气机，又恐辛散之品伤及正气，故配伍酸敛益阴之品，以祛邪不伤正，酸敛不留邪。如针对外感风寒表虚而营卫不和，因卫阳不得外固，肌表疏松，单以辛散之品，解肌发表，则汗出营阴更伤，专以酸敛益阴，则恐表邪留滞难去，故组方遣药时将二者合用，散中有收，解表不伤阴，敛阴不恋邪，桂枝汤中以辛温之桂枝与酸寒之芍药的配伍即是这种配伍方法的典型方剂。又如治疗外感风寒内有痰饮的小青龙汤，方以辛散之麻黄、桂枝解表散寒，宣肺平喘，合用酸收益阴之芍药、五味子，既可制约麻黄、桂枝发散太过，伤及阴液，又能收敛肺气，防止麻黄、干姜、细辛、半夏等宣肺化痰之品使肺气开宣太过，如此配伍则散中有收，开中有合，方能相反相成。苓甘五味姜辛汤中干姜、细辛与五味子的配伍，二陈汤中半夏、陈皮与乌梅的配伍皆属辛散酸收的配伍方法。

辛散酸收法也是调和肝脾方剂常用的配伍方法。这种配伍方法是基于肝“体阴而用阳”的生理特点及肝气疏泄易太过或不及的病理特点在临床用方思维方面的体现。如四逆散、逍遥散、柴胡疏肝散中以辛散疏肝解郁之柴胡、薄荷、香附、川芎与酸敛益阴之白芍配伍，既补肝体助肝用，又能制约疏散解郁之品疏泄太过。又如治疗肝旺脾弱的痛泻要方中用酸收敛肝之白芍与辛散升浮之防风配伍，寓散肝于抑肝之中，可防白芍抑肝太过，又复肝气疏泄之常。

4. 酸甘合用法 酸甘化阴是将酸味药与甘味药（包括甘平、甘寒、甘温）复合应用，借以养阴生津，常用于治疗阴津亏虚或气阴两虚病证的一种配伍方法。酸味药如白芍、乌梅、山茱萸、五味子、木瓜、酸枣仁等多入肝经，功能敛阴生津；甘味药如甘草、人参、熟地黄、石斛、麦冬、白扁豆、山药等多入脾胃经，功能滋阴养胃，二者敛滋协同，养阴生津力雄厚。

酸甘化阴法最适宜肝阴不足、胃阴亏虚，尤其是肝胃同病的病证。如肝阴不足，筋脉失养所致手足挛急，或腹中拘急疼痛，苔少脉弦者，常用芍药之酸，合甘草之甘以养阴柔肝，缓急止痛，代表方剂如芍药甘草汤。成无己释云：“酸以收之，甘以缓，故酸甘相合，用补阴。”同时，温病后期，或胃痛日久，或其他慢性消耗性疾病后期等，常致胃腑失养，胃阴耗竭，酸甘化阴也是临床常用的配伍方法。酸味药常用白芍、乌梅、木瓜、山楂等；甘味药则须根据病情选用，如见胃脘灼热嘈杂、口干咽燥、大便干燥、舌红少苔者，配伍生地黄、石斛、麦冬、天花粉、知母等甘寒之品；如有胃阴不足，又见神疲气短、乏力、大便溏薄等气虚证候者，则配伍党参、黄芪、白术、山药等甘温之品，对于气随津脱者尤宜。此外，即使单纯表现胃阴虚证，用酸甘柔润法而阴不复者，只要没有虚火现象，亦可根据“阳生阴长”之意，配伍甘温之品。对有口苦而干，渴欲冷饮，烦热，舌偏红，苔少等阴虚火旺见症者，可配伍黄芩、黄连等苦寒之品，意在酸甘化阴的同时，兼以苦味坚阴，符合《黄帝内经》“酸苦涌泄为阴”之意，以收阴复火折之效。对于胃阴损伤，又见胸脘痞满，泛呕欲吐等湿浊中阻者，则需将酸甘化阴与苦温坚阴兼施合化，配伍制半夏、陈皮等温之品，以求滋胃不碍脾，燥脾不伤胃，两得其宜。

5. 酸苦合用法 是将酸味药与苦味药相结合的一种配伍方式。酸味药如乌梅、五味子、山茱萸等，多入肝经，具有收敛固涩之功；而苦味药如黄连、黄芩、黄柏等，多入心经，有燥湿泄热之效。两者合用，既能收敛固涩，又可燥湿清热，相辅相成，对于虚实夹杂、湿热蕴结的病症有良好疗效。

在临床实践中，酸苦合用法常用于治疗湿热泄泻、痢疾等证。如乌梅丸中乌梅与黄连、黄柏等苦味药并用，既能涩肠止泻，又能清热燥湿，适用于久泻久痢、虚实错杂之证。又如治疗胃热吐衄的左金丸，以黄连之苦寒泄胃火，佐以吴茱萸之酸苦降逆止呕，共奏清肝泻火、降逆止呕之功。

此外，酸苦合用法也常用于固涩滑脱等证。如治疗崩漏带下的固经丸，以黄芩、黄柏之苦寒清热燥湿，配以白芍、五味子之酸涩固涩止带，共奏清热固经止带之功。

6. 甘苦合用法 甘补苦泻是将甘味药与苦味药复合应用，治疗实邪（痰饮、寒热等）内阻，或（和）脾胃虚弱病证的一种配伍方法。《素问·五脏生成》谓：“脾苦湿，急食苦以燥之……脾欲缓，急食甘以缓之，用苦泻之，甘补之。”甘苦合用，补泻兼施，祛邪不伤正，扶正不恋邪。金元医家李东垣善用甘补苦泻法，对脾胃虚弱，湿浊下流，阴火上冲的病证，常用黄芪、人参、甘草等甘味药物益气健脾，配伍黄芩、黄连、黄柏等苦寒之品清热燥湿，甘苦合用，以补脾胃、泻阴火。代表方剂如升阳益胃汤、补脾胃泻阴火升阳汤等方剂。

对于里实积滞，而正气亏虚者，常用大黄、芒硝、大戟、甘遂、芫花等苦味药荡积祛邪，同时以人参、大枣、当归、麦冬、生地黄等甘味补益之品扶助正气，寓攻于补。代表方剂如黄龙汤、新加黄龙汤、增液承气汤、桂枝加大黄汤、调胃承气汤等。对于一些峻烈，或有毒性的苦味荡积祛邪药物，方中配伍甘味补益之品，可缓和其峻烈之性，又能顾护脾胃，佐制其毒性，如十枣汤为逐水之峻剂，方中大戟、甘遂、芫花都是苦泄逐水之峻药，且都有毒性，易伤脾胃，故用味甘之大枣，共奏甘补苦泻、下不伤正之效。

7. 甘咸合用法　是指将甘味药与咸味药相配伍的一种用药方法。甘味药多具有补益之功，能够滋养身体，调和气血；而咸味药则多具有软坚散结、滋阴潜阳之效。两者合用，既能补益气血，又能滋阴潜阳，对于虚实夹杂、气血阴阳失调的病症有良好疗效。

《温病条辨》是最早体现这一治疗原则的文献之一，其养阴方剂在性味上，多选用甘寒、酸甘及咸寒之药，体现了甘寒养阴、咸寒滋阴的组方法则。在临床实践中，甘咸合用法常用于治疗肝肾阴虚、痰火郁结等证。如耳聋左慈丸中，熟地黄、山药、山茱萸等甘味药与磁石咸味药并用，既能滋养肝肾之阴，又能平肝潜阳，聪耳明目，适用于肝肾阴虚之耳鸣耳聋。又如治疗瘰疬痰核的消瘰丸，以牡蛎之咸寒软坚散结，配玄参、贝母之甘咸化痰散结，共奏化痰软坚散结之功。

此外，甘咸合用法也常用于调和阴阳、固本培元。如治疗阴阳两虚的龟鹿二仙胶，以龟板之咸寒滋阴潜阳，配鹿角胶之甘咸温补肾阳，人参、枸杞之甘温益气养血，共奏阴阳双补、气血同调之功。

五味化合中诸如辛润、酸敛等在临床组方遣药中的运用，是对五味间接作用的认识，对中医治法和临证组方思维也有重要启示。如“辛润”之说，《素问·脏气法时论》指出：“肾苦燥，急食辛以润之，开腠理，致津液，通气也。”后世逐渐发展演变成一种“辛润”的药性功效。辛能散、能行；而辛润，则是通过辛味药的行散作用，间接产生的润养效果。如治疗外感凉燥证之杏苏散未用润燥养阴之品，只是以辛散之品轻宣凉燥，理肺化痰，使外邪去，津液敷布正常而燥证自解。此外还需注意的是五味化合配伍原理必须与药物的“四气”，即温热寒凉结合，才能准确把握中医临床遣方用药思维，诚如缪仲淳所言：“气味互兼，性质各异，参合多少，制用全殊，所以穷五味之变，明药物之能，厥有皆哉。”

二、相 辅 相 成

相辅相成是指将性味、功能相似的药物配伍，以增强或综合药物的作用，互相补充或促进，提高原有疗效的配伍方法。强调药物之间的协同作用以及对整体治疗策略的贡献。一般来说，药物的性能既有一定的共性，也有一定的特殊性，这种配伍方法主要是利用药物的共性加强药效，同时也适当利用各自的特殊性，使病证特殊情况得以兼顾，从而增强治疗效果。需要指出的是，五味相合与相辅相成及相反相成之间存在着相互交叉的关系，是不同角度的认知思维，五味相合可应用于相辅相成与相反相成中，反之，相辅相成与相反相成也可通过五味相合来实现。

1. 协同配伍以增效　协同增效属“七情”配伍中的相须、相使的方法，这种方法强调药物之间的主辅相依、协同增效的关系。在中医理论中，药物之间的配伍关系并非简单的叠加，而是通过药物的相互作用，产生协同效应，从而增强整体的治疗效果。在协同配伍中，常将性味、功效相近的药物相伍，以加强药物的治疗作用。例如，对于热病炽盛的患者，常选用黄连、黄芩等苦寒之品以清热泻火，再配以知母、黄柏等滋阴降火之药，使火热之邪得以清解，同时防止火热伤阴。这种配伍方式，既增强了清热泻火的效果，又兼顾了滋阴润燥的需要，体现了协同增效的原则。此外，协同配伍还体现在药物之间的相互促进作用上。有些药物在配伍后，其功效可以得到明显的提升。如人参配黄芪，可增强补气固表的作用；当归配熟地黄，可加强补血养血的效果。这种配伍方式，使得药物在协同作用下，能够更好地发挥各自的功效，从而提高整体的治疗效果。

许多临床疗效卓著的经典名方，也多用协同增效的配伍方法。如麻黄汤中麻黄与桂枝的配伍，白虎汤中的石膏与知母的配伍，四逆汤中附子与干姜的配伍，大承气汤中大黄与芒硝的配伍，黄连解毒汤中黄连、黄柏、黄芩、栀子等配伍方法。还有许多药对，也属协同增效的配伍方法，如乳香与没药、芍药与甘草、当归与川芎、羌活与独活、黄芪与当归等。在临床遣方用药中，这类配伍方法被广泛应用。值得注意的是，协同配伍并非随意组合药物，而是需要根据患者的病情、体质以及药物的性能进行综合考虑。只有在充分了解药物性能和功效的基础上，才能制定出合理的配伍方案，实现协同增效的目标。

2. 协调搭配显新效 协同生效是指将性味、功能不同的药物配伍，通过互补或协同，产生各自药物不具备的新功效的配伍方法，也就是部分不具备整体的性质。这种配伍方法主要用于特殊性的病证，很难用某一种药物的功效治疗，需要组合而成的特殊功效治疗。如对营卫不和病证治疗，桂枝汤中将桂枝与芍药配伍以调和营卫；再如少阳证，小柴胡汤中将柴胡与黄芩配伍以和解少阳；对心肾不交证，交泰丸中将肉桂与黄连配伍以交通心肾。这种配伍方法多用于和解方剂，故有“有和解方而无和解药”之说。

三、相反相成

相反相成是指事物内部或事物之间相互对立、排斥的两个方面相互补充、促进，既对立又统一。相反相成的配伍方法是在中医阴阳对立统一观的指导下，将性效属性相反的药物组合成方，从而提高或调整方剂的整体效能。这种配伍方法常用于治疗病机错综复杂、互相对立的病证，如寒热、虚实、表里、阴阳等矛盾并存。相反相成配伍是一种特殊的反向用药思维，是中医临床特有的思维方法。对于相反相成的配伍有多种类别，认定尚不统一，按照同种属性或从属关系归并为类的原则，总结为以下四类，以相互区别定性，便于临床掌握和应用。

1. 寒热并用，温清结合 寒热并用是指将寒凉药与温热药相伍以温清结合，主要用于治疗各种寒热错杂病证的一种配伍方法，调和阴阳，平衡寒热，从而达到治疗疾病的目的。《黄帝内经》提出“寒者热之，热者寒之”的治疗原则，张仲景在《伤寒论》中巧妙运用寒热并用之法，通过辨寒热部位、寒热主次等，施以表里双解、和解中焦、清上温下等多种方式，体现了其辨证论治的严谨与灵活性。如治疗表寒里热证的大青龙汤，将辛温之麻黄、桂枝与甘寒之石膏配伍以解表散寒，清泻里热，后世创立的定喘汤、九味羌活汤等均属于此类配伍思维。又如治疗上热下寒之胸膈烦热并腹痛、大便溏软的栀子干姜汤，栀子苦寒清心肺，干姜辛热温脾阳，二药相伍，清上热，温下寒，寒温同化，调和脾胃。再如治疗寒热错杂于中焦的泻心汤类方，方中取黄芩、黄连苦寒清热，干姜、半夏辛温开痞，后世治疗脾胃虚寒、湿热内蕴的连理汤，亦属此类配伍思维。这类制方思维被广泛应用于临床所见的各种表现为中焦寒热错杂的疾病。又如治疗胆热脾寒、气化不利的柴胡桂枝干姜汤，以寒凉之柴胡、黄芩清解胆热，辛温之干姜温脾散寒、桂枝温阳化气。在痹证治疗中，寒热并用更为常用，如治疗阳虚热郁的桂枝芍药知母汤，就是用辛温之麻黄、附子、桂枝温经散寒止痛，配伍寒凉濡润之知母、白芍清热除烦、滋阴润燥。现代医家常仿此寒热并用，相反相成之配伍思维，或用附子、桂枝配石膏，或以附子、桂枝配羚羊角，或川乌、草乌配生地黄、知母，或桂枝配桑枝等治疗各种寒热兼杂之痹证，取得良好效果。

此外，针对某一病机中寒证或热证过度偏盛，可能发生阴阳格拒趋向，在不改变全方或清或温主治方向的基础上，选择少量与主药药性相反而与病性一致的药物，寒热并用，形成反佐，消除格拒，引领温热药物或寒凉药物发挥应有的作用。如治疗阳虚阴盛证的通脉四逆加猪胆汁汤及白通汤，方中以温热药附子、干姜为主，为防阴盛格阳于外，又配伍少量苦寒猪汁或咸寒之人尿以“甚者从之”，即顺应病机中寒极之趋向，消除格拒，引领附子、干姜温热药物发挥温里散寒，回阳救急的作用。

2. 刚柔相济，润燥结合 刚柔相济是指将辛温刚燥之品与阴柔濡润之品相伍的一种配伍方法。刚柔相济主要针对既存在阳虚有寒或湿痰不化，又有阴血受损的矛盾病机。炙甘草汤治疗阳气虚弱、阴血亏虚的心动悸，脉结代证，方用人参、桂枝、生姜、清酒刚燥之品，益气温阳，以宣通脉道；又配伍生地黄、阿胶、麦冬、麻子仁等阴柔濡润之品，滋阴养血以充盈脉道，刚柔相济，相反相成。

治疗湿痰内盛、肺肾阴虚证的金水六君煎，方中以阴柔濡润之熟地黄、当归滋阴养血，配伍半夏、陈皮刚燥之品燥湿化痰，润燥结合。对于温病后期湿阻气机，又有阴津损伤，温病学派常以藿香、半夏、厚朴等苦温燥湿药，配伍石斛、麦冬等甘润生津之品，润燥结合，既能理气化湿，又能生津护阴。

现代临床一些杂病，常存在阴血受损与痰湿或阳虚并存的病机，此时最宜润燥结合。如在糖尿病的证候演变中，阴虚与湿浊对立并存，宜养阴润燥与燥湿运脾结合，施今墨治疗糖尿病的著名药对苍术配玄参，苍术突出燥，玄参突出润，二者相伍，燥不伤阴，润不留浊，相互促进。如妊娠恶阻的中医临床观察表明，由于妊娠阴血下聚以养胎，体内阴血相对亏虚，常见双目下陷，咽干口燥，舌红少苔，同时由于脾虚不运，易酿生痰湿，形成阴虚与痰湿并存的病理机制，常用太子参、沙参、麦冬等阴柔濡润之品益气养阴，配伍刚燥之半夏、生姜、陈皮等以燥湿化痰。临床治疗Ⅰ度房室传导阻滞既有心阴虚之候，又有脉来缓之心阳不济，证属阳微阴弱者，常以附子与生地黄配伍，刚柔相济，阴阳并补，生地黄又可兼制附子之毒性，不仅可提高心率，而且对胸闷、纳减等症状的消除和全身情况的改善均有明显效果。

3. 升降相因，畅达上下 内外升降运动是自然界的基本规律，《素问·六微旨大论》云："升已而降，降者谓天；降已而升，升者谓地。天气下降，气流于地，地气上升，气腾于天，故高下相召，升降相因，而变作矣。"升降运动也是机体脏腑生理功能的基本形式之一。升降相因即基于对机体脏腑气机升降互为因果的生理特点和药物升降沉浮认识基础上提出的一种配伍方法。这种配伍方法主要针对肺、脾胃、肝胆等脏腑病变。

对肺失宣降所致咳嗽、咳喘、水肿、小便不利等病证者，可用开宣肺气的药物与肃降肺气之品相伍，达到宣降肺气、止咳平喘、通调水道的作用。如麻黄汤、麻杏石甘汤、大青龙汤均以辛温宣发的麻黄配伍苦降肺气的杏仁，桑菊饮中桔梗配杏仁，杏苏散中苏叶配杏仁等，均能使肺气宣降复常，则咳止喘平。此外，对于风邪乘袭，肺失宣通，水道郁滞导致的水肿、癃闭等水湿内停病证，常在辨证基础上选用麻黄、桔梗、苏叶或浮萍等宣肺之品，以宣通肺气，气津自降，水道通而浮肿消，此乃升降相因的特殊配伍方法，代表方剂如越婢汤等。

对脾胃升降失常所引起的恶心呕吐、泻利、脘腹胀满、嗳气呃逆等症，健脾升清，和胃降逆是临床常用的配伍方法。正如叶天士所言："脾胃之病……其于升降二字，尤为紧要。盖脾气下陷固病，即使不陷，而但不健运，已病矣。胃气上逆固病，即不上逆，但不通降，亦病矣。"并强调"脾宜升则健，胃宜降则和"。临床常用辛散升发、健脾升阳的药物，如柴胡、升麻、羌活、独活、防风、干姜、黄芪、白术、人参等；苦降下气、和胃降浊之品，如黄连、黄芩、枳实、厚朴等，代表方剂如枳术丸、升阳益胃汤、补脾胃泻阴火升阳汤、半夏泻心汤、中满分消丸等。对肠腑闭阻之便秘，常用升清药与降浊之品相伍，通降腑气，如济川煎中升麻配伍枳壳，具有"寓降于升之内"的配伍特点。现代临床研究表明，升麻配伍枳壳，治疗胃下垂、直肠脱垂、子宫脱垂等脏器下垂病证，疗效显著。

对肝胆升降失衡所导致的胁痛、口苦、眩晕、瘿瘤等病证，升降相因的配伍方法同样具有显著的治疗效果。肝主疏泄，喜条达而恶抑郁，其气以升为健；胆附于肝，内藏精汁，助胃消化，其气以降为和。若肝失疏泄，胆失和降，则气机升降失司，临床常见胸胁胀痛、口苦咽干、头晕目眩、嘈杂泛酸、恶心呕吐、腹胀便溏等症状。治疗此类病证，常需选用疏肝理气、升发肝气的药物以恢复肝之升发疏泄功能，如柴胡、薄荷、川芎、升麻等；同时配伍和胃降逆、通降胆腑的药物以恢复胆之通降功能，如黄芩、黄连、半夏、枳实等。二者相伍，升降相因，肝升胆降，则气机调畅，诸症自除。如逍遥散中柴胡疏肝解郁，升发肝气，配伍香附降气，二者一升一降，使肝气得升，脾气得降，则肝脾调和，诸症自愈。又如龙胆泻肝汤中，柴胡疏肝解郁，升发肝气，黄芩、黄连苦寒降泄，清泻肝胆实火，二者升降相因，使火降气顺，则胁痛口苦诸症可除。此外，对于瘿瘤等病证，亦需升降相因，调和肝胆气机。如海藻玉壶汤中，海藻、昆布化痰散结，配伍青皮、陈皮疏肝理气，升发肝气；再佐以半夏、贝母降逆散结，使升降有序，则瘿瘤可消。

临床采用升浮或沉降药物组方配伍时，常用到与之相反的药物，此种配伍思维并不是基于机体脏腑升降互为因果的生理病理特点，而是寓降于升，防止升浮太过，如川芎茶调散中配伍清茶调服，以清茶苦降之性，制约川芎、荆芥、防风等升散药物升散太过之弊；或寓升于降，防止沉降太过。

4. 虚实夹杂，补泻兼施 补泻兼施是指将补益药与祛邪药相伍以补泻兼顾，常用于虚实夹杂病证的配伍方法。《黄帝内经》有述："虚则实之，满则泻之。"虚实夹杂，乃疾病演变之常态，亦是临证常见之证型。人体脏腑功能之盛衰，气血阴阳之盈亏，皆可因内外因素之影响而有所偏颇。故临证之际，当详辨虚实，明辨邪正，而后以补泻兼施之法，调和阴阳，平衡脏腑，以达愈病之目的。然而，对于虚实夹杂之证纯补虚则闭门留寇，独攻邪则更伤正气，唯有补泻兼施方可祛邪而不伤正、补虚而不留邪。补泻兼施之法，其要在于审证求因，因病施治。若正气不足，邪气有余，则当以补正祛邪为主，若邪气内盛，正气未衰，则当以祛邪为主，兼顾扶正。此类配伍的方剂甚多，如以败毒散为代表的扶正解表剂、以黄龙汤为代表的攻补兼施剂、以健脾丸为代表的健脾消食剂、以黄连阿胶汤为代表的"泻南补北"剂，以及治疗热病后期余热未清气津两伤的竹叶石膏汤、治疗阴虚火旺的当归六黄汤等方剂都蕴含有补泻兼施的配伍思维。

临证实践中，补虚可根据气血阴阳不足或脏腑虚损选用相应补益之品，祛邪则可根据风寒暑湿燥火或痰饮瘀血食积等选用相应祛邪之品，而其关键在于根据虚实的侧重分清补益与祛邪的主次。如治疗气虚外感表证，若气虚之体，外感风寒湿者，祛邪为主，扶正为次，代表方剂如败毒散，方以羌活、独活、柴胡、薄荷等解表散寒为主，配伍人参益气扶正为辅；若气虚与外感风寒并见者，则以人参与苏叶、葛根等解表之品并重，代表方剂如参苏饮。

另外，五味合化制方思维中的甘补苦泻法是补泻兼施相反相成配伍方法的重要内容之一，只是不同角度的认知思维。在相反相成中的散收结合配伍方法，其本质就是将辛散药物与酸敛之品配伍，与五味合化中的辛散酸收完全一致。

四、用药如用兵

在中医学领域，用药如用兵这一比喻，精练地传达了医师在临床实践中应如何精心策划和精准施策。这要求医师不仅要有扎实的中医药理论基础，还要有丰富的临床经验和敏锐的临床洞察力。医师在用药时，必须像统帅军队一样，以战略的眼光审视病情，制订出周密的治疗计划。基于"五味化合、相辅相成、相反相成"的基本原则，临床用药具体还应遵循以下几方面内容：

1. 精准辨证

兵法对应：知己知彼，百战不殆。

临床应用：医师必须准确诊断患者的疾病性质，包括阴阳、表里、寒热、虚实等，以此为基础选择相应的药物。

2. 合理配伍

兵法对应：兵分三路，各司其职。

临床应用：根据"君臣佐使""七情配伍"的原则，合理安排药物的配伍，确保主药针对主病，辅助药物相辅相成，同时利用相反相成的药物关系，调和药性，防止副作用。

3. 药性调和

兵法对应：刚柔并济，相得益彰。

临床应用：利用五味化合的原理，调和药物的性味，使药效更加温和而持久，避免过激或不足。

4. 动态调整

兵法对应：兵无常势，水无常形。

临床应用：根据患者的反应和病情变化，灵活调整药物剂量和配伍，如同调兵遣将，随时应对战局变化。

5. 防患于未然

兵法对应：上兵伐谋，其次伐交，其次伐兵，其下攻城。

临床应用：在用药时，预先考虑可能的副作用和患者体质的承受能力，通过药物配伍预防不良反应，如同用兵时先谋略后行动。

6. 个体化治疗

兵法对应：因地制宜，因敌制胜。

临床应用：在临床治疗中，医师需充分考虑到每个患者的独特性。通过综合评估患者的体质、年龄、性别、病情等个体因素，医师可以个性化地调整治疗方案，以满足患者的个体需求。这种个性化的治疗方式，能够更精准地针对患者的病理特点，提高治疗的有效性和安全性。

7. 综合考量

兵法对应：统筹兼顾，全面布局。

临床应用：在临床治疗中，医师需实现全面治疗的目标。这要求医师在治疗时，既要针对局部症状进行治疗，又要关注患者的全身状况，包括气血、阴阳、脏腑等方面的平衡。通过全面考虑患者的生理、心理、社会等多方面因素，医师可以制定出更为全面和深入的治疗方案，促进患者的整体健康。

总之，医师还应不断学习最新的医学知识和药物研究进展，创新治疗方案，提高治疗效果。通过上述临床用药原则，医师可以像用兵一样精准、高效、灵活地使用中医中药，达到治疗疾病的目的。

第二节　方剂构比思维

每一首方剂的组成都要根据病情，在辨证立法的基础上选择适当的药物，妥善配伍，但药物在应用过程中，为了凸显其不同作用和地位，必须通过严密的处方结构、组方比例和剂量来实现。这样才能主次分明，全面兼顾，扬长避短，提高疗效。方剂构比是方剂内部各组成药物之间相互联系、相互作用的重要方式，特定的方剂必须谨守一定的构比模式，以维持方剂的相对稳定。同时方剂构比又有极大的灵活性，可据证调整构比，适应病情变化，提高临床疗效。中医传统遣方用药的君、臣、佐、使原则，其本质就是一种方剂的构比思维，既强调了方中药物的组成结构，更重要的是通过君、臣、佐、使的类比符号，强调每类结构的主次之别，具有相当的科学性，含义深刻，为现代临床探讨制方思维奠定了基础。

一、处方结构特点

处方结构是方剂内各组成药物之间相互联系、相互作用的方式，是剖析方剂的重要工具及临床遣方用药的基本原则和重要思路。为了便于临床实用，将传统方剂配伍的君臣佐使理论与中药配伍的“七情”理论结合，方剂的处方结构分为以下类型。

1. 一元式结构　是指由一味药物或几味具有相同或相似作用的药物组成的处方结构，互相配合，协同增效。一般来说，一元式结构的方剂，其组方思路简单，一般用于病机比较单一的病证，或病证虽较为复杂，但病情较重、病势较急，在治疗时只需解决主要矛盾。借鉴中药七情配伍理论，一元式结构又可分为单行式和相须式。

单行式由一味药物组成，代表方剂如独参汤、一味薯蓣饮、蜜煎导等。

相须式由两味或两味以上药物组成，传统经典方剂较为普遍，代表方剂如二至丸、失笑散、二冬膏、水陆二仙丹、黄连解毒汤等。其中二至丸由女贞子、墨旱莲组成，女贞子滋肾养阴，补肝明目，墨旱莲养阴益精，凉血止血，两药合用则滋补肝肾效果更佳。失笑散由五灵脂、蒲黄组成，两药均有良好的化瘀止痛作用，效用相似，合用活血散结、化瘀止痛之力增强。

此外，可以把一首方剂作为一个整体，看作一个构成单元，为了协同增效，把两首或两首以上相同或相似作用的方剂复合构成新方剂，这种处方结构亦属一元式结构。如二陈平胃散，方中二陈汤燥湿化痰、理气和中，平胃散燥湿运脾、理气和胃，二者作用相似，为一元式结构。

2. 多元式结构 是指由两味或两味以上作用不同的药物组成的处方结构。根据组成药物之间相互联系、相互作用方式的不同又可分为主辅式和复合式。

主辅式是指组成方剂的药物中，有的药物是发挥主要作用，称为主药；而另外一部分药物发挥的是减副增效的辅助作用，称为辅药。这类方剂占方剂的多数，是君臣佐使理论的阐释范围。主药是针对主病或主证起主要治疗作用的药物，在方剂中起决定性作用，占主导地位，相当于君药；辅药包括增效辅助药和减副辅助药，涵盖了君、臣、佐、使的内涵。增效辅助药能起到增加疗效的作用，又包括直接增效辅助药、间接增效辅助药。直接增效辅助药是通过直接的方式，增强主药作用以解决主要矛盾的药物，涵盖了原臣药和佐助药的部分含义，类似于七情中的“相使”；间接增效辅助药是采用间接的方式，起到辅助增效目的的药物，包括治疗兼证药、使药、反佐药。减副辅助药，即起到减轻、消除或预防毒副、不良反应的辅助药物，相当于佐制药，类似于七情中的“相畏”、“相杀”。

复合式是针对单一证或复合证，采取复合的治法而形成的方剂。这种方剂的处方结构各单元之间没有主次之分，而是互相配合，或各行其是。不同于主辅式结构的是，这类方剂很难用君臣佐使理论阐释，特别是方中的每一个单元都是针对特定证候不可或缺的组成部分。如交泰丸，按照主辅式结构阐释，黄连泻心火，用量独重，为君；肉桂用量仅为黄连的十分之一，引火归原，既制约黄连苦寒伤阳，又无助火之弊，为佐使。如果肉桂只是佐使，那么去掉它，应该也是可以的，但其实不然，该方主治的心肾不交是复合证候，而交通心肾也是复合治法，故黄连清心火，肉桂助气化，两者同等重要，互相配合，没有主辅之分，是复合式结构。又如金匮肾气丸之“君臣佐使”历来有争议，有以干地黄为君，也有以附子、桂枝为君，其实本方是一种典型的复合式结构，不适宜用君臣佐使来解释。把小剂量附子、桂枝看成一个单元——“少火生气”，另外六味药看成一个单元——“滋补肾阴”，本方是针对肾阳不足这个单一证，根据“阴中求阳”理论，大剂量滋补肾阴药与小剂量温肾壮阳药复合而成的方剂。

二、组 方 比 例

方剂配伍的奥妙，不仅体现在药物的精心选择，更在于药物剂量的巧妙搭配。“汉方不传之秘在量上”，这一医家共识揭示了方剂学中的一条金律：剂量与比例的精准调控，是实现治疗效果的关键。方剂的药量变化可以从绝对量和相对量两个维度来理解。绝对量的变化，即方中某一味药物剂量的增减，直接影响其功效的强弱，体现了量效相关性。这种关系可能是线性的，如麻黄汤中麻黄剂量的增减直接影响其发汗、平喘的效果；也可能是非线性的，如柴胡剂量的不同，可分别实现升阳举陷、疏肝解郁、透热外出的不同作用；还可能是双向性的，如大黄号称“将军”，能攻能守，攻补取决于用量大小，小剂量以补为主，大剂量以攻为主。小剂量（3g 以下）有健胃之效，中剂量（6～12g）有清湿热之效，大剂量（15～30g）则有泻下之效。大黄在只用小剂量久煎的情况下，泻下功能减弱，同时出现止泻的功效。

相对量的变化，即组方比例的调整，通过改变单元结构的比例或药物间的相互关系，影响整个方剂的主治和功用。这种调整不是简单的增减，而是为了适应复杂多变的临床需求。许多经典名方无不组方精练，比例合理，疗效卓著。传统经典方剂的组方比例是历代医家根据临床经验和理论体系精心制定的，它们蕴含着深厚的医学智慧和实用经验。对于传统经典方剂的组方比例，我们不能任意引申或轻率否定，而应结合具体证候进行选择应用。证候是患者病情的客观反映，医者必须准确把握这一状态，根据病机的不同，制定用策略，确定组方比例。如治疗肾阳不足证的金匮肾气丸，根据肾藏精、内寓阴阳的特点，方中滋阴益精结构（熟地黄、山茱萸、山药、牡丹皮、泽泻、茯苓）与温阳生火结构（桂枝、附子）的组方比例约为 10∶1。如此配伍制方，意在“阴中求阳”、“少火生气”，诚如《医宗金鉴·删补名医方论》所言：“此肾气丸纳桂附于滋阴剂中十倍之一，意不在补火，而在微微生火，即生肾气也。”其他如左金丸（黄连：吴茱萸=6∶1）、六一散（滑石：甘草=6∶1）、泽泻汤（泽泻：白术=5∶2）及当归补血汤（黄芪：当归=5∶1）等都是据证定比的代表方剂，寓意深刻。

相同的处方结构，调整组方比例，则可适应临床复杂证候的变化。以古方佛手散为例，其川芎与当归的用量比例变化多样，从敦煌遗书古医方、《外台秘要》到《太平惠民和剂局方》，均可见到 1∶1 的经典配比；而在其他文献中，也记录了 2∶3、1∶4 等不同的比例，这些比例的多样性反映了古代医家对临床病证变化的深刻洞察和灵活应对。现代学者对川芎与当归的配伍应用进行了数据分析研究，发现 1∶1 的配伍在临床上应用最为频繁。当川芎的用量超过当归时，主要用于治疗虚劳、脾肾虚损、中风等内科疾病，其重点在于川芎的行气活血作用；而当川芎用量小于当归时，则主要用于妇科疾病，此时当归的养血活血功能得到突出。同样地，芍药甘草汤中芍药与甘草的用量比例临床应用也是多样的，常用的有 1∶1、3∶2、2∶1 和 3∶1 等不同比例。当芍药用量较大时，其养血柔肝的作用更为突出，适用于肝血不足、筋脉拘挛所致的疼痛；而当甘草用量稍大时，其健脾益气的作用更为显著，提高患者的耐受性。根据现代研究，通过药动学参数的比较分析，发现芍药与甘草的配比以 1∶1 为最佳，与古方常用剂量相符。这表明，不同的配比可能会影响芍药甘草汤的药效，合理的配伍可以增强疗效或减少不良反应。再如以麻黄与石膏组成的方剂，随着病证的变化，二者比例亦随之变化，在越婢汤中二者用量比例 3∶4，用于治疗风水夹热证；在大青龙汤中二者用量比例 1∶1，用于治疗外感风寒，内有郁热证：在麻杏石甘汤中二者用量比例 1∶2，用于肺热咳喘证，现代临床则又据证调整用量比例，如邪热闭肺、无汗、表有大热者为 1∶3，如邪热壅肺、汗出、表无大热者，二者用量比例为 1∶5，张锡纯则调整为 1∶10（麻黄 1 钱、石膏 1 两或麻黄 1 钱半、石膏 1 两半）。

三、用药剂量

剂量是药物在方中药力大小的重要标志之一，药物剂量的多少能直接影响到疾病的治疗效果。正如岳美中所说：“中药在用量上与方剂的作用很有关系，一多一少，即可以上下药力，一进一退，亦可以左右药效。在临床论治的措施中，是绝对不容忽视的一个环节。”因此用药剂量是否合理恰当与药物疗效、用药安全性密切相关。然而，确定中药的用药剂量是一个复杂的过程，需要从多个角度综合考虑，以下是一些主要的考虑因素：

1. 药物配伍与剂量 在复方中，主要药物（君药）的剂量通常比辅助药物（辅药）重。单方剂量通常比复方重，且入汤剂的剂量比入丸剂、散剂重。

2. 年龄、体质、病情与剂量 小儿、妇女产后及年长体质虚弱者通常需要减少用量。根据体重和年龄调整剂量，病情轻、病势缓、病程长者用量宜小；病情重、病势急、病程短者用量宜大。

3. 病证与剂量 根据病证的不同，方剂配伍中药物剂量也随之而变。如《伤寒论》大青龙汤与麻杏石甘汤中麻黄、石膏，二方皆为外有表寒内有郁热之证而设，但随着两味主要药物剂量的增减变化而产生了不同的协同效果。大青龙汤证中表寒大于里热，故重用麻黄六两，外散风寒，开郁闭之表，石膏如鸡子，清郁热之里，二药相反相成，相互制约，又各行其道，重在解表，兼以清热。而麻杏石甘汤证则为里热大于表寒之证，故以麻黄四两，宣肺定喘，石膏半斤直清里热，借石膏辛寒之性以制麻黄发散之力，共奏平喘之效。再如小承气汤、厚朴三物汤、厚朴大黄汤，三方均由大黄、厚朴、枳实组成，药味相同，但用量有别，亦致治证之差。小承气汤中大黄四两，枳实三枚，厚朴二两，功效为攻下热结，主治阳明热结实证，潮热、谵语、大便秘结、胸腹痞满、舌苔老黄、脉沉数。厚朴三物汤中厚朴八两，枳实五枚，大黄四两，功效为行气消满，主治气滞腹满、大便不通，苔黄燥，脉滑数有力。厚朴大黄汤中厚朴一尺，大黄六两，枳实四枚，功效为调气泄饮，除胸满，主治腹满，咳喘，痰多，胸中满闷，大便秘结，苔腻脉弦滑。

4. 季节、地域与剂量 不同季节和地域对药物剂量有影响。例如，夏季发汗解表药的用量宜小，冬季用量宜大；苦寒泻火药在夏季用量宜重，冬季用量宜轻。北方冬天用量宜重，南方夏天用量宜轻。

5. 药材质地与剂量 花叶类质轻的药，用量宜轻（一般用量为 3～10g）；金石、贝壳类质量的药物量宜重（无毒性一般用量为 10～30g）；鲜品一般用量较大（无毒药一般用量为 30～60g）。

6. 药物性味、有毒无毒与剂量 药性较弱、作用温和、药味较淡的药，用量可稍重；药性较强，作用强烈，药味较浓的药，用量则宜轻。无毒药物用量变化幅度可稍大；有毒药物应严格控制在安全范围内。

7. 剂型与剂量 不同的剂型影响药物的剂量。例如，多数药物作汤剂时用量较重，因为有效成分可能不完全溶解；而作丸、散剂时用量较轻。

8. 用药目的与剂量 同一药物因用药目的不同，用量也可能不同。例如，槟榔用于消积、行气、利水时剂量较小，用于杀虫时剂量较大。

（何　钦）

第三节　方剂的基本类型与择用思维

方剂是中医临床治疗疾病的主要手段之一，是中医临床思辨过程中理、法、方、药四大环节中承上启下的关键一环，也是实现医者意图的主要途径。利用方剂的组方结构理论及独特的配伍技巧，通过单味药或者多味药的有机组合，从而达到防治疾病的目的。根据组方特点、理论结构、时间性和历史性，方剂可分为三大类：经方、时方和经验方。

一、方剂的基本类型

（一）经方特点与应用思路

经方主要指张仲景《伤寒杂病论》的方剂，有以经论方、标准规则之方的含义。《伤寒杂病论》中的方剂并非张仲景一人所创，而是张仲景总结了秦汉以前先贤的经验，在前人基础上进行系统的总结、分析和升华，将东汉之前的方药精华汇聚成《伤寒杂病论》，使经方具有了独特的方证理论体系，且应用于伤寒及杂病的辨治。但由于诸多历史原因，如今只能见到部分经方，即《伤寒杂病论》所载之方。因其立法严明，配伍严谨，制方合度，方无虚设，药无虚用，药简效宏之特点在临床上屡起沉疴，故流传两千年而弥加珍贵。后世不断涌现出众多的著名经方大家，而且还逐渐形成了相应的方剂派别——经方学派。经方学派提出使用经方的原则：一是有是证，用是方；二是不加减，即使加减，亦应遵仲景法度；三是原方药量不动。

经方的应用正如经方学派提出的使用原则所论“有是证，用是方”。这也是经方最基本的使用法则，即仲景原文所论症、证、法、方与药。临床患者就诊，经过医生的初诊，判断其为何经方方证范畴，即可应用原方治疗，应用经方应尊重仲景原意、原法，用散还是用汤，用熏还是用洗，顿服还是频服，还是日 2 或 3 次服用。由于时代的变迁，人类的疾病谱发生了明显的变化，经方的应用也应随之发生改变，如按需要对经方进行原方合方或者拆方，为“有是证，用是方”的深层次应用。此外，在“有是证，用是药”的同时，要仔细揣测仲景原意，分析经方病机，参透病机即可扩展经方的适用范围，从而异病同治，在《金匮要略》中肾气丸治疗五种疾病即为典型的代表。

经方的临床应用还包括临证加减，即药量和药味的变化。虽然经方学派认为不应进行加减，但后世医家总结了仲景的类方，每类经方即为仲景自身加减变化之范例，如《伤寒杂病论》中厚朴三物汤、小承气汤、厚朴大黄汤，三方药物组成相同，但由于药量不同则主治不同。因此在当代临床应用经方应随临床之变而变，适当地调整经方药量和药味，从而更加全面地适应临证之需。在上述的基础上，即便我们完全参透了仲景原意，恐也无法应对千变万化的临床需要，因时代更迭，仲景时代多兵荒战乱，百姓食不果腹，衣不蔽寒，而现今羽绒裘皮御寒，或大腹便便，临证方药随之而变，因此仲景之经方不能完全应对今之临床，例如仲景在中风病的证治中以外风立论，但后世医家陆续出现了以虚、以痰、以瘀立论，逐渐完善了中风病的证治。因此经方虽以经、简、效、廉著称，但亦有未能尽善尽美之处，故在临证时，如若经方无法辨治，则应考虑后世之时方。

（二）时方特点与应用思路

时方是相对经方而言，是张仲景之后的古代医家创制及方书中所记载的方剂。时方在经方的基础上有很大发展，补充和完善了前人未备而又有临床疗效的方剂。关于时方起源说法很不一致，金元时期医学上分了刘、张、李、朱四派，学术争鸣空前热烈，当时人们不再盲目崇经遵古，勇于提出新的主张与见解，其中先行者张元素明确提出：“运气不齐，古今异轨，古方新病，不相能也。”在这种“古方不足以治今病”新观点的指导下，他们亦各自提出新的方剂及治疗上的学术观点，因此认为时方应起于这个时期。亦有人认为明清之际，温热学说兴起，叶、薛、吴、王等人的治温病诸方才算时方，而与伤寒的经方分庭抗礼。明确提出时方之名者，有学者认为源自陈修园、黄元御。此处时方系指仲景之后历代名医名家所创之方药，善用时方愈病者称为时方派。

时方派认为，仲景所处时代与当今的气候环境不尽相同，人们的禀赋厚薄亦古今有异，因此治病不能一成不变地照搬古方，必须根据临床实际，详参病机、辨证论治、三因制宜确定治疗方法与方药。例如，关于治疗风寒外感所用方，经方学派善用“麻桂剂”，时方派喜用“羌防剂”，经方派代表方有张仲景《伤寒论》的麻黄汤、桂枝汤，时方派代表方有张元素《此事难知》的九味羌活汤、大羌活汤。此两类方明显的区别在于“羌防剂”治疗的是外感风寒湿邪，在风寒的基础上多了湿邪，临床上头身困重、头痛等表现明显。其用药也明显体现出针对湿邪的特点，如九味羌活汤当中用羌活、防风、苍术等药都兼有祛除湿邪的功用。这与不同时代、不同气候环境是分不开的。时方并非如陈修园和徐大椿所谓的荒谬者甚多，它有自身的优势与特色。首先，时方是在经方的基础上发展起来的，它补充了经方的不足和未备，在理论上多有创新。仍以“羌防剂”为例，九味羌活汤里加用川芎，体现后世“治风先治血，血行风自灭”的治疗理论创新。其次，在历史发展过程中，时方是劳动人民和疾病做斗争的经验总结，它来自多方面而不限于一家一派，所以在数量方面比经方多，从临床的角度更适合当时的需求。再次，时方体现了以法统方的原则，将常用方剂分为解表、治风、祛湿、清热、和解、消导、催吐、泻下、化痰止咳平喘、温里、理气、理血、补益、固涩、息风、安神、开窍、驱虫剂及外用剂十九类，在实践中不断整理提高，去伪存真，临床疗效并不逊于经方。

（三）经验方特点与应用思路

经验方又称验方，从广义上说，所有用于防治疾病且有一定疗效的方剂都可称为经验方。《简明中医辞典》谓：“验方是指有效验之方药。”因此经方、时方亦属广义经验方范畴。这里所论经验方包括临床经验方和民间验方。

1. 临床经验方　指近现代名老中医的临床经验方药，在治疗某种专病方面有确切的疗效，来自近现代名医名家长期临证实践，有着较高的实用价值和广阔的应用前景，区别于古代医书上的流传方。虽说临床经验方未载于古医籍之内，但它与经方、时方亦有一定的渊源。如岳美中教授以柴胡加龙骨牡蛎汤去铅丹加白芍治疗痫证，取得了较满意的疗效。又如有学者在升降散的基础上加入全蝎、琥珀、胆南星等药，治疗痫证亦有卓效。以上两首经验方就是在经方或时方的基础上变化而来。祝谌予教授倡用的过敏煎（防风、银柴胡、乌梅、五味子、甘草）治疗各种过敏性疾病，堪称当代经方。干祖望教授研制的脱敏汤（紫草、茜草、墨旱莲、蝉衣、地龙）治疗过敏性鼻炎亦疗效显著。这些方药均为著名医家自创而成，在某些疾病的诊疗方面疗效堪比经方，但其组方原理亦不脱离经典理法。

2. 民间验方 指民间广为流传的，出处或研制者不详的验方，包括效验方、单方、偏方等。民间验方在某些病证的治疗上有独特疗效。有些疾病经名医诊治不愈，但试以单（验）方，往往可获效。“单方一味，气煞名医”，正是对此的写照。民间验方临床多有简、便、廉、验和易学的特点，即使在医学高度发达的今天，亦不可偏废，尤其在偏僻的山区和农村。历史上有很多名家对此非常重视，如清代赵学敏所著《串雅内外编》，就是收集流传在民间的验方而成。已获诺贝尔生理学或医学奖的屠呦呦教授治疟新药青蒿素的发现，即是受《肘后备急方》“青蒿一握，以水二升渍，绞取汁，尽服之”的启发，改变了提取工艺才发现。张亭栋教授与其同事从一位民间中医的治疗方药及方法中受到启示，经过科学的研究从而创新性地研究出白血病的砷剂疗法。民间验方是历代医家和人民与疾病斗争过程中不断积累沉淀得到的宝贵财富。

经验方治病虽然针对性强，但缺乏灵活性，故应配合辨证论治才更为妥当，当病情顽固复杂疑难时，更应如此。清代名医赵晴初在《存存斋医话稿》中对验方的运用提出了精辟的看法，认为“世之所传经验单方，往往仅标治某病，而不辨别脉证，其间清和平淡之品，即不对证，试用尚无大碍，若刚暴猛烈之药，用者尚其慎之”。提出“殊不知效于此者未必效于彼，以病有深浅，体有强弱，证有寒热虚实，断不能执一病之总名，而以一药统治之也”。解释了单验方治病局限性的原因所在。民间验方多数未经过理论探析和本草论证，且其临床疗效未经过系统分析，多为民间口口相传或片纸相授。效验方、单方多经过民间广为流传和应用，疗效相对稳定，且安全性尚可；而偏方的诊疗范围相对较窄，疗效并不确切且安全性尚无法保证，临床上一部分肝肾功能损伤的药源性疾病即服用偏方所致。因此，当经方和时方不效的情况下，经验方的应用，首先要准确地辨识疾病，择用临床经验方，如若不得不择用民间验方，尤其是偏方，首先要详审病机，充分辨识药性，仔细揣度药性与病性是否相应；其次要审明药方中是否含有毒性药物，如果有毒性药物则仔细辨识药物的功效、毒副作用及药量等问题，科学合理运用；最后要仔细检查用药剂量，如有剂量过大者，要慎重择用，或者适当加减应用。否则，用民间验方不仅没有治疗效果，反而还会引起诸多药源性疾病，对此切不可不知。

二、方剂的择用思维

1. 方剂择用原则 中医在选方用药之时，实际上是另一段思维的开启，这段思维是从治则和治法制定后开始的。在具体方剂的选取过程中，医生的大脑始终都在对各种备选方剂进行筛选，比较各个方剂的效力，争取最大的疗效，如对一个阳明经证的治疗，如果所选方只能清热，则不能达到满意的效果；如果能清热生津，效果也不甚理想；只有既能清阳明气分热，又能引热外达的白虎汤才算是获得最佳效果的治疗方剂。所以说经方、时方、经验方原为方剂学术名词，本无优劣、好坏、上下之别。临床选用也并无定法，以中病为本。

2. 方剂择用方法 在方剂择用之时，首要考虑的是方剂与疾病的对应关系，无论经方时方、经验方，在应用过程中总以治疗疾病疗效好而副作用小为原则，同时结合三者的特点，以及从医者对三者的理解及习惯。总体而言，经方经历代之施用，得到医家推崇，自有其显著疗效，且其药味少，具有简便效廉的特点，可结合医家的注解，广泛应用于临床。时方作为后世医家临床行之有效的方剂，在临床中亦具有广阔的应用空间，诸多方剂耳熟能详，深受推崇，如六味地黄丸、补中益气汤等临证具有与经方同样的疗效及适用范围。经验方多用于民间，而少载于古籍，却是经方与时方的源泉，当其被规范化后则可上升为经方与时方。

经验方经过充分的理论分析和大量的临床研究后，可列为时方之列；经方为时方的创立提供了模板与范本；时方的创新与纳新之能又补充了经方之不足，故而三者并非绝对的独立，更不可能对立，它们之间应是相互包容、取长补短、相辅相生的关系。临证之际是单用经方、时方或验方，或者经方与经方合用，时方与时方合用，经方与时方合用，经方或时方与验方合用，当相机制宜，以契合病情，提高疗效为主。三种方剂的择用一般遵循以下程序和原则：①针对经方的优势病证（如痰饮病、水气病等）和特殊病证（如百合病、狐惑病、阴阳毒、血痹病、奔豚气等），或病机较为单一的病证，优先选择经方，即经方之“有是证，用是方”，这也是经方应用最简便易行同时疗效卓著的方法。②对于常见病、多发病，病机单纯者，经方首选，时方次之，先不考虑经验方；病机复杂者，可根据病机进行经方合方、拆方加减变化，若经方加减诊疗不效者，考虑择用时方进行辨证治疗。需要注意的是：经验方中当代名家之验方可以作为时方进行应用，且其对现代疾病的论述有颇多对应之处，更易应用于临床，但对于一些疑难病症，详审病机，审机参变，择用经方，常常出奇制胜。③经方、时方治疗不效者，可考虑经验方，用药如用兵，兵法有“以正合，以奇胜”之论，故而治病也应知常达变，方能出奇制胜，验方者奇兵也。

（张诗军）

第四节　方剂活用心法

中医处方用药过程中，专方类方与合方具有重要地位，它们作为中医在长期临床实践中发现并总结出来的一种应用方剂的规律，是中医认识并解决疾病的一种处方用药思维方法。在其形成与使用的过程中，与之相应的临床思维也就自然而然地沉淀于其中。

专方、类方、合方的临床应用及创制新方，都体现着中医方剂活用的一个方面。所谓活用，即是建立在中医辨证施治的基础之上，灵活应用的过程。这是在长期的临床实践中，中医先辈们摸索到在“方”与“病”“证”“症”之间的规律性的联系，但这些联系又因为疾病的复杂性而存在着一定的或然性。因此，方剂的活用，必须是建立在中医已经把握的疾病发生发展与变化的规律之上的，其用方思维就是要引导医者根据这些规律，顺利地找到并确定“方”与“病”“证”“症”间的对应性连接。临床中医医生遵循这样的规律来论治疾病，就能够提高临床疗效。

一、专方思维

专方思维就是指导如何应用专方的思维原则与方法。所谓专方，是指专门治疗某种疾病的有效方剂。一般要具备两个条件：其一，方剂功效明确，并与其所治疾病之间有比较严谨的对应性；其二，应用该方治疗后，具有较为确切的临床疗效。

专方的来源，从产生的时间来看，主要有两方面：一是古方，如仲景方及记载于后世中医典籍中的方剂。经过漫长的临床实践后，尤其是历经许多医家的反复实践、凝练提高，终至摸索到某一方剂与治疗某种疾病之间存在着比较明确的对应关系，从而确定为专方，如治百合病的百合地黄汤、治奔豚气病的奔豚汤、治蛔厥的乌梅丸、治肠痈脓未成的大黄牡丹汤以及治疗肾着的肾着汤等。清代徐灵胎等医家十分重视专方专药，在《兰台轨范·自序》中道：“一病必有主方，一方必有主药……千变万化之中，实有一定不移之法。”同时，“西学东渐”以来，尤其是20世纪50年代后大力提倡中西医结合，一批经过初筛，又经过实验室药理、临床验证之后所形成的方剂，相应地对某些疾病也有比较肯定的临床疗效，这当中还包含一些现代中医根据临床经验总结的自创方。

应用专方思维指导论治疾病，首先要理清疾病的基本病机和各个病理阶段之间的逻辑关系，也就是“病”、“证”、“症”的关系。每个疾病在其发生、发展与变化中都有一个基本病机贯穿于疾病的全过程，它决定着这一疾病区别于其他疾病的基本特征。针对这个基本病机介入论治，就是对病的治疗模式。疾病又在多种内外因素交织的作用下，在不同病变发展阶段表现出各不相同的证候特征，这些证候特征也从不同角度反映着疾病的基本病机，若在这个时机介入针对各个阶段的病机进行论治，就是对证模式。在疾病的全过程中，有时会有一个症状令患者较为痛苦，成为迫切需要解决的矛盾，针对这个症状进行的论治就是对症模式。可以说，只有理清“病”、“证”、“症”这三个层次，才能更好地应用专方思维来指导应用专方治疗疾病。

因此，在把握专方思维所强调的“方”与“病”、“证”、“症”之间明确指向性与严谨性等特点的基础上，结合前述有关中医思维的内容，这里不再详细地介绍思维的具体应用规律与特点，而只是根据专方所治疾病不同层次的差异性，强调专方思维指导专方论治疾病有以下三种方式。

（一）病机明晰，病证单一，据病治以专方

对于某些疾病，具有独特的病因病机，有较为固定的发生发展规律，而通过临床经验的总结，针对这些疾病具有与之对应的固定方剂，能够取得较好的临床疗效，此类即为专病用专方模式。这一模式所强调的是要把握好病与方之间的对应性。其首要环节就是在确诊疾病后，施以专方，即在四诊后思辨的过程要注意寻找到疾病的基本病机，因为它对疾病的演变及发展起着主导作用，抓住它就抓住了疾病治疗的关键，而针对疾病基本病机的施治才是治本之法。

在应用专病专方时，需要注意几个问题：其一，是专方的组成。专病专方组方要求严谨，一般不要随便加减，尽量保持原方组成的结构。其二，注重专方药物的用量与比例，因为药物剂量是一首方剂的主要元素，通常这个重要性在经方中体现得最为突出。专病专方的加减应用宜在不破坏原方整体性和疗效的前提下进行，如不能兼顾，宁可另选他方。这也从另一个侧面说明了专方思维的严谨性。

从“方”所产生的年代而言，专方可以分为古代专方与现代专方，古代的专病专方有治疗肾着病的肾着汤、百合病的百合地黄汤、治疗疟母的鳖甲煎丸等。现代专病专方也有很多，这些专方遍及临床各科，并发挥了重要的治疗作用，受到了诸多医生的认可。尤其是在提倡中医现代化、科学化以后，中医学大力开展科研活动，此类方剂的研发与应用就越来越广泛了。

（二）据证选方，专方治专证

“证”是疾病过程中某一阶段或某一类型的病理概括，包括病变的部位、原因、性质和邪正盛衰变化等，能够揭示病变的机理和发病趋势。在临床中，医患接触受到时间维度限制的，即医生只能在某一时刻与患者面对面地接触，而不能全过程地观察患者的疾病。因此，中医前辈在与疾病做斗争的长期过程中，逐渐总结并凝练出“证”的概念。“证”就是中医依托时间这个维度而进行临床施治的一个切入点。抓住“证”，采取一定的治疗措施，就能对疾病的过程起到一定的干预作用，从而获得一定的治疗效果。专方思维对证应用，首先就是要按照中医理论来界定“证”，根据具体的证采用专方论治。如八味肾气丸证，是专方专证的代表。该方出于《金匮要略》，用于治疗肾气不足证。因此不管是何种疾病，只要诊断为该证，均可用该方论治。所以在《金匮要略》一书中，可用于治疗虚劳腰痛，还可治疗痰饮男子消渴，妇人杂病转胞证及第五篇所载的脚气不仁等，这就是一个典型的对证治疗的专方例子。此外，诸如理中汤用于中焦虚寒、四逆散用于肝脾不调等，皆是传承近两千年的专方对证治疗例证。

（三）随症治之，专症用专方

症是疾病中所表现的各种现象，它主要包括“症状”和“体征”两部分。一般而言，由于“症”

所具有的单一性，它在帮助医生论治时的权重是不能与“病”“证”相提并论的。但是中医在论治某些疾病时，也不排除将某个单一的症状列为治疗的唯一或首选的对象。在对病模式及对证模式之外，中医很早就发现有部分方药对某些症状具有很好的治疗或缓解作用，而不必进行全面深入的辨证施治。换言之，就是某些方药与具体症状之间，也同样存在着比较直接的对应性关系，而且有时也会十分显效。尽管这些方法不都是绝对有效的，但毕竟是临床实践中应用较多的一种模式。如《肘后备急方》载有：用桃仁（三升，去皮，捣）治疗咳嗽。服法是着器中密封头，蒸之一炊，倾出曝干，绢袋贮，以纳二斗酒中六七日，可饮四五合，稍增至一升，吃之。在《备急千金要方》中，记载治鼻窒（是指以长期鼻塞、流涕为特征的慢性鼻病），用小蓟一把㕮咀，以水三升，煮取一升，分二服。用或瓜蒂末少许，吹鼻中，亦可绵裹塞鼻中。又如《千金翼方》治积年口疮不瘥，用蔷薇根（一升）一味，以水七升，煮取三升，去滓，含之。久久即吐之、定更含，少少入咽亦佳，夜未睡以前亦含之，三日不瘥，更令含之。瘥为度，验秘不传也。《圣济总录》则记载了治疗偏头痛不可忍、用乳香（如皂子大）、高良姜（如指头大）二味，于火上烧。迎烟熏鼻。随痛左右用之。至于现代民族民间的单验方的书籍，采用对症模式治疗，更是比比皆是，不胜枚举。而现代药理研究，也促进了此类方法的应用，如用生大黄治疗上消化道出血、枳实治疗胃下垂、马钱子治疗肌无力症等。

总之，专方是中医先辈们发现的一种“病”“证”“症”与“方”之间存在着的极为严谨的对应性关系。要提高临床疗效，就要在医者意识中建立应用专方思维的模式。张仲景在《金匮要略》一书中反复说“余脏准此”“余皆仿此”，正是说明他把握了疾病论治中所存在的一种规律性，也正因如此，中医才具备了理论基础，才能传承千年。所以说，明确专方意识，培养专方思维，把握以上三个模式，再将专病专方与辨证施治相结合，或与对症治疗相结合，灵活运用，方能弥补各种方法的不足。

二、类方思维

类方思维是指导应用类方的思维原则与方法。所谓类方是指治疗某种疾病的一类有效方剂。类方具备的条件：其一，它不是一个，而是两个以上的一组方群；其二，该组方群，虽有若干方剂，其组成可不尽相同，但在方与方之间却有一组或若干组相同的药物结构，这是一组方剂的核心组成部分，并决定着这组方剂的归类属性，可称之为方根。有学者称之为方核，或称为“祖方”。之所以称之为类方，是因这一类方除了在组成上有渊源关系外，在功效、主治病证上也有相类似之处。这类方剂多是由一主方加减衍化出若干不同方剂所构成的，如小柴胡汤加减，可衍化出柴胡加龙骨牡蛎汤、柴胡加芒硝汤、大柴胡汤、柴胡去半夏加瓜蒌汤、柴胡桂枝汤、柴胡四物汤、柴胡清肝散等，可称之为“柴胡汤类方”；还有一类方，相互之间没有源流衍化关系，但它们在某些方面（如功效、主治病证等）极其类似，也称作类方。如朝鲜金礼蒙等所著的《医方类聚》，收集我国明代以前医籍一百五十余种，按所治病证加以分类汇编而成。如在治破伤风诸方条目下即列有朱砂散、追风散等十八首方剂，均治破伤风，被称为“治破伤风类方”；又在发汗汤条目下有桂枝汤、阳毒升麻汤、阴毒甘草汤、阴旦汤、阳旦汤、六物解肌汤、解肌汤、解肌升麻汤、葛根龙胆汤、七物黄连汤、三七汤、五香麻黄汤和雪煎 13 首方，显然，这些方的组成大相径庭。又如清代医家汪昂，吸收前人方剂分类的方法，将方剂按功效分为补养、发表、涌吐、攻里等 22 类，每类方后列正方、附方，著成《医方集解》，书中在解表类方章目下就列有同类方麻黄汤、桂枝汤、柴葛解肌汤、九味羌活汤、人参败毒散等 18 首正方，这类方剂均具发表之功，故称“发表类”。此两书均非依据方剂之间的源流关系加以分类，而是紧扣方剂在功效或主治病证上的类同点进行归类。这类方的数量颇为庞大，简单地将其归入类方之列，似是不妥，故本节研究暂不将其列入类方之列。从对类方概念的界定可知，类方与专方不同的地方还有类方所解决的疾病不是单一的，而是复杂的、多变的，在应用类方思维时，就要注意其灵活性、对应性。

类方研究延续至今，是因为张仲景所著的《伤寒杂病论》一书的内容、体例奠定了后世研究类方的基础，《伤寒杂病论》中，方的组成蕴含有类方的结构。汪昂谓："方之祖始于仲景，后人触类扩而充之，不可计殚。"如《伤寒论》中，麻黄汤类共八方，一是麻黄汤，是发散太阳经表寒邪而设，其证候表现以无汗、恶寒、发热、头身疼痛、气喘等症为主；二是大青龙汤，是外散风寒，兼清阳郁的主方，其证候表现以伤寒不汗出而烦躁为主；三是小青龙汤，是治外寒内饮的主方，其证候表现以咳而发热，或见气喘等症为主；四是麻黄杏仁甘草石膏汤，是清肺平喘的主方，其证候表现以汗出而喘、身热等症为主；五是麻黄连翘赤小豆汤，是外散郁热、内利湿邪的主方，其证候表现以脉浮、发热、恶寒、一身面目俱黄为主；六是麻黄细辛附子汤，是温经散寒的主方，其证候表现以发热而脉反沉为主；七是麻黄附子甘草汤，是在麻黄细辛附子汤证的前提下，其病已过两三日，此时虽无表证，但正气已虚，故于上方减细辛之散，而加甘草之补；八是麻黄升麻汤，是宣发阳郁之邪，而又上滋肺阴，下温脾阳的主方，其证候表现以寸脉沉迟、下部脉不至、手足厥冷、咽喉不利、吐脓血、泄利不止等症为主。这八个麻黄汤加减方，从其加石膏则清热，加附子则温寒，加赤小豆则利湿，加葳蕤、天冬则生津滋燥，体现了麻黄汤类方可多端变化、并不拘于发汗散风寒之一格。后人若能师其法而推广其义，则非八方所能尽矣。再看桂枝汤，该类方计有 21 方，是全书最多的一组类方。桂枝汤用途极广，能滋阴和阳、解肌祛风、外调荣卫、内和脾胃，故不惟发汗以止汗，且发汗而不伤正，止汗而不留邪，又能对汗下后的表不解，或太阳中风荣卫不和等证均可起效，故其方所治病证极广。如桂枝汤或加葛根，或加附子，或加厚朴、杏仁等，则属于治疗太阳中风兼证而设，此时仍有风邪在表不解。至于桂枝汤或者增桂枝剂量，或者增加芍药剂量，或减去桂枝，或减去芍药等方，乃是中风表邪已解，为治疗各类杂病而设。

在应用类方治病时，要注意几个问题：其一，保持类方的方根存在，这是选择类方首先要注意的；其二，注意兼症。所谓类方，简而言之，就是相似的方有若干首，但是，绝不是论治疾病可以任意选用这些类方中的任何一首，而是要针对类方所要解决的疾病状况，仔细甄别，选择恰当的类方。

（一）随病之变以处方，类方以应病之变

这一模式与专病模式有所区别，即不像专方专病模式那样要求在思维上有明确而严谨的指向，在用方选择上有专属性或唯一性。本模式所强调的是要在病的复杂性与方组间的多样性之间，把握好对应性连接。在这里，要注意两个问题。其一，所谓"辨"是要辨"病"，因为中医认识疾病的层次是落实在阴阳、脏腑、气机、邪正等，它与西医学讲究微观化是有所不同的。所以一个疾病与另一个疾病之间很容易出现一些临床表现相近的地方。尽管每一个疾病都有其基本病机，但是当患病个体与时间、空间相组合在一起时就会产生很多不可预知的复杂性变化及相似性等。要想获得较好的临床疗效，就要提高施治的准确性。只有在临床施治中努力克服病与病之间的复杂性和疑似性等干扰因素，才能保证后续施治的准确性与有效性。正是因为某些疾病之间存在着一定的疑似性，《金匮要略》一书中的很多篇章就将这些疑似疾病归纳在一起进行论述。如第三篇的百合病与狐惑病均有情志症状、第九篇的胸痹与心痛均有胸部或心窝部疼痛、第十篇的腹满与寒疝均有腹部的胀满疼痛等，说明对于病与病要注重鉴别。其二，辨方而用。类方不像专方，明确而单一。类方是一组方，有若干首，但又不是每一首均可随意选用，这就要根据所治疾病的具体情况来决策。如治疗虚寒腹满，张仲景用附子粳米汤、赤石脂丸、大建中汤等；治疗寒疝用抵当汤、乌头桂枝汤、大乌头煎等，重要的是要将辨病与辨方紧密地结合起来。从某种意义上讲，类方与辨病辨证之间强调的就是方剂的活用之法、所追求的是选方的准确性及论治的有效性。

（二）随证施治，据证类方

"证"是中医论治疾病的一个与时间维度紧密关联的切入点，与"证"相对应起治疗作用的是

"方"，二者间的关系早为前人所知。宋代孙奇等在《金匮要略方论》序中称"尝以对方证对者，施之于人，其效若神"，认识到若方证相符，则施治于人当有良好疗效。但不是每一证与每一方之间都有十分精确的对应关系，毕竟临床所见疾病过程太复杂。在一个病的诊疗过程中，中医论治时常将病分为若干个证，或因人而异的不同证，或因病而异的不同证，或因时而异的不同证。这些证因为皆属于一个病，故有一定的相似性。如《金匮要略》中第九篇胸痹病的证治，其基本病机是"阳微阴弦"，张仲景所用的系列方剂如瓜蒌薤白白酒汤、瓜蒌薤白半夏汤、枳实薤白桂枝汤等就是类方，尽管皆治疗胸痹。这就需要为医者能够明察其病机的微细差异并加以辨识后，更加具有针对性地选择方剂来治疗，如治"胸痹之病，喘息咳唾，胸背痛，短气"之典型病证，则取宽胸化痰、通阳散结之法，用栝蒌宽胸化痰，薤白通阳散结，白酒煎药以行药性，以助通阳散结之用，是为栝蒌薤白白酒汤证。若胸痹进一步发展而出现"心痛彻背，背痛彻心者"，为痰浊上逆，闭阻胸阳所致，则加半夏以降逆化痰，是为栝蒌薤白半夏汤证。若心中痞气，气上抢心，而致胸痹胸满者，则变易为枳实薤白桂枝汤证，方中除仍沿用栝蒌、薤白外，去白酒，加枳实、厚朴、桂枝。因酒性升散，与气逆相背，故去之；厚朴、枳实可降气泄满，桂枝可平冲，又可通阳，故加之。三方中皆有薤白、瓜蒌，但因证候有异，需"随证治之"即辨证而治。这样的论治方法是最能体现中医论治特色的。

从逆向思维即可明确类方思维在指导中医论治时"辨证"的重要性。如在《金匮要略》第九篇中的心痛阴寒痼结证，治用乌头赤石脂丸，方用乌头、附子、干姜、蜀椒四味大辛大热的药物配伍，再用收敛固涩的赤石脂，以图缓缓攻逐阴寒痼结之邪。这与第十篇"腹满寒疝宿食病"的"心胸中大寒痛"的脾胃虚寒证治疗迥然不同。本证看似阴寒也盛，当以大辛大热之品治之，但仲景立法却没有简单地用热药来治疗。方中有人参、胶饴、干姜、蜀椒四味药，对于四味药物功效的认识，后世李彭说得很恰当："人参、胶饴甘温，以补里虚；干姜辛热，以散内寒；蜀椒温中下气，以制腹中寒上冲也。方名建中者，建立也，脾主中州，则上下四旁寒邪悉散，阳春舒布矣。"说明本方中，干姜、蜀椒二味热药是居于次要地位的，也说明类方的使用是要考量医者的思维辨识能力。又如《伤寒论》五泻心汤这个类方组。其中的半夏泻心汤、生姜泻心汤、甘草泻心汤组方用药大同小异，均有姜、连、芩、夏、参、草、枣，而大黄黄连泻心汤、附子泻心汤又均有大黄、黄连。五方均有散结消痞之功，治疗以痞为主之病。但因其病机之异，治疗时要辨而用之。半夏泻心汤由半夏、干姜、黄芩、黄连、人参、炙甘草、大枣七味组成，具有和胃降逆、平调寒热、开结除痞之功，其主治的痞证为小柴胡汤误下伤中，邪犯于胃，胃失和降，寒热互结于心下所致，施以寒热并用、和胃散痞的方法。临床以心下痞、口苦、呕利肠鸣、苔薄黄而腻、脉弦数为特征，急慢性胃炎、消化不良、肠炎等见本证者，均可用之。生姜泻心汤由半夏泻心汤减干姜，加生姜组成。功能调和寒热，散水治痢，和胃消痞。本方减干姜而重用生姜，意在生姜配半夏，长于散水气，止呕吐。其主治的痞证为少阳病误下伤中、水热互结于心下所致。治疗采用和胃散水、泄热泻痞的方法。临床以心下痞、胸中烦热、干噫食臭、下痢而腹中雷鸣、苔薄黄而润滑、脉滑数为特征。甘草泻心汤由半夏泻心汤加重甘草用量组成。功能平调寒热，补胃散结消痞。本方加重炙甘草用量，意在加强补胃益气之功，其主治的痞证为半夏泻心汤证再度误下、胃气重伤所致。治疗采用寒热并用、补胃散结消痞的方法。临床以半夏泻心汤证而见痞证益甚者，以短气心烦、不欲饮食为特征。大黄黄连泻心汤由大黄、黄连组成，功能泻热开结消痞，其主治的痞证为邪热壅滞于心下所致。临床以心下痞、心胸烦热、按之濡、关上脉浮为特征。附子泻心汤是在大黄黄连泻心汤的基础上加黄芩、附子组成。功能泻热消痞，温经回阳。加用黄芩为加强泻热消痞的效力，伍附子意在温经助阳而止汗。其主治的痞证为邪热壅滞于心下，又复阳不足所致。临床以大黄黄连汤证而见四肢厥冷、汗出恶寒为特征。以上五泻心汤临床需辨证准确，方获良效。

（三）症有异而方以应之，据症类方

由于疾病是一个过程，其所出现的一个个"症"，或有单一性，或有集合性，或有连续性。这

里的辨“症”，当是指在一个疾病过程中同时出现的若干症，或者连续出现的相关症状，而这一模式是指要用类方来对这一系列症状进行论治。它与前述对症模式所强调的单一对应性有所不同，也不是对若干相似症状辨析的论治，因辨症不同，所提供的治疗是有很大差异的，那就不是应用类方所能治疗的。

辨症模式要解决的问题是对同一疾病过程或是同一证候群的若干症状，应用系列类方进行的治疗，或者是针对某一证候群里的某一症状进行辨治。如在《金匮要略》痰饮病篇的原文35条：“咳逆倚息，不得卧，小青龙汤主之。”而余下的36、37、38、39和40条原文均是讨论阳虚患者误用小青龙汤后所发生的一系列的救误论治。如36条，因有“气从小腹上冲胸、咽”，遂更方用桂苓五味甘草汤敛气平冲；因有支饮咳嗽、胸满，方用桂苓五味甘草汤加干姜、细辛为苓甘五味姜辛汤以散寒蠲饮；因“呕吐”，前方加半夏为苓甘五味姜辛夏汤去水止呕；因“形肿”，前方加杏仁为苓甘五味姜辛夏杏汤宣肺利气；因“面热如醉”前方加大黄为苓甘五味姜辛夏杏大黄汤以苦寒泄热，这一连串的症叠更替，药物加减变化，体现的是桂苓五味甘草汤、苓甘五味姜辛汤、苓甘五味姜辛夏汤、苓甘五味姜辛夏杏汤、苓甘五味姜辛夏杏大黄汤这一系列的类方之治，这一模式体现了中医论治疾病始终是紧扣时间这个维度，这也是张仲景在《金匮要略》一书的开篇名曰“脏腑经络先后病脉证”特别加入“先后”二字的深刻寓意。后世医家唐容川说：“用药之法，全凭乎证，添一证则添一药，易一证亦易一药。观仲景此节用药，便知义例严密，不得含糊也。”

人体生命活动过程的复杂导致中医之病、证、症的复杂，又因为中医传承积淀的庞大方剂库，中医医者常常面临的一个问题就是在确定病、证、症的中医属性后，又如何从众多方剂中选择最为恰当的方剂对接起来，以求得较好的临床疗效。从某种意义来说，方与病、证、症是中医临床辨而施治的基本结构，辨别病、证、症的中医属性是施方用药之前提，择方就是在中医理论的框架内应用中医思维对接方与病、证、症的活动，而这一活动又常常是多元的、多变的，甚至是有一定或然性的。专方与类方就是中医对方与病、证、症之间复杂关系规律性认识的一种体现。

将专方与类方施治的模式确立为病、证、症三种，并以此梳理用方思维，目的也是要提高辨治水准和疗效。正因为方与证间的关系是复杂而有规律的，所以才有专方与类方的出现。要把握好方的应用，就应该把握好专方思维与类方思维。从某种意义来说，专方是单一的，类方是多元的，专方与类方的关系就是中医方剂应用时原则与灵活的统一。尤其是类方所体现的灵活性，是因为方剂的组成变化的意义在于应对临床上病、证、症的变化无穷。例如，麻黄汤与麻杏石甘汤、三拗汤，都只有一味药的不同，但其功用分别为辛温发汗、辛凉清泄、宣肺散邪，说明方剂组成固然有严格原则，但在具体组成中却极富灵活性。更说明在类方应用过程中，要把握类方与病、证、症之间的内在关系，按照类方的思维模式把握应用好这种规律。

中医历代名方以久经临床千锤百炼、疗效卓著而传世，更以其组方法度森严、配伍严谨而著称。近代以来，随着诸多学者对方证相关性的不懈研究，方剂辨证越来越得到中医学界的认可。据不完全统计，自20世纪50～80年代末的40年里，诸多学者已对650首方剂从不同的角度进行了不同层次的临床和实验研究，对这些方剂在临床准确有效的应用起到了较好的指导作用。其中对170余首传统古方名方的临床和实验研究，更是初步揭示并证实了这些古方名方的功效和作用机制，而且除对各方传统主治病证与西医学病症对应性治疗的药效评估和验证之外，还根据其理法开展了方证证治规律、古方新用及拆方配伍研究等，这种将中医辨证与西医辨病结合，对同类方疗效进行对比研究，既提高了专方与类方的科学价值，也极大地拓展了古方的应用范围，从而形成了一批卓有疗效的中药新制剂。这批方剂作为专方或类方，在临床上发挥了卓越的疗效，也为后续的专方与类方的进一步研究奠定了坚实的基础。为了获得良好的临床疗效，从专方与类方切入，掌握一定量的专方与类方，把握专方与类方的应用思维，明了专方与类方原则性与灵活性的辩证统一，用好专方与类方，无疑是提高中医临床疗效的一个明智选择。

三、合方思维

合方思维是临床诊疗疾病常用的思维方法之一。由于疾病的临床表现是复杂多样的，临床诊疗疾病时，单一方剂的主治功效与疾病的病机和症状表现常常不完全一致，往往需要多个方剂综合使用。

合方思维，是指在中医学辨证论治思想指导下，根据疾病病机要素和证候的具体表现，将两个或两个以上方剂联合应用的临证处方治病的思维方法。合方思维的实质就是方与方的联合应用。合方思维主要用于复合病证，是在单一方剂应用思维的基础上发展起来的，合方思维的方法和应用最早见于《伤寒杂病论》。如在《伤寒论》太阳病的辨证治疗过程中，由于太阳病风寒表证多日不解，患者呈阵发性发热恶寒，无汗，热多寒少，一日二三度发，面色发红，周身发痒，证属风寒束闭肌表、营卫不和、卫阳怫郁在表而不得发越者，用桂枝麻黄各半汤。从方剂的组成分析，本方取桂枝汤和麻黄汤各三分之一量，属于合方应用辛温小汗之法。一般认为，桂枝汤用于风寒外束、卫不外固、营不内守而汗出的太阳表虚证，麻黄汤用于风寒外束、卫阳束闭、营阴郁滞不通、无汗的太阳表实证。桂枝麻黄各半汤证为太阳表邪郁闭日久，正气略显不足，邪气亦少，主要表现为发热、恶寒、无汗、面赤身痒，但因邪气郁久而不出，郁于肌表而发痒，不得汗出，非桂枝汤所能解，邪气又微，亦非麻黄汤所可发。故不发表则不可以祛邪外出，若汗出多则又损阴伤阳。故以小剂量之桂枝汤与麻黄汤合方，取麻黄汤疏风开表之功，用桂枝汤和营解肌之效，方取两方之长以合于病机，以使疏解肌表，发散小邪而病愈。故桂枝麻黄各半汤是最早的合方思维应用方剂，是在分析疾病病机的基础上产生的。若患者服桂枝汤解表后致大汗出，病不得解，出现发作性发热恶寒无汗，发作次数较少，即所谓“一日再发者”，又用桂枝二麻黄一汤。桂枝二麻黄一汤取桂枝汤原方 2/3 量和麻黄汤原方 1/3 量合方应用，属于辛温微汗之法，其开表之力较桂枝麻黄各半汤更弱。因此证已经大汗，但邪未尽解以致邪微而卫亦受损，故多用桂枝汤以解肌和营卫，少用麻黄汤微开郁闭之表邪。本方与桂枝麻黄各半汤，药虽相同，但剂量各异，是因风寒邪气之多少不同，正气的虚损程度亦异，故药量亦有所区别，此即合方应用之精髓所在，即证候有轻重，药量亦不同。

乌头桂枝汤主治寒疝腹中痛，四肢逆冷，甚则手足麻痹不仁，身体疼痛，脉沉细弦，证属表里俱寒，阳气被阻者。本方为大乌头煎与桂枝汤合方，大乌头煎主治寒疝绕脐痛，自汗出手足厥冷，脉沉紧者，为乌头一味，大辛大热，蜜煎后服用之，能温散沉寒痼冷以治内寒，桂枝汤辛甘酸而温，调和营卫，外散风寒。本证为内有阳衰沉寒痼冷之腹痛、四肢逆冷之症，外有营卫不和、寒邪痹阻肌表之身痛、手足不仁之候，病属内外皆寒，表里同病，非单纯解表、温里所能奏效，故取合方为用，两解表里寒邪，内以温阳气以祛寒止痛，外以和营卫以散表邪，从而达临床治疗目的。又如桂枝去芍药加麻黄细辛附子汤，用于心肾阳气不足，不能温化水饮所致阴寒水饮凝聚，积留胃中，痞结心下的气分病，症见脘痞结而坚、以手触之则如盘如杯，腹满肠鸣，手足逆冷，身冷，骨节疼痛等。本方为桂枝去芍药汤和麻黄细辛附子汤合方，桂枝去芍药汤长于治疗心阳不足而见脉促、胸闷之症，麻黄细辛附子汤长于治疗少阴肾阳不足而见脉沉、发热恶寒之症。桂枝去芍药加麻黄细辛附子汤证为少阴心肾阳气俱虚，不能温化水液，阴寒水饮凝结为患，若独通心阳而水饮难化，独温肾阳而心阳难展，故用桂枝去芍药汤温通心阳，用麻黄细辛附子汤温少阴肾阳而下通肾气，二方相合，各取其长，使心阳通、肾阳暖，坎中之阳与离火相照则寒饮水湿自化。另外，细辛温经散寒，消散水饮；麻黄宣通肺气，通畅水道；生姜、甘草、大枣温脾和胃，调和营卫。两方协调，气机调畅，寒水消散则诸症可除。临床上许多复杂疾病，或某些疾病的证候，往往多个病机共同存在，如果病机符合某些方剂的主治功能，则可多方相加使用。原方相合为用治疗疾病的思维方法，是在疾病过程中出现了完全符合两方主治病机的情况，故而合方为用，但又需根据邪气的多少、病机和证候的差异，或原方相合使用，或原方相合而药量调整后使用，方可达到治疗之目的。

疾病在发展过程中，由于病机发展趋势的不同，可能会出现不同的症状，多组症状同时存在，组成一组较复杂的证候。临证除针对主要病机组方治疗外，亦要使用对症治疗的药物和方剂。如《伤寒论》中黄芩加半夏生姜汤，主治太阳与少阳合病下利兼呕证。本病为少阳邪热内迫胃肠，症见发热，腹痛，下利臭秽，肛门灼热，恶心呕吐，口苦，苔黄，脉数等。本方为黄芩汤与小半夏汤的合方，黄芩汤清热止利，主治发热、腹痛、下利臭秽、肛门灼热等，小半夏汤和胃降逆，消痰蠲饮，主治胃寒水饮内停、心下痞闷、呕吐等症。黄芩加半夏生姜汤证为热利兼呕吐之症，故以黄芩汤清泄少阳邪热，取小半夏汤和胃降逆止呕，为清泄之中佐以温散降逆之法，以达清泄少阳、调和胃肠之功。黄芩加半夏生姜汤中，主用黄芩汤清泄少阳火热之邪而止利，但又出现了胃气上逆的呕吐症状，故用半夏生姜汤降逆止呕以对症治疗，体现了疾病发展过程中多组症状出现而方剂相加使用的思维方法。再如茯苓四逆汤，主治昼夜烦躁，畏寒蜷卧，四肢逆冷，下利清谷，心悸不安，脉沉而微，甚或小便不利，证属阴阳俱虚，水火不继者。本方集干姜附子汤、四逆汤、四逆加人参汤于一体，为回阳救逆、补益气阴、宁心安神之剂，是治疗少阴阳虚、阴液不继、心神失养的主要方剂。因证属阴阳俱虚，且以阳虚为主，并有阳虚神气外浮、阴亏阳无所依之变，而干姜附子汤和四逆汤均为回阳救逆之剂，与病机不甚相合，故加人参组成四逆加人参汤以回阳益阴，再用茯苓宁心安神，以治烦躁，茯苓四逆汤在组方中，既针对病机又兼顾症状。

在临床疾病诊疗过程中，疾病多出现与两方或多方的基本病机相似，但与原方主治病机又不完全相同的情况，这时则可用两方或多方核心药对组方使用的辨证思维方法。如《金匮要略》中的大柴胡汤，主治腹满，按之心下满痛，胸胁满闷，苔黄，脉弦数等，其中既有少阳邪热，又有阳明腑实，采用小柴胡汤与小承气汤合方加减施治。方中柴胡、黄芩、生姜、半夏大枣以和解少阳之邪，枳实、大黄、芍药以泻阳明热结之实，如此少阳阳明兼顾，和解攻下并用，为合方核心组方加减的方剂。再如《伤寒论》中麻黄升麻汤，用于治疗咽喉不利、吐脓血、下利不止、无汗、手足厥逆、寸脉沉而迟、下部脉不至等，证属阳气郁阻、肺热脾寒者。方中炙甘草、麻黄、石膏发越阳气，为越婢汤主药：炙甘草、桂枝、芍药和营解肌，为桂枝汤主药：炙甘草、桂枝、白术、茯苓温阳运脾，为苓桂术甘汤；炙甘草、白术、干姜温中祛寒，为理中汤主药：升麻、黄芩、天冬、知母清解肺热；葳蕤、当归滋阴养血，并防麻黄升麻发越之弊。本方药味虽多，但重点突出、主次分明，从中不难看出合方思维主治肺热脾寒而阳气被郁的主要方法，即诸多病机存在，且与每方主治病机不尽相同者，则取各方核心组方，以适应不同的病证，后世总结出的许多对药，即是经典方剂中的核心部分。

临床上许多疾病的病机之间存在着一定的内在联系，如气血之间，气为血帅，气行则血行，气滞则血瘀，气能生血，血能载气等。脏腑之间，脏与脏有五行生克制化关系，脏与腑有表里相合关系等，故临床上可以根据病机之间的相互关系，方剂相合应用。如血府逐瘀汤为活血祛瘀之剂，主治瘀血阻于胸中、血行不畅之证。因气为血帅，气行则血行，故方中用桃红四物汤活血祛瘀，以四逆散（枳壳易枳实）理气行气，以加强全方活血祛瘀、行气止痛之效，即是根据病机之间的相互关系合方应用思维的具体体现。再如《景岳全书》的柴平汤，为小柴胡汤和平胃散的合方，是后世和解少阳、祛湿和胃的代表方。原方主治湿疟，症见一身尽痛，手足沉重，寒多热少，脉濡。由于少阳内合于胆，与脾胃相近，在五行上有相克关系，病机上常出现肝胆之气横逆犯脾、中焦失于和降的情况，而小柴胡汤和解少阳，疏利肝胆；平胃散行气燥湿运脾，两方结合使用，则疏肝和胃见长，故柴平汤主治以肝胃不和为基本病机的多种疾病。再如肝火犯肺的咳嗽，病机上一为肝郁化火，二为木火刑金而致肺失肃降，症见咳嗽阵作、痰滞难咳、量少质黏、胸胁胀满、咳引胁痛、口苦等，在脏腑五行生克关系上存在着相克相侮关系，故临床常用加减泻白散合黛蛤散治疗。加减泻白散长于清肺顺气化痰而肃金气，黛蛤散长于清肝平木而兼化痰之功，两方合用始能与病机相合。以上说明，根据疾病病机之间的相互关系而合方应用的思维方法，是方剂学发展的一个方面。

合方思维方法，亦可根据某一特定的疾病证候进行方剂的相加使用。如外感咳嗽属风寒袭肺，症见咳嗽气急、咽痒、咳痰色白而稀、鼻塞、流清涕、苔薄脉浮者，临床上三拗汤与止嗽散均可选用，但单方应用药力不足，故三拗汤与止嗽散合用，则疏风散寒、宣肺止咳的功效明显强于单方。

再如实喘属痰浊阻肺，症见气喘胸闷、咳嗽痰多色白质黏、咳吐不利、苔白厚腻、脉滑者，多用二陈汤合三子养亲汤燥湿化痰，降气平喘。二陈汤长于燥湿化痰而兼理气和中，多用于湿痰咳嗽；三子养亲汤长于降气利膈，化痰消食，多用于温化寒痰。两方合用，既可燥湿化痰，又可降气平喘，较单用二陈汤或三子养亲汤疗效增加。再如胸痹阴寒凝滞，症见心痛彻背、背痛彻心、四肢逆冷而喘息难卧者，临床上多乌头赤石脂丸与苏合香丸合用，以芳香通络，散寒止痛。单用乌头赤石脂丸或苏合香丸则疗效下降。所以，针对某一特定的疾病证候类型，运用两方或多方合用治疗的方法，是目前临床上最常用的治疗复杂疾病的合方应用思维方法之一。

四、新方创制思维

疾病受个体体质、地域、气候等多种因素的影响，导致疾病临床表现十分复杂，疾病的病机也是多变的。现有的方剂往往难以完全适合临床实际使用的需要，故需要在实践中不断创制新方。新方创制思维，要求在疾病的诊疗过程中，根据疾病具体的病因、病机、病位和病势发展趋向而创制符合治疗疾病的新方剂。

（一）新方创制思维的基本条件

创制新方的基本条件即现有的方剂已不能完全适应新的病证或疾病。

1. 病证有异而方变，制新方以疗新疾　由于社会的发展和环境的变化，疾病谱也发生了变化，某些病种逐渐减少，而新的疾病又不断产生。如由于食物缺乏所致的营养不良症较少见，而由于减肥等因素所致的厌食症则增加；一些传染病，如流行性乙型脑炎、麻疹、天花等的发病减少了，而新的呼吸道传染病和消化道传染病又产生了，如由 SARS 冠状病毒所致的重症急性呼吸综合征、由埃博拉病毒感染所致的埃博拉出血热、由甲型流感病毒不同亚型感染所致的鸟禽类流行性感冒、由肠道 EB 病毒感染所致的手足口病等。种种因素使中医学现有的方剂不能适应疾病谱的变化，故在客观上需要有新的有效方药出现，以针对新的疾病和证候进行有效治疗。在中医学的发展过程中，温病学理论体系形成以前，对于温热性疾病的治疗缺少相应的治法和方剂，以辛温药物为主治疗疾病的方法和方剂已经不能适应临床疾病治疗的要求，需要新的治法和方剂出现，以满足临床实际应用的需要。温病学家根据疾病的临床表现特点，创立了温病初起以辛凉透邪为主治疗温病的治法和相应的大量方剂，从而满足了临床诊疗的实际需要。目前，新病种的出现也要求新时代的医家创立新的方剂以满足临床需要。

2. 病机错综复杂，方随证而制　疾病中新证候的出现和病机发生变化，是用方变化的基本前提条件。当疾病病机发生变化，证候随之而变，原有的经方、时方和经验方均不能适应疾病治疗的时候，医生必须结合临床实际，创制新的方剂，以满足临床治疗的需要。这些新创制的方剂，若经临床验证，对疾病的某个阶段或某些复杂疾病有确切的疗效，即可成为经验方。

（二）新方创制思维的基本方法

方剂是在辨证立法的基础上选药配伍组成的，由于现有的方剂不能完全满足临床使用的实际要求，需要广大临床中医工作者针对不同的疾病灵活组方，以适应临床治疗疾病的要求，这就需要创立新的方剂。但新方创制并不是随意的，其创制方法也有一定规律可循。

1. 调整剂量而成新方　方剂中某些药量的变化会导致方剂作用的方向改变，故通过方剂中药物剂量的变化，即可创制出新的方剂。如桂枝汤方的核心是等量的桂枝和芍药，方中芍药的量倍用之后，即为桂枝加芍药汤，其主治方向亦发生了变化；方中桂枝用量加大后，即为桂枝加桂汤，其主治方向也发生了变化。桂枝汤主要治疗太阳表证之中风表虚，症见发热恶风寒、头痛、汗出、脉浮者，桂枝加芍药汤则主治太阴脾伤络瘀腹痛症，桂枝加桂汤则主治心阳虚的奔豚证。再如小承气汤、厚朴三物汤与厚朴大黄汤，均由大黄、厚朴、枳实组成，三方药物相同，但剂量不同，所以作用方向亦有所区别，临床主治也不一致。小承气汤中大黄四两，厚朴二两，枳实三枚，大黄为主药，以泻热通便、行气除满为主，重在泻下肠胃积滞，主治阳明腑实证，属热实内结，腑气不通，但较大承气汤证轻。厚朴三物汤中厚朴八两，大黄四两，枳实五枚，以厚朴、枳实为主药，行气力强，泻下力弱，以行气除满、泻热通便为主，用于实热内积、气滞不行之积证或气滞腹胀、便秘。厚朴大黄汤中厚朴一尺，大黄六两，枳实四枚，以厚朴为主，重在理气以消满，重用大黄荡涤实邪以逐饮，以理气逐饮、荡涤实邪为主，主治饮热郁肺、腑气不通的支饮腹满证。尽管三方药物相同，但主治方向是有区别的。另外，四逆汤与通脉四逆汤药物完全相同，只是剂量有别；主治方向虽然一致，但病情轻重是有区别的。四逆汤中炙甘草二两，干姜一两半，生附子一枚，附子与干姜的用量较小，以回阳救逆为主，主治少阴病阳气虚衰、阴寒内盛之证，临床以畏寒蜷卧、四肢逆冷、下利清谷、脉微而沉为主要表现；通脉四逆汤中炙甘草二两，生附子大者一枚，干姜三两，附子与干姜的用量较大，以破阴回阳、通达内外为主，主治少阴病阴盛格阳之证，临床以身反不恶寒、下利清谷、脉微欲绝为主要临床表现。故方剂中药物剂量的变化以致方剂的作用方向改变，是创制新方的基本方法之一。

2. 药味加减而成新方 方剂是由药物配伍组成的，药物是决定方剂主治功效的主要因素。当方中药味增加或减少时，则方剂组成中的配伍关系发生改变，由此导致方剂功效和作用方向的改变。在新方创制中，药物的变化主要使方剂更加切合疾病的病机。临床用方思维中，主要有加味、减味和既加又减几种方法。例如，麻黄汤主治太阳病外感风寒之表实证，本方重在发汗解表，亦可宣肺平喘，方由麻黄、桂枝、杏仁、炙甘草组成。如果在病变过程中出现咳嗽痰多、胸闷鼻塞、苔白脉浮者，则可去桂枝加生姜而成三拗汤以宣肺散寒为主，而发汗解表之功减弱。若麻黄汤中去桂枝并重用生石膏，则为麻黄杏仁甘草石膏汤，以辛凉宣泄清肺为主，主要用于清泄肺热而无解表之功。若麻黄汤中加白术即为麻黄加术汤，以解表祛湿为主，主治外感风寒湿之身烦痛之证。再如桂枝汤主要作用是解肌祛风，调和营卫，主治太阳中风表虚证，通过加味与减味可变化出一系列的新方剂。如在桂枝汤证候的基础上，由于太阳经输不利，出现项背不适之症，则加葛根，即为桂枝加葛根汤；若由于风寒外束、肺失宣降出现咳嗽、喘息，则加厚朴、杏仁以降气定喘，即为桂枝加厚朴杏子汤；若由于汗出太过，损阴伤阳而表证未解，出现汗多不止，四肢微紧、难以屈伸，则加附子以扶阳解表，即为桂枝加附子汤；若由于汗后损伤气营，出现身疼痛、脉沉迟，则重用芍药、生姜，再加人参以益气养营，即为桂枝新加汤；若由于汗后损伤胸阳，出现脉促、胸满而表证未解，则去芍药以宣通胸阳，即为桂枝去芍药汤：若汗后胸阳损伤较重，出现脉微、恶寒、胸满等症，则去芍药加附子以温经复阳，即为桂枝去芍药加附子汤。所以方剂中药物的变化是改变方剂作用的主要因素，也是临床新方创制的主要方法。

3. 合方相伍而成新方 方剂相加即合方应用，是方与方的结合。方剂结合使用也要根据病情的变化和病机的特点进行结合。如羚角钩藤汤与芍药甘草汤合方使用，可治疗阴虚风动所致的肌肉痉挛。芍药甘草汤，苦、甘、酸相合，可养血缓急解痉；羚角钩藤汤入足厥阴肝经，有平肝息风、凉血舒筋之功，两方相合能增强息风解痉之力，用于阴虚风动所致肌肉痉挛效佳。桂枝汤与玉屏风散相合，用于治疗汗证效果较佳。从方剂主治分析，桂枝汤解肌祛风，调和营卫，发汗而不伤正，止汗而不留邪，有滋阴和阳作用，主治营卫不调所致的汗证；玉屏风散治疗表虚不固的汗证，两方相合则增强固表止汗的作用。小柴胡汤与四物汤相合组成柴胡四物汤、用于肝胆气机郁滞而兼阴血不足之证。小柴胡汤功能和解少阳，治疗少阳证见往来寒热、胸胁苦满、默默不欲饮食、心烦喜呕、口苦、咽干、目眩，或妇人热入血室及疟疾等症；四物汤补血养肝，治疗妇女血虚致月经不调、头目眩晕、腹痛，或崩中漏下、四肢发麻等症。因肝藏血，体阴而用阳，以血为体，以气为用。若肝郁化火而见口苦、胸满等，可用小柴胡汤；若疾病由气及血，出现阴血不足，症见头晕手麻、腰膝酸软、经血不足等，可用小柴胡汤与四物汤合用，既可疏肝解郁以顺肝胆之阳用，又补血柔肝以滋肝体之阴。所以方与方的结合使用，应根据疾病的特点和脏腑的生理与病理特点进行，切不可无原则或简单地两方相加。

合方相伍也需要针对复杂的疾病，对方剂进行加减变化。如《金匮要略》的大柴胡汤即为小柴胡汤与小承气汤的核心组方，治疗少阳枢机不利、阳明腑气不通之证。麻黄升麻汤为越婢汤、桂枝汤、茯苓桂枝白术甘草汤、理中汤之核心再加养阴清热解毒之品而成，以治肺热脾寒、阳气郁阻之证。鳖甲煎丸为桂枝汤、小柴胡汤、小承气汤加活血化瘀、行气导滞之品而成，本方攻补兼施，寒热并用，行气化瘀，除痰消癥，主治癥瘕痞块之病。柴胡达原饮为小柴胡汤与达原饮合方加减而成，可宣湿化痰，透达膜原，主治痰湿阻于膜原之证。总之，以现有方剂中的核心药物组成新的方剂以适应新的病证，是方剂学发展中的主要创新思想之一。

4. 针对新病证，灵活辨证组方 由于个体体质差异，地理环境的不同，气候条件的变化，出现了许多新的病种。许多疾病的证候表现亦出现了相应的变化、主要表现为在主要证候的基础上出现了兼夹证，从而使疾病的病机复杂化。金代易水学派的创始人张元素就有“古方今病，不相能也”的感叹。所以在临床实践中，面对许多复杂的疾病和证候，或者面对新的不断出现的病种，在缺乏特效药物治疗的条件下，临床医生应根据疾病的特点和中医学辨证论治的基本精神，进行辨证灵活组方，以适应不同疾病的治疗要求。以温病学方剂产生为例，温病初起治以辛凉解表，主用银翘散和桑菊饮；温邪进入气分、邪气弥漫者，主以白虎汤；邪入肠腑者，主以调胃承气汤，并有新加黄龙汤、宣白承气汤、牛黄承气汤、导赤承气汤和增液承气汤等针对不同病机的方剂；热入营分，则以清营汤为治；热入血分，则以犀角地黄汤为治。另外，根据温病的不同临床表现，又有许多加减方。如肺热发疹、卫营同病者，以银翘散去豆豉加细生地丹皮大青叶倍玄参方为治等，均体现了中医学辨证论治、灵活组方的原则和方法。尽管方剂的组成有严格的原则性，但在临证应用中，又有极大灵活性。在组方过程中，具体药物的选择、配伍关系的确定、药量的大小等都与病证的变化、体质的强弱、年龄的大小、四时气候的不同和地理环境的差异等密切相关。临床上，根据这些差异和疾病的证候要素，即可选药制方。因此，新方创制思路要灵活变化，才能制定出符合临床疾病治疗要求的新方剂。

（张诗军）

第五节 中医用药技巧

临证对每一味中药的应用如何做到得心应手，应讲究其用药思维及方法，临证遣药时用药之精选，用量之轻重、配伍之合理、效能之专攻均应周密考虑。此过程体现着医者丰富的用药思维和临证经验水平，要求每位医者能够充分把握药物的运用技巧。

一、一药多用思维

一药多用是在中医理论指导下用药的一大特色，主要是通过配伍、加减、炮制等方法，扩大单味药的应用范围。其主要体现在经方用药上，如张仲景在《伤寒论》与《金匮要略》中共用药 174 味，其中用过 1 次的药物仅 71 味，其余均使用两次以上，多者用至几十次，甚至上百次，可见一味药物可以通过多种途径，而发挥多重作用。中医具有一药多用的特点，在临床用药选择上，一味中药具有多种功效，且符合病机病证越多，则越是首选药物。

（一）归经不一，效能多样

人体的病证有脏腑经络、气血阴阳、寒热表里等不同归属，药物又各有不同的四气五味、升降浮沉和脏腑归经等特性，每一味药物都会遵循“同气相求”的原则，有选择性地作用于人体，顺应人体的生理，逆转病理，发挥相应的功效，从而使机体达到阴阳平衡。由于几乎每味中药都有两个或两个以上的归经，所以单味中药自身的作用就是多方面的，如麻黄归肺、膀胱经，其作用既可发汗平喘，又可利水；生姜归肺、脾经，其作用既可发汗解表、温肺止咳，又可温中止呕。因此，要掌握一味药物多方面的作用，先要掌握药物因本身的归经而发挥的多个作用，这样才能做到灵活运用。

（二）灵活配伍，功用多样

所谓配伍主要是根据药物的性味、归经、功效等进行配伍，通过药物之间的相互协同、相互制约或相互促进，从而达到更好的疗效。近年来，中药复方中各味药物之间的药理研究表明，中药之间的配伍应用，对于提高疗效、减少毒副作用起着重要的作用。灵活配伍是一药多用的基本方法，其主要的应用形式即同一味药物适用于不同的病证时可有不同配伍。如《伤寒论》与《金匮要略》中张仲景对桂枝的使用，其中桂枝配麻黄用于太阳伤寒表实证，桂枝配芍药用于太阳中风表虚证，桂枝配桃仁可用于瘀血病证，桂枝配当归则可养血通脉，桂枝配茯苓又可通阳化饮组成化饮第一方而用于痰饮所致诸证等。桂枝之所以能治疗诸多病证，其作用途径都是通过不同的配伍发挥不同的作用而实现的。其他如麻黄与桂枝相配，可发散风寒，解除表邪，用于风寒表实证，代表方为麻黄汤；与白术相配，可发散寒湿，用于寒湿在表之湿病，代表方为麻黄加术汤；与薏苡仁相配，可轻宣温化、发散风湿，用于风湿在表之湿病，代表方为麻杏苡甘汤；与乌头相配，可逐寒痹，用于寒湿历节，代表方为乌头汤；与厚朴相配，可宣肺泄满，用治咳而脉浮之证，代表方为厚朴麻黄汤；与石膏相配，可解表清里，用治风水、咳喘，代表方为越婢汤、大青龙汤；与半夏相配，可宣肺和胃，平喘止呕，用于水饮凌心之心下悸证，代表方为半夏麻黄丸等。在这些药物的配伍使用过程中又不乏形成药效显著的药对，这就更加扩大了药物的临床应用范围。

（三）加减用量，以应万变

药物的用量可以直接影响其治疗作用，在不同的药量下，药物所体现的功效具有不同的倾向性。通过调配某一药物的剂量，即可决定主治病证的不同。仍以桂枝为例，有学者统计《金匮要略》中桂枝的用量发现，其一两用于阳虚外感、二两用于表邪不重之证、三两常用于解表及温阳建中、四两则多用于痹证和历节、五两用于平冲降逆，这就说明了药物由于不同用量所发挥治疗作用的不同倾向性。药物用量比例的变化也影响着药物的治疗作用，如桂枝与芍药，在桂枝汤中桂枝配芍药用量相等，均为三两，可解肌祛风，调和营卫，治疗太阳中风表虚证；若芍药量大于桂枝、由桂枝汤中的三两加至六两即为桂枝加芍药汤，可温阳缓急止痛，治疗太阴腹痛证；若桂枝量大于芍药，由三两加至五两又为桂枝加桂汤，则可平冲降逆，治疗阳虚寒逆之奔豚病。除此之外，大黄、枳实、厚朴三药，由于用量不同，组成了小承气汤、厚朴三物汤、厚朴大黄汤，分别用于阳明腑实轻证、里实腹满胀重于积者、支饮胸满兼腑实证。以上说明，通过改变药物的剂量，能够更全面地展现药物的多重作用。但是药物剂量的选择与变化有相当的难度和灵活性，需要医者熟谙药物的性能等。

（四）煎法不同，用亦不同

此法是通过改变药物的煎煮方法，从而改变药物的性能，展现药物的多重功效，用于不同病证的方法。以大黄为例，用以治疗阳明腑实证，应后下；若治疗结胸痰饮，先煮大黄，方可达到治上以缓的目的。正所谓大黄生则气锐，熟则气缓，久煎之后则可自上达下尽涤中上焦之痰饮。若取大黄气凉清热之功，治疗胃热气滞，煎之其苦泄之性必出，故仲景以麻沸汤浸渍，则收效。

改变溶剂亦可发挥不同的治疗作用。如炙甘草取其益气补中、调和诸药的作用，多用水煎；取其通行血脉的作用，多用酒煎。

（五）不同炮制，效各不一

炮制是药物在应用前或制成各种剂型前必要的加工过程。炮制可以改变药物的性能，充分发挥药物的治疗作用，使之更能适合病情的需要，而用于不同的病证。如地黄生用凉血，制成熟地黄性转温可以补血；附子生用可以急救回阳，炮制后可温经散寒；甘草生用清热解毒，炙甘草则可补中益气；何首乌生用能泻下通便，制熟后则可补益肝肾；更为典型的是姜的炮制应用，姜生用可散寒解表、温胃降逆，生姜汁偏宣散可舒展气机，晒干或烘干可温中、回阳、温肺化饮，晒干炒至表面微黑又长于温经止血等。现代药理研究表明，经过不同的炮制可发挥多个治疗作用，确有其理。

（六）兼容药理，作用多样

随着中药学现代研究的不断深入，在临证诊疗时出现了兼容中药现代药理研究的思维方式。这种思维方式，大体分为三种情况。

1. 以辨证论治为基础，配伍具有现代药理作用的药物　即利用中药中成分明确、药理作用清楚的生物活性物质，结合中医药理论进行配伍，从而发挥更好的治疗效果。现代药理研究表明，黄芪可以抗胃黏膜溃疡，因此临床治疗胃溃疡，可在辨证论治的前提下，配伍黄芪以减轻溃疡面积的损伤，从而提高疗效。

2. 完全脱离中医辨证论治的前提，直接以现代药理研究作用机制组方用药　如治疗慢性活动性肝炎谷丙转氨酶升高者，可用具有抑制乙肝表面抗原、稳定内环境、促进肝细胞康复等作用的药物组方进行治疗。

3. 以现代药理研究作用为基础，结合中医辨证论治处方用药　如治疗糖尿病，近年现代研究表明具有降血糖作用的单味中药有几十种，包括枸杞子、覆盆子、五味子、金樱子、女贞子、地骨皮、山药、山茱萸、黄精、黄芪等，临证可在这些药的范围内进一步结合中医辨证去指导选药。

二、专病专药思维

任何疾病都是个体的本质变化，有其发展规律，这种变化发展都是由疾病的根本矛盾所决定的。专病专药的形成，便是针对这种疾病的主要矛盾而言。为提高临床疗效，在遵循辨证论治、调整阴阳原则的基础上，应加强专药的发掘与应用。每个疾病由于基本病因不同，症状各异，治法不尽相同，因此必有相应的专方专药。即某味药若对某病有特效，就称之为专病专药，其具有使用方便、疗效突出可靠的特点。早在《黄帝内经》中就有类似记载，如《素问・奇病论》用一味兰草治消渴，《灵枢・经筋》中用川马膏治足趾转筋，《灵枢・痈疽》中用一味连翘治乳痈。专药治专病的特点，在医圣张仲景的著作中也多处提到，如《伤寒论》中用生甘草一味治咽痛。《金匮要略》中用百合治百合病，其病之名也是根据药的专治而得；又如茵陈主治黄疸，茵陈蒿汤即以茵陈命名并作为方中的主药；再如蜀漆，主要治疟，蜀漆是常山的幼苗，张仲景首创以此治疟，现代研究表明，蜀漆截疟之力五倍于常山等。这些经书中有着特效治疗专病的专药，直到目前仍为具有临床实效的药物。

（一）专病专药依据

古人在长期的临床实践中，认识到不同疾病的不同病程阶段，既然出现有同一症状，就必然有引起这一症状的共同病理基础，处于不同环境中的不同人体，若发生同一疾病，亦必然存在着基本相同的病因和病理变化，因此在遣方用药时进行反复筛选，发现某些药物对某些病证的特定病因或病理变化，能够发挥某种针对性的作用，于是就形成了专病专药。如黄疸，虽然由于病邪轻重、体质强弱不同有着不同的证候类型，但其病因病机都离不开“湿邪”，这就使得具有利湿退黄作用的茵陈，成为治疗这一病证的要药、专药。

（二）专药应用的意义

虽然辨证论治是中医理论的主要精髓，但随着辨证论治的不断反复和深化，有关病证本质的不断揭示，结果必将为更多的特定病证找出特定的治疗药物。因此，研究专病专药的重要意义在于借助辨证论治的手段去寻找更多的特效药物。这就要求学者在重视研究复方的同时，也应重视专药的研究。目的：其一，中医提高辨证论治水平的重要途径之一，就是要充分发挥专病专药的重要功效。其二，专药的研究将为复方研究奠定一定的基础，而且专药与方剂中君臣佐使的主药有着极为相近的意义，所以研究更多行之有效的专药，是辨证论治内容的引申和发展。其三，以专病专药的思维用药，在于推广和重复疗效高的方药，使后学者少走弯路。

（三）专药应用的特点

专药用量宜大，为一方之主药，其他药必须与之相配，而不得各自为政。即专药必须用量较大而发挥主导作用，其他药不得喧宾夺主。如古代医家张仲景重用百合七枚治百合病。虽然专药用量宜大，但需在充分掌握药性、辨证准确的基础上进行。

专病用专药，每一种疾病在病因病机、临床表现、发展演变等方面都有着其自身的特点与规律，辨病选药要针对疾病的基本病机，即有是病，用是药。如肺胀以肺气郁闭为基本病机，故选用麻黄为专药宣肺；百合病的病机是心肺阴虚内热，故用百合润养心肺。此类即是辨病选药，专病专药。

据证用药，在辨证论治的前提下，与治症药、治证药、治病药等诸药配伍运用，这样就可以避免用药浮泛与偏执的弊端。若漫无边际的辨证施治，常抓不住重心，但对于专病专药的使用，只是体现在“见血止血药、见热攻热药、见痰治痰药”的层面，这便属于低层次的专药专用。由于发病的时间、季节、区域及患者的体质不同等，对专病专药的应用，若不审轻重，不分阶段，则不会收到预期的药效，因此临证时应将专病专药的思维与辨证论治相结合以提高疗效。因为疾病的发生与发展是多因素、多项性综合作用的结果，与内外环境有着密切的关系。临床表现有时为单一性，但更多的是交织性及弥散性，有的呈连续性。而专病专药的应用，更多的时候是在辨证的前提下进行的，当临床上病证处于相对稳定的状态，此时应用好专药才是辨证论治的最佳效果，这是二者的辨证观。如金钱草虽为治尿路结石要药。但由于患者体质各异，所以若辨证为湿热下注者则可与石韦散同用，若为阴虚者则可与六味地黄丸同用，若为阳虚者又可与温阳药同用，以此专药与辨证相结合，则可进一步提高临床疗效。古代医圣张仲景更强调专药与辨证论治相结合，如《金匮要略》中以百合为主结合辨证治疗百合病的不同证情，误汗后则加知母，误吐后则加鸡子黄，误下后则加代赭石；另如以瓜蒌、薤白为主结合辨证治疗胸痹病的不同证情等，此类皆可谓是高层次的专病专药。

近年来，越来越多的药理研究证明，某些药物对某些病证具有特殊的治疗作用，如临床黄芪治肾炎蛋白尿，红孩儿升血小板，生大黄治溃疡病出血，五味子降转氨酶，青皮升压治疗休克，薏苡仁抗肿瘤，黄连降血糖，山楂降血脂，靛玉红治慢性白血病，雷公藤治疗结缔组织病等，这些都可称为专病专药。因此，在临床处方用药时，在中医理论的指导下，结合现代药理研究，则能对某一病证的选药更加具有针对性。例如，药理研究表明，水蛭唾液腺含有水蛭素、肝素、抗凝血栓素等，生用研粉口服可作为类肝素的抗凝血药物，在治疗心血管及周围血管疾病方面有着极好的作用，因此针对此类疾病，在辨证论治的同时即可选用此药以增强疗效。

目前临床多见以辨证论治为主，同时参考中药的现代药理研究用药。需要指出的是，参考中药的药理研究用药，应避免单纯按药理作用选择药物，否则可能会产生一定的毒副作用，而且人与实验动物之间存在着本质的差别，对动物有效者不一定对人体有效，这需要医者在临床实践中不断摸索。应将中药的药理作用与其性味功用相结合，在辨证论治的指导下选择适当的专病专药。

在实践中寻找有特殊功效的药物，还要博览群书，由博返约。在学习医者的验案及对疾病的分析中，去总结疾病的分证、证中的用方、方中的用药，从而得知方中的必用药、常用药。若方中只有一味药，这药也是重要的。因为前人所集经验，不验不灵，单独一味，必有特效，才加以收录。其次再看方剂，常用于哪些病，少用于哪些病；方中哪些药是主药，哪些是辅佐兼治之药，最后用统计处理得出专病专方专药，进行专治常有特效。如东晋葛洪《肘后备急方》中就已明确记载青蒿治疗疟疾，后来中国中医科学院的学者屠呦呦教授成功地分离制成青蒿素，应用于恶性疟疾和脑型疟疾患者的治疗，具有显著的疗效。除古代医著以外，如何发现和应用当代医著中介绍的专药，还要结合个人的专业去研究和应用。

三、三位一体用药思维

辨证论治是中医与中药之间的纽带，而“药证对应”是中药作为“中医之药”的内在本质，它的体现形式离不开“定性-定位-定向”相结合的三位一体系统用药思维。

（一）定性用药，药性以纠偏性

中药药性理论是在特定自然环境条件和历史文化的背景下，人类社会与自然界相互作用与认知的产物。它是中医药的核心理论之一，是中药的灵魂，是中医、中药衔接的桥梁，是临床应用的纲领，是保持中医特色、发挥中医优势的关键环节。中药药性又称中药性能，是对中药作用的基本性质和特征的高度概括，对临床辨证施治、遣药组方起着最基础、最重要的指导作用。

疾病的发生是人体阴阳失衡，出现阴阳偏盛偏衰的结果。寒热病证，是阴阳失衡在病理上的主要反映，治疗疾病就是纠正这种阴阳之偏，而治疗疾病的主要手段是药物。药物治病的基本作用不外乎祛除病邪、消除病因，恢复脏腑的生理功能，纠正其阴阳偏盛偏衰的病理现象。药物之所以能针对病情，发挥其基本治疗作用，是因为各种药物都具有自身的若干特性，其特性之一就是药物的四性。它是根据实际疗效反复验证归纳起来的，即以用药反应为依据，从性质上对药物多种医疗作用的高度概括。药物之四性包括寒、热、温、凉四种。由于它是从药物作用于机体所发生的反应概括出来，是与所治疾病的寒、热性质相对而言的，所以药物的“性寒”是因其对热证有效而总结归纳确定的，故寒性药适用于热证，即以药之寒纠证之热，如黄连、黄芩等；反之，药物的“性热”是因其对寒证有效而总结归纳确定的，故热性药适用于寒证，即以药之热纠证之寒，如附子、干姜等。在四性之中，温热与寒凉属于两类不同的性质，而温与热、寒与凉虽具有共性，但又有强度、程度的差异。如温又次于热、凉又次于寒，有些药物又有着大热、大寒、微温、微寒等不同。这些都为临床利用药物的寒、热、温、凉之偏性以纠正疾病的寒热，调整人体的阴阳偏盛，使之恢复平衡提供了依据。因此，确定药物之四性不仅对于认识各种药物的共性和个性，而且对临床用药有重要的实际意义。

除此之外，虽然不同中药在药性和功用上有相似之处，但是即使相似度很高的中药也存在着差异。因此，中药之间的差异是绝对的，相似是相对的，所以应该把握同类药中各自药物的特点。如同为温热药，吴茱萸善入肝经，用治肝经寒邪；干姜善温中阳，守而不走，用治中焦虚寒；附子辛热，色黑入于下焦，既可用于温肾阳，又因其能通达诸经，亦用于温经散寒。同属寒性药，有石膏大寒、知母寒、柴胡微寒的不同，所以表现在清热作用上，就有强弱和适应病证的差异。正是由于药物有着寒、热、温、凉的不同，且各自之间又存在着差异性，所以药物的作用又体现出主治病同而证不同的特点，如治下利的常用药物有葛根、黄芩、黄连、赤石脂、秦皮、白头翁、诃子等。但每味药物有着各自的主治特点，若邪热下迫于肠而利者，主用黄芩；虚寒下利，用赤石脂；肠中湿热下注之血利，主用白头翁；气利滑脱者，用诃子。可见，即使是同一病证，也应据证把握药物的主治特点，进而区别使用以突出药效。

（二）定位用药，用药以达病所

中药归经理论是不同药物发挥作用部位的定位概念，也被称为中药作用的方向性、选择性。归经，即药物作用的定位，就是把药物的作用与人体的脏腑经络密切联系起来，以说明药物对机体某部分的选择性作用，从而为临床辨证用药提供依据。中药归经是随着中医药基础理论的不断发展，特别是脏腑、经络理论的发展，经历代医家在临床反复实践中，通过对药物疗效进行长期观察分析，并逐步积累经验，将各种药物对机体各部分的治疗作用作进一步的归纳，使之系统化，逐渐形成的用药理论。按照归经理论遣药组方，可以保证药物作用的准确性，在提高疗效、降低毒副作用等方面均具有重要的指导价值。例如，病邪侵入体内有脏、腑、经、络之不同，如同是热证，有肝火、胃火、心火、肾火等区别，清胃火之药未必能清心火。如果在掌握性味、升降浮沉等性能的基础上又考虑药物归经的特性，选择与发病的脏腑经络相吻合的药物，便能取得理想的疗效。反之，不考虑药物归经，虽然所选择的药物切合病情的寒热虚实，却不一定能取得预期的疗效。总之，按照归经理论，可以在辨明不同病证所在部位的基础上有的放矢地遣方用药。

1. 用经络归经理论指导用药 一般而言，专归某经或主归某经的药物，即针对该经病证起主要治疗作用的药物，可视其为方中之君药；而兼归该经或组方配伍后归属该经的药物则多为针对该经病证起辅助治疗作用的药物，可作为方中之臣药或佐药。如六经辨证中，以麻黄、桂枝为君药治疗足太阳经的病变，以柴胡为君药治疗足少阳经的病变。

2. 用脏腑归经理论指导用药 人体的脏腑、经络之间有着密切的联系，五脏六腑与经络归经一样，如一种药物专归或主归某脏或某腑，则多针对该脏或该腑的病证起主要的治疗作用，在以该治疗作用为主导的方剂中，此药多为君药；而方中其他兼归该脏、该腑或经方配伍后归属该脏或该腑之药物多为方中之臣药或佐药。如喘咳虽属肺系病证，但若是由肾虚所致，可选用入肾的枸杞子等药物。

3. 选用引经药引诸药直达病所 引经药，指药物对机体某部分有选择性作用，即某些药对某些脏腑经络有特殊的亲和作用，因而对这些部位的病变起着主要或者特殊的治疗作用。如川芎辛温走窜，走而不守，能上行至头，为头部的引经药，故各种头痛均可用之：桑白皮是肺经的引经药，在治疗肺燥所致的咳喘方剂中加入桑白皮能引药入肺；香附、柴胡是肝经的引经药，在治疗肝气郁滞、胁肋胀痛时加入柴胡、香附可引药入肝。独活为祛风散寒除湿之要药，性善引药下行，故对下半身肌肉关节疼痛最为适宜。姜黄能引药上行通达上肢，常作为上肢痹证的引经药。由于引经药能够引领方中其他药物直达病所，所以临床正确选用引经药，可起到事半功倍的作用。

（三）定向用药，应升降浮沉之变化

升降浮沉是中药药性理论的重要内容之一。它不但包括了药物作用的趋向性，还包含了药物作用于人体上下内外等不同部位的特性。自其理论形成以来，已成为临床选药组方、防治疾病的基本法则之一，对临床用药具有一定的指导意义。若能对药物的此种性能正确运用，不仅能作用于机体的不同部位，有助于祛邪外出，且能调整紊乱的脏腑气机。反之，由于四时节气、脏腑气机及药物升降浮沉之间有着密切的联系，使用药物若不顾升降浮沉的规律则不利于病情的向愈，甚至会加重病情，这亦是临床用药疗效不佳的原因之一。因此，应将药物的性能与机体的生理功能和对疾病的作用相结合去研究与应用。

人体脏腑的功能和气血津液都反映着升降出入有序的运动形式，只有机体阴阳气血随着四时阴阳升降出入而变化，有升有降，有出有入，相互配合，维持相对的动态平衡，才能保证生命的正常活动。若脏腑气机升降失常，出入无序，则诸病丛生。换言之，一切疾病发生发展的过程，都是在致病因素影响下的邪正斗争、阴阳失衡、升降失调。由于脏腑气机的升降发生紊乱，疾病表现出明显的趋向性，病位有在上、在下、在表、在里的不同。因此，要选用具有纠正病势趋向作用的药物进行治疗，即该药物的作用趋向与病势相反，运用药物升降浮沉之性，调治人体脏腑升降出入之偏。病势下陷者，宜升不宜降，如脾虚下陷、内脏位置下移，宜用升麻、黄芪等升浮之药。病势上逆者，宜降不宜升，如胃气上逆出现呕吐，宜用旋覆花、代赭石等沉降之药。为了能够因势利导，祛邪外出，又应顺应疾病本身所具有的自愈趋势，顺势而治。此时，病位在上在表宜用升浮，病位在下在

里宜用沉降。如饮食停于上脘致吐者，病位在上应用瓜蒂等升浮药来助吐；热结肠燥致便秘，虽病位在下但应用大黄等沉降药来泄热通便。在这个治疗过程中，又可用引经药引领他药直达病所而起向导作用。如桔梗系开提肺气之品，“可为诸药舟楫，载之上浮”。如参苓白术散，借桔梗载诸药上浮、引归于肺，益肺利气，借肺之布精而养全身。牛膝性喜下行，常用于治疗身体下部疾病，在独活寄生汤中用其运药直达下焦肝肾，从而更好地发挥强筋骨、壮腰肾的作用。

但是对于病机复杂者，又宜升降并用。如表里同病、上寒下热等，表现为病位或病势的对立，此时即应升降与浮沉并举。如麻杏石甘汤中既用石膏大寒沉降以清肺胃之热，又用麻黄辛温升散以宣肺解表。二药相制为用，既清肺又宣肺。其中，若出现病机升降方面的偏激，则需在方中主体用药时佐以相反性能的药物，或寓降于升，或寓升于降。

一般而言，味辛甘、性属温热的多能升浮，如麻黄等类；味苦咸、性属寒凉的多能沉降，如大黄等类；大都花、叶及质地轻扬之品多能升浮，子实、质重的多能沉降如牵牛子、磁石等类；但某些药物有其特殊性和双重性，如旋覆花之降、苍耳子之升等。此外，由于药用部位不同，其药物升降浮沉的作用趋势亦不相同。如同是根类药，根半以上，气脉则上行；根半以下，气脉下行。如甘草节以补气而升浮，甘草梢下行利水而沉降。

临床上为适应各种复杂的病证，还可通过炮制、配伍、煎服法体现药物的升降浮沉。一般而言，凡苦寒沉降之药用辛热升浮之辅料炮制后，其沉降之性降低，临床用于治疗在上在表之证：反之，凡辛热升浮之药用沉降之辅料炮制时，可制约其升浮之性，临床用于治疗在下在里的病证。

总之，不同的中药作用于人体后可出现不同的趋向，临床需谙熟药性，审视择药，综合考虑。如果医者能够心明于此，才能更好地使用药物，做到用药如用兵，药到病除。

四、根据脏腑特性用药思维

脏腑特性是脏腑功能的概括，对治疗用药具有高度的指导价值。顺应脏腑的生理特性而治，有利于促进其生理功能的恢复，在组方治疗中具有重要意义。

如肝主藏血、主疏泄，秉春木升发之性，喜条达而恶抑郁，体阴而用阳，故治肝病用药常刚柔相济。肝失疏泄，不能条达，肝体失于柔和，可致肝血不足；肝血亏虚，亦可影响肝的升发条达之性，致肝郁气滞，二者互为因果。故四逆散中以柴胡疏肝解郁、调达肝气，芍药补血养肝，二者相配，疏肝柔肝，亦是适肝体阴而用阳之性。心主血脉而藏神，心气充沛，方能化血，阴血充盈，方能灌注全身。故治心病，应兼顾其性，在炙甘草汤中以通心阳、补心血二者并用为要，即是此理。脾主升清，胃主降浊，为人体气机升降之枢纽，二者在生理上相互联系，在病理上相互影响。故小柴胡汤中以半夏、生姜降逆和胃止呕，人参、大枣益气健脾，升发脾气，二者相配，升脾之清阳的同时降胃之浊阴，以恢复气机的正常运行。肺主宣发、肃降，若肺气失宣或肺失肃降，出现肺气上逆之喘咳等症，用药宜宣降并用。麻黄汤中麻黄伍桂枝发汗解表的同时，以杏仁之苦降之性肃降肺气，与麻黄相合，一宣一降，即是适合肺的生理特性。肾为封藏之本，其气化功能一可以向上蒸腾津液及元阴元阳，以温煦濡养脏腑；二可以向下渗利气化，以排出水湿和代谢产物。其病机不仅表现有肾精亏损而且有气化功能的失职，故组方治疗时，还应着眼于顺其蒸腾气化之性。大肠主传导糟粕，故槐花散中配伍枳壳宽肠行气，以顺大肠下行之功。膀胱主贮尿、排尿，其排尿功能的正常与否，有赖于肾和膀胱的气化作用。所以五苓散中以甘淡渗利之品利水之时，配伍桂枝既解表邪，又温通阳气，助膀胱之气化。总之，为提高临床疗效，组方用药时还要充分考虑所治脏腑的生理特性。

五、用 量 思 维

中药剂量是中医处方的一个重要组成部分，是中医辨证施治结果的具体体现。中药剂量稍有变化，处方的功用、主治则截然不同。中药剂量的准确把握对提高临床疗效具有十分重要的作用。古人曾有“中医不传之秘在用量”之说，说明中药剂量大小决定治疗效果。北宋医学家唐慎微提出：“凡服药多少……缘人气有虚实，年有老少，病有新久，药有多毒少毒，更在逐事斟量。”明确指出用药剂量需要综合诸多因素，运用辨证思维。实际上，中药治疗的有效剂量存在一个变量问题，虽然药典及中药教科书规定了药物用量，但在临床上还要具体问题具体分析。影响中药用量的因素很多，主要包括患者体质、病势、病证、治法、方剂组成、配伍关系、药物性味、质地、产地、用药季节、患者所处地域和所治疾病等。

（一）因人施量

《圣济总录》云：“凡服药多少，要与病患气血相宜。盖人之禀受本有强弱，又贵贱苦乐，所养不同，岂可以一概论。”一般体质壮者用量可大些，体质弱者用量小些。青壮年患者，邪盛正亦实，剂量可重，以图速愈。如《伤寒论》载四逆汤：“甘草二两，附子一枚，干姜一两半。”方后则注：“强人可用大附子一枚，干姜三两。”老年人由于脏腑机能衰退，婴幼儿脏腑娇嫩、形气未充，故攻补药物剂量均应小。特别是攻伐及有毒之品，用量必须依据患者体质而随证加减。如大黄，大苦大寒，能荡涤肠胃、下燥结而除瘀热。若体质弱或老年人，患肠胃燥结、大便不通之实热证，大黄用量则不宜过大，一般用量以 3～8g 为宜，婴幼儿则慎用。此外，还应注意体质的差异，《金匮要略》非常重视体质与治法方药。在体质类型方面不仅强调“男子”与“妇人”体质有别，且把不同人群体质分类与病证联系起来。书中常用“某某家”表述。如疮家，因津血耗伤复感风邪，易患痉病；衄家、亡血家，因营血亏虚，若误汗，易致阴虚阳浮之证；失精家，多致虚劳病之阴阳两虚证。无论疮家还是衄家、亡血家、失精家均可归为阴虚体质，多由疮毒伤津、亡血竭阴、房事失精所致，这种体质每易化热伤阴，而常见阴虚或阴虚火旺证候。因此，在应用附子、肉桂等温热药时，用量宜小。书中还载有“中寒家”，即素有中焦脾胃阳虚而内寒重的人每易感寒，应用附子、肉桂时，用量宜大。

因特殊生理而形成的体质差异，用药剂量亦应不同。如妇人正处于月经、妊娠、产褥、哺乳等阶段，其体质可有某些暂时变化。《金匮要略》分立妊娠病、产后病、妇人杂病（主要是月经病）三篇论之。妇人妊娠，因气血养胎，一般肝脾常有不调，且因逐月分经养胎，在妊娠的不同月份体质可能出现某些差异，故有“怀身七月，太阴当养不养”之说，此时应用健脾药物宜大剂，攻伐药物量要小。正当产后，则亡血汗出而体虚多寒，或哺乳期中，乳汁去多，若营养较差，阴血每患不足，中气亦虚，此时应用大补气血药物宜大量，攻伐药物量宜小。月经期内，血室空虚，感邪即易深入，应用大量补血药物，攻伐药物量宜小。总之，用药要依据性别、年龄、体质等因素、做到个体化施药。

（二）因病施量

清代名医吴鞠通在《温病条辨》中提出：“盖药必中病而后可，病重药轻，见病不愈，反生疑惑；若病轻药重，伤及无辜，又系医者之大戒。”一般大虚大实之证，宜药专量大；量小，则杯水车薪，难以起效。病久正虚之证，要重视脾胃的调护，药量宜小，缓缓图功；若大剂蛮补，必致气机壅滞，欲速不达。清代温病大家吴鞠通认为，半夏一两降逆止呕，二两安神催眠。如《吴鞠通医案·卷一》所载李氏医案：“六脉阳微之极，弦细而紧，内有饮聚，外有凛痛，兼之内痔，饮食减少，得食亦呕，乃内伤生冷、外感燥金之气而然，以急救三焦之阳与阳明之阳为要。”处方中以姜半夏六钱至一两，取其降逆止呕之效，后在治疗过程中出现昼夜不寐，给予《灵枢》所载半夏秫米汤，其中半夏用二两以取其安神催眠之效，从而达到治疗不寐的目的。又如张仲景治疗疟疾所用蜀漆散，“温疟加蜀漆半分，临发时服一钱匕。（寒疟）未发前，以浆水服半钱匕”。同样，张仲景治疗奔豚所用桂枝加桂汤，“今加桂满五两，所以加桂者，以能泄奔豚气也”。张仲景用黄连治心下痞，仅用一两（汉制），如半夏泻心汤、生姜泻心汤、甘草泻心汤等；治下利则用至三两，黄连用量为前者的三倍，如葛根芩连汤、白头翁汤等。《医宗必读》谓干姜："血寒者可多用，血热者不过三、四分为向导而已。"药物在不同剂量下发挥的功用有所不同，取其何种功效主要决定于所针对的疾病种类。《伤寒论》第 12 条："太阳中风，阳浮而阴弱，阳浮者，热自发，阴弱者，汗自出。啬啬恶寒，淅淅恶风，翕翕发热，鼻鸣干呕者，桂枝汤主之。"此时桂枝汤中，白芍三两酸苦微寒，具有敛阴和营之效。《伤寒论》第 21 条："太阳病，下之后，脉促胸满者，桂枝去芍药汤主之。"本条中桂枝汤去芍药，是因为太阳病误下后胸阳不振，去芍药是为了防止白芍酸敛之性不利于胸阳的伸展。《金匮要略·血痹虚劳病脉证并治》第 13 条："虚劳里急，悸，衄，腹中痛，梦失精，四肢酸痛，手足烦热，咽干口燥，小建中汤主之。"小建中汤为桂枝汤倍白芍即芍药六两加饴糖组成，专治阴阳两虚，虚劳里急，此时白芍六两和营止痛。又如治疗外有风寒、内有里热的麻杏石甘汤，石膏的用量为 24g；用来治疗瘟疫病的清瘟败毒饮一方，以重用石膏为主，生石膏用量为 180～240g。清代名医王孟英指出："骇人之病，必服骇人之药。"急重病证，非重剂无以力挽狂澜，重剂速投，方能显效。张锡纯是近代中医大家，在他的著作《医学衷中参西录》所载医案中，所用药物的剂量既有常规剂量，也有大剂量，特别是对于危重症的治疗常常用重剂取胜。张锡纯认为："用药当以胜病为主，不拘分量之多少""有所用之药本可除病，而往往服之不效，间有激动其病愈加重者，此无他，药不胜病故也。病足当以其药而绰有余力，药何以能除病乎？"（《医学衷中参西录》）。可见，辨证用药均无误，却疗效不佳，或使病情加重，是由于病重药轻药力不及。如张锡纯重用山药治疗肺痨、重用代赭石治疗顽固性呕吐等，足以看出张锡纯在病重时以大剂量药物治疗而见奇效。

（三）因证症施量

辨证施治是中医的精髓，因证施量是中医治疗疾病的一大特色。因证施量要求在理法方药确定后，对药物的量必须准确把握。同一种疾病，症状重者，用量要大；症状轻者，用量要小。《伤寒论》中大青龙汤证、小青龙汤证均有表寒症状，然大青龙汤证"脉浮紧""身疼痛""不汗出"等表寒症状较小青龙汤证更重，故大青龙汤麻黄用六两，而小青龙汤麻黄用三两药物组成相同的处方，由于治疗症状不同，同一药物剂量也会不同。如厚朴三物汤、厚朴大黄汤和小承气汤，三者药物组成相同，均为厚朴、大黄、枳实，但厚朴三物汤证以痛而闭症状突出，故以厚朴、枳实为君，行气除满为主，方用厚朴八两，枳实五枚，大黄四两；小承气汤证以便秘为主症，故以大黄为君，荡涤积滞，方用大黄四两，厚朴二两，枳实三枚；而厚朴大黄汤证以胸满症状为主，治疗更偏重理气，故以厚朴一两为君，大黄六两、枳实四枚为臣。同一个处方，由于主治证不同，主药改变，用量也随之增减。如《医宗金鉴》之颠倒木金散由木香与郁金两药组成，适用于气滞血瘀之胸腹胁肋疼痛病证，应用时可据气滞、血瘀两者的轻重程度增减其量。"属气郁痛者，以倍木香君之；属血郁痛者，以倍郁金君之。为末，每服二钱，老酒调下"。因此，有是证，用是药。证变药量亦随之而改变。

（四）因方施量

一般使用单味药或药味较少的方剂，用量应大些，药味较多的复方，用量就应相应地减少。如独参汤仅有一味药物组成，人参用量 30g，用以补气固脱。主治诸般失血与疮疡溃后，气血俱虚，面色苍白，恶寒发热，手足清冷，自汗或出冷汗，脉微细欲绝者；补中益气汤由八味药物组成，方中人参用量仅为 6g，用来治疗气虚发热、清阳下陷、中气不足证。此外，在大队的同一类药物中，药物用量宜小，在与不同功能的药物配伍时，用量相对偏大。如举元煎中参、芪、术同用，黄芪用量小，而升陷汤中黄芪用量则大。如《金匮要略·血痹虚劳病脉证并治》中治疗疟母用鳖甲煎丸，全方由 23 味药物组成，但药物用量很轻，方中药物最大用量仅 12 分，最小用量 1 分。同样是张仲景的方，《伤寒论》317 条用来治疗少阴病，手足厥逆的通脉四逆汤由 3 味药物组成，方中药物最大用量为三两。可见，制方大小决定用量。又如《伤寒论》中抵当汤和抵当丸两方药味组成完全相同，但剂量不同。抵当丸中虽然增加了 5 个桃仁，却把具有破血逐瘀作用的虫类药物水蛭和虻虫较抵当汤减少 10 个，且抵当汤的煎服方法为“以水五升，煮取三升，去滓，温服一升”，抵当丸的煎服法为“捣为四丸，以水一升，煮一丸”。即使在两方剂量完全不变的情况下，抵当丸服用剂量则约为抵当汤的 1/4，故抵当丸攻逐瘀血的作用较抵当汤缓和，变成了逐瘀泻热的平和之剂，说明处方剂型决定用量。因此，药随方变，以方定量。

君药或臣药剂量改变，整方近似比例调整药物剂量，均会对原方的功效产生影响，或完全改变。一般说主药较辅药的用量要大。如小承气汤与厚朴三物汤药味组成相同，小承气汤偏重泻热通便，故大黄之量重于厚朴；厚朴三物汤偏重行气除胀，故厚朴之量重于大黄。再如治疗下焦湿热癃闭之通关丸（滋肾丸），是由知母、黄柏、肉桂三味药组成，其中知母、黄柏清下焦湿热是主药，肉桂助膀胱气化为辅药，所以肉桂的用量只有知柏总量的 1/40。如果用量偏大，就难免有助火伤阴之弊。如有学者治疗肝源性糖尿病，以小陷胸汤加味，方中黄连和生姜的配伍比例为 5∶2，重用黄连 45g，以降糖为主，兼奏清热泻火解毒之功。治疗浅表性胃炎用枳术汤加味，方中黄连和生姜比例为 3∶5，黄连用量仅为 9g，其旨不在清热解毒，而是与他药配伍，以取辛开苦降之功，调畅中焦气机，因此剂量较小。可见，药物配伍与用量有着密切的关系，配任关系发生变化，药物剂量亦随着改变。

（五）因药施量

不同的药物，临证用量有很大差异。《神农本草经》上所载药食同源之品，如莲子、怀山药、茯苓、枸杞等，无害，用量可大些；有毒或峻猛之品，如马钱子、巴豆、甘遂、大戟等用量大小应慎重，用之不当可伤正气。不少毒性或偏性药物经过适当配伍，毒性降低，偏性纠正去其性而存其用，此时用药剂量可增大。服药反应可影响药量。临床中，常常需要根据患者服药后反应，调整用量。如不效增量，中病即止或中病即减等。如麻子仁丸方后注：“饮服十丸日三服，渐加，以知为度。”尤其是一些毒性药物根据服药反应调整用量，能够有效保证用药安全。服药方法不同，用量也有差别。分多次服用的药物，用量可以大些。道地药材大多气味浓厚纯正，力大效宏，用量宜小，如云南的三七、西藏的红花、山西的党参、吉林的人参、宁夏的枸杞子等。花叶类质地轻的药物，如菊花、桑叶、玫瑰花等用量宜大；质重的药物，如代赭石、磁石、石决明、龙骨、牡蛎等用量宜大；芳香类药物，如麝香、冰片等用量宜小；同种药物鲜品用量大，饮片用量小。所以，用药必依药物性味、质地、产地施量。

同一味药物，欲使其发挥不同功用时，用量应该有所不同。如《本草纲目》云：“地骨皮益肾生髓，断不可少用而图功，欲退阴虚火动，骨蒸劳热之症，用补阴之药，加地骨皮或五钱或一两，始能凉骨中之髓而去骨中之热。”麦芽健脾开胃一般用 5～10g，回乳则用 120g；附子在四逆汤证用 1 枚，通脉四逆汤证就用大者 1 枚，用以回阳通脉；山茱萸用于收敛固涩时 5～10g，补益肝肾时 30g，如果用于收敛欲脱阳气时，可用 120g；山楂用于活血祛瘀，用 6g 即可见效，治疗慢性胆囊炎用量须 15～30g 方可取效；桑白皮泻肺平喘，6～9g 即可，但利水消肿则需 15～20g；槟榔行气除胀消积用 6～15g，驱杀绦虫则用 60～120g；枳实行气开胸化痰用 6～10g，升阳举陷则用 60～100g；益母草调经用 10～15g，利水消肿则需 30～60g 等。又如桂枝汤中桂枝与白芍等量，有调和营卫、解肌发表作用，桂枝量加倍则成温阳降逆之桂枝加桂汤，治阴虚心悸或气从少腹上冲心胸，白芍加倍则成了既解表又和里的桂枝加芍药汤，治表寒虚证兼见腹满胀痛。例如，路志正治疗白塞综合征，用甘草泻心汤与导赤散合方加减，重用生甘草 50g 为君，清热解毒；邓铁涛治疗心肌炎、心律失常，用炙甘草汤加减，方中炙甘草用量 30g，甘温补脾益气，通经脉，利血气。通常甘草作佐使药，一般用量为 3～6g。而甘草泻心汤和炙甘草汤，甘草为主药，故重用 30g 以上。可见，同一种药物在不同剂量区间，其功效可能不同。如国医大师张琪用马钱子配补阳还五汤加味治疗脑型麻痹，以马钱子合虎潜丸、三妙散加减治疗急性脊髓炎，因炙马钱子为剧毒之品，用量仅为 0.5g，以汤剂冲服，因此，对于一药多效的药物，要根据所治疾病决定其用量。

（六）因地域施量

我国地域辽阔，南北东西温差、光照、湿度等差异巨大，且不同地域风俗习惯、体质特点迥异。因此，药物所用剂量也不同。如寒冷潮湿地区，多用温热、化湿、燥湿等药，且剂量偏大；干燥少雨地区，则养阴润燥药用量较大。如附子，《中药学》规定剂量为 3～10g，但是云南、四川等地治疗阳虚里寒证、风寒湿痹证，常用 30～60g，或更大剂量，多配伍干姜、甘草等药，附子先煎 2 小时以上，以不麻口为度，再入他药同煎。吉林、黑龙江地区气候虽寒但燥，附子常用但量不宜过大。可见，地域差异使药物在用量上存在较大的差异。

（七）因季节施量

天人相应，春、夏、秋、冬四时气候变化，处方用药剂量亦应有所增减。《徐大椿医书全集》载四时加减柴胡饮子，由柴胡、白术、槟榔、陈皮、生姜、桔梗组成。冬三月柴胡量稍大，春三月减白术增枳实，夏三月又增甘草，秋三月同冬三月，唯陈皮稍多。四时气候的变化对人体会产生一定的影响，所以治疗疾病时必须考虑时令气候的特点，春夏季节气候由温转热，阳气升发，人体腠理疏松开泄，即使外感风寒致病，也不宜过用辛温发散之品，以免开泄太过，耗伤气阴，因而用量宜小；暑天化湿解暑药量宜大，秋天生津润燥药量宜大；秋冬季节，气候由凉转寒，阴盛阳衰，人体腠理致密，此时若非大热之证，寒凉药物用量宜小，以免寒凉太过损伤阳气。《素问·六元正纪大论》指出："用寒远寒，用凉远凉，用温远温，用热远热。"指出临证用药必须根据四季气候变化加以调整。

总之，衡量用药量大小的标准，应本乎《黄帝内经》"有故无殒，亦无殒"的原则。古代医家对于中药剂量的运用，可谓严谨缜密，毫分缕析，容不得半点疏漏，否则便会误一药而毁全方。

六、用利远弊思维

中医治疗疾病，是通过方剂来实现的。方剂是由若干味中药组成的，不同药性、不同气味的药物，其在方中的作用也是不同的。有些药物在方剂的组成中起重要作用，但由于其某些作用不是治疗疾病所需要，或是某些作用会导致人体的阴阳气血损伤，尤其是一些具有毒性的药物，故必须通过适当的配伍、炮制、煎服法等制约药物偏性或毒性作用，去性取用，发挥其治疗之功，纠正某些药物偏胜之性，防止病证由一种病机向另一种性质对立病机的演变。取其有利，远其弊端，是应用中药治疗疾病的重要原则。

（一）通过配伍，制性取用

方剂是药物合理配伍组合，方剂中各味药物在方中既体现出其个体的药性和作用，更体现出药物组合后共同发挥整体的作用。对于有偏性的中药或有毒的中药，可通过配伍制约，达到协调药物偏性、降低药物毒性、减少不良反应、增强药物疗效的作用。《神农本草经》曰："若有毒宜制，可用相畏、相杀者，不尔勿合用也。"如治疗胸痹的薏苡附子散，方中薏苡仁利水除湿降浊，是本方之主药，但性甘淡清凉，有助寒之弊，故用辛热之附子温阳散寒，制约薏苡仁的寒凉之性。治疗"胁下偏痛，发热，其脉紧弦，此寒也，以温药下之"的大黄附子汤，原文既有"以温药下之"之言，且用大黄，说明本证当有大便不通之症。"脉紧弦，主寒主痛"，说明本方主治寒实内结证。方中以大辛大热之附子散寒止痛，与大黄同用去大黄寒凉之性而存其通下走泄之用。治疗肠痈的薏苡附子败酱散，尤怡认为本方证"肠内有痈，营郁成热"，故用"薏苡破毒肿、利肠胃为君，败酱草一名苦菜，治暴热火疮，排脓破血为臣；附子则假其热以行郁滞之气尔"。而在治疗"肠内有痈，营郁成热"的病证时，附子的热性恐助邪热，故用甘淡清凉的薏苡仁、辛苦寒的败酱草制约，去除附子的大热之性而存其用。治疗阳气虚衰、胸阳不运、阴寒凝滞所致胸痹的瓜蒌薤白白酒汤，方中瓜蒌豁痰下气、宽畅胸膈，然其性寒滑利，恐伤阳气，故以辛温之薤白通阳散结、辛温之白酒辛温通阳，并宣行药势，二药去瓜蒌寒凉之性而存其用；治疗痰浊壅盛、闭阻胸阳所致胸痹的瓜蒌薤白半夏汤，方中瓜蒌豁痰下气，宽畅胸膈；薤白辛温，通阳散结；半夏辛温，燥湿化痰、消痞散结；白酒辛温通阳，并宣行药势。其中薤白、半夏、白酒的辛温之性制约瓜蒌的寒凉之性而存其用。总之，通过配伍可达到去除药物的某些偏性，而其主要功用不变，发挥其治疗之功效，从而提高临床疗效。

（二）通过炮制，易性取用

炮制是对中药材进行净制、切制和炮炙等操作，制成一定规格的饮片，以保证用药安全和有效。中药通过炮制，内部成分发生了变化，合理的炮制具有降低和去除中药毒性、改变药性、增强药效等多方面的作用。如附子经过炮制后可减少其有毒成分乌头碱的含量，使乌头碱水解成毒性仅为其1/2000的乌头原碱，降低了附子的毒性，而其温里作用不变；生半夏有毒，用生姜汁炮制后，毒性消失，而燥湿化痰止呕的功效倍增；生白芍具有滋阴养血的作用，经酒炒后可以去除其寒性，使其养血活血作用增强；黄连苦寒，具有清热燥湿的作用，酒炒黄连可以去除其寒性，而燥湿作用不变，可用于湿重热轻或湿重热象不明显的病证；栀子具有清热利湿、凉血解毒的作用，其性苦寒易伤胃气，通过酒炒可降低其苦寒之性，而燥湿作用不变，用于胃气虚弱而有湿热的患者。

由此可见，根据临床不同病证的需要，对药物进行相应的炮制，去除药物的某些药性，而使药物的主要作用不变。

（三）合理煎煮，用利远弊

合理煎药是中药减毒增效的一项重要措施，一些有毒的中药，通过先煎、久煎、蜜煎等去除其毒性，而使其主要治疗作用不变。如张仲景治疗阴寒痼结的大乌头煎，“以水三升，煮取一升，去滓，内蜜二升，煎令水气尽，取二升”（《金匮要略·腹满寒疝宿食病脉证治》），通过蜜煎的方法去除乌头的毒性；如治疗正水的麻黄附子汤，方后注曰：“以水七升，先煮麻黄，去上沫，内诸药，煮取二升半。”“先煮麻黄，去上沫”，可去除麻黄碱，使麻黄的毒性降低；又如治疗风湿兼表阳虚的桂枝附子汤，其中附子要“炮，去皮，破八片”“以水六升，煮取二升”（《金匮要略》）。方中附子经过炮制、切割、久煎，其毒性降低。因此，不同的煎煮方法，可使药物中的某些毒性去除，而功用仍然保留，从而提高临床使用中药的安全性和有效性。

（四）正确服用以减毒

根据病情轻重缓急和患者个体素质等确定合理的服药时间、服药次数、服药量、服药法、用药疗程，充分发挥药物的作用，减轻或减少药物不良反应的发生。

1. 服药方法 一般口服药物每日服2～3次，早、晚或早、中、晚各服1次。解表药宜即时服用，以免病邪由表入里；镇静安眠药宜睡前1～2小时服用；补益药、止泻药宜饭前服。若病情需要大剂用药时，则1日之量可分多次服用。

2. 按疗程用药 疗程是合理用药的重要环节。疗程过短难收预期疗效，疗程过长则可能会给患者造成伤害。长期应用某些药物是导致中药中毒的原因之一，故治病用药当遵“无使过之，伤其正也”之原则，即不要剂量过大和服药过久。

七、剂型择用思维

中药剂型的种类丰富多样，常见有汤剂、丸剂、散剂、膏剂、丹剂、片剂、针剂、冲剂、糖浆剂等。剂型是药物使用的必要形式，剂型与疗效有密切的相关性，不同的剂型针对不同的疾病有不同疗效。临床用药时，要根据疾病的性质和药物本身的特性选择合适的剂型，以发挥药物的最大疗效。剂型不当可降低疗效或无效，合理的剂型不仅可增效，也可减小药物的毒副作用。

（一）根据药物的特点选择适当剂型

1. 矿物类药物　质地坚硬，水煎时有效成分难以溶解，部分矿物类药物外治时其有效成分难以吸收，故临床收效甚微。为提高疗效，矿物药一般制成丹剂，如以水银、火硝、白矾、皂矾、朱砂、雄黄、铅等制成的红升丹、白降丹、轻粉等。

2. 动物类药物　不宜水解，故宜制成胶剂，如皮胶类的阿胶、角胶类的鹿角胶、甲胶类的龟甲胶等，如此可使该类不宜水煎的药物发挥较好的临床疗效。

3. 具有刺激味或剧毒类的药物　宜制成糊丸、蜡丸、缓释剂等，这样既能使药物在体内缓慢释放延长疗效，又能防止因刺激造成的胃肠道损害。如用于攻逐冷积的三物备急丸，因含有峻泻药巴豆霜，故选择蜜丸剂型。

4. 有特异臭味类的药物　宜制成丸剂，这样既可掩盖其臭味，又可减少胃肠道反应，如阿魏、败酱草。

5. 易于挥发的药物　宜制成蜜丸，如中医急救药物"凉开三宝"之安宫牛黄丸、至宝丹、紫雪丹，前二者均是蜜丸制剂，在组方用药上均以芳香走窜、开窍醒神的药物如麝香、冰片等为主药，制成蜜丸，有利于保存，以利救急之用。

（二）根据病证特点选择剂型

1. 根据病势缓急选择剂型　汤剂药力强，适用于各种脏腑急慢性病证；散剂作用不如汤剂强，但比丸剂吸收快，常用于急而较轻的病证；丸剂作用舒缓，常用于疾病后期调理。

2. 根据病变部位选择剂型　对体表的痈疽疮疡，宜用散剂、油膏剂：对深部肌肉形成的瘘管，宜用线剂：局部跌打损伤、风湿痹痛，外用膏药作用直接，取效相对较快：眼疾用滴眼剂：鼻疾用滴鼻剂：肛肠疾病如溃疡、痔疮、瘘管等可用栓剂、膜剂，直接作用于局部而取效。

3. 根据病情病态选择剂型　对昏迷患者，可选用鼻饲或药物吹鼻或舌下含服以求速效。由于病情的差异，选用不同的剂型以方便服用。例如，对于久病需长期服药者，汤剂服用较为困难，可选用丸剂：对于局部病变于某处关节的疾患，口服药往往波及范围较广、长期服用可能会影响身体其他部分的正常生理机能，可进行局部外敷；对于全身疾患则可进行药浴，或服用汤药等。总之，应根据具体情况灵活调整剂型。

第六节　中医非药物疗法思路

一、非药物疗法

非药物疗法是指通过一系列非药物手段来缓解疾病症状或改善健康状况的治疗方式。这些治疗手段包括心理治疗、行为治疗、物理治疗、运动疗法、营养疗法等，这些疗法可以单独使用或结合使用。

（一）心理治疗

心理治疗是指由心理医师等进行精神心理辅导与疏导，通过语言、心理游戏、图形教育等方式，使患者释放过度压抑的情绪，消除心理障碍，恢复健康的方法。心理治疗包括以下形式：

1. 个别心理治疗　以治疗师与来访者个别进行谈话形式进行，是一种普遍应用的心理治疗方式。治疗师通过与来访者交谈来了解疾病发生的过程与特点，帮助来访者掌握自己疾病的情况，对疾病有正确的认识，消除紧张不安的情绪，接受治疗师提出的治疗措施，并与治疗师合作，与疾病做斗争。个别心理治疗侧重解决病人的具体问题。

2. 集体心理治疗 治疗师把有同类问题的来访者组织起来进行心理治疗。一般把来访者分成几个小组，每个小组由数个或十几个来访者组成，并选出组长。集体心理治疗的主要方法是讲课、活动与讨论。治疗师根据病人中普遍存在的心理因素及观点，深入浅出地对来访者讲解有关的症状表现、病因、治疗和预后等。使来访者了解问题的发生发展的规律，消除顾虑，建立信心。来访者联系自身实际情况进行活动，讨论时要力求生动活泼，鼓励来访者进行分析和自我分析。治疗师可邀请治疗效果较好的来访者作经验介绍，通过现身说法，起到示范作用。集体心理治疗着重同类来访者的共同的问题。

3. 家庭心理治疗 治疗师根据来访者与家庭成员之间的关系，采取家庭会谈的方式，建立良好的家庭心理气氛与家庭成员之间的心理相容，家庭成员共同努力使得来访者适应家庭生活。

心理治疗的特点：强调人格的改造，问题行为的矫正，重视症状的消除。

（二）行为治疗

行为治疗是以训练和教育的方式来改变人的行为，调节人的心理状态，从而达到治疗疾病目的的方式。行为治疗包括以下形式：

1. 系统脱敏法 这是一种利用对抗性条件反射原理，循序渐进地消除异常行为的一种方法。通过渐进性暴露于恐惧刺激的方式，使已经建立起的条件反射消失，以治疗心理障碍或行为障碍称为系统脱敏疗法。

2. 厌恶疗法 是在经典条件反射原理基础上提出来的，也就是对其行为反应给予负性强化使之逐渐减弱，直至消除其不良行为。

3. 满灌疗法 与系统脱敏疗法相反，一开始就让病人进入使他恐惧的情境中，一般是采用想象的方式，医生鼓励病人想象最使他恐惧的场面，或者治疗医生在旁反复地，甚至不厌其烦地讲述他最害怕的情景中的细节，或放映现代影视画面最使病人恐惧的镜头，以加深病人的焦虑程度。同时不允许病人逃避措施。最后病人发现其最担心的灾难并没有发生，焦虑反应也就相应地减退了。

4. 行为塑造法 行为塑造是要形成和建立一个新的行为习惯。将大目标分成几个小目标，制订治疗计划，然后由低向高逐步实现，达到一步立即给予奖励强化，直到最后实现最高目标。

5. 代币疗法 是指出现适当的行为时，即给予正性强化物以强化该反应，从而建立个体新的适当行为，达到养成良好行为习惯的治疗方法。

6. 渐进式放松 是先紧张，后全身肌肉群逐个放松，甚至呼吸，直到身体紧张全部释放为止，用于消除焦虑和压力。

行为治疗特点：行为治疗把治疗的着眼点放在可观察的外在行为或可以具体描述的心理状态上，治疗心理疾患和障碍。

（三）物理治疗

物理治疗是一种把专业的物理疗法结合运动疗法，以减轻病变的功能障碍，增强机体的代偿能力、劳效能力、调节系统或其他治疗疗效的技术方法。物理治疗包括以下形式：

1. 运动治疗 是物理治疗的主体，通过关节活动技术、关节松动技术、肌肉牵伸技术、改善肌力与肌耐力技术、平衡与协调训练技术、步行训练、牵引技术、神经生理治疗技术、增强心肺功能技术等，恢复、重建相关脏腑组织功能。

2. 物理因子治疗 应用天然或人工物理因子的物理能，通过神经、体液、内分泌等生理调节机制作用于人体，以达到预防和治疗疾病的方法。常用方法包括声疗、光疗、水疗、电疗、冷疗、热疗、压力疗法等。

3. 手法治疗 包括西方关节松动技术和传统手法治疗（或称按摩、推拿）。

物理治疗特点：使用包括声、光、冷、热、电、力等物理因子进行治疗，针对人体局部或全身性的功能障碍或病变，采用非侵入性、非药物性的治疗来恢复身体原有的生理功能。

（四）运动疗法

运动疗法是指通过某些运动方式（主动或被动运动等），使患者获得全身或局部运动功能、感觉功能恢复的训练方法。运动疗法包括以下形式：

1. 医疗体操　是运动疗法中最常用的方法，能按所需运动方式、速度、动作的幅度、协调性与肌肉的力量进行训练，做到循序渐进。医疗体操可以是全身性的，也可是局部性的，或全身性与局部性相结合。

2. 有氧训练　是以增加人体吸入、输送和使用氧气能力为目的的耐力性训练，其运动方式有步行、健身操、游泳、自行车、原地跑、登楼梯、跳绳等。

3. 民族形式的体疗　有武术、气功、推拿、行走、跑步、保健体操、五禽戏，太极拳、八段锦、钓鱼、爬竿等许多方法，应用器械健身的有拔河、跳绳、踢毽球、秋千、划龙舟，以及武术中使用的刀、枪、剑、棍棒等。

4. 体疗处方　是指医师根据患者的心血管及运动器官的功能状态以及整体健康状况，提出的个体化的医疗体育方法，包括运动量和医疗体育活动时应注意的事项等。

运动疗法特点：运动疗法是一种针对性强的康复治疗方法，通过改善和代偿运动组织的血液循环和代谢，促进神经肌肉功能，提高肌力和心肺功能，减轻异常压力或施加必要的治疗压力，纠正躯体畸形和功能障碍。

（五）营养疗法

营养疗法是指通过调节与人体健康相关的六大营养素，包括脂肪、蛋白质、糖类、维生素、矿物质、水，选择合理的膳食结构，改善人体健康状况的方法。营养疗法包括以下形式：

1. 基本膳食　膳食：与平时所用膳食无明显差异，必须富有人体所需要的各种营养素，凡对膳食无特殊需要和限制者，均可食用膳食。软食：比普食少含纤维素，且制作细软，多用于老年人和消化能力差者。半流食：食物制成半流体状，含滓量少，易咀嚼和吞咽。适用于发热、术后、严重消化道疾病和咀嚼不便者。流食：不含块状物的液体食物，如牛奶、鸡汤、肉汤、鱼汤、菜汤等。适用于高热病人、病情严重进食困难者。

2. 特殊膳食　高蛋白质膳食：适用于消瘦需要增加营养者。低蛋白膳食：原则以素食为主，蛋白总量低于 20～40g，用于多进食蛋白质引起病情恶化者。高热量膳食：适用于营养不良、病后恢复期者。低热量膳食：要求每日热量在 1200～1500kcal。适于单纯性肥胖病、超重的心脏病人及糖尿病人等。少油膳食：适用于胆石症、动脉硬化、高血脂、腹泻等病人。多渣膳食：适用于习惯性便秘等病人。少渣膳食：适用于腹泻、肠炎、肛门手术后病人。少盐、无盐膳食：适用于心力衰竭并有水肿病人、急慢性肾炎、重度高血压等病人。

营养疗法特点：根据患者机体营养状况及生理特点，制定各种不同的膳食营养配方，最大限度地满足病患机体对营养的特殊需求，促进受损细胞修复，增强机体的自愈能力。

二、中医非药物疗法

中医非药物疗法是在中医理论指导下开展的非药物治疗，是非药物疗法中的重要组成部分。非药物疗法是人类祖先们同疾病伤痛做斗争的最初形式，最早的非药物疗法可以追溯到公元前 7000 年的石器时代，《黄帝内经》（素问篇）详述了攻达（针灸）、角（拔罐）、药熨（温热）、导引（呼吸体操）、按跻（按摩）、浸渍发汗（水疗）等物理方法，这就是我国文字记载最早的非药物疗法，春秋战国时期名医扁鹊常用针灸、砭石、按摩等治病。中医形成以经络运行学说和应用实践的完整非药物治疗体系，尤其以针刺、按摩、推拿、拔罐、艾灸等方法疗效明显，并普及开来，成为中医药疗法中不可分割的组成部分。

中医常用非药物疗法有针刺、按摩、推拿、拔罐、艾灸等。

1. 针刺 是通过在人体特定部位进针并刺入腧穴，以调整机体功能的方法。

2. 按摩 是以中医理论为指导，通过对人体表面皮肤或穴位施加压力，促进血液循环，从而达到缓解疲劳、舒筋活血目的一种疗法。

3. 推拿 是一种中医疗法，主要是通过手法作用于人体体表的腧穴以及经络上，使气血通畅，进而达到保健强身的效果。

4. 拔罐 是一种以罐为工具，利用燃烧、抽吸蒸气等方式产生负压吸附于体表，造成局部瘀血，达到通经活络、行气活血、祛风散寒、除湿止痛等作用的外治方法。

5. 艾灸 是用艾叶制成的艾条产生的艾热刺激人体穴位或特定部位，通过激发经气活动来调整人体紊乱的生理生化功能，从而达到防病治病目的的一种方式。常用的穴位包括神阙穴、关元穴、气海穴等。艾灸可以温经散寒、消瘀散结、引火归原，对于虚证也有一定的疗效。

此外，中医非药物疗法还包括情绪疗法、膳食疗法、运动疗法、音乐疗法、芳香疗法、刮痧、熨法、发泡、割治、挑治、刺血、熏蒸、探吐、取嚏、手法复位、水疗、蜡疗、泥疗、砂疗等，中医非药物疗法又与现代科学技术结合，将磁疗、光疗、电疗、电子艾灸、电磁波、红外线、超短波等应用到中医非药物疗法中，根据“经络学说”的理论，通过有效地运用不同的物理因素，调节各系统的平衡，恢复健康。

三、中医非药物疗法思路

1. 调神放在非药物疗法的首位 神为生命之根，有神则生，无神则死，故《素问·宝命全形论》说“一曰治神、二曰知养身……”心理疗法就是通过语言开导及暗示的作用，使病人的精神能够安定内守，达到调精神的目的。同时，非药物疗法对心因性疾病有较好的疗效，有时甚至有独到的疗效，其疗效明显优于药物疗法，如对癔病等精神系统方面的疾病，通过心理暗示疗法，并配合针刺，病情常可以迅速缓解病情。

2. 非药物疗法治疗功能性疾病 如功能性胃肠病，针灸、推拿、按摩疗法等可以取得良好疗效。如针灸、按摩等在进行治疗时，都须运用经络原理，选择一定的穴位进行治疗，才能得气。治疗后，由于经络得到了疏通，故有一种全身轻松的感觉。

3. 非药物疗法治疗器质性疾病 如跌打损伤后，就可以通过中医正骨，或手法复位及小夹板固定等疗法来治疗；如对急性腰扭伤或腰椎间盘脱出症，通过针刺或推拿疗法后，常能获得立竿见影的效果，简便易行。

4. 非药物疗法提高病人主观能动性 病人参与太极拳、八段锦、五禽戏等锻炼，增强了机体自身的正气和抗病力，变被动治疗为主动治疗，提高疗效。

5. 在中医理论指导下利用现代科学技术发展中医非药物疗法 利用现代科学的最新技术研制出了多新的理疗仪器和治疗方法，如磁疗、光疗、电疗、电子艾灸、电磁波、红外线、超短波等，在中医理论指导下应用这些设备和技术，将电能、磁能、光能、热能等在人体特定经络穴位刺激，调理脏腑功能，防治疾病。例如磁疗主要是通过磁场改变人体体内的生物电流的分布及电荷的运动状态，各种高频电疗主要是能改善局部组织的血液循环，促使炎症的消散。

6. 非药物疗法与药物疗法联合应用 在临床上，非药物疗法与药物疗法两种方法常常联合应用。如在采用非药物疗法手法复位治疗跌打损伤时，通常还要配合内服和外敷活血化瘀及理气止痛的药物，恢复更快。非药物疗法与药物疗法两者不是对立的、排斥的关系，而是相互协调的、相辅相成的关系。

（张诗军）

中　篇

第九章　中医学研究方法与实验技术

第一节　中医学科研与科学假说

一、中医学科研目标、内容与思路

（一）中医学科研目标

中医科研的基本目标是满足中医学科自身发展的需求，通过科学研究，实现中医自身的不断发展，同时，还要满足现代社会对中医的要求，使古老的中医适应现代社会。

1. 中医学科研要满足中医自身发展需求　深化中医药理论研究，全面、系统、准确地继承和发扬中医传统优势，创新发展中医基础理论，拓宽中医预防、诊治疾病领域，提高中医对人民健康事业的贡献度，增加中医在整个医药卫生事业中的比重，为中医未来发展奠定基础。

2. 中医学科研要适应现代社会需求　中医科研需要向实证方向靠拢，用现代汉语表达学科内容，探讨中医理论的物质基础及发展变化规律，利用现代科技发展中医诊疗技术，加强中医对现代疾病谱的防治研究，推动中医药的现代信息化建设，使中医在现代社会环境下生存并发展壮大。加强中医药的国际交流与合作，促进中医药在国际上的认可和传播，推动中医药的国际化发展。

（二）中医学科研内容

中医学科研涵盖了传统方法（如文献整理、经验传承）和现代方法（如现代医学、现代数学等）的研究，旨在弘扬和提升理论水平。从分类角度来看，中医学研究包括中医药基础理论研究和中医药应用基础研究两个主要领域。

1. 中医药基础理论研究　中医药基础理论研究的目的在于揭示自然界物质运动规律，认识事物本质，解决科技应用开发中的基础科学问题，具有很强的探索性、带动性和超前性，是科技应用开发的源泉和先导。

（1）中医药文献研究：是对古代中医医案、医籍等文献资料进行系统性整理、研究和分析的学科领域。通过古籍影印与校对、类书和丛书汇编、文献数据库建设等方式进行文献整理。通过研究和分析中医学史、医案、各家学说、基础理论等，将中医学理论、临床经验和治疗方法的研究成果应用于中医药的临床实践、教学传承和科学研究等。

（2）中医药概念规范化研究：概念反映对象的本质属性，也反映具有这种本质属性的对象。清晰的概念既要有客观的内容（内涵），又要有确定的范围（外延）。传统中医理论的模糊性导致中医药概念不清，这会影响到中医教育及中医药与其他学科的沟通，因此，要规范中医药的专业术语，使之概念内涵清楚，理论层次明确，表述严密。

（3）中医对生命现象与规律的研究：应基于详细整理的中医对生命、生理规律的认识，在中医整体观念指导下，借助现代科学建立先进、可信、可行的科研方法，逐次验证中医对生命现象的解释，通过观察、实验和临床实践，发现规律性，以发展中医生命观。

（4）病因病机研究：病机是疾病发生发展的机制，因其具有抽象性、兼夹性与动态性，目前对病机的研究仍是个难点。应从临床出发，对七情、六淫、痰浊、瘀血等典型病因进行系统研究，总结发病规律，提高中医在病因、病机方面的认识。

（5）证候规范化研究：辨证论治是中医的一大特色，也是中医注重个体化治疗的体现。临床上很难见到两张完全一样的中药处方，因为每个人都是独一无二的，疾病反应也千差万别，加之目前社会发展，疾病也愈加复杂化，成为社会、心理、生理变化的综合表现。因人而异并不意味着中医诊疗疾病的杂乱无章，而是更应该突出基本证候辨证的规范。证候规范化研究主要有以下几个方面：①开展证候基因组学、蛋白组学和代谢组学等探索性研究，建立中医证候研究的现代方法学。②从典型方证入手，采用文献整理、临床流行病学调查和系统生物学等方法，对证候所涵盖的人体内在变化规律及生物学基础进行整体、细胞、分子及基因水平的系统研究。③引进现代数学和AI技术，结合证候核心特征，建立科学的临床证候评价体系。

（6）中药和方剂理论研究：围绕中药四气、五味、升降浮沉和归经的科学内涵，方剂中君、臣、佐、使的组方原则和作用原理，以及方剂中药物相须、相使、相畏、相恶、相反、相杀等配伍关系，开展中药基础理论和方剂配伍理论研究。扩大古方的主治范围，创造新的方剂，采用传统和现代多学科的先进技术与方法，开展方剂功能主治和组方理论的药效学、药代动力学研究，揭示中药和方剂的主要药效物质基础及其作用机制。建立和完善中药材质量评价与保障体系，开展中药有效成分及痕量成分的标准化研究，开展毒性中药及其复方药效作用原理和安全性的基础研究等。

（7）经络及针灸等疗法的现代生物学基础研究：对经络实质的研究主要通过对传统经络理论进行文献和实验研究，结合临床实践，通过循经传导现象的机制、经络与内脏相关途径和经络循行的客观定位及理化检查等方法，探索和揭示经络的实质；评价经络的应用价值，探讨其科学的评价方法。结合现代生物学理论和方法，对针灸、推拿、正骨及气功等疗法的调整作用机制进行研究，为非药物疗法提供科学理论基础。

（8）养生保健理论研究：从治未病的思想出发，系统整理中医药养生保健传统理论和探索常用养生保健方法的作用机制，完善中医药养生保健理论和方法学体系，为发挥中医药优势，进一步扩大服务领域奠定基础。

2. 中医药应用基础研究　应用基础研究是指将基础科学研究成果应用于解决实际问题或推动技术创新的研究领域。中医药应用基础研究是中医药创新和发展的重要领域及突破口，其涉及以下几个方面内容：

（1）中医药实验动物模型研究：建立“证”或“病证结合”的动物模型，建立和完善造模技术标准与评价标准，适应中医临床和药理、药效及安全性评价研究的需要。

（2）中医诊察技术研究：诊察技术的进步是医学发展的重要标志之一。采用生物控制、传感技术、信号处理、图像分析等技术以及生物力学、声、光、电、热等先进的理论和方法，系统进行中医应用技术的生物物理学、生物化学的应用基础研究，为中医四诊量化及诊疗方法的规范研究提供科学依据。

（3）中药制药关键技术的基础研究：中医发展离不开中药应用，药物的质量和药效是治疗疾病的保障。应注重开展中药种质资源、栽培、养殖、驯化、采收及绿色中药等领域关键技术基础研究，中药材道地性研究，中药材重金属及农药残留研究，中药新剂型、新技术、新辅料和名优中成药再开发基础研究，中药制药质量控制关键技术和成药质量标准的基础研究等。

（三）中医学科研思路

中医学的发展通常始于丰富的临床实践经验，随后通过理性思考逐渐演变为具有不同时代特点的中医学基本理论。经过多次反复推敲，这些基本理论逐渐演化为当前应用的中医学基本理论。这种发展模式的特点要求当前中医学研究的重点和方向应着重于实践科学研究，通过总结经验并将其提升为新的理论，不断修正原有不完善的理论，使之不断更新。为了中医学的发展，应以“创新”为出发点，提出新的治疗方法。我们应该坚持传统智慧与现代科学相结合的思路，以“创新”的思维方式，利用当今科技手段，必须以临床为出发点，探索中医理论的物质基础和发展规律，从而创造新的治疗方法和新的药方，以更好地推动新的中医基本理论的归纳和纠正中医学中的错误理论。

二、中医学科研若干问题的思考

中医学在生命科学研究中占有重要地位。“以西研中”是当前中医学科研的主流。目前，中医学研究交叉混杂，实验方法多元，但中医学并未区分各种实验方法的优劣与各自的适用范围，而是参照西医科研模式将其照单全收，使得中医思维弱化、中医特色优势淡化、中医评价西化等问题在中医学术领域凸显。伴随传统文化复苏和中医复兴的时代先机，重拾中医文化自信，系统思索既往中医科研的成就与不足，构建符合中医内在规律与学术特色的科研体系势在必行。经过几十年的发展，中医科研在临床和基础领域均取得了一定的成果，但由于中西医理论与实践体系的本质差异，仍有一些基本问题与矛盾横亘其中。

1. 中医学自然元整体观与分析还原研究方法的矛盾 西医学以原子论为基础，通过还原分析认为人体是可分解的“合整体”，强调组合机制。系统科学研究认为人是复杂开放的系统，西医学的观点割裂了系统联系，忽视人与环境动态交换。中医学以气一元论为基础，视人为有机联系的“元整体”，强调整体性和元气的生成观。中医科研应以整体和自然状态为研究基础，避免对元整体进行分解，以确保正确的研究思路和方法。

2. 中医学形气神一体的生命观与据形为要研究方式的矛盾 中医学视人为形气神三维整体，“形”代表躯体实质，“气”为充斥人身弥散而无形的生命动力和能量，“神”涵盖思维、意识和情感。三者在一定程度上代表了人的生命物质、能量（功能）和信息对生命活动的整体协调调控。中医学科研若仅着眼于形质层面，并以低层次的细胞、分子运动和解剖所得器官及组织的运动，代替人体自身复杂的高层次运动，所谓的探求实质或本质将难有收获，如此便背弃了中医学的初始本意。

3. 中医学虚体思维人体模型与物质实体人体模型的矛盾 现代科学研究源于人体解剖学，关注脏器、血液、细胞等实体，属于“实体本体论”。中医学强调人体整体复杂性，采用司外揣内和取象比类等方法，构建功能为主的人体虚体思维模型，属于“关系本体论”。中医学基于精、气、血、神等，以脏腑和经络体系为功能单位，病理体现为病机与证。然而，当前中医科研常将中西医概念混合，导致中医虚性概念与实体化脏器对应。这种趋势可能破坏中医理论体系，使中医学超越解剖学的系统概念被质疑，最终可能导致中医理论体系的解体。

4. 中医学整体系统的生命本质与特异性微观指标的矛盾 目前，中医临床试验和基础试验多采用微观指标探索疾病发病机制，但长期未有实质进展。例如，对肺气虚证的研究表明与免疫系统、微量元素等有关，但缺乏特异性。人体是相互作用的非特异性、模糊、随机、非线性系统，中医学认为疾病和证是人整体层面异常的体现，不能简单还原为要素相加。

5. 人体试验与动物实验、细胞实验“二次还原”的矛盾 中医药基础科研常用动物实验与细胞实验，但存在以下问题：人类在生物进化树的顶层，具有高级道德、思维、情感，难以用动物模拟；动物模型构建容易出现逻辑错误，如将中医病因实体化，导致功能性优势无法发挥；动物实验多为死后研究，无法完全反映中医形气神整体系统性。

当前中医学科研中若干问题与矛盾，引发了大众关于中医科研现代化的广泛思考：中医学科研现代化的前提是明确其独特科学定位，不受西医学观念束缚。近年来，中医学科学性得到重新审视，被认为是一种“象科学”，注重整体与时间，作为复杂系统科学的典范，具有非线性、混沌、自组织等特性。中医学的关键发展在于坚持意象思维理论框架，强调功能与关系视角，构建“气-阴阳-五行”思维模型，注重复杂系统科学研究框架，这与西医的思维模式有着本质的差异。中医学科研目标应与可视化、定量化、实体化相结合。中医学的“黑箱”方法需要现代科技支持，实现理论体系现代化，统一定性与定量、功能化与实体化。中医学科研现代化的切入点应是研究真实世界下人体整体健康状态，以中医学意象思维理论框架为引领，强调象数思维优势，通过现代科技实现传统四诊信息延伸。此外，多学科交叉融合可以作为中医学科研发展的重要手段。中医学与现代物理学的跨界研究具有极大的发展潜力，如红外热成像技术，但需要建立基础性理论奠基，构建系统研究体系。未来希望通过多学科交叉融合，采集大数据支撑，构建中医学科学研究新体系。

三、思辨研究和实证研究

在科学研究中，思辨研究和实证研究各有其重要性，它们在研究目的、研究方法和研究结果的验证等方面存在一定的差异。

（一）思辨研究

思辨研究是以逻辑推导的方式进行的纯理论、纯概念式的一种研究方法。这些概念和理论通常是某一领域的学术概念和理论，因此，思辨研究就是运用学术语言建构和表达对某一现象或理论的思考，但缺乏实证数据的支持。思辨研究的研究方法包括直观经验、周密的猜测和逻辑推理 3 个方面。它要以研究者的学术知识积累和资料（他人的研究为主）为基础，运用哲学的逻辑方法进行纯概念的演绎。思辨研究法的特点可以概括为操作对象为抽象的概念、研究过程多为逻辑推理、论证的方式，主要是引述他人的结论等。

思辨研究法被认为是中医理论研究的传统方法之一，也是一种重要的研究方法。有学者认为建立五行学说的基础是哲学思辨，由于人体生理、病理的特殊性，《内经》对五行学说的运用是有变化的。中医理论研究中，思辨研究的主要应用领域包括中医概念和理论的研究、中医思维研究、名老中医经验继承的研究等。

（二）实证研究

实证研究是基于实际数据、观察和实验的研究方法，通过收集、分析和解释数据来验证假设、检验理论和回答研究问题。实证主义推崇的基本原则是科学结论的客观性和普遍性，强调知识必须建立在观察和实验的经验事实上，通过经验观察的数据和实验研究的手段来揭示一般结论，并且要求这种结论在同一条件下具有可证性。实证性研究方法可以概括为，通过对研究对象大量地观察、实验和调查，获取客观材料，从个别到一般，归纳出事物的本质属性和发展规律的一种研究方法。通过实证研究，中医学者可以获取更多的客观数据和证据，从而提高中医理论的可信度和说服力。

（三）思辨研究与实证研究的关系

思辨研究的优势是比较严密，作为进行理论构思、理论概括的较好的方法，它所常用的演绎法同时也是产生问题的高效方法，是实证研究问题产生的源泉；思辨研究所研究的一些问题是进行实证研究的方法论基础。实证法的优势是所获得的数据的结论普遍性高，更可靠，是进行理论总结和概括的优秀素材，特别是多元统计的发展，对复杂事物把握能力的提高，可以部分弥补实证法只操作简单问题的不足，是对思辨研究的重要补充。

思辨研究和实证研究的关系并非对立的，而是相辅相成、相互补充的。二者共同遵循科学研究的一般进程，即提出问题、分析问题、明确问题和解决问题，以及逻辑思维的规则，因此它们具有共同的终极评价标准。在新时代背景下，随着中医实践日益清晰的信息反馈，传统思辨性研究偏离中医实践的弊端日趋显露，加剧了中医理论与实践之间的冲突。实证研究立足于发现现实的合理性，具有弥补思辨性研究缺陷，传承中医学知识的功能。

四、定量、定性与质的研究

中医药研究包括定量研究、定性研究与质的研究 3 种常见的研究方法，它们在数据收集、分析和解释方面有所不同，且互为补充。

（一）定量研究

定量研究是一种对事物可以量化的部分进行测量和分析，以检验研究者自己有关理论假设的研究方法。其侧重于量化变量、检验假设和推断总体特征。定量研究有一套完备的操作技术，包括抽样方法（如随机抽样、分层抽样、系统抽样、整群抽样）、资料收集方法（如问卷调查、实验研究）、数字统计方法（如描述性统计，推断性统计）等，正是通过这种测量、计算和分析，以求达到对事物“本质”的把握。定量研究的基本过程是呈线性的，首先确定研究问题，提出研究假设；然后选择目标人群收集合适的数据，最后对数据进行量化分析，验证（或否定）假设。

目前在中医学研究领域里，典型的定量研究应用莫过于随机对照试验的大量使用，它被认为是评价干预措施效果的“金标准”，适用于评价简单的干预措施。但对于评价中医学中的复杂干预措施，如中医辨证论治干预时，这种寻求统计学上因果量化关联的评价方法就显现出了局限性。

（二）定性研究

定性研究是根据人种学、现象学、解释学等研究思想方法形成的一种社会学研究方法。其侧重于理解现象的深层含义、探索新观点和解释复杂关系，广泛应用于社会科学领域。经典的定性研究是一种归纳式思维方法：关注特殊的现象（而不是普遍现象），从具体到整体进行推理。定性研究者试图收集丰富的描述性资料，并在此基础上进行结论的归纳，在资料意义挖掘过程中进行理解。它没有现成的理论，从某种意义上说，是一种细节的描述和提炼，其研究结构灵活多变。定性研究最为显著的特点就是它所研究的对象一定是在自然的情境之中而非特定的假设或试验环境之下。其次，定性研究在研究过程中惯用多种方法的综合使用，如通过观察法、访谈法和焦点组访谈法以及文献分析法相结合来进行研究。随着疾病谱由传染病向慢性非传染病转变的，医学模式由生物医学模式向生物-心理-社会医学模式的转变，定性研究方法也逐渐进入医学研究领域。在中医学科研中，定性研究常用于探索中医药理论、临床实践经验、患者体验等主观性和深层次的问题，有助于理解中医药的文化背景、哲学思想和实践特点。

（三）质的研究

质的研究是以研究者本人作为研究工具，在自然情境下采用多种资料收集方法对社会现象进行整体性探究。通过与研究对象互动对其行为和意义建构获得解释性理解的一种活动。该类研究是在自然环境而非人工控制环境下进行，这有别于医学领域中的实验研究或者干预研究。质的研究主要用来描述不同人群对健康的认知及获得健康的过程，而不是运用各种健康指标来客观描绘人群的健康状态。对于导致不良结果的健康行为，利用质的研究可以分析其导致相应健康状况出现的机制。此外，质的研究可以对研究的环境和背景做客观的描述，从而进一步考察健康与环境之间的联系。针对不同的研究范畴和内容，质的研究有不同的方法，包括现象学研究、扎根理论、人种学研究、历史研究、个案研究等。

五、调查、观察与实验

观察是获取知识的首要步骤。在中医学研究中，作为思维触觉的观察扮演着至关重要的角色。调查是搜集材料的重要步骤之一，是科研的前哨和先导，贯穿于整个科研过程。可以说，没有调查就没有科学研究。科学实验则是揭示科学真理的基石，也是验证真理的唯一标准。

（一）调查

1. 调查的概念　调查是指在没有任何干预措施的条件下，客观地观察和记录研究对象的现况及相关特征。其特点是所要研究的问题及因素是客观存在的，只能被动观察，不能用随机分组的方法平衡混杂因素对调查结果的影响。

2. 调查的类型　调查可以在不同层次、按不同标准进行多种多样的分类，比较常见的类型如下：

（1）按调查对象的范围分类：①全面调查，对调查对象的全部单位所进行的调查。例如，普遍调查就是一种全面调查。②非全面调查，对调查对象总体中的一部分单位所进行的调查，如抽样调查等。

（2）按调查的方式分类：①直接调查，调查者直接接触调查对象所进行的调查，如实地观察、口头访问、实验调查等。②间接调查，通过某种中介间接向调查对象所进行的调查，如通信调查、问卷调查、文献调查等。

（3）按调查目的分类：①现况调查，通过收集数据和信息来描绘研究对象的现状；②预后调查，通过探究疾病或事件的发展趋势、结果和影响因素，预测未来的结果或进展。

（4）按调查时间分类：①回顾性调查，在事件（如疾病）发生后循其历史分析原因和规律的调查方法，也称病史调查；②前瞻性调查，通过设计并收集未来发生的数据，预测某事件的未来发展趋势。

（5）按调查的组织形式分类：①常规调查，为了解一般性情况或趋势，按照固定的程序和标准进行的常规性数据收集和分析。②专题调查，为了深入探讨特定领域或问题，针对特定问题或主题展开的深入调查研究。

（6）按调查资料的性质分类：①定量调查，通过收集数值化数据，使用统计方法来描述和解释现象、关系或趋势的调查方法。②定性调查，通过收集描述性数据和主观经验，使用质性分析方法来探索和理解现象、观点或经验的调查方法。

（二）观察

1. 观察的概念　所谓观察是人们有目的、有计划地在自然或人为条件下为一定任务进行的知觉和考察的过程；是搜集科学事实，获取感性经验的基本途径；是形成、发展和检验自然科学理论的实践基础。观察分为自然观察和实验观察两种。为了使观察获得的材料比较可靠和准确，必须注意观察的目的性、客观性、全面性、典型性、技术性，尽可能地借助于有关的仪器设备来进行，以克服感觉器官认识的局限性。

2. 观察的特点

（1）科学观察有明确的目的性，而不是盲目地观察。

（2）在科学观察中包含着主体（观察者）的能动作用。观察者的专业素养、对于观察对象的一定预备知识、对客观事物的分析和综合能力，以及对观察目标的组织性和计划性等，都会影响观察结果。

（3）科学观察必须善于运用和发展观察手段。仪器可以突破感官的局限，将无法直接观察的信息转化为最终可以被觉察的信息。仪器还可以提高感官的分辨能力，排除感官错觉，提高观察的准确性；能把获得的信息如实、完整地记录下来并进行必要的处理，从而大大提高我们在观察中捕捉信息的丰富程度、准确程度、深刻程度、纯粹程度和完整程度。

3. 观察的基本原则

（1）观察的客观性和有效性的原则。在观察中要采取实事求是的态度，避免主观偏见和谬误，保证所获得的经验材料真实可靠。人们在日常生活中虽然也对所接触的事物进行观察，但往往不属于科学观察，因而有失客观性和有效性。

（2）全面性和系统性观察的原则。应该整体、有序、连续、动态地观察研究对象。任何规律都是按照事物固有的特性展现的，只有通过全面的系统观察，才能发现它们。

（3）典型性观察的原则。由于客观事物是异常复杂、多变的，为了准确地认识对象就要选择典型，才会使观察结果具有代表性。在研究过程中，可以通过某些方法把自然现象简化，尽可能地减少可变因素，通过选择典型来实现科学观察。

（三）实验

1. 实验的概念 实验是按照一定的目的，把研究对象置于可控制的条件下，排除干扰因素，主动干预或控制研究对象，使主要因素重复发生，并利用仪器设备加以观测和记录，以便探求事物规律性的一种科研方法。其要素包括：①作为主体的实验者，即组织、设计和进行科学实验的人。提出实验目的、实验方案、实验步骤、实验操作过程、实验结果处理等。②作为客体的实验对象，既是实验者进行变革和控制的对象，又是实验者的认识对象。③作为中介的实验手段，由实验的仪器、工具、设备等客观物质条件组成。实验手段决定着科学实验所能达到的认识水平。实验手段的每一步改进都意味着科学实验水平的提高。

2. 实验的类型

（1）按照实验特征分类：①探索性实验，人们从事开创性的研究工作时，为探寻未知事物或现象的性质以及规律所进行的实践活动。②重复性实验，短期内，在同一实验条件下，由同一个实验人员对同一个样品完成两次以上的实验操作。

（2）按照实验设计分类：①前瞻性实验，又称为队列研究，由起因来探讨结果；②回顾性实验，又称为病例对照研究，由结果来追溯起因。

（3）按照实验结果的性质分类：①定性实验；②定量实验。

（4）按照实验目的分类：①绝对性实验，用实验技术测量研究对象的某个特征（某项指标）在实验条件下绝对值的变化，如高气压下心内压的改变；②相对性实验，两个或两个以上实验组给予不同处理，比较不同处理的效应，每组测得的绝对值要与其他组的绝对值相比较才有意义，也称比较实验。

（5）按照实验步骤分类：①预初实验，正式实验之前的预备实验，或称预试，其中包括导向性实验、观测性实验等。②断定实验，从总体上先判断一下研究因素的作用的一种实验。例如，在对某药物或复方作分部实验之前，先作整体实验，以判断有无效果，如果整体有效，则有必要进行分部实验，以进一步阐明其有效组分。③正式实验，经预初实验或断定实验搜集所需要的资料后，经过周密设计而进行的实验。

3. 实验的作用 首先，实验可以利用科学仪器和设备所造成的条件，根据研究目的，突出研究对象的主要因素，排除干扰因素，使要认识的事物的某些属性在特定的状态下显示出来，从而能更准确地认识事物的本质和规律。其次，许多事物在常态下并不能充分暴露其本质，利用实验可以创造出接近纯净和理想状态的环境，可以强化或弱化自然过程，从而更好地认识研究对象。自然界中许多事物有的转瞬即逝，有的旷日持久，有的时过境迁，给人们认识某些事物带来了困难。而实验可以在人为的控制下，根据研究的需要来改变自然界中事物的状态，再现研究对象的运动变化过程。

（四）调查、观察、实验的区别

调查是通过问卷、列表、访谈、个案分析和测验等方式，搜集有关研究目的的资料，从而对研究对象的特征和规律得出结论的一种研究方法。观察更倾向于考察在不干预的情况下被研究事物的一些性质，这些性质和其所处的环境有很大的关系，带有较强的综合性。有些变化过程可以直接观察到，有些则不能观察到。实验是在科学观察基础上发展起来的，是为了突显某些局部的或者更接近本质的性质，往往会人为控制被研究事物的状态或外部环境条件，比较常见的做法是改变被研究事物的某一条件，保持其他条件不变，测试被研究事物随着这个条件变化的反应规律。故实验的基本特征是变革和控制研究对象，可以突破自然条件的限制，使自然过程以纯粹的、典型的形式表现出来，暴露出它们在天然条件下无法暴露的特性，获取更广泛、更深刻、更准确的科学事实，故比观察具有更大的主观能动性。

六、科学假说

科学假说是科学研究过程的重要环节，同时也是科学研究工作的基本方法之一。在自然科学研究中，各种科学理论的产生，都是建立在科学假说的基础上的。科学假说是将科学研究引向深入，走向建立科学理论的重要一步。假说经过实践检验，转化为理论。理论又随着实践的发展被新的假说所代替；新的假说又在实践中向新的理论转化。就这样，科学假说和科学理论不断地相互转化，促进着自然科学的向前发展，体现了科学认识的不断进步。科学史表明，单靠积累科学事实，再多也不能建立科学理论。第谷曾经观察了那么丰富的天文现象，却未能从中看到后来由开普勒发现的行星运动定律。可能的原因就是他没有利用理论思维通过提出假说的形式来建立科学理论。

（一）科学假说的产生、构成和基本特征

所谓科学假说，一般来说是根据已知的客观事实，联系公认的相关科学原理，对所研究自然事物的本质及其运动变化规律所做出的新的假定性学说。

科学假说的产生，主要有以下几种情况：一种是把原有的理论知识推向未知领域，为扩展原有理论的应用范围而提出假说。如德布罗意把爱因斯坦关于光的量子性的理论推广至一切物质粒子，提出了一切微观粒子都有波粒二象性的假说。一种是原有理论自身存在着缺陷，被发现后需要通过假说的途径加以补充、修正而成为新的假说。如美国医生耶洛等发现注射过胰岛素的人再次注射标记胰岛素时，其在血液中消失的速率比未曾注射过胰岛素的人慢，这种现象原有理论无法解释，于是提出血液中可能产生抗胰岛素抗体的假说，补充了免疫理论，进一步发展了免疫学，并由此创造了放射免疫测定法。还有一种是原有理论与实践获得的事实发生了矛盾而产生新的假说。当某些新的自然事实在实践中被观察到了，但又不能为原有与此事实有关的理论所解释，于是人们依据某个更高层次公认的真理为理论背景，做出探索性的理论猜测时，便形成了科学假说。如 19 世纪末，英国生物学家贝特森发现达尔文进化论不能解释生物进化过程中积累起来的小的变异是怎样被保留并长久存在下去的。后来摩尔根等在孟德尔定律指导下提出“基因”假说，解释了上述问题，从而为现代遗传学奠定了基础。

科学假说大致具有如下 5 个基本结构：①事实基础；②背景理论；③推理规则；④假定性学说；⑤推测性预见。例如《黄帝内经》中五行藏象学说就可以说是一种古代的科学假说，它以古人解剖所见的人体脏腑组织及其生理功能和病理变化为事实基础，以中国古代自然哲学中的阴阳五行和天人相应原则为背景理论，以类比和演绎为推理规则，得出五行藏象的假定性学说，以此假说预见人体生理功能和病理变化状况并用于指导中医临床。科学假说的含义及构成决定了它具有以下 3 个基本特征。

1. 科学性　科学假说以一定确实可靠的事实为基础，与客观实际密切联系。科学假说的背景理论是经过实践检验的客观真理，而借以推出假说的逻辑思维方法，也是客观事物的相互关系在人脑中的正确反映。因此，假说的“假”不是与“真”相反的虚假的“假”，而其本意在于求真，是一种求真过程中的“假定”。所以说，科学假说具有科学性，它与缺乏逻辑基础的幻想和单凭想象

的神话以及盲目崇奉的迷信等性质完全不同。虽然科学研究并不排斥有启发性的神话和幻想，但神话和幻想绝不是科学意义上的假说，它们反映的是人们对某种事物的联想和意愿，带有强烈的主观性，而且不强调事实方面的根据，也不要求对事物的因果关系作出理论的解释，更没有科学理论背景。

例如，《黄帝内经》中的五行藏象学说虽然存在着古朴、笼统、不易理解等问题，甚至还有某些猜测和臆想的成分，但它却是古代医家在长期的观察和实践过程中，在与疾病长期斗争的过程中所发现的人体生理功能和病理变化的基础上提出来的。其背景理论也是古人观察天地（自然界）气候变化和人体变化的事实基础上总结概括出来的。其借助的类比、演绎、推理等逻辑方法也是古代思维研究成果的应用。因此，五行藏象学说既不是一种幻想，也不是神话和迷信，它产生以后一直在发挥着指导中医临床辨证论治的作用，是一种科学的假说体系。

2. 假定性 科学假说中对事物本质及其运动变化规律的预见尚未得到实践（包括观察和实验）的证实，或尚未完全得到实践的证实，其结论和预见或大部分结论和预见是以假定可以证实为条件的，这就使它具有了假定性的特征，这一特征决定了它的内容的不确定性和易变性。在未来的实践过程中，科学假说的结论和预见可能被实践证实而转化为科学理论，也可能被证伪而淘汰，也可能部分结论和预见被证实，或部分结论和预见被证伪而被修改、完善、转化为理论。所以，科学假说实际上带有“准理论”的属性，是为一种新理论的产生作出的准备。科学假说又有“代理论”的属性，当某项科学研究和实践在缺乏理论指导的时候，它就可以起到代理论的指导作用。

3. 复杂性 在科学实践过程中，有时会由于人们观察的角度不同、知识结构不同、研究的方法不同而提出两种或两种以上不同的假说；有时会由于观察的角度相同，知识结构相同，使用的方法相同而对不同的自然现象及其运动变化规律提出相同的假说，这就是假说的复杂性。

科学假说的复杂性导致了各种假说同时并存，相互争论，其结果也是复杂的：或一种假说战胜其他假说，或各种假说都具有真理性的一面和非真理性的一面，或一种假说的涵盖太广而使其对某些事物的推论有牵强附会的一面等。例如在《黄帝内经》的藏象学说中，就存在着多种假说体系，以致古代方士们“或以脑髓为脏，或以肠胃为脏，或以为腑，敢问更相反，皆自谓是……”（《素问·五脏别论》）对这些众多的藏象假说的研究和证实是中医藏象理论发展的重要方面。又如中医学中的“各家学说”，同是一个病证，有主“邪气盛”者，有主“正气虚”者，有主“阳有余”者，有主“阴不足”者，有从“先天不足”论者，有从“后天不足”论者，于是得出不同的辨证论治结论，也是科学假说复杂性的表现。再如，同是面对人体的健康、疾病现象及其发展变化规律，在中国就存在着中、西医学两种不同的假说和理论体系。在中医学中，对于同类疾病的辨证论治，就存在着多种辨证纲领的假说体系，更显示出假说的复杂性。

科学假说的复杂性，本来是客观事物的复杂性与人的认识过程的复杂性在科学知识体系上的反映，但却使有些缺乏辩证理论思维的自然科学工作者感到不可理解，甚至可能否认人们对客观世界的理论认识。恩格斯曾经指出过这种“不可知论”：“对缺乏逻辑和辩证法修养的自然科学家来说，互相排挤的假说的数目之多和替换之快，很容易引起这样一种观念：我们不能认识事物的本质。”

（二）建立科学假说的一般方法和原则

人们在实践活动中所得到的感性事实材料，经过思维的加工后才能建立假说。人们在不同的社会历史发展阶段收集感性材料的方法有所不同，以及学科性质的差异，就会导致建立假说的方法有所差异。

1. 从纵向的历史发展角度来看 建立假说的方法有所不同。在古代，人们对自然界的研究以直观的现象和体验为主，建立假说的理论背景主要是古代自然哲学，以古代的演绎逻辑为主要推理规则，因此，其科学假说的建立容易产生如恩格斯所说的“用理想的、幻想的联系来代替尚未知道的现实联系，用臆想来补充缺少的事实，用纯粹的想象来填补现实的空白”。例如，《黄帝内经》五行学说中的不少内容就属于这种情况。我们在发展中医学中应注意加以批判。这类假说的检验过程和向理论转化时难度也较大。

在近代，人们对自然界的研究，以受控实验和分析方法为主，建立假说的理论背景是经典物理学和生物学，以归纳逻辑为主要推理规则。其科学假说大多带有形而上学机械论的特征。但此类假说较容易为相应的观察事实重复验证，转化为理论的可能性较大。例如，西方医学就是以此方法为主建立和发展了许多科学假说。

在现代，人们对自然界的研究，已逐渐转变为以系统综合的方法为主，建立科学假说的理论背景逐渐以系统论、信息论、控制论等现代科学理论为主。有的科学假说甚至以量子物理学和相对论为理论背景，以一定程度的辩证逻辑为推理规则。此类假说虽然其科学性上升到了更高层次，但其验证和转化为理论的难度反而增加了。如生命科学、心理学、社会学以及现代医学中的某些科学假说就是以这种方法建立起来的。中医学的发展有可能要在此种方法的基础上来发展、完善和创建其新的科学假说。

2. 从横向的学科差异来看 不同的学科，因其研究对象的性质不同，在建立假说的方法时所依据的事实的采集也不同。有些学科（如天文学）直到今天仍然采用类似古代那种观察方法来采集事实资料，只不过用上了一些延伸观察者的感觉器官的科学仪器和设备来间接观察。有些学科仍然采用近代的受控实验和分析解剖的方法采集事实资料来建立假说。而采用现代系统科学的信息采集方法来建立科学假说的往往是新兴学科。

虽然因历史条件和学科性质不同而存在着上述建立科学假说的某些方法的不同，但我们还是可以从异中求同，寻找出建立科学假说的一般方法以及共同遵循的几个基本原则。

（1）其一般方法主要有以下 4 点。

1）抓住假说赖以建立的基本事实，这是建立假说的前提：科学事实往往是丰富而又繁杂的，对这些事实必须先进行挑选，从中找出关键性的作为建立假说的事实基础。例如，张机（仲景）就抓住伤寒类的几组典型疾病症状，建立了六（经）病辨证论治纲领。叶桂和吴瑭对温病的辨证论治也是抓住典型疾病症状作为建立“卫气营血”假说和“三焦”假说的事实基础。

2）提出假说的基本概念：有了科学事实之后，就要应用有关背景理论来联系事实进行分析，采用背景理论中能够概括所有关键事实的本质和运动变化规律的概念，提出假说。如前述中医学中的外感疾病辨证论治纲领名称，太阳、阳明、少阳、太阴、少阴、厥阴、卫、气、营、血、上焦、中焦、下焦，就是从《黄帝内经》的背景理论中引用出来的。

3）论证假说的基本概念：假说基本概念的提出只是一个初步设想，其根据并不充分，内涵也比较单薄，需要进行深入的论证，使其成为内涵充实、结构完整的逻辑体系。这种论证包括了事实验证的阐述和逻辑的分析，使假说做到言之有理、论之有据。如张仲景的《伤寒杂病论》中根据《黄帝内经》阴阳是人体寒热病象的本质，阳主热、阴主寒的背景理论，提出“病有发热恶寒者发于阳也，无热恶寒者发于阴也”，联系临床病象（即事实）来论证三阴三阳病。

4）引申扩展假说的基本概念，概括更多的有关事实：在论证假说的基础上，进一步把假说的基本概念引申扩展，通过演绎推理，概括更多的科学事实。例如，中医五行藏象假说建立之后，历代医家又以类比推理的逻辑方法推演到药物的性能、功用上来，金代医家张元素就按五行藏象原理把中药分为五类：风升生、热浮长、湿化成、燥降收、寒沉藏，并在此基础上创立了药物“归经”假说。

（2）在上述一般方法的基础上，提出科学假说还要遵循以下 3 个原则。

1）解释原则：即假说应能基本解释已知科学事实的原则。提出的假说虽然不一定要绝对圆满地说明和解释研究对象上所发生的所有事实，但要基本上能够解释已发生的主要事实，不能与这些主要事实相冲突。例如，中医学用中国古代自然哲学中的阴阳学说来解释自然界（即《黄帝内经》中称的“天地”）寒暑变迁、四时运转、人体气血变化（风、热、湿、燥、寒）及“六淫”病变（风、寒、暑、湿、燥、火）等变化时，能基本上解释当时条件下所观察到的主要事实（包括自然界气候变化现象、人体生理病理现象），并用来指导中医临床。中医假说虽然不像现代医学那样有受控实验的证实，并显得笼统，但却是符合解释性原则的。

2）对应原则：即假说与已知的科学理论背景相对应的原则。新建立的假说不应与该事物本质及运动变化规律相关的原有科学理论相矛盾。例如，中医的阴阳学说认为，“阴阳者，天地之道也。万物之纲纪、变化之父母、生杀之本始、神明之府也。治病必求于本”（《素问·阴阳应象大论》），后世医家在创立各种辨证论治纲领，建立各种证治假说时都没有违背这一基本理论，而与之相对应，因此，是符合对应原则的。

3）可检验性原则：即提出的假说能够在实践中受到检验而判定其真伪。不能在实践中进行检验的假说是没有实际意义的。这里讲的实践检验，并不单指现代科学所常使用的受控条件下的观察和实验，更多的应是人们生产、生活中实践活动的检验。因为有些科学假说的理论模式和实践模式是错综复杂的开放巨系统模式，用一般简化的、纯化的受控实验是无法进行检验的。例如，中医学假说所反映的就多是一些“错综复杂、相互依存的生命功能及其循环运转模型”，还很难用受控条件下的观察与实验来验证，只有依靠临床实践的效果来检验。能够经受这样临床检验的假说应属于科学假说，也是符合可检验性原则的。

（三）假说的发展过程及向理论的转化形式

科学假说建立之后，一方面因为它有一定的理论根据和事实基础，从而具有一定的科学性，能指导人们的实践活动；另一方面它毕竟是某事物的本质及其运动变化规律的假定性学说，因而尚有一定的假定性，有待实践的不断检验。因此，科学假说必然要随着科学实践的发展而发展，逐步地或很快地向确实可靠的科学理论转化。归纳起来，科学假说的发展过程主要有以下几种情况。

1. 假说形成以后，与新发现的科学事实产生根本性质的矛盾 因而原有的假说被推翻，代之以新的假说。例如，关于燃烧现象的本质，最早提出的燃素假说与实验研究的结果相矛盾，从而被得到实验充分验证的氧化假说所代替。

2. 新的观察事实与原有的假说在基本原则上是一致的，但在某些具体观点上产生了矛盾，这就需要对原有的假说进行某些修正 例如，张仲景的《伤寒杂病论》产生以后，医家多“法不离伤寒，方必崇仲景”，用伤寒之法治疗多种疾病。但宋代以后，医家论治的温热病渐多，临床实际中发现温热病已不像仲景所诊治的那样，而是发病急、伤阴多，用伤寒法治温病已难见效，甚至造成“坏病”，加重病情。到了清代，叶桂突破伤寒六经证治假说，创立卫气营血证治假说，对温病诊治产生良好效果。卫气营血证治假说既继承了六经假说又发展了六经假说。同样吴瑭的“三焦”假说则是既继承了卫气营血假说又发展了卫气营血假说。

3. 假说基本正确，只有局部观点与背景理论、观察事实相矛盾，经过修正或完善使假说得到发展 例如，明代医家喻昌发现《黄帝内经》中“秋伤于湿”的提法是概念性的错误，按《黄帝内经》主体精神，四时五气各有所主的理论，联系气候特征及临床观察事实，应为“秋伤于燥”，进一步发展了中医五行藏象学说，并促进了清代温病学说中热病易于伤阴化燥假说的形成。

4. 对同一事物的本质及其运动变化规律建立了不同的假说甚至是相互排斥的假说，这是科学假说发展的一种特殊情况 这种假说的复杂情况恰好说明了该事物的复杂性，相互排斥的假说有时正是事物的辩证运动性质的反映。例如，光的波动说和微粒说的相互排斥性，中医学和西医学中对疾病的不同学说等的相互排斥性和竞争性就是这种情况。

科学假说在发展过程中，因不断地修正和完备而转化为理论。但这里讲的完备只是相对而言，因为随着研究对象的不断发展变化和科学研究实践活动的深入或展开，研究对象更深层次的本质和运动变化规律会显现出来，而为人们所认识，此时所谓完备的理论又不完备而转变为假说，需要进一步地修正和完备。因此，从实质上说，假说只不过是不太完备的理论，而理论则是较为完备的假说。正是在这个意义上，恩格斯认为："只要自然科学在思维着，它的发展形式就是假说。"但是，科学假说与科学理论毕竟又是理性认识体系的两种基本形式，它们还是有着一定的差别，其最根本的区别就在于假说只能解释已经发生的有关科学事实，而假说的推测和预言却尚未得到观察和实验的证实。理论则不但能解释已经发生的有关事实，而且其推测和预言也得到了观察和实验的证实。恩格斯曾经指出："哥白尼的太阳系学说有三百年之久一直是一种假说，这个假说尽管还有百分之九十九、百分之九十九点九、百分之九十九点九九的可靠性，但毕竟是一种假说。而当勒维烈从这个太阳系学说所提供的数据，不仅推算出一定还存在一个尚未知道的行星，而且还推算出这个行星在太空中的位置的时候，当后来加勒确实发现了这个行星的时候，哥白尼的学说就被证实了。"

对于中医学来说，中国传统文化思想和自然科学思想的特殊性，使其假说和理论"独具一格"，从而导致中医学假说所需要的证实条件不同，我们不能用现代科学特别是近代自然科学的证实条件来要求中医学。中医学假说的证实问题似应另辟蹊径来加以解决。

假说产生以后，在发展中因得到证实而转化为理论。其转化形式主要有以下几种：第一种形式是，假说的结论和预言被越来越多的事实所验证而转化为理论。如牛顿的万有引力论、达尔文的生物进化论、门捷列夫的元素周期律等都曾以假说的形式提出，后来为大量的事实所证实而成为可靠的科学理论。第二种形式是，假说因部分内容得到修正和补充并得到证实而转化为理论。这种假说的基本命题或主要原则是正确的，但有部分内容是错误的或带有片面性。通过观察和实验，按新的科学事实的要求，或是修正了错误的部分，或是两种片面性的假说相互统一，或是限定假说的适用范围，使假说逐步完备并得到证实而转化为理论。如哥白尼的日心说，在修正其太阳作为宇宙中心和行星圆形轨道后成为太阳系结构的理论；分别具有片面性的光的波动说和光的微粒说融合为光量子理论；被限定在宏观低速领域的牛顿力学理论等。第三种形式是，假说因为科学事实的否定而被推翻后为新的假说所代替，新假说得到证实而转化为理论。此类被否定的假说往往是在因观察条件限制而受到假象蒙蔽的情况下建立起来的。如哥白尼的日心说代替托勒密的地心说，拉瓦锡的氧化说代替斯塔尔的燃素说等就属于此种情况。第四种形式是，假说本身错误，但在其指导下的研究却得出了正确的结论并得到证实而引出新理论。如热学研究中，热素说和燃素说都是错误假说。但在这两种错误假说的指导下，人们对收集到的大量的有关资料分析、整理，提出了热容量、比热等正确概念，而且，还根据热素传导的认识建立了热传导的数学公式，根据热素量的认识提出了热机功率正比于两个热原温差的原理等，为热学理论的建立创造了一定条件。所以恩格斯曾指出："热素说所统治的物理学却发现了一系列非常重要的热学定律。"

（四）假说在科学发展中的作用

科学假说的基本特征及其最终向理论的转化，决定了它在科学发展中起着极其重要的作用。这些作用主要表现在以下两个方面：

1. 假说在科学理论形成和发展中起着中介和过渡作用　人们对客观自然界的认识，总是先依据有限的经验事实，借助自然哲学范畴，或其他科学范畴，主要是基础学科如物理学、生物学等，提出科学假说，然后在这个假说的指导下进行实践活动。当这一假说在实践中（包括观察和实验）被证实时，就转化为理论。当人们以此理论为指导去进行更深入、更广泛的实践活动，而新积累的事实如果不能为此理论所说明，甚至与此理论相矛盾时，则需要建立新的假说，作出新的推测和假定，以更好地解释事实和作出预测。有时甚至脱离原有的理论而提出全新的假说。新的假说一旦被证实便成为新的科学理论。科学假说和科学理论这样循环往复、以至无穷地发展下去。历史上的自然科学发展都经历了这个过程。前述天文学从地心说到日心说到现代天文学，热学从燃素说到氧化说到现代热力学，生物学从活力论到达尔文进化论到现代生物进化论等。在中医学中，也是以假说为中介和过渡，发展了中医理论。例如，在《黄帝内经》之前，古代医学就提出的关于病因的假说是"六气致病说"。但"六气"概念中包含了"阴""阳"，不符合"阴阳是总纲"的基本原则。到了《黄帝内经》时期，则提出“六气致病说”，即“风、寒、暑、湿、燥、火”乘虚侵入人体引发疾病，较之古代医学的“六气致病说”前进了一步。《黄帝内经》之后，不少医家又在《黄帝内经》精神的基础上提出“内生六淫说”，更丰富和完善了“六气致病说”，使中医学的病因理论得到了发展。

2. 假说在科学实践中起着先导性的作用 由于科学假说是对自然现象的本质及其运动变化规律的一种假定性学说，科学研究者可以在这种学说的指导下，确定自己的研究方向，进行有目的、有计划的观测和实验，避免盲目性和被动性，充分发挥理论思维在科学实践中的能动作用。例如，中国古代医家正是借助古代自然哲学范畴（气、阴阳、五行等）作为理论背景建立起了中医学的生理、病理假说（脏腑经络学说、病机学说、十纲辨证学说以及中药的四气五味学说等），从而在临床实践中不是只靠经验的积累来处理疾病，而是利用假说对疾病事实进行分析，通过辨证过程来找出疾病的本质，预见其发展变化趋势，然后进行论治，作出具体的处理。如果不是假说的建立并用以指导临床，中医学至今仍将处于头痛医头、脚痛医脚的对症治疗的经验状态，就不会有“独具一格”具有“整体观念”和“辨证论治”两大科学特征的中医学。

（五）正确对待不同的科学假说

科学假说是在一定的经验事实材料和科学理论背景的基础上，经过逻辑思维的分析论证提出来的。因此对同一自然事物的同一论题，会因为经验事实和理论依据的不同或理解上的不同，以及思维方式的不同而提出不同的假说。例如，关于太阳系的起源问题，迄今已经提出的假说就有若干个之多。不仅不同的科学家对某一事物的同一论题会提出不同的假说，即使同一科学家在不同时期对同一论题也会提出不同的假说。例如，开普勒在得出他的行星运动定律以前，一个人就先后提出过十多种关于行星运动规律的假说。

恩格斯在谈到生物科学的发展时，就曾经指出，在这一领域中“对各种相互联系做系统了解的需要，总是一再迫使我们在最后的、终极的、真理的周围造起茂密的假说之林”。这里有两个方面的含义：一方面是说，科学的发展需要人们对各种相互联系做系统的了解，这种了解都要通过建立众多假说的过程来实现；另一方面是说，人们的认识不可能达到终极真理，只能向着它逐渐靠近，相对于终极真理来说，一切围绕着它（即接近它）的认识（包括理论）都只不过是茂密的假说之林。因此，假说的存在和多种多样，正是科学研究兴旺的表现，各种假说的产生、相互竞争和“替换”的过程，恰恰是科学发展的一般规律。

由于科学假说在科学发展中是必经的途径，对科学发展有着极其重要的作用。因此，我们应该用辩证的观点看待科学假说，对各种具体的科学假说进行具体分析，不应轻易地完全否定。

（1）被实践证实的假说将转化为科学理论，应当得到充分的重视和肯定，但要注意这并不等于它就绝对正确，而且要看到该理论所适用的特定范围。例如，19 世纪 30 年代施莱登和施旺提出的细胞学说，揭示了细胞是一切动植物结构的基本单位，正确地阐明了生物界的统一性。但这一学说却认为新细胞是由老细胞内部的有机物晶体化所形成的，这就是正确假说中含有错误的成分。

（2）错误的假说被证伪而将受到淘汰，但这不等于它就绝对地不含有正确可取的成分，而且其依据的经验事实仍然是建立新的假说的基础材料，不应该连这些科学事实也一概抛弃。

（3）科学假说是探索真理的向导，不管正确与错误，都对科学的发展有利。能够提出一个错误的假说总比提不出任何假说要好得多，因为错误的假说在被证伪的过程中从反面给人们提供了参考和教训，为提出正确的假说创造了有利的条件。

（4）应该勇于正视和取舍自己提出的假说，不要囿于偏见和喜恶来对待别人提出的假说。对任何假说都应以实践来作为检验其是否正确的唯一标准。达尔文曾经说过：“我始终不变地努力保持自己思想的自由，其范围可使我在一见到事实明显地相反于我深爱的任何假说时，马上就放弃这个假说，……凡是我初次建立的假说在经过了一段时间以后，总是使我不得不放弃，或者做了重大的修正。”美国细菌学家津泽就把那种对违背事实的假说抱住不放的人比为孵在煮熟了的鸡蛋上的母鸡，认为其结果只能是白白浪费时光。

综上所述，正确对待科学假说在科学研究中具有重要意义，它不仅是科学家是否具有辩证思维能力的标志，也是科学家科学创造能力高低的具体表现。

（项　红）

第二节　中医学理论研究方法

中医学理论研究的逻辑思维是一种综合运用整体性、辨证性、归纳演绎等思考方式的方法论，旨在揭示中医学理论的内在联系和规律。首先，研究者要从整体出发，把握中医学理论的基本框架和核心概念，理清其内在逻辑结构。其次，在具体问题研究中，需要遵循“辨证综合”原则，即综合运用类比、归纳、演绎等思维方法，多方面系统分析问题，寻找共性规律。此外，中医学理论研究强调实践与理论相结合，通过临床实践验证理论假设，深化对中医学理论的理解和应用，不断修正和完善理论体系。本节中，我们将介绍中医学理论研究的常用逻辑思维方法。

一、比较与分类

比较与分类是最基本的逻辑思维方法，前者有助于发现事物之间的联系和差异，后者有助于将事物有序地归纳和整理。比较与分类相辅相成，不仅能加深对事物的理解，还能帮助人们进行有效地思考和决策，促进知识的积累和发展。

（一）比较的概念

比较，是逻辑加工的初步方法，旨在确定认识对象之间的异同点，如临床辨证论治的鉴别诊断、分组实验设置对照等。事物之间的差异性和同一性是运用比较方法的客观基础。比较空间上同时存在的事物可以帮助人们区分不同的事物；比较时间上相随的事物则有助于发现同一事物随时间的变化。科学研究不仅停留于现象的比较，而要从表面差异极大的事物间挖掘出其本质上的共同点，或从表面极为相似的事物间鉴别其本质上的差异。任何比较均基于一定的关系并执行一定的标准，没有标准就无法比较。例如，医学中的各种正常值即一种比较指标；科学实验往往采用数理统计方法来判断比较对象之间差异的显著性。通过比较，可以对事物进行定性鉴别和定量分析，揭示事物的运动及其发展的历史顺序，检验理论同实践是否符合并作出明确的判断，拓展思维，促进创新和发现新的规律。

（二）比较的类型

1. 相同点比较　探索两个或两个以上研究对象的相同点。例如，比较不同治疗消渴病的中药或西药在降糖疗效上的相同点。

2. 异同点比较　探索两个或两个以上研究对象的差异点。例如，比较传统手术和微创手术治疗胆囊结石患者的手术效果与术后恢复时间上的差异。

3. 同异综合比较　全面比较两个或两个以上研究对象的共性、差异和综合特征。例如，比较传统中药治疗和现代药物治疗慢性疼痛患者在疼痛缓解效果上的综合表现，探讨中西医结合治疗的优势。

（三）比较的合理性原则

运用比较方法时，首先，应当确定清晰的比较对象，包括研究的实体或现象，以及比较标准或指标，以便对比较对象进行客观、全面地评估和比较。例如，在比较针灸和推拿治疗颈椎病的效果时，研究对象选择颈椎病患者，标准选择疼痛缓解程度、功能改善和生活质量等。其次，为了避免偏见和误导，应当确保比较对象和标准在整个分析过程中的一致性。例如，在比较不同中药对于高血压患者的降压效果时，确保使用相同的血压监测方法和评估标准。为了确保比较结果的合理性和可靠性，还应综合考虑比较对象的背景、环境和文化差异等。

（四）分类的概念

分类，是根据研究对象的共同点和差异点，将其区分为不同的类别，或区分为具有一定从属关系的等级系统的逻辑方法。首先，分类可以使大量繁杂的材料条理化、系统化，便于检索，为进行分门别类的深入研究创造条件。例如，将癌症按照不同类型、分期、组织来源等特征进行分类，方便医生和研究人员检索相关病例和研究成果。其次，科学的分类系统反映事物的本质特征和内部规律，具有科学的预见性，能够指导或认识新事物。例如，门捷列夫根据元素分类，提出元素周期表并预言了新元素。

中医学科研中，分类方法的运用常见于以下几个方面：①根据疾病的病因、病机、症状等特点进行病证分类，如风寒感冒、风热感冒等。②根据患者的症状表现和体征进行证候分类，如气虚证、阴虚证等。③根据药物的性味、归经、功效等特点进行药物分类，如清热燥湿药、清热解毒药等。

（五）分类的规则

分类作为对客观事物认识的反映，经历了从现象分类到本质分类，从浅显的本质分类到深刻的本质分类的逐步深化过程。现象分类通常是直观的，主要基于事物的外部表现、特征或属性，如形状、颜色、大小等，能够帮助人们快速识别和区分事物。本质分类关注事物的内在属性和规律，通常较为抽象，需要借助理论分析和归纳来揭示事物的本质特征。运用分类方法时，应当遵守以下基本规则：①每个分类都必须有清晰明确的定义且基于相同的标准；②各子项之和等于母项；③分类必须按照一定的层次结构，从整体到细分逐级分类，以便更好地组织和理解信息。

二、类比与想象

类比和想象是通过准确观察反映事物的实际情况，根据观察到的事实，基于事物之间的相似之处进行推理，运用想象探索出事物的规律性的逻辑思维方法。

（一）类比的概念

类比是指根据两个或两类事物对象在一系列属性上相同或相似，推出它们在其他属性上也相同或相似的思维方法。中医学中类比称为“援物类比”，又称“取象比类”。类比主要由两部分组成：一是类比的根据，即进行比较的两个或两类对象之间的相同点或相似点；二是类比的结论，即由一个对象或一类对象的已有知识或结论，推论出另一个或另一类研究对象的相关知识或结论。类比的一般形式为：

A 对象具有属性 a、b、c、d。

B 对象具有属性 a、b、c。

所以，B 对象也具有属性 d。

类比方法在科学研究中的重要作用主要体现在以下 3 个方面。

1. 类比方法为模拟实验提供逻辑基础 类比是通过对两个或两类研究对象的属性进行比较找出它们之间的相同或相似之处；模拟实验是以模型和原型之间的相似性为根据对模型和原型进行类比，从而得出它们具有相同或相似的性质和规律的结论。这就是说，模拟实验以类比推理这种逻辑思维方法为理论根据，是类比方法的具体运用。

2. 类比方法是提出科学假说的重要途径　类比方法广泛适用于自然科学领域的各个门类，使自然科学技术研究从一个学科领域过渡到另一个学科领域。科学史上的许多科学假说就是受类比方法启示而创立的。例如，中医学把人体疾病的症状和体征与自然界中的某些事物和现象进行类比推理，形成了病因理论中的“六淫学说”。

3. 类比方法往往能够带来重大的科学发明和发现　类比常用于解释新的理论和定义，具有“助发现”的作用。中医学将五行的生克关系类比到人体的脏腑系统上，认为人体脏腑系统在不同时间段的活跃状态不同，与五行的生克关系相对应，据此提出了“脏气法时”理论，为现代医学对人体生物钟的研究提供了启示和参考。例如，肝脏对应木，其活跃时间为凌晨 1～3 点，这段时间肝气旺盛；心脏对应火，其活跃时间为中午 11～13 点，这时心火最旺盛。

（二）类比的类型

按照类比物属性的特征，可分为性质类比、功能类比和关系类比。这三种类型各有其独特的应用场景和价值，有助于人们从不同角度和层面理解事物之间的关系。

1. 性质类比　作为类比物的系统与应予解释的系统在性质上是相似的。中医学对六淫病因性质的认识，即是与自然界六组气候变化的性质类比而推出的。例如，气候寒冷时，许多物体乃至动物呈现出收缩之象，大地冻结，水结冰等，以此类比寒邪致病具有收引、凝滞的特点。

2. 功能类比　依据两类不同的事物在结构上类似推出其功能上类似的类比方法，又称为结构-功能类比或模型类比。例如，早期人们曾把心脏的结构与水泵的结构进行类比，把心脏瓣膜比作水泵的单向阀门，这种“心脏-水泵”类比对哈维发现血液循环理论起到了重要的助发现作用。

3. 关系类比　根据作为类比物的系统与应予解释的系统在因果关系上的相似而进行类比；或者根据两组对象有某种类似关系，并且其中一组对象还有另外的关系，从而推出另一组对象也有类似的关系。

（三）类比的原则

类比是根据两个对象部分属性相同就推断出其他属性也相同，因此，类比的结论具有或然性，也就是说类比的创造性有余而可靠性不足。一般而言，类别所依据的相似属性越多，相似属性之间关联性越强，类比的应用就越有效。此外，类比所依据的相似数学模型越精确，类比的应用也就越有效。

（四）想象的概念

想象是科学发现过程中经常应用的逻辑方法。所谓科学想象，又称设想、猜想、联想，是推测事物现象原因与规律的一种创造性思维活动。其目的在于创造新的概念、理念或解决问题，帮助人们探索未知领域以及理解复杂的概念或情境。不同于经验认识，想象的结论不是靠直接观察得来，而是通过观察个别对象的经验认识，推测到一般原理或普遍定律，即想象=观察+经验+推测。例如，中医学中的藏象理论被誉为“天才的想象”。

（五）想象的类型

想象是在某种观念的启发下，经过反复探索而构思出新的观念。前者称之为引发物，后者称为创造物。

1. 仿造想象　通过一种模仿引发物设想出与其类似的创造物。这种类型的想象帮助人们在熟悉的基础上进行延伸或变化，如参照补中益气汤而创归脾汤。

2. 跳跃想象　为解决某种疑难问题，在引发物的诱发下，创造性地推测出一般原理或假说的想象活动。这种类型的想象能够帮助人们突破传统思维模式，探索新的可能性和创意解决方案。

3. 复合想象 综合不同类型的想象元素或概念，创造出新的复杂情境或概念的想象。这种类型的想象能够帮助人们将多种想象形式融合在一起，促进创新和跨学科思维。

（六）想象的合理性原则

想象的目的在于针对探索的问题提出解释性的理论。为了使想象在科学发现中能发挥有效的作用，必须注意以下合理性原则：①想象所提出的理论必须能解释事实。②想象所提出的理论必须是可检验的。

三、归纳与演绎

“由特殊到一般，再由一般到特殊”是认识的基本过程。归纳和演绎则是这一认识过程中所采用的两种逻辑推理方法，二者既是寻求科学发现的方法，也是进行科学论证的方法。

（一）归纳的概念

归纳，是通过对一些个别的经验事实和感性材料进行概括和总结，从中抽象出一般的结论、原理、公式和原则的一种逻辑推理方法。在自然科学理论研究中，归纳方法就是从实验和观测的事实材料、实验数据出发，得出理论性的一般结果或规律的方法。归纳法的运用有助于科学家探索未知领域，揭示事物关系和规律，解决复杂问题，推动科学理论发展。中医学理论研究中，将各种诊察手段归纳为四诊，将证候的各方面特征归纳为八纲等即为归纳法的实际运用。

（二）归纳的分类

按照所概括对象的完全与否，归纳推理可以分为完全归纳法和不完全归纳法。按照所依据的客观基础的差别，不完全归纳法又进一步分为简单枚举归纳法和科学归纳法。现将各具体方法介绍如下：

1. 完全归纳法 以一类事物中每个对象都具有（或不具有）某种属性为前提，推出以该类对象全部具有（或不具有）该属性为结论的归纳推理。运用该方法时所有相关实例均被考虑，确保得出的结论具有普遍性和可靠性。因此，只有在所研究的某类事物中的对象不太多的情况下才可以运用。完全归纳法的公式：

S1 具有（或没有）P 属性，

S2 具有（或没有）P 属性，

S3 具有（或没有）P 属性，

Sn 具有（或没有）P 属性，

S1,S2,S3,Sn 都是（或不是）S。

推出结论：S 都具有（或都不具有）P 属性。

2. 不完全归纳法 根据一类事物中的部分对象具有（或不具有）某种属性，从而得出该类事物所有对象都具有（或不具有）某种属性的思维方法，又分为简单枚举归纳法和科学归纳法。

（1）简单枚举法：根据某类事物中的某些事物具有的共同属性，推出整类事物都具有这种共同属性的推理方法。该方法适用于问题空间较小且可列举的情况。

（2）科学归纳法：根据对某一类事物中部分对象与某种属性之间的本质属性和因果关系的研究，而推论出此类事物中所有的对象都具有这种属性的逻辑推理方法。这种方法通过从具体到一般的推理过程，帮助科学家建立理论、发现规律和解释现象。按照其判明因果联系的方式，科学归纳法又可分为求同法、求异法、同异联合法、共变法和剩余法五类：①求同法，又称契合法。如果 a 既由 AB 发生，又由 AC 发生，由此得出结论：A 是 a 的原因。②求异法，又称差异法。如果 a 在 ABC 下发生，而不在 BC 下发生，由此得出结论：A 是 a 的原因。③同异联合法，又称求同求异并用法。

a在AB和AC下发生，但不在BC下发生，因此得出结论：A是a的原因。④共变法，如果在A变化的前提下，a也发生变化；而在B和C变化时，a不发生变化，由此得出结论：A是a的原因。⑤剩余法，根据过去的经验知道，B和b，C与c彼此之间存在必然的因果联系，也就是这种联系具有普遍规律的性质。那么如果在新的实验中，在ABC下发生abc，由此得出结论：A是a的原因。

（三）演绎的概念

演绎推理方法与归纳法相反，它是从已知的某些一般原理、定理、法则、公理或科学概念出发，而推论出新结论的一种逻辑理论思维方法和科学研究方法。在演绎推理中，如果前提是真实的，逻辑关系是正确的，那么结论也必然是正确的。临床诊治中常用到演绎法。例如，一种病或证候有相应的治疗原则，患有该疾病的患者则以此为治疗原则。在科学研究中运用演绎法，第一能提出科学假说。运用演绎法不但可以使人们已有的自然科学知识得到扩展和深化，而且帮助科学家理清思路和构建科学理论，为自然科学的发展提供启示性的线索和桥梁。第二，演绎法是进行逻辑证明或反驳的有力工具。例如，伽利略通过演绎推理方法成功反驳了亚里士多德提出的“物体的重量与其下落速度成正比的理论”。第三，演绎法是建立科学理论体系的有效方法。演绎法具有证明或反驳的巨大作用，人们选择可靠的原理、定理、公理等命题作为前提，经过逻辑推理，证明或反驳某些命题，进而建立一定的科学理论体系。

（四）归纳与演绎的辨证关系

科学的认识方法是归纳和演绎这两种相反的推理方法的辩证统一。思维过程中，归纳和演绎并不是绝对分离的，在同一思维过程中，既有归纳又有演绎，归纳与演绎相互联结、相互渗透，相互转化。通过归纳方法的运用，将个别事物概括出一般原理，演绎才能从这一般原理出发，没有归纳就没有演绎。而人们在为归纳做准备而搜集经验材料时，必须以演绎为指导，才能按照确定的方向，有目的地进行搜集，以免迷失方向。

四、分析与综合

分析与综合是两种相互关联的思维方法。前者强调对问题的细节和组成部分进行深入研究和剖析，以揭示问题本质。后者则强调将分析得到的各部分重新组合，以建立整体性的认识或解决方案。

（一）分析的概念

分析是把客观对象的整体分解为若干部分、单元、环节、要素并加以认识的思维方法。科学分析就是人们在思维活动中，将研究对象由统一整体分解为它的各个组成部分，即将一个复杂的事物分解为简单的部分或要素，并对它的各个部分或各种要素分别进行研究，揭示出它们的属性和本质、从未知追溯到已知的思维方法和研究方法。例如，研究细胞时将其结构分成细胞膜、细胞质和细胞核，再进一步对各部分进行研究。

分析主要是靠抽象思维来进行的，但往往需要借助于实验方法来实现，并受分析实验制约，而分析实验要以理论思维的分析为指导才能有效地进行。科学分析方法的基本特点：一是深入事物或现象的内部，了解和掌握它的各个细节，揭示其内部的各个方面、各种因素的本质；二是暂时地分割，暂时孤立地进行研究，变整体为部分，变复杂为简单，化难为易。因此，分析是由考察研究对象的“成分-性能-细部结构”诸环节构成，但各以某一环节为主，其他环节为辅。

（二）分析的类型

1. 定性分析　通过逻辑推理、哲学思辨、历史求证、法规判断等思维方式，着重从质的方面分析和研究某一事物的属性。主要解决"有没有"或"是不是"的问题。

2. 定量分析 对客观对象的数量特征、数量关系与数量变化进行分析。主要解决"有多少"的问题。

3. 因果分析 为了确定引起某一现象变化原因的分析，主要解决"为什么"的问题。

4. 可逆分析 为了解答某一现象的结果能否反过来成为原因的分析。中医学中因果可互相转化的例子，如肝气横逆可及脾，而脾气虚也可使肝血失荣。

5. 系统分析 从动态的、多层次的角度来分析一个系统，认识其总体功能的分析类型。

（三）分析的合理性原则

为了有效地运用分析方法，应当注意以下原则：

1. 分析必须以最简单的因素为终点 为了认识一种事物的复杂成分，必须认识到构成它的最基本成分，再分别加以考察。只有分析到构成事物的最基本因素，认识这些因素在质和量上的不同及它们之间的关系，事物的复杂性质才能显露出来。

2. 分析必须是对被研究对象的重新认识 任何分析都是在原有理论综合的指导下进行，人们总是依据一定的理论去分析对象。但是，分析并不是对已有理论的演绎，而对研究对象作具体深入的研究。

（四）综合的概念

综合是分析的发展和反向运动。它是在分析基础上把客观对象若干部分单元、环节、要素的认识联结起来，形成对客观对象统一整体认识的思维方法。综合的着眼点不是认识事物内部各个细节、要素，而是要找出这些内部要素是如何相互作用产生整体效应的，即整体的本质特征。科学思维中的综合超越对事物表面特征的感知阶段，而上升到认识事物的结构原理以及运动规律的理论阶段。初步理论的综合是静态的综合，旨在探求对象在相对静止、相对稳定的状态下的整体性结构；随着研究不断进展，综合必将向更高的动态综合发展，即把对象各部分、各要素看成是一个多变量，把整体结构看成是运动和变化的，从运动和变化中来把握这个结构整体。

（五）综合的类型

理论模型能反映原型中必然的、本质的、主要的属性、关系、整体联系的综合认识，故可按照理论模型方法对综合进行分类。

1. 直观模型的综合 利用经验中比较熟悉的、可观察的图形来表示对象的整体结构。例如，生理学上的血液循环功能模型。此种形式的优点是简单、明了、直观，但也往往存在粗糙、不精确、不深刻等缺点。

2. 原理模型的综合 在抽象化和理想化条件下，以反映对象的特性和规律的概念来系统描述对象整体结构。原理模型的建立意味着综合已达到科学思维的高度抽象阶段。原理模型深化直观模型的认识，给直观模型以理论说明，而直观模型也给原理模型以简明的形象说明，如各种疾病发病机制的模型等。

3. 数学模型的综合 利用数学方程式从整体上描述对象的特性、关系及其规律。数学模型与原理模型有相同之处，也是在纯粹条件下，对研究对象的近似的、简化的反映，但数字模型是以更为抽象的数量关系来揭示对象的各种特性及其间的规律。

（六）综合的合理性原则

综合是一个十分复杂的认识活动，目前尚无公认的逻辑程序和合理性标准。应当注意的原则是，在分析的基础上结合，把综合当成一种创造，而不是无原则地凑合或机械地相加。通过综合，所实现的是 1+1＞2，而不是 1+1=2。

五、内插法与外推法

内插法和外推法均为基于研究对象与其他已知事物之间的联系及相似关系进行推理的方法。二者都属于经验推理的范畴，内插法接近归纳推论，外推法接近演绎推论。内插法是在一系列已确立的事实间填补空白。一般情况下，只要有足够数量的可靠数据或证据，便可以考虑使用内插法。但如果实验点分布较为松散，在两个实验结果之间使用内插法便难以保证其可靠性。外推法是在假定具有同样发展趋势的情况下，把结论或结果继续拓展或转移到一系列已有的观测事实之外。外推法应用常见于向同类事物中外推或向不同领域外推。在医学研究中应用外推法可以将动物实验获得的结论推广到人体上，但需要注意数据的可靠性和外推结果的可信度，避免出现过度自信或不准确的预测。

（项　红）

第三节　中医学基础理论研究的实验方法

一、实验方法的特点及类型

实验方法是科学认知过程中的一种经验层次活动，是主体积极改变客体的科学活动，是人们在实验条件下观察自然现象的方法，是获取科学数据的重要手段，也是揭示事物内部现象与现象之间联系的认知方式之一。中医学作为古老而不断发展的学科，要实现现代化，除加强临床实践外，还需高度重视科学实验方法。因此，走向实验科学道路，建立现代中医实验体系，是中医学现代化的关键之一。

（一）实验方法的特点

实验方法具有两个显著特点：一是能动性；二是对事件自然进程的干预。实验方法能够事先设计、控制条件、引入因素、主动干预、复制或改变事物的自然过程，进而观察在这些条件下出现的现象，记录事实，获取信息资料。因此，实验是科学实践和创造性思维的有机结合，能够将研究对象与次要因素分离，使研究在“纯净状态”下进行；能够在严格规定和控制的条件下多次重现研究过程；能够有计划地改变、转变和组合各种条件，以获取探索信息、确认事实或验证假设。相较于自然观察，实验方法更具主动性和高效性，所获得的数据更为准确和深刻。

任何实验都由 3 个基本组成部分构成：实验的主体及其科学活动；实验的手段，通常是实验仪器、工具、试剂药品等；实验研究的客体，在医学研究中通常是病人和实验动物。实验研究的效果取决于这 3 个因素的成熟程度，以及主客观两个方面的条件。主观方面，实验研究者的水平和能力是决定实验效果的主要因素，尤其是实验者的理论水平、逻辑思维能力、感觉器官对信息接受能力以及实验技术掌握的熟练程度等对实验研究效果影响最大。客观方面，实验手段的先进程度和实验客体的适宜性都会影响实验研究的效果。因此，在进行实验研究之前，需要充分准备这两个方面，以提高实验效果。

中医学基础理论研究的实验方法有 3 个显著特点：一是研究对象特殊。医学的研究对象是人。人既有生物性，又有社会性；既有生理活动，还有复杂的精神活动。由于人具有差异性，因而与其他科学研究对象的一致性不同。二是研究方法困难。其他学科几乎可以直接利用和处理其所研究的对象，医学研究往往只能择取间接方法，用某些动物进行模拟实验。由于动物与人的差异性，故研究结果只能作为参考。三是研究内容复杂。人体是由各个脏腑、经络、骨骼、肌肉和精、气、血、津液等组成的复杂的有机整体，其纵向研究包括人体生、老、病、死的每一个阶段，横向研究包括自然环境、社会环境对人体的影响，纵横交错，使得医学研究的内容十分广博、复杂。

（二）实验方法的类型

根据科研任务性质分类，中医学基础理论研究的实验方法可以分为基础研究、应用研究和开发性研究三大类。

1. 基础研究 通过实验方法主要阐明中医基础理论中的概念、现象和规律，以及健康与疾病相互转化的规律等，探索中医基础理论的内在机制和原理，验证其科学性和可靠性，通过实验数据支持理论假设。研究多着重于知识深度、特异性、针对性等这些在短期内效果不明显，但从根本上影响科学进步的课题。

2. 应用研究 将中医基础理论应用于临床实践中，解决防病治病中的各种实际或具体问题的研究。往往以基础研究成果为指导，验证其在治疗疾病中的有效性和安全性。研究课题着重于应用的广度、针对性及特异性，效益明显。

3. 开发性研究 包括新技术和新药物开发。旨在探索创新的解决方案，以满足未被满足的医疗需求或提高现有治疗方法的效果，以改善患者的治疗体验和健康结果。前者涵盖了药物的发现、优化、临床评估及最终的市场推广，后者可能包括对医疗设备、诊断工具和治疗方法的开发。

二、实验过程与要求

科学实验的整个过程主要包括实验课题的选定、实验设计、方案确定、器材准备、实验执行、结果数据分析并得出结论、实验报告和论文撰写，以及实验成果的评估等阶段。

（一）科研选题

科学研究选题是复杂的，关键在于提出问题、建立假设和选择验证手段，以清晰展示选题的可行性、科学性和创新性。在医学实践中，人们通过敏锐观察和科学意识来思考并选择研究问题。文献查阅时需关注科学问题的重要性、研究方法、创新思想和结论支持。假设形成要符合科学原理、基于科学资料、具有实践经验并可验证。研究课题旨在探索未知领域，既是认知成果也是进一步认知的起点。

（二）课题设计

课题设计涵盖研究方案和实施方案。前者解决“做什么”和“怎么做”，后者解决“何时做”和“由谁来做”。研究方案设计是科研的整体规划，确保统一思想和行动，体现创新、科学、先进和应用特点。实施计划包括组成、任务分工、总体安排、研究条件、经费预算等。课题实施方案设计要回答基本问题，如课题名称、研究目的、研究背景、研究方法、资源配置、预期收获等。设计思路需清晰梳理研究背景、选择研究领域、明确核心问题、分解任务、制定可行方法。

（三）课题实施

1. 实验准备工作 课题实施的准备工作包括书面准备和实验准备两个方面。

（1）书面准备：包括实验方案及技术路线的设计，确定可靠稳定的实验操作方法、实验体系，确定实验分组、设立实验对照，选择质量控制标准、实验器材，实验流程的可控性，判断标准的客观性。

（2）实验准备：一是器材的收集、使用方法的熟悉和使用历史的调查（包括实验动物），并把所需要的测试仪器、仪表进行校准。二是基本操作训练，包括试剂的配制和保存，试剂的标记和分类，样品的处理、标记、分装和储存，实验室常规仪器的正确使用等。三是基本方法学训练，如细胞培养、中药制备、分子生物学方法、蛋白质印迹、免疫荧光与组化等。

2. 实验观察记录 对实验的全部细节作详尽的记录是基本而重要的规则，也是获得重大发现的根本保障，尤其对于一些观测性学科，由于某些现象难以人为地使它重演。所以，认真地观察和记录，显得尤为重要。规范实验记录是加强科研作风培养、保证科研工作质量、提高科技档案质量的重要手段。实验记录的基本内容包括实验名称、实验方案、实验时间、实验材料、实验环境、实验方法、实验过程、实验结果以及实验人员等。

（四）实验总结

实验总结阶段的具体内容包括资料整理和统计分析两大主要步骤。通过数据清洗、归档、编码、转换格式等工作，将收集的数据进行整理和分类，以便后续的分析和解释。一旦数据整理完毕，接下来就是应用适当的统计方法和工具来解释数据、发现模式、进行比较和得出结论。常见的统计方法有描述统计、推论统计、相关性分析、回归分析等。

三、实验误差及控制

（一）实验误差的概念

实验性研究中，实际测量结果与真实值之间不完全一致的情况，称为实验误差。误差与错误不同，错误是应该而且可以避免的，而误差是无法绝对避免的。实验误差的存在使研究者对实验结果的评价具有某种不确定性，因此，搞清误差的来源并控制是提高实验效率，保证实验结果正确性的手段之一。

随机误差是在实验过程中由测量设备的精度、环境条件的变化或实验者的技术水平等偶然因素引起的误差，具有不可预测性。它在多次实验中呈随机分布，可以通过多次重复实验和统计分析来降低影响，但无法完全消除。非随机误差可能是由于实验设计的缺陷、仪器的校准问题或实验操作的偏差等系统性因素引起的误差，其出现是可预测的。与随机误差不同，非随机误差在多次实验中可能会出现相似的偏差，需要通过改进实验设计、校准仪器或改善操作流程来降低其影响。

（二）控制实验误差的方法

实验设计的主要作用之一就是减少实验误差，提高实验精度，保证研究结果的可靠度与可信度。由于误差可能产生于研究过程的各个环节，因此，需要在研究的不同阶段注意控制误差，从而使实验得到接近真实的结果。

1. 设计阶段 研究者应全面评估各个环节可能引发的误差，并努力控制或消除系统性误差。通过预实验，可以确定误差来源并评估其影响程度，从而修改实验设计方案，使研究目标更加清晰具体。采用配对设计、交叉设计、正交设计等更有效地控制实验误差的方法，同时制定规范化培训计划，确保预先采取适当手段、方法和测量仪器的规范使用。

2. 分组阶段 严格按随机化原则抽样分组并设立对照组，是控制实验误差的主要方法。尽管随机误差不可避免，但可以预先估计其大小。在随机抽样或随机分组的前提下，适当增加样本例数可以减少随机误差。理论上说样本数越大，抽样误差越小，所得结果的适用范围越广，可是样本数太大不但在实践上困难甚多，而且并非绝对必须。因此，势必在二者之间寻求一个最适值。小样本研究时，提高样本中个体之间的同质性，减小个体之间的变异，是减少随机误差的有效措施。

3. 实验阶段 应注意按照实验设计方案的要求，规范实施处理因素，控制非处理因素，必要时对研究者和观测者进行培训，并对培训结果进行一致性检验。保证实验过程的严谨性。另外，定期校准测量仪器，在实验过程中采用统一的记录表格，完整、及时地进行实验结果的记录，采用重复实验、平行实验等方法增加样本的可靠性等都可以控制实验误差。

四、实验质量的控制

中医学科研的质量控制是一个贯穿于研究全过程的系统工程。由于中医药的特殊性，这里主要介绍中医学科研的实验源头与实验设计或操作时的质量控制。前者常常涉及两个方面：一是实验或者试验所用干预手段——中药的质控；二是研究对象——患者或模型动物的质量控制。而实验方案设计阶段的质量控制则需注重设立外部对照与内部对照，严格监管稽查等。

（一）中药质量控制

中药材质量问题的核心在于种植环节，与产地、生态环境、种质、栽培技术等密切相关，因此中药材的质量管理应从源头抓起，确保中药材的道地性，并实施规范的生产质量管理。实施中药材生产质量管理规范旨在规范生产全过程，从源头控制中药饮片和中成药的质量，与国际标准接轨，确保药材“真实、优质、稳定、可控”。

确立中药的质量控制体系必须根据中药特性，应能全面控制其有效成分（包括有机成分、无机成分和络合物成分）。只有这样，建立的质量控制体系才能真正实现中药质量的控制，确保中药用药的安全有效性。目前，指纹图谱已成为国内外公认的鉴别中药品种和评价中药复方质量的最有效手段。中药指纹图谱是一种综合、可量化的鉴别模式，能有效检测和控制复方及单味药的真实性、质量一致性和稳定性。根据不同的方法，中药指纹图谱可分为三类：色谱指纹图谱、光谱指纹图谱和 DNA 指纹图谱。色谱指纹图谱基于薄层液相色谱和高效液相色谱技术对中药成分进行分离鉴别；光谱指纹图谱则利用紫外、红外、磁共振氢谱、X 射线衍射等光谱技术对中药进行综合鉴定；而 DNA 指纹图谱则利用分子生物学技术提取中药中的 DNA 序列，用于鉴别中药。近年来，随着技术的进步，对中药指纹图谱的研究也日益深入，发展出了中药生物效应指纹图谱，弥补了中药指纹图谱所反映的化学成分信息和植物生物信息无法完全反映药物有效性这一不足。此外，中药复方成分繁多，含量各异，因此需要定量分析以确保安全可靠。单一指标成分的含量测定无法全面反映复方的均一性和稳定性。为保证质量，应采用多个效应成分进行定量分析，符合中医药整体观念，突破单一成分控制质量的模式，转向多成分综合控制质量的方法。

中药复方的体外药理研究对于揭示作用机制具有重要意义，但复方成分复杂，炮制和吸收后会发生变化。直接添加复方粗提物至离体反应系统可能导致 3 个问题：①缺乏经机体吸收代谢后的有效成分，造成假阴性。②多出不经机体吸收的无效成分，造成假阳性。③粗提取物杂质、有毒物质、醇提过程中醇本身等对离体体系的影响，如 pH、渗透压、醇对蛋白质的沉淀等。而临床上中药大多经口服吸收入血，代谢后经血液达到病变部位，发挥作用。因此，使用含药血清可避免这些问题，反映药物的实际作用。将中药复方的含药血清作为受试品需要质量控制，包括采血动物、给药剂量、给药方法和采血时间、血清处理以及成分检查等方面的考虑。建议采用 HPLC 或 HPLC-MS 联用检测已知主要中药成分在血清中的含量，并制定血清成分含量标准作为质控标准之一。

（二）观察对象的质量控制

临床研究中，入选患者的条件至关重要，需要保证随机入组前患者的疾病诊断、病情程度符合要求，而且在人口学、基础疾病、症状、体征等方面一致，即所谓基线一致，分组后两组有可比性。这就需要制定严格的诊断标准、纳排标准、退出标准等，扩大筛选范围，保证入选患者的质量。筛选与入选之间成功率可以忽略，但是要注意患者的依从性，对受试者加强宣传和指导，保证失访率不要过高。

动物实验中，模型的一致性很重要。造模前，动物的品系、月龄、体重等应该一致，而造模结束后，动物的病变程度应该大致相近。大多数模型动物均应该采用相同造模因素，包括染毒剂量、时间等，药物干预开始与结束的时间也应该一致。但是，特色动物模型出现所需病变的时间有特异性，可考虑临床入组研究模型，也就是成熟 1 只动物模型，入组 1 个。例如，肝硬化腹水的动物模型，虽然相同方法与时间造成了肝硬化，但是腹水出现时间则相差较远。在实际研究中，我们采用 B 超测定腹水，以判断腹水的出现与模型的成功，而后将成功的模型随机分配到不同的观察组中，这些模型入组与药物开始干预的时间不一致，但是药物干预前模型的病变程度一致、药物的干预剂量与时间一致，从而保证了不同组之间的基线一致性与可比性，保证了研究质量的可靠性。

（三）对照设置与随机化原则

随机化处理有助于消除主观性，减少组内个体差异。随机化原则确保样本分组和受试顺序的随机性。实验中所有可能影响结果的顺序因素都应该被随机化，以避免偏差或主观因素的介入。随机化确保未知因素和无法控制的因素同等机会地分配到实验组和对照组中，以保证组间的均衡性和一致性，从而减少抽样误差。

在生物体内影响实验结果的因素多种多样且复杂，自然环境和实验条件对结果产生影响，生物体的变异性使得实验难以控制。对照组的设置，可以确保实验组和对照组达到“随机、齐同、纯化”的要求，将实验误差降至最低程度，以便更好地进行质量评估和科学性评价实验结果。例如，在鉴别中药成分时，采用已知成分的对照法，通过比较标准品与对照品的色谱图，对中药成分进行鉴别；在基因或蛋白质表达检测中，使用管家基因或蛋白作为内部对照，以确保实验过程的质量和结果的准确性。

五、实验设计的基本原则

对照、随机、重复、盲法、均衡是实验设计的五大原则，这是任何实验都应当高度注意和遵循的。良好的实验设计不仅是实验过程的依据和处理结果的先决条件之一，也是中医学科研获得预期结果的重要保证。

（一）对照原则

对照是实验设计的首要原则。对照的意义首先在于通过对照鉴别处理因素与非处理因素的差异，其次通过对照消除和减少实验误差。设置对照组，必须遵循“齐同对比”的原则，即要求在相互比较的各组间，除给予的处理因素的水平不同外，其他对实验效应有影响的非处理因素尽量均衡一致。根据研究目的和内容加以选择，常用的对照有以下几种：

1. 空白对照　对照组不施加任何处理因素。这种方法简单易行，但容易引起实验组与对照组在心理上的差异，从而影响实验效应的测定。临床疗效观察一般不宜采用此种对照。

2. 安慰剂对照　对照组使用一种不含药物有效成分的“伪药物”，即安慰剂，其外观、气味、剂型和处置上均与实验药物相同，不能为受试对象所识别，常用于临床试验。使用安慰剂的目的在于克服研究者、受试者、参与疗效和安全性评价的工作人员由于心理因素所造成的偏倚，有助于防止对照组的病人产生与试验组的病人不同的心理。但要注意在临床科研中务必遵循患者利益第一的原则。一般认为只有无特效治疗的慢性病或不治疗不会影响到病人健康或使病情加重的疾病，方可使用安慰剂。安慰剂对照应配合“盲法”使用，即病人和参与临床试验的相关研究者均不知道病人所服用的是安慰剂还是试验药物，以客观地判断试验药物是否确实有效。

3. 实验对照　对照组不施加处理因素，但施加某种与处理因素有关的实验因素，如假注射、假手术等，目的是避免施加处理的方式可能对研究对象产生影响。

4. 标准对照　用现有标准或常规方法作对照。如在临床研究中将当前公认的阳性药物（或疗法）作为对照，用于考察新的药物（或疗法）能否替代传统方法的研究。

5. 自身对照 对照与实验在同一受试对象中进行。主要包括实验前后的自身对照。例如，应用减肥药物前后体重的对照；受试对象同时观察，例如，左肢体用传统的药物，右肢体用新药；不同时期用不同药物以比较疗效，例如，前期用A药，后期用B药，然后比较两者疗效。

（二）随机原则

随机化是指每个受试对象有相同的概率或机会被分配到不同的处理组。随机化分组可以使各处理组的受试对象具有相近的特征，确保可比性，避免研究者的主观因素对分组结果的影响。另外，随机化还是所有统计方法的理论基础。非随机样本进行比较时得到的推断结果的可信度往往值得怀疑。随机抽样的基本方法有随机数字表、计算器随机数字法和抽签法等，研究者可视具体情况而定。

（三）重复原则

要使统计量（样本指标）代表参数（总体指标），除用随机抽样方法缩小误差外，重复实验是保证实验结果可靠的另一基本方法。重复原则是指接受相同处理的受试对象不止一个，即每个处理组都要有一定的样本例数，以反映个体变异，估计实验误差，提高实验结果的可靠性。重复例数（样本例数）的决定因素包括总体参数的估计值、处理效果的明显性、实验误差的大小、生物个体变异的大小、资料性质、假设检验的第Ⅰ类错误的概率（α）和第Ⅱ类错误的概率（β）的大小、实验设计的类型。总之，样本例数太多或太少都不利于揭示事物间的差别。为此，应该在保证实验结果具有一定可靠性的条件下，确定最低的样本例数，以便节约人力和经费。假设检验（显著性检验）时所需样本例数的估计方法，可通过公式计算或查表求得。

（四）盲法原则

盲法是根据试验方案的规定，确保参与研究的研究对象（患者）和相关工作人员不知晓研究对象接受的具体处理（试验药物或对照药），以避免其对试验结果的人为干扰和心理因素的影响，从而获得不受干扰的自然效果。

1. 单盲法 研究对象不知道所接受的处理，只有研究者知晓。该方法可以避免研究对象的主观因素引起的偏差，同时保留了非盲试验的优点，易于实施，适用于某些急性病的临床试验。研究者可以在研究对象出现任何变化时判断原因，并决定是否需要终止试验或调整方案，以确保处理因素的安全性。但单盲法无法完全避免研究者主观因素带来的偏见，其试验结果客观性和可信度优于非盲试验，但低于双盲法。

2. 双盲法 受试对象和研究人员均不知道受试对象的分组和处理情况。这种实验方法用于防止研究结果受安慰剂效应或者观察者偏爱影响。

3. 三盲法 双盲法的扩展，即受试对象、研究人员和资料分析人员均不知道受试对象的分组和处理情况。这种方法在理论上可以减少资料分析上的偏差，但在多中心临床试验中使用，对研究的安全性有较高要求，执行难度较大。

4. 非盲试验 也称开放性试验，试验者和受试者都知道所接受的处理。有些研究无法实施单盲法，只能进行非盲试验。易于实施，能及时发现患者问题，但容易产生观察性偏差，需要核实客观指标与试验结果。

（五）均衡原则

均衡要求实验组、对照组或各实验组之间，在除处理因素外的其他条件尽可能相同。实验结果不仅受处理因素的影响，还受其他非处理因素的影响。若未实现对一些影响较大的非处理因素进行组间均衡，完全随机分配可能会干扰实验结果，尤其在小样本实验中更为显著。解决方法是采用分层随机，先分层后随机。分层与划分区组类似，通过分层增强层内样本同质性。在分层的基础上，层内随机抽样进行样本分配，增强实验组与对照组之间的均衡性和可比性。例如，治疗急性胰腺炎时，应根据病情轻、中、重度分层，然后在每层内随机分组，确保均衡性、避免偏见、减少误差，提高试验精确性。分层要求尽量减少每层内反应值的变异范围，同时充分展示层间差异，减小层内标准差与样本均数的抽样误差。首先按主要影响因素分层，然后在层内随机抽样，增强组间均衡性。

六、实验设计的方法

中医学科研中，合理选择实验设计方法至关重要。由于实验设计方法繁多，可根据研究目的和需求选择适用的方法，以较少的样本和实验处理因素及其交互作用进行分析比较。本节将介绍几种常用的实验设计方法。

（一）完全随机设计

完全随机设计属于单因素设计，是将研究对象完全按照随机原则分配到处理组和对照组，分别给予处理因素和对照物，对它们的效应进行同期平行观察，对实验结果进行成组统计分析的一种最常用的实验设计方法。随机分组时可以用抽签法，也可以用随机数字表或随机数字排列表法及其他随机方法。完全随机设计简便易行，统计分析简单，适用范围广；不论两组或多组，不管各组样本含量相等或不等，均可采用这种设计。但由于完全随机设计只能分析一个因素，在小样本时，该设计的抽样误差有时较大，其设计效率一般低于配对设计和区组设计。

（二）配对设计

配对设计是指首先将条件相同（或相似）的研究对象配对，然后按随机原则为每对个体施以不同处理。这种方法是解决均衡性的理想选择，可以事先控制影响实验的因素和实验条件，尽可能实现均衡，减少两组间的误差。由于实验对象间的条件基本均衡或完全相同，抽样误差最小，实验效率最高，所需样本量相对较少。配对设计的效率取决于配对条件的选择，应选取非实验因素作为配对条件，如性别、年龄、环境条件等，而不是实验因素。在临床研究中，同时找到足够数量且各种情况相似的患者是非常困难的，可以对每获得的两个相似病例给予不同处理，积累一定数量后再进行样本比较分析。

1. 前后配对设计　前后配对设计，也就是自身对照试验，是以研究对象接受处理因素的变量值作为实验值，通过观察一定数量条件相同的研究对象，对处理因素作用前后的反应指标变化进行统计分析。由于前后配对设计中的变量均来自同一研究对象或标本，因此其抽样误差最小，这是其优点之一。前后配对设计主要适用于急性和短期实验，不适用于耗时较长的实验，因为随着时间的推移，可能会引入一些干扰因素，导致处理前后失去可比性。在离体实验中，由于器官组织脱离正常体内环境，其生物反应可能会有一定变化，因此必要时应考虑另行安排合理的配对或采用异体配对设计。

2. 左右配对设计　同一受试对象两个左右对称的部位、器官配对：如药物皮试是受试者一侧上臂注入受试药液，在另一侧上臂注入溶媒作对照；又如研究某药的散瞳作用，如果理论上已经证明该药只有局部作用，不易吸收或不通过神经反射及体液因素影响对侧眼，则可以用双眼进行配对。这种设计方法同样可以消除组间对照个体差异的影响，可节约一半的样本量。

3. 异体配对设计　是一种实验设计方法，根据一定条件（根据专业知识确定），将条件相同的研究对象配对，然后在每对内部随机将一个分配至实验组，另一个分配到对照组，最后通过配对分析处理其结果。这种设计方法进行同期平行观察，不仅适用于急性实验，还可用于慢性实验或较长期观察。动物配对的基本条件包括同种、同品系、同性别、同体重，小动物最好来自同一窝；而临床试验配对的基本要求是病种、病期、病情、病程、年龄和性别相同。

（三）配伍设计

配伍设计，又称为随机区组设计，是配对设计的扩展形式。在配伍设计中，根据一定条件，将几个条件相同或相近的研究对象划分为一个配伍组或区组，然后在每个区组内部按照随机原则，将每个研究对象分配到各组，每组分别接受不同处理，最后对结果进行方差分析。配伍组设计属于两因素设计，不仅可以检验处理（第一因素）之间的差异是否具有统计学意义，还可以检验区组（第二因素）之间的影响是否显著。划分区组实际上是分层，因此组间平衡性好，各处理组的研究对象相同，生物学特征也基本均衡，是对完全随机设计的改进，抽样误差较小，实验效率较高；样本分配不仅要求各处理组的样本量相等，而且要求每个区组中的研究对象数量与处理组数相等，或者是处理组数的整数倍。

均衡不完全配伍设计，又称均衡不完全区组实验。均衡是指每种处理的重复数相等。不完全配伍组指的是每个区组没有包含全部处理数。该设计应用范围原则上与配伍组设计相同，但仅适用于每个区组所含研究对象数小于处理数的情况。其设计的相对效率低于配伍组设计。

（四）拉丁方设计

拉丁方设计是在随机区组设计的基础上发展的一种三因素（处理因素、区组因素、顺序因素）设计，也称正交拉丁方设计。若实验的目的除比较不同处理的反应外，还需考察另外两个因素或试图将另外两个因素对实验的影响分离出来，这种情况可以采用拉丁方设计。凡三因素实验，如每个因素的水平数能做到相等时，均可采用拉丁方设计。正确安排 3 个因素是拉丁方设计的首要环节。

（五）析因设计

析因设计是通过对两个或多个因素的各个水平进行排列组合，进行交叉分组实验的一种全面高效的设计方法，因此也称为交叉组设计。在实验研究中，常常会出现两个或多个因素不同水平之间的协同作用或拮抗作用，即交互作用。析因分析的目的在于比较各因素之间是否存在交互作用。总的实验次数等于各因素水平数的乘积。这种设计方法对各种因素不同水平的所有组合进行实验，因此具有全面性和均衡性。析因设计的特点在于可以获取各因素不同水平的效应大小、各因素之间的交互作用以及比较各种组合，找出最佳组合等 3 个重要信息。析因设计的缺点在于如果因素和水平过多，会导致处理组数过多，从而增加全部实施的工作量。在这种情况下，可以考虑采用正交试验。

（六）正交设计

正交设计是根据正交性从全面试验中挑选出部分有代表性的点进行试验，这些有代表性的点具备了“均匀分散，齐整可比”的特点。这种设计方法适用于多因素、多水平实验，能够明确各因素的重要性，检测交互影响，并找出最佳因素组合。正交设计常应用于临床综合治疗、细胞培养条件、PCR 反应条件、有效成分提取与纯化最佳条件等。正交设计保留了析因设计的综合比较的优点，同时避免了全面实验和大量工作的缺点。

采用正交设计时需注意以下事项：①在正交实验中，根据正交表进行实验编号。在分配研究对象时，要确保各实验编号的均衡可比性。尽量采用随机区组分配，确保每个区组的样本量等于实验编号数或其倍数。②不同实验编号应尽量同时进行，避免在不同时间和条件下进行不同实验编号的实验。如果无法同时进行，应保持不同实验编号实验条件的严格一致。③最佳组合可能是已进行实验的最佳编号，也可能是未包含在已进行的正交表中。无论哪种情况，都应以常规或经验组合作为对照，进行再确认实验。确保实验值是否在最佳组合指标值的 95%可信区间内。④在设计表头时，尽量避免留空白列，利用重复实验方法增加信息量和提高准确性。⑤如果正交设计中出现个别缺项，无法补做时，可以参考随机区组实验的缺项处理方法。

（七）重复测量设计

重复测量设计指将一组或多组被试者先后重复地施加不同的实验处理，或在不同场合和多个时间点进行观察和测量；采用该设计所收集的资料称为重复测量资料，指对同一受试对象的某一观察指标在不同场合或不同时间点进行的多次观察与测量所获得的数据。重复测量设计可分为沿时间点重复和沿裂区方向重复两大类。前者涉及每个观测对象在不同时间点上的重复测量，包括干预前测一次，干预后测 n 次的情况；后者则涉及每个观测对象在同一时间点下不同因子组合之间的测量，通常见于裂区设计。这种设计的优点在于每个个体作为自身的对照，从而克服了个体间的变异，减少了一个差异来源，在分析时能更专注于处理效应。由于重复测量设计中每个个体作为自身的对照，因此需要的研究个体相对较少，更经济高效。

（八）平行设计

平行设计要求不同的实验组同时、同地、同条件进行实验，同时要求受试者（如动物）随机分配到各组，而不能人为随便决定。临床试验因受限于样本量、伦理学和影响因素众多等，常采用两组平行设计。基础药理学实验常用六组实验，即正常动物组、疾病模型组、阳性对照组、高中低 3 个剂量组。各组间具有相对独立性，因此数据分析常直接采用 t 检验、卡方检验等最常见方法作组间比较，在药理学领域认可和接受度较高。

（九）均匀设计

均匀设计是一种考虑实验点在实验范围内充分均匀散布的实验设计方法。它的基本思路是尽量使实验点充分均匀分散，使每个实验点具有更好的代表性，但同时舍弃整齐可比的要求，减少实验次数，然后通过多元统计方法来弥补这一缺陷，确保实验结论的可靠性。近年来，均匀设计在中医药科研领域得到了广泛应用，特别对于中药有效成分的提取或化学药物的合成具有推动作用。

通过均匀设计实验分析得到的回归方程，有助于分析各因素对实验结果的影响，可以定量地预测优化条件和优化结果的区间估计。然而，该设计的实验结果分析需要使用多元回归，统计过程相对较为复杂。对于多因素且水平数大于等于 5 的实验，均匀设计是一个合适的选择。但由于每个因素每个水平只出现在一个实验方案中，因此均匀设计适用于被试因素和非处理因素都易于严格控制的实验，如多种药物联合效果评估、药品制剂工艺、有效分组提取工艺、理化反应最佳条件组合研究等。在实验条件难以严格控制的情况下，不宜采用均匀设计。

（十）序贯实验设计

序贯实验是“边做边看”的实验方法，是一种高度节省样本数的实验方法，多用于临床控制实验、药物效果评价。许多设计都是按照既定要求把设计对象分配到几个实验组中去，而序贯实验别具一格，其特点是采取“走着瞧”的办法，事先不需要确定样本含量，按照实验者事先规定的标准，逐一实验，逐一分析，随着实验例数的逐渐增加，不断做假设检验，一旦得出结论，实验即可停止。因为患者大多是陆续就医的，诸如急性非烈性传染病或易显效病症的疗效研究就以序贯实验为好。在临床中，序贯实验设计比固定样本的实验更符合伦理学要求，因其既不影响实验结果的准确性又可较早得出结论，通常比固定样本实验的实验周期短，还能用较少的样本数而获得可靠的结论。一般认为，使用序贯实验比其他设计可节省 30%～50%的样本例数。此外，急性大动物实验也可考虑应用序贯实验。灵长类动物实验由于价格贵、成本高，若条件不允许成组进行，可使用序贯实验。此外，贵重药品的半数致死量与半数有效量的测定，亦可使用这种设计。

序贯实验不适用以下情况：①容易发生流行和暴发的疾病，如流行性感冒、食物中毒等，还有疗程较长者也不宜采用，研究周期会拖延很久。②不适用大规模的实验观察。例如，一般药物的筛选实验或药物评价，短时间不易得出明确的结论。③多发病、常见病的研究对象来源充足，则不宜采用序贯实验。④序贯实验只适用单指标观察或诸指标能综合为单指标者，临床有时除要确定疗效外尚需了解其副作用等，难以兼顾。⑤序贯实验回答的问题单一，只能回答有无效果或谁优谁劣，不适合对混杂因素的分析。⑥多中心临床研究不宜采用序贯实验，这时实验设计和实施的分配分工都很难统一，导致实验结果缺乏可比性和可靠性。

（项　红）

第四节　科研设计常用方法

一、实 验 设 计

（一）完全随机设计

1. 定义及特点　完全随机设计又称单因素设计，它是将同质的受试对象随机地分成若干组，按组实施不同处理后进行观察，或从不同总体中随机抽样进行对比研究。该设计简单易行，适用面广，不受组数的限制，保证每个受试对象均有相同机会接受任何一种处理；但是该设计只分析一个因素，未考虑个体间差异，因此需要扩大样本量或增加样本同质性。

该类实验设计常应用于两组实验无法配对或多组实验无法配伍时。动物实验研究中主要用于大动物及珍贵动物的对比实验；临床研究中主要适用于非专科疾病的对比研究。

2. 基本步骤　为了研究不同治疗方式对同一疾病的影响，试将 15 名患者随机分入甲、乙、丙 3 个治疗组，每组 5 人，一个治疗周期后通过评价患者身体指标推断不同治疗手段对该疾病的影响。具体分组方法如下：

将患者按入院号由小到大编号，查随机数字表，从第二行第二列往后取连续 15 个随机数字，各数除以 3，余数相同分一组，0、1、2 分别表示甲乙丙 3 个治疗组（9-1）。

表 9-1　完全随机设计分组示例表

患者编号	1	2	3	4	5	6	7	8	9	10	11	12	13	14	15
随机数字	36	27	59	46	13	79	93	37	55	39	77	32	77	09	85
余数	0	0	2	1	1	1	0	1	1	0	2	2	2	0	1
初步分组	甲	甲	丙	乙	乙	乙	甲	乙	乙	甲	丙	丙	丙	甲	乙

由于要求等分，需要从乙组 6 只中随机取 1 只到丙组，从随机数字表再往后取一位 52，除以 6 余 4，将乙组第 4 位编号为 8 的患者调整到丙组。

结果分入甲组的患者编号为 1、2、7、10、14，分入乙组的患者编号为 4、5、6、9、15，分入丙组的患者编号为 3、8、11、12、13。

3. 注意事项

（1）缩小抽样误差，注意各组样本间的均衡性。

（2）根据科研目的合理确定实验组数。

（3）尽量使每组样本数相等或接近。

（二）交叉配对设计

1. 定义及特点　交叉配对设计又称交叉设计，样本按异体配对方式分配，但两种处理先后交叉进行观察，即在前一处理作用完全消失之后接受另一处理，最后对两种处理的效应进行比较分析。

该设计兼有异体与自身配对的优点，且能较大程度地节省样本含量；两种处理处于先后两个实验阶段的机会均等，平衡了实验顺序的影响，效率较高；采用方差分析，可较准确地判断被试因素的有效性。该设计局限性在于要求受试者在两种处理前后的其他条件应保持一致。

2. 基本步骤　交叉设计中最常见的是 2×2 交叉试验，包含两种处理，两个序列，两个时期，流程如图 9-1。

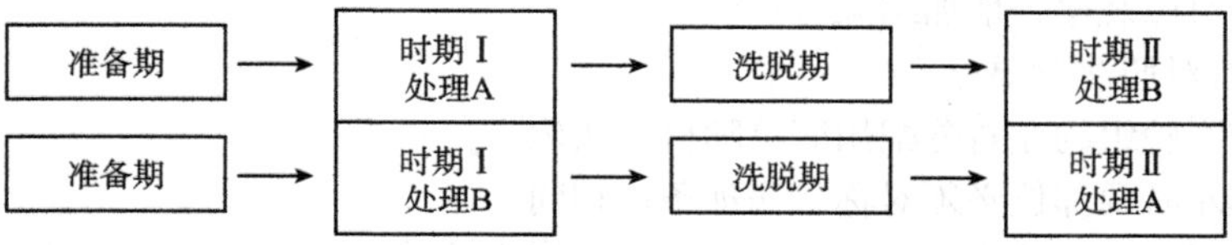

图 9-1　交叉设计

受试对象随机分成 3 组，各组在不同时期分别按随机化试验顺序进行试验，称为 3×3 交叉试验，依此类推。

3. 注意事项

（1）两个被试因素必须无交互效应或蓄积作用。

（2）样本含量须为偶数。

（3）两个处理间需要有足够的间歇期以消除两因素彼此间影响。

（4）各观察阶段时间因相同，必要时作三阶段交叉或四阶段交叉试验。

（5）不适用于有自愈倾向或病程短的病症研究。

（三）配对设计

1. 定义及特点　配对设计指先将条件相同（或相似）受试对象配对，而后按随机原则给予每对中的个体予以不同处理。该实验设计所需样本含量相对较少，抽样误差小，试验效率高，可分为同源配对设计和异体配对设计两种。

（1）同源配对设计：即自身对照设计，包括自身左右对照和自身前后对照。自身左右对照是指对同一个体左右两部分予以两种不同处理，该设计可比性强，但有一定的局限性，需要处理是局限性且不会通过反射或体液影响到对侧；一般只适用于局部作用因素的研究。自身前后对照是指同一个体在处理前后观察某些指标变化，该设计需要处理施加前后的影响因素相同；主要应用于急性实验和短期实验。

（2）异体配对设计：是临床研究中，常将体重、病情、病史相似的患者配对后分别将每对中的两个受试对象随机分配到对照组和实验组，予以不同处理的一种实验设计。该设计可以排除自然条件、时间等与医疗条件等因素对疗效的干扰，因而异体配对试验结论可靠性大于自身前后配对设计。

2. 基本步骤　现有 16 只实验雄鼠，按体重、窝别配成 8 对，每对按照体重标号 1、2；按照随机数字表，制定第 3 行第 2 列数字 77 起，向右查 8 个随机数字抄录于配对号下，如果随机数为单数，则对子中编号小的分配到甲组，大的分配到乙组；如果偶数，则对子中编号小的分配到乙组，大的分配到甲组，即得分配方案。具体分配结果见表 9-2。

表 9-2　配对设计分配结果表

对子号	1		2		3		4		5		6		7		8	
编号	1	2	1	2	1	2	1	2	1	2	1	2	1	2	1	2
随机数	77		23		02		77		09		61		87		25	
分组	甲	乙	甲	乙	乙	甲	甲	乙	甲	乙	甲	乙	甲	乙	甲	乙

3. 注意事项

（1）自身前后对照注意要点

1）控制实验条件以保证处理前后其他条件具有可比性，排除时间和自然条件变化的影响。

2）两种处理因素所带来的效应必须较快消失，病情稳定不易自愈，不易影响其他因素加剧或缓解。

3）设立平行对照观察，增加结果可靠性。

（2）自身左右对照注意要点

1）对照组和实验组的左右分配用简单随机方法确定。

2）同一个体左右两部位必须对称且病理条件相同。

3）保证被试因素观察效应的局部性，不通过体液途径或反射方式影响对侧。

（3）异体配对设计注意要点

1）尽量保证对子本身齐同，配对条件应尽量包括所有主要影响因素。

2）长期观察或慢性实验中需保持非处理因素的可比性，因此配对条件不能过严、过多，否则难以配对。

3）对于无处理前资料的配对实验，配对成功与否都有可能，若配对设计实验两组处理后资料经配对 t 检验 $P>0.05$，可作成组 t 检验。

4）对于有处理前资料的配对实验，若两组处理前比较 $P>0.05$ 甚至 $P>2$，应以两组对子前后差值的差数作配对 t 检验。

（四）随机区组设计

1. 定义及特点 随机区组设计又称配伍组设计，它是按照配伍因素的条件，将条件相同的受试对象划成一个区组（配伍组），而后在每个配伍组内按照随机原则将每个受试对象分配到各不相同的处理组。该设计属于两因素设计，既可分析处理因素的作用，也可分析区组因素的影响；由于同一区组内的受试对象条件基本相同，控制了一个已知来源的变异，降低了抽样误差，提高实验效率；各处理组的样本含量相等，而且每个区组所含的受试对象例数与处理组数相等或是处理组数的倍数。

2. 基本步骤 为了研究甲、乙、丙 3 种营养素的效果，以体重增加量为效应指标，以 3 种不同营养素为研究因素，以 8 窝雄性 C57BL/6 小鼠（每窝 3 只）为研究对象，评价 3 种营养素的效果。用随机区组设计的方法控制窝别的混杂作用，具体操作如下：①对 8 个窝编号为区组 1～8，对所有的小鼠依次进行编号为 1～24；②从随机数字表第 5 行第 5 个两位数的随机数开始往后抄 24 个随机数分别对应每只小鼠；③对每个区组的随机数从小到大排序，最小的随机数所对应编号的小鼠分到甲组，中间大的随机数所对应编号的小鼠分到乙组，最大的随机数所对应编号的小鼠分到丙组（表 9-3）。

表 9-3 随机区组设计分组示例表

区组号	1			2			3			4		
编号	1	2	3	4	5	6	7	8	9	10	11	12
随机数	08	73	37	32	04	05	69	30	16	09	05	88
组别	甲	丙	乙	丙	甲	乙	丙	乙	甲	乙	甲	丙
区组号	5			6			7			8		
编号	13	14	15	16	17	18	19	20	21	22	23	24
随机数	69	58	28	99	35	07	44	75	43	93	22	53
组别	丙	乙	甲	丙	乙	甲	乙	丙	甲	丙	甲	乙

在本例中，分到甲组的小鼠编号为 1、5、9、11、15、18、21、23；分到乙组的小鼠编号为 3、6、8、10、14、17、19、24；分到丙组的小鼠编号为 2、4、7、12、13、16、20、22。

3. 注意事项

（1）采用随机区组设计时，尽可能使观察值不缺失。

（2）由于该设计要求条件相同样本含量较多，临床主要用于专科医疗单位。

（3）设计实验时第一因素安排该研究主要因素，第二因素相对次要。

（4）正确规定划分区组条件。

（5）若每一区组为一受试对象，处理之间应有足够间隔期。

（五）拉丁方设计

1. 定义与特点　假若实验的目的除比较不同处理的反应外，还需考察另外两个因素或试图将另外两个因素对实验的影响分离出来，这种情况可以采用拉丁方设计。该设计是按拉丁方的行、列、拉丁字母分别安排 3 个因素，每个因素有 g 个水平。一般以拉丁字母代表处理因素，将 g 个不同字母分别表示处理的 g 个不同水平，g 行表示多 g 个不同区组（行区组），而 g 列表示另一个区组因素的 g 个水平（列区组）。凡水平数相等的三因素实验，且各因素之间无交互作用，均可考虑采用拉丁方设计。在中医临床科研中，拉丁方设计也是常用设计方法之一。

该设计在因素安排时实行了双重局部控制，使得精确度最高。拉丁方的方差分析能将变异分解为四部分，即处理组间的变异、行区组间的变异、列区组间的变异以及误差。这样方差分析的误差项较小，因此，该方法也是节约样本量的高效率实验设计方法之一。但在实际工作中该方具有一定的局限性，由于该方法要求三因素的水平数相等且无交互作用。虽然当三因素的水平数不等时，可以通过调整次要因素的水平数以满足设计的要求，但有时无法达到，且因素间可能存在交互作用。

2. 基本步骤　以 6×6 基本拉丁方为例，研究 6 个对象在 6 个Ⅰ类因素（A～F）对应的 6 个Ⅱ类（a～f）因素。

（1）基本拉丁方　6 个Ⅰ类因素对应 1～6 行，6 个对象编号 1～6 对应 1～6 列（表 9-4）。

表 9-4　行随机化前的拉丁方表

	1	2	3	4	5	6
A	甲	乙	丙	丁	戊	己
B	乙	丙	丁	戊	己	甲
C	丙	丁	戊	己	甲	乙
D	丁	戊	己	甲	乙	丙
E	戊	己	甲	乙	丙	丁
F	己	甲	乙	丙	丁	戊

（2）对行随机化　找随机数，从随机数表第 1 行第 1 列开始依次抄 6 个小于 6 的随机数，依次对应 6 行，随机数为几，相应位置就放原来第几行（表 9-5、表 9-6）。

表 9-5　行随机化前后的行对应变化

随机化前甲类	A	B	C	D	E	F
随机数	2	6	3	5	4	1
随机化后甲类	B	F	C	E	D	A

表 9-6　行随机化后的拉丁方

	1	2	3	4	5	6
B	乙	丙	丁	戊	己	甲
F	己	甲	乙	丙	丁	戊
C	丙	丁	戊	己	甲	乙
E	戊	己	甲	乙	丙	丁
D	丁	戊	己	甲	乙	丙
A	甲	乙	丙	丁	戊	己

（3）对列随机化　从随机数表第 10 行第 1 列开始依次抄 6 个小于等于 6 的随机数，依次对应 6 列（表 9-7、表 9-8）。

表 9-7　列随机化前后的列对应变化

随机化前	1	2	3	4	5	6
随机数	2	4	6	3	1	5

表 9-8　列随机化后的拉丁方

	2	4	6	3	1	5
B	丙	戊	甲	丁	乙	己
F	甲	丙	戊	乙	己	丁
C	丁	己	乙	戊	丙	甲
E	己	乙	丁	甲	戊	丙
D	戊	甲	丙	己	丁	乙
A	乙	丁	己	丙	甲	戊

（4）对拉丁字母与处理组的对应关系进行随机化　从随机数表第 20 行第 1 列开始依次抄 6 个小于等于 6 的随机数，依次对应甲、乙、丙、丁、戊、己，对随机数排序，同样按照各个字母对应的随机数需要依次从小到大对应处理：a、b、c、d、e、f（表 9-9、表 9-10）。

表 9-9　处理随机化前后的字母处理的对应

列随机化前的编号	甲	乙	丙	丁	戊	己
随机数	5	2	3	6	4	1
列随机化后的编号	e	b	c	f	d	a

表 9-10　处理随机化后的拉丁方

	2	4	6	3	1	5
B	c	d	e	f	b	a
F	e	c	d	b	a	f
C	f	a	b	d	c	e
E	a	b	f	e	d	c
D	d	e	c	a	f	b
A	b	f	a	c	e	d

3. 注意事项

（1）区组内样本分配随机化，且处理因素与拉丁字母关系的确定也要随机化。

（2）当一个受试对象作为一个区组时，应在前一处理作用消失后再进行后一处理。

（3）必须明确3个因素彼此间无交互作用。

（4）应用另一个或两个拉丁方重复工作以提高结论可靠性。

（六）析因设计

1. 定义及特点　析因设计是指对两个或多个处理因素的各个水平进行排列组合，交叉分组进行实验，故又称交叉组设计。该设计具有全面性和均衡性，通过该设计与数据处理，可获得三方面信息；分析各因素不同水平的效应大小，各因素间的交互作用。交互作用是指两因素或多因素间效应互不独立的情况，即当某一因素在各水平间变化时，另一（多）个因素各水平的效应也相应发生变化。一般认为，两因素间的交互作用为一级交互作用，三因素间的交互作用称为二级交互作用，如此类推。通过比较，找出各因素各水平间的最佳组合。这是一种高效率设计。

2. 基本步骤　在典型的2×2析因设计中，有两个试验因素A和B，每个因素各有两个水平，A1，A2，B1，B2，共有四种可能的组合A1B1，A1B2，A2B1，A2B2；每组样本相同，如表9-11所示。

表9-11　2×2析因设计

因素B \ 因素A	A1=水平1（安慰剂）	A2=水平2（A药）
B1=水平1（安慰剂）	10	10
B2=水平2（B药）	10	10

3. 注意事项

（1）样本分配方法随机，但需要保证组间均衡性。

（2）注意设立“空白”对照。

（3）析因设计试验结果统计分析应采用析因设计资料的方差分析。

（七）正交设计

1. 定义与特点　正交试验设计是指研究多因素多水平的一种试验设计方法，它通过一套规格化的正交表和交互作用表，使各因素得以合理安排，并对试验结果进行分析，获得有关信息。该设计明确各因素的主次地位，且能知道哪些因素存在什么性质的交互影响，还可以找出诸因素各水平的最佳配比，因此已广泛地应用于各科研领域。正交设计是全面试验的部分实施，适用于一切多因素多水平的实验。正交表是合理安排试验和数据分析的主要工具，常用的正交设计表有二水平、三水平以及混合水平；每一正交表均有一相应的交互作用表。在选择合适的正交表前应考虑：①是由空列获得误差的估计，还是由重复试验获得；②因素效应和交互作用的安排。

2. 基本步骤　表头设计是将因素与其交互作用在正交表表头上进行合理安排，是正交设计的关键步骤。

表头设计步骤：①确定列数，列数等于欲观察的处理因素与不可忽略的交互作用；②确定水平数，根据实验目的确定水平数；③选定正交表，根据确定的列数与水平数选择相应的正交表；④表头安排，合理安排处理因素与交互作用；⑤检查需观察因素与交互作用在列的安排上有无混杂现象；⑥组织实施方案。若需考虑一级交互作用和二级交互作用，则选择3×3×3析因设计，有27种不同组合；若无须考虑交互作用，试验次数（行数）=∑（每列水平数–1）+1=（3–1）×3+1=7，可选

用 $L_9(3^4)$ 正交设计模型，表头设计见表 9-12A；当需考虑一级交互作用时，则选用 $L_{27}(3^{13})$ 正交设计模型，表头设计见表 9-12B。

表 9-12A　$L_9(3^4)$ 表头设计

列号	1	2	3
成分	A	B	C

表 9-12B　$L_{27}(3^{13})$ 表头设计

列号	1	2	3	5	6	8
成分	A	B	A×B	C	A×C	B×C

3. 注意事项

（1）正交设计按照正交表进行，都有若干个试验号，分配受试对象时需要注意各试验号的均衡可比性。

（2）不同试验号的试验尽量同时平行进行，若的确无法安排，应设法保持不同试验号实验条件的严格一致。

（3）由正交试验得到的诸因素最佳组合，均应以常规或经验组合为对照，进行再确认试验。

（4）采用正交试验设计时，应将主效应安排在主效应列。

（6）正交设计重复试验结果若有无法补做的个别缺项，可参照随机区组试验的补缺方法。

（7）条件允许的情况下，尽可能在表头设计不留空白。

二、调 查 设 计

（一）横断面研究

1. 定义与特点　横断面研究也称为现况调查，是指按事先设计的要求，在某一特定的时间（或较短的时间内），对某一特定人群进行普查或随机抽样调查，以了解当前该人群的有关健康、疾病情况及与研究因素之间的联系，为进一步研究提供基础资料。该研究无须给予研究对象任何干预，不能验证因果关系，且无须专门设置对照组。通常按照涉及的对象多少分为全面调查和抽样调查。

2. 基本步骤　①确定调查目的和目标；②拟定调查项目和调查表；③确定调查对象和观察单位；④确定调查方法和样本估计量；⑤制定调查的组织计划；⑥收集资料；⑦资料整理与分析；⑧控制误差与质量。

3. 注意事项

（1）在病因学研究中横断面研究只能提供病因线索，而得不到研究因素与疾病因果关系的结论。

（2）不适用于患病率非常低的疾病。

（3）不能估计发病率，也不能估计发病相对危险度，但可估计患病率。

（二）队列研究

1. 定义与特点　队列研究又称前瞻性研究或随访研究，是指将特定人群分为暴露于某因素和非暴露于某因素的两组或不同暴露水平的几个亚群，追踪随访一定时期观察其各自的结局，比较两组或多组某结局的发生率，从而判定暴露因素与结局有无因果关联及程度大小的一种调查方法；分为前瞻性队列研究、双向性队列研究和回顾性队列研究。该研究观察的结局是多种多样的，反映结局的终结指标也各不相同。在队列研究中，“队列”泛指共同暴露于某一因素或者具有某种共同特征的一组人群，该研究适用于恶性疾病和罕见暴露的研究，验证因果关系的证据强。

2. 基本步骤　①确定研究因素和结局；②确定研究对象和场所；③估计样本量；④收集研究资料；⑤分析研究资料；⑥质量控制；⑦撰写研究报告。

3. 注意事项

（1）设有对照，非暴露组即对照组，用于比较分析。

（2）属于观察法，不受研究者干预。

（3）队列研究是检验疾病病因假说的一种重要的分析性流行病学方法，属于“由因到果”的前瞻性研究，先根据暴露与否分组（因），再随访观察结局（果）。

（4）除暴露因素外，各组其他方面的条件应基本接近。

（三）病例-对照研究

1. 定义与特点　病例-对照研究又称回顾性研究，是指以现有确诊患某病的一组病人为病例组，以不患有该疾病但具有可比性的另一组个体为对照组，通过回顾性调查过去的某段时间内各种可能危险因素（研究因素）的暴露史，比较两组间各因素的暴露率差异，判断研究因素与疾病间是否存在统计学关联及程度，进一步推断各研究因素与疾病的联系。主要用于探索疾病的危险因素与病因。暴露是指研究对象具备某种特征，具有某种行为、习惯，接触过某种物质等。暴露在不同的研究中有不同的含义，可以是有害的，也可以是有益的，也可能是与疾病无关的。该类研究属于回顾性调查研究，设有对照组，观察方向由“果”到“因”，暴露因素是通过回顾观察所得，在研究时暴露与否及程度已成事实，研究者不能干预。病例对照研究可分为病例与对照不匹配、病例与对照匹配两种类型。

2. 基本步骤

（1）建立假说。

（2）拟定研究计划。

（3）资料收集与分析。

（4）撰写研究报告。

3. 注意事项

（1）不能验证因果关系，只能推测暴露与疾病是否有关联。

（2）不能计算相对危险度 RR，只能用优势比 OR 作近似估计。

（3）研究人群暴露比例较低时，需要较大样本才能得到较稳定的结果。

第五节　中医临床研究

中医临床研究是由多学科人员共同参与组织实施的科学研究活动，以患者为主要研究对象，以医疗机构为主要研究基地，以病证的病因、诊断、治疗、预后和预防为主要研究内容，以提高中医药治疗疾病的临床疗效为目的。同时，中医临床研究也对中医诊断、中医辨证和中医治疗等理论进行机制阐释和临床验证，促进中医学的进步。下面从中医证候研究方法、中医诊疗标准化研究思路与方法、名老中医学术经验研究、中医临床研究注意事项等方面切入对中医临床研究现状展开介绍。

一、中医证候研究方法

证候是中医学理论的核心。证候能够通过望、闻、问、切等传统诊疗手段在整体层次上获得机体的反应状态及运动变化规律，是疾病发展的某一阶段病因、病位、病势及病性的综合表现，也是中医诊断和治疗疾病的基础，因此证候研究是中医临床研究的热点和重点。以下概述文献研究、实验研究、临床研究和多学科研究等中医证候研究方法。

（一）文献研究

中医文献是中医学知识的载体，利用文献学方法开展证候研究是现代中医研究的第一步，利用数据挖掘和现代数理研究等方法是目前证候研究使用较为普遍的研究方法。要利用专业知识并结合多学科技术，实现文献数字化并对相互关联的事物进行系统分析，最大限度地精准利用文献，充分发挥中医文献的最大价值，缩短研究周期，减少盲目性。结合中医学知识对中医证候相关文献进行研究，有助于证候研究的现代化和科学化，更好地继承和发展中医药事业。

（二）实验研究

通过在动物体上复制中医证候模型来进行证候相关的基础研究为证候实验研究，其研究对象为整体动物或者动物的某一部分，研究的证候必须是病、症及病证的统一体。动物模型的选择和建立均应遵循中医理论并注重模型的规范化。

调查研究指采用临床流行病学方法研究某种疾病的证候分布。通过调查研究能够实现对证候演变规律及其相关因素的精准评估，为公共卫生决策和资源利用提供合理依据。横断面调查是临床流行病学的常用研究方法，通过进行问卷调查、估算样本量等方法精准实施研究方案，了解证候的演变规律、分布及其他相关因素，为确立病因提供参考依据，也是疾病高风险人群筛查和健康评估的有效工具。

（三）临床研究

临床研究指通过临床试验以观察药物对证候和疾病的干预作用，目的是确定试验药物的安全性和疗效。临床研究可分为分析性研究和描述性研究。分析性研究主要包括即时和非即时的前瞻性队列研究、回顾性研究、病例-对照研究和临床试验；描述性研究主要包括病例报告、横断面研究及生态学研究。

（四）多学科研究

中医证候多学科研究与中医学整体观念和辨证理论思想高度契合。理化和人文哲学等多学科先进技术，如基因组学、代谢组学和蛋白质组学等在中医研究中的广泛应用能够丰富中医学的科学内涵，为中医证候本质的阐释提供了强大的理论和技术支持。

二、中医诊疗标准化研究思路与方法

中医药标准化建设是国家中医药发展的重要战略。中医诊疗标准化研究能够有效促进诊疗技术优化和诊疗水平的提高，是成果转化的有效工具和传承中医特色的优势载体。当前，基于循证医学的中医诊疗标准化研究方法制定临床研究指南是中医诊疗标准化研究的主要思路。

临床研究指南（clinical practice guideline，CPG）是根据临床实际情况系统地制定有利于临床治疗的指导性意见，对临床行为进行规范。中医临床实践指南的制定主要分为以下 5 个步骤，即成立指南工作组，确定指南主题和目的，开发循证指南，临床实践指南的起草、修改、评审及更新，研究进展。

（一）成立指南工作组

指南工作组一般 15～25 人，其成员主要包括医学专业人员、相关领域专家和患者代表，每位成员各司其职，共同参与指南的制定。此外，指南工作组还应包括专家组成员，负责审核指南内容并对指南制定的科学性进行审查。

（二）确定指南主题和目的

指南主题的确立应以其临床重要性，如发病率、死亡率等作为参考标准并及时进行检索更新。选定主题后应明确指南的制定目的并对指南中涉及的临床问题进行详细描述，如干预措施、临床疗效、预后结果等，还可以包括风险系数、经济学评价等比较的内容。

（三）开发循证指南

证据收集证据的收集与合成是开发循证指南的第一步。指南工作组需制定明确的文献纳入和排除标准，对研究文献进行精准筛选，如有必要，可对文献进行定量分析，如 Meta 分析。为保证证据的可信度，至少应有两名指南制定工作组成虽分别对选择的每篇文献进行评价，当对关键证据的质量评价存在分歧时，需由专家组成员或相关负责人仲裁解决。

证据分级证据的强度决定推荐意见的等级。目前广泛使用的证据等级划分标准是牛津大学循证医学中心的证据等级标准和 GRADE 分级标准：推荐使用（有充分证据支持）；选择性推荐（有证据支持，但不够充分）；建议不使用（大多数证据表明效果弊大于利）；禁止使用（有充分证据证明效果明显弊大于利或无效）。中医药文献可量化和规范化的标准较少，因此可参考“传统医学证据体的构成及证据分级的建议”对证据进行分级划分并采用专家共识进行评价。对证据进行精准检索和评价的目的是形成对临床问题有意义的推荐意见，其中一级证据可以直接转化为推荐意见，复杂的情况则需反复讨论决定。

（四）临床实践指南的起草、修改、评审及更新

临床实践指南起草时需包括以下几部分，即编写目的、编制情况及相关信息、正文和参考文献。指南的修改需综合参考各方意见，并需经过外部同行专家评审、编辑组审查和小范围试行，最后由指南工作组定稿并提交给相关组织、机构发布并定期更新。

（五）研究进展

目前常用的临床诊疗指南制定方法为德尔菲法和基于临床实践的专家共识法。德尔菲法简便实用，合理有效，能够突破传统数量分析的限制并能反映专家的真实想法，其核心为以匿名的方式征求专家意见，经汇总整理后再由专家们提出新的建议，多次轮回咨询进而得到一致且可靠的结论。本法的不足之处在于比较费时。

专家共识法是临床实践指南制定的常用方法，其基本思路是由专家组到临床一线根据病人实际情况选择方药并收集各位专家对患者群体选药时的依据，然后运用主题模型进行数据挖掘，再经专家讨论和临床访谈对所获知识的可靠性进行进一步验证，最后形成常用方药的使用指南。

三、名老中医学术经验研究

名老中医是中医临床水平最高的群体，他们勤于临证、经验丰富，他们深厚的经验传承与理论创新有力推动了中医学理论体系的丰富与发展。因此，研究名老中医学术经验是发展中医学的重要途径。

（一）研究进展

伴随着国家对中医药事业的大力支持，中医药学的特色优势以及名老中医学术思想和临证经验

得以进一步传承。名老中经验传承可归纳为三类：名老中医学术思想研究、名老中医临床诊疗经验研究、名老中医治学与医德研究。从临床到实验再到临床的模式是名老中医学术经验研究型传承的关键，有望拓宽名中医学术思想的广度，进而促进中医的创新性发展。名中医临床经验创新理论研究的基本模式可概括为：①总结升华；②理论创新；③临床验证；④阐释内涵。今后应充分利用现代医学技术，全面采集名老中医诊疗经验，提炼学术观点，并积极开展临床应用及理论创新研究，使中医药特色优势得以传承、创新。

（二）研究方法

1. 文献法 是名老中医学术经验的重要研究方法，即通过广泛收集名老中医的讲稿、论文、临床笔记、处方墨宝等临床文献，构建特定的文献资料库，并对其遣方用药经验及相关诊疗技术进行归纳总结。通过系统梳理名老中医诊病用药的相关文献，阐述其规律性要素，可为定性分析和定量研究提供基础，进而为优势病种的筛选提供依据。此外，文本挖掘技术和文献计量学是传统文献法的重要补充。

2. 师承法 师承授受是中医学最具特色的继承方法。师承制包括师徒型传承、工作团队型传承和院校型传承 3 种模式，内容主要为学术经验、诊疗经验、治学方法和医德医风的学习，过程分为 3 个阶段，即认真学习和原本保留名老中医经验、结合实践以验证评价和总结规律进而促进中医学再发展。采集名老中医的原始经验信息并对其进行方法学研究是客观评价和系统发掘名老中医医术风格和临床经验的基础，因此传承名医经验须博采众长、研习经典并勤于临证实践。

3. 定性研究 是探究名老中医学术经验的常见方法。通过对名老中医本人、学术继承人或相关专家进行深度访谈能够快速获取某一特定问题的学术思维内涵及诊疗经验，进而为中医学术传承和临床问题的解决提供详细可靠的信息。

4. Q 方法 样本量少且无须考虑个体差异，是研究人类主观认识的一种研究手段，具有客观测量和主观认识相结合的特点。它通过访问名医并根据受访者对某一研究主题的 Q 语句的同意程度进行排序，应用 PQ method 软件进行分析，对专家学术思想进行分类归纳及差异研究。Q 方法的最终结果是得到多位专家对同一问题认可程度的因素集合，使总结出的名医经验更能反映疾病的共性规律，也更符合客观实际。

（三）数据挖掘

数据挖掘和数据分析能够有效提取具有潜在价值的信息，进而客观归纳出证、病、症和方药之间的复杂关系，是研究名老中医经验的重要有效手段。常用的统计学方法包括频数分析、回归分析、聚类分析、判别分析和探索性分析等。此外，中医学理论指导下的复方配伍是一个无尺度的复杂网络现象，应用无尺度网络数理模型能够分析名老中医的临床治疗原则和印证用药经验，能够实现对名老中医学术思想更为全面和深入的总结。利用多种数据挖掘方法建立名老中医数据库，从而对不同名医临床经验的共性规律和个性差异进行总结，有利于更加深入地了解中医个体化医学的核心内涵，为今后开展中医学研究提供理论基础和数据支持，并为后学者学习和传承名老中医经验提供典范。

四、中医临床研究注意事项

中医临床研究成果有力促进了中医学的传承和创新性发展，但仍有许多问题不容忽视，这些问题可总结为四个方面：①符合伦理学原则；②注重病证结合原则；③注重以中医学理论为指导；④注重中医现代化要求。

1. 符合伦理学原则 伦理学是医学临床研究的重要组成部分。临床研究启动前须得到所在医疗机构伦理委员会的审查批准。在研究实施过程中，一般须获得受试者明确签署的知情同意书，保障受试者权益及知情同意权。

2. 注重病证结合原则　辨证论治是中医临床的重要优势，采用以病带证及以证带病的病证结合方法有助于提高中医临床研究的整体水平。因此，若能在辨证的同时结合不同病因进行治疗，做到以证代病、病证结合，就能进一步掌握不同病因和证候的诊治规律，提高中医临床治疗的针对性。

3. 注重以中医学理论为指导　中医临床研究必须以中医理论为指导并通过实践验证其理论的正确性，在应用中求发展。此外，中医药研究应适当引入现代科技方法，避免以西医理论为主导，忌生搬硬套。

4. 注重中医现代化要求　传统中医的临床研究指标多为传统指标和主观指标，而现代中医临床研究更注重研究设计的科学严谨性、效应指标的合理性，以及观察指标的客观性和先进性。

现代技术检测记录的客观指标是现代中医临床研究的主要标志，合理恰当地应用客观指标是中医辨证客观化的有力工具，对中医药发挥作用的机制研究和临床疗效评价有关键作用。客观指标的选取需具有先进性并能反映中医特色和中医本质，应尽可能地应用先进的现代化技术手段，筛选出能够准确观测和记录的指标。

（胡德胜）

第六节　中医学动物实验研究

动物实验指在实验室内，为了获得有关生物学、医学等方面的新知识或解决具体问题而使用实验动物进行的科学研究。动物实验必须由经过培训的、具备研究学位或专业技能的人员进行或在其他人指导下进行。作为医学研究中必不可少的研究工具，对动物实验的规范性、科学性要求也更严格，需要根据研究目的，恰当地选用实验动物的品种、品系和微生物的控制水平，进行各种科学实验，观察并如实记录实验动物的反应过程和反应结果，从而研究生命科学中未解决的问题。现代医学领域中诸多重要的进步都以动物实验研究为基础，过去一个多世纪，人类建立了麻醉、安全输血、器官移植、人工心脏瓣膜等医疗技术和手段，还研发出了抗生素、疫苗和各种药物，这些成就离不开动物实验的支持。

动物实验是生命科学发展的重要方法，在医学科研中具有重要的意义。一方面，动物实验可以把很多人体上非常复杂的问题简单化、标准化，不仅可以严格控制温湿度、光线、声音等，品种、品系、性别、年龄等，甚至遗传和微生物等方面也可严加限制，这大大降低了研究难度，最大程度排除了干扰因素的影响。再者，由于动物生命周期短，对于一些在人类身上潜伏期或病程很长的疾病，复制动物疾病模型时，其潜伏期或病程大大缩短，便于观察研究。另一方面，动物实验克服了在人类研究中遇到的伦理问题。一些伴有机体损害的研究，必须要借助动物实验进行。

一、实验动物

实验动物指的是经人工饲养，对其携带微生物实行控制，遗传背景明确或来源清楚地用于科学研究、教学、生产、检定以及其他科学实验的动物。科学研究要求实验对象具有较强的敏感性、较好的重复性和反应的一致性。因此，实验动物必须具备科学实验应具备的4个基本要求：①对实验处理表现出极高的敏感性；②对实验处理的个体反应表现出极强的均一性；③模型性状具有遗传上的稳定性；④动物来源具有易获取性。

（一）实验动物分类

1. 按遗传学控制原理分类　实验动物可分为近交系动物、突变系动物、封闭群动物和杂交群动物。

（1）近交系动物：也称纯系动物，是通过同胞兄妹交配或亲子交配，连续繁殖 20 代以上培育出来的纯品系动物，如 BALB/c 小鼠、C57BL/6J 小鼠等。

（2）突变系动物：是保持有特殊的突变基因的品系动物，即正常染色体的基因发生了变异的，具有各种遗传缺陷的动物。这种突变主要通过自然突变和人工定向突变两种途径。

（3）封闭群动物：指的是一个动物种群在 5 年以上不从外部引进其他任何品种的新血缘，由同一血缘品种的动物进行随意交配，在固定场所保持繁殖的动物群。

（4）杂交群动物：指的是两个近交品系动物之间进行有计划地交配所获得第一代动物，一般只用子一代 F1，有时也用子二代 F2。

2. 按微生物控制方法分类 实验动物可分为普通级动物、清洁级动物、无特定级病原体（specific pathogen free，SPF）动物、无菌动物和悉生动物。

（1）普通级动物：指未经严格的微生物和寄生虫控制，饲养在开放系统中的其体内外不带有质量标准规定的主要人畜共患病（人兽共患病）和动物烈性传染病病原体的动物。普通动物是实验动物中微生物寄生虫控制要求低的动物，但也不能带有主要人畜共患病和动物烈性传染病病原体。

（2）清洁级动物：指原种群为屏障系统中的 SPF 动物或剖宫产动物，饲养在半屏障系统中的其体内外不带有质量标准规定的主要人畜共患病和动物烈性传染病病原体的动物。清洁动物来源于 SPF 动物、无菌动物、悉生动物或剖宫产动物。清洁动物较普通动物健康，又比 SPF 动物易达到质量标准，在实验中可免受动物疾病干扰和排除化脓性细菌等微生物对实验的干扰，广泛用于教学及科研。

（3）无特定病原体动物：指机体内无特殊的微生物和寄生虫存在的动物，但非特殊的微生物和寄生虫是容许存在的。SPF 动物既可来自无菌动物繁育的后裔，也可剖腹取胎后在隔离屏障设施中由 SPF 亲代动物抚育。由于排除了对实验有影响的特定病原体，适合长期慢性实验，是国际标准级别的实验动物。

（4）无菌动物：指体内无一切生命体的动物。此种动物在自然界并不存在，必须用人工的方法养出。无菌动物来源于剖宫产或无菌卵的孵化，饲养在无菌隔离器内，而进入隔离器的一切物品（包括饮水、垫料、饲料、塑料盒等）均经高压灭菌柜消毒二次，进入隔离器的空气也经 GX 过滤器，以防止细菌、病毒的污染。无菌动物要定期进行无菌试验检查，以确保无菌的饲养状态。无菌动物可用于微生物、免疫学、营养、代谢、肿瘤等方面的研究。

（5）悉生动物：指机体内带有已知微生物的动物。此类动物原是无菌动物，是人为地将指定微生物投入其体内。悉生动物一般分为单菌、双菌、三菌或多菌动物。悉生动物用作实验其准确性与无菌动物一样高，排除了动物体内带有的各种不明确的微生物对实验结果的干扰，常用于研究微生物和宿主动物之间的关系。

（二）实验动物饲养环境

实验动物的饲养要严格遵守国家标准《实验动物环境及设施（GB 14925—2023）》，按照空气净化控制程度，可分为普通环境、屏障环境和隔离环境。

1. 普通环境 符合实验动物居住的基本要求，控制人员和物品、动物出入，不能完全控制传染因子，适用于饲育基础级实验动物。

2. 屏障环境 符合动物居住要求，严格控制人员、物品和空气的进出，适用于饲育清洁级和（或）无特定病原体级实验动物。

3. 隔离环境 采用无菌隔离装置以保持无菌状态或无外源污染物。隔离装置内的空气、饲料、水、垫料和设备应无菌，动物和物料的动态传递须经特殊的传递系统，该系统既能保证与环境的绝对隔离，又能满足转运动物时保持与内环境一致。适用于饲育无特定病原体级、悉生（gnotobiotic）及无菌（germ free）级实验动物。

（三）常用实验动物介绍

常用的实验动物有小鼠、大鼠、豚鼠、家兔、家犬、猫、非人灵长类、小型猪等。

1. 小鼠　属脊椎动物门、哺乳纲、啮齿目、鼠科、小鼠属。小鼠性情温顺，胆小易惊，昼伏夜出，喜群居和昏暗光线，对外界环境适应能力差，需要温湿度较恒定、较安静的饲养环境。

小鼠性成熟早，繁殖周期短，繁殖能力强，繁殖适龄期为60～90天，性周期4～5天，妊娠期19～21天，每胎产仔8～15只，哺乳期20～22天，生育期约1年，寿命约2年。目前小鼠品种品系已达几百种，常见封闭群小鼠有ICR，常见近交系小鼠有BALB/c、C57BL/6J，突变系小鼠有裸鼠、ob肥胖小鼠、db糖尿病小鼠等。小鼠是医学研究中使用最多的动物，在生命医学研究中的应用范围很广泛，主要包括药物筛选实验、药效评价和药理毒理实验、肿瘤学研究、微生物和寄生虫病学研究、遗传性疾病研究、老年学研究、放射性研究及免疫学研究等。

2. 大鼠　属脊椎动物门、哺乳纲、啮齿目、鼠科、大鼠属。大鼠也具有性情温顺、胆小易惊的特征，昼伏夜出，喜独居和昏暗光线。但较小鼠而言对环境适应能力强；行动迟缓、不爱斗，但受惊后易咬人；对噪声、湿度和空气质量要求高；对维生素和氨基酸等营养物质缺乏敏感；机敏，易于训练。

大鼠为全年多发情动物性周期4～5天，妊娠期19～23天，每胎产仔6～12只，哺乳期25～28天，生育期约1.5年，寿命2.5～3年。常见封闭群大鼠有Wistar、SD，近交系大鼠有F344/N，突变系大鼠有SHR高血压大鼠、Ca白内障大鼠、裸大鼠、Dw侏儒大鼠等。大鼠在生命医学研究中的应用广度仅次于小鼠，常用于营养学、骨关节炎、神经-内分泌系统、神经心理学、心血管代谢疾病和肿瘤学等研究。

3. 豚鼠　又名荷兰猪，属脊椎动物门、哺乳纲、啮齿目、豚鼠科、豚鼠属。豚鼠头大、四肢短小，性情温顺，胆小易惊，喜一雄多雌结群而居；喜欢安静、干燥、清洁的饲养环境；属草食性动物。

豚鼠性成熟早，性周期13～20天，妊娠期65～70天，年产3～5胎，每胎产仔1～7只，哺乳期15～21天，生育期1～1.5年，寿命4～5年。豚鼠也被广泛应用于医学生物学研究和药品、生物制品的测试及筛选中。豚鼠极易致敏，被广泛应用于化妆品和药品等的测试以及过敏性呼吸道疾病的研究中，也被用于药物或毒物对胎儿可能的致畸研究中，此外，豚鼠还常用于传染性疾病、免疫学、耳科学、坏血病及肺水肿等研究。

4. 家兔　属脊椎动物门、哺乳纲、兔形目、兔科。兔体型较小，眼球大，耳郭发达、血管清晰，其减压神经与迷走和交感神经相伴并独立分支。兔性格温顺，胆小易惊，昼伏夜出，喜独居，喜干燥凉爽的环境，主要通过呼吸散热，易产生发热反应，高温环境对其生长和繁育均有显著不良影响。

兔属于刺激性排卵动物，妊娠期30～33天，哺乳期25～45天，每窝产仔1～10只，适配年龄雄性7～9月龄，雌性6～7月龄。正常繁殖2～3年。实验兔由于近亲交配易出现退化，因此将80%以上近亲系数的兔作为近交系。在生命医学研究应用中，兔是发热研究和热原实验的重要实验动物，还应用于心血管疾病研究、皮肤反应实验、遗传学疾病、眼科研究、口腔研究及失血性休克等急性动物实验。

5. 家犬　属脊椎动物门、哺乳纲、食肉目、犬科、犬属。犬的品种繁多，体型、体重、毛发等外貌特征差异较大，性情和生理特点也不尽相同。普遍而言，犬听觉和嗅觉非常灵敏，适应性强，能承受较热和较冷的气温，喜近人，易于驯养。

犬性成熟期8～12个月，性周期126～240天，妊娠期58～63天，年产1～2胎，每胎产仔1～13只，哺乳期45～60天，生育期10～15年，寿命15～22年。犬是基础医学实验研究和教学中常用的动物之一，比格犬是生命科学研究中最标准的实验用犬。犬被广泛应用于实验外科研究，如器官移植、麻醉、断肢再植、脑外科等；此外，犬易于训练，因此也是条件反射实验等慢性实验的动物模型；犬也用于药理学、毒理学、药代学、营养学和肿瘤学等研究。

6. 非人灵长类 属脊椎动物门、哺乳纲、灵长目、狐猴亚目和猿亚目，是人类的近属动物，与人类具有相似的组织结构、生理和代谢功能，因此用其进行人类疾病的研究结果更可靠，是极为珍贵的实验动物，但饲养管理复杂且成本较高。目前生命医学研究中使用的实验用非人灵长类动物仅数十种，其中猕猴属是使用数量最多的。猕猴是杂食性动物，以素食为主，不能合成维生素 C；昼行性动物，群居性强，每群有一只雄性猴王；猕猴大脑发达，动作敏捷，好奇心强，善于模仿；猕猴通常每年怀 1 胎，每胎产 1 仔。在生命医学研究应用中，非人灵长类通常应用于研究人类的传染病，特别是其他动物不能感染的传染病；非人灵长类是人类避孕药物研究的理想实验动物模型，并可以进行其他生殖生理研究；非人灵长类还可用于模拟人类进行环境污染、营养、代谢、神经系统疾病、老年病、药理毒理（尤其是麻醉药）和器官移植等方面的研究。

二、动物实验常用方法

正确抓取固定动物，一方面不能损伤动物，影响观察指标；另一方面要防止被动物咬伤。抓取时既要小心谨慎，又要大胆敏捷。

（一）捉拿固定方法

小鼠性情温顺，一般不会主动咬人。抓取时，右手抓住鼠尾提出鼠笼，将小鼠放在粗糙的台面或笼具盖上，用左手的拇指和食指抓住小鼠两耳和颈部的皮肤，然后翻转小鼠置于掌心，并用无名指和小指压紧尾巴和后肢。

大鼠性情较小鼠凶猛，为避免咬伤可戴手套。抓取时，右手抓住鼠尾向后拉，左手抓紧鼠耳及颈背部皮肤，将鼠固定在左手中，右手即可操作。

豚鼠性情温顺。抓取时要稳准迅速，先用手掌扣住豚鼠的背部，抓住其胛上方，将右手张开，用手指抓住颈部再慢慢将其提起。受孕或体重较大的豚鼠，应以另一手托住其臀部。豚鼠的固定方法和大鼠基本相同。

兔比较温顺，但爪尖利，容易被抓伤。抓取时应右手抓住颈部皮肤，左手托起兔臀部，或直接用手抓住颈背部皮肤提起，抱在怀里进行实验操作。不应抓取家兔的双耳、皮肤、腰部或四肢，以免造成家兔损伤。

抓犬时要小心被其咬伤，绑嘴时先从侧面轻轻抚摸其背颈部皮毛，然后迅速用布带绑嘴。方法是用布带迅速兜住狗的下颌，绕到上颈打一个结，再绕回下颈打一个结，然后将布带引至头后颈部打第三个结，并多打一个活结。如实验需要静脉麻醉时，可先使动物麻醉后再解开绑嘴带，把动物放在实验台上，然后先固定头部，再固定四肢。

抓取固定猴子时，操作者佩戴橡胶或棉质手套，向外拉动控制杆，将实验猴推至笼门前，锁定控制杆，打开笼门，单手迅速抓握猴颈部，使猴头部不能左右摆动，另一手抓猴两大臂，将其背于后背，此时回推控制杆，将实验猴抓出。精神状况良好，体重大于 2.5kg 的雄性猴，也可考虑麻醉抓取。抓住后助手用一手将猴两前肢反背于后并抓紧，另一手对后肢稍作固定，实验者即可进行操作；也可佩戴猴圈，用猴凳固定。

（二）标记方法

实验动物为了区分、观察并记录每个个体的反映情况，需要给每只动物进行标记。常用动物编号标记方法有多种，实验者需按不同的实验加以选择应用。

1. 染料标记 实验动物常用的标记染料有 0.5%中性红或品红溶液（红色）、3%～5%苦味酸溶液（黄色）、2%硝酸银溶液（咖啡色）和煤焦油的酒精溶液（黑色）。通常在大、小鼠不同部位涂上有色斑点来表示不同的号码。常用规则是在左前肢代表1，左后肢代表2，右前肢代表3，右后肢代表4，头部代表5，尾部代表10。1+5=6…10+1=11，以此类推。兔、猫、犬等动物的标记方法可用毛笔蘸取不同颜色的染料溶液直接在动物背部涂写号码。若用硝酸银溶液涂写，则需在阳光下暴露1分钟左右，才可在涂写处见到清晰的咖啡色号码字样。其颜色的深浅，取决于在日光下暴露时间的长短和日光的强弱。

2. 断趾标记　新生仔鼠可根据前肢4趾，后肢5趾的切断位置来标记，后肢从左到右表示1～10号，后肢最后趾加后肢其他相应的1～9号来表示11～19号，前肢从左到右表示20～90号，切断趾时，应切断其1段趾骨，不能只断指尖，以防伤口痊愈后辨别不清。

3. 穿耳打孔法　是小鼠的常用标记方法之一。用专门的打孔器在耳朵不同部位打孔来表示一定号码。在耳缘内侧前、中、后各打一孔，分别标为1号、2号、3号；在耳缘部打成一缺口，则分别表示4号、5号、6号；若打成双缺口状，则是7号、8号、9号。右耳表示个位，左耳表示十位数。右耳中部打孔表示100，左耳中部打一孔表示200号。

4. 挂牌编号　常用于犬等大动物的编号。将号码烙压在铝板或不锈钢制作的金属牌上，实验前，用铁丝穿过金属牌上的小孔，固定在狗链条上。也可将号码直接烙在动物的项圈上，将此颈圈固定在动物的颈部。

（三）给药方法和途径

给药方式众多，需要根据实验目的、实验动物种类和药物剂型等情况选择合适的给药方式。

1. 经口给药法

（1）口服法：把药物混入饲料或溶于水中让动物自由摄取。优点是简单方便，缺点是动物个体间服药量差异较大，剂量不能保证准确。大动物在给予片剂、丸剂、胶囊剂时，可将药物送到舌根部后迅速关闭口腔，将头部稍稍抬高，使其自然吞咽。

（2）灌胃法：借助灌胃器将药物直接灌到动物胃内的给药方法。此法给药剂量准确，是常用给药方法。鼠类的灌胃器由特殊的灌胃针构成。左手固定鼠，右手以灌胃器轻轻压其头部，使口腔与食管成一条直线，再将灌胃针沿上腭壁轻轻进入食管，当灌胃针进入3cm左右时即达胃内。如果灌胃针的位置插入正确，小鼠可自行吞服药，灌胃针插入位置不正确，小鼠会强烈挣扎，必须拔出重插，以免损伤、穿破食管或误入气管。注完药液后轻轻抽出灌胃针。兔、犬等灌胃一般要借助开口器进行。先将动物固定，再将开口器固定于上下门齿之间，然后将灌胃管从开口器的小孔插入动物口中，沿咽后壁进入食管，插入后应检查灌胃管是否确实插入食管。可将灌胃管外开口放入盛水的烧杯中，若无气泡产生，表明灌胃管被正确插入胃中。之后将注射器与灌胃管相连，注入药液。

2. 注射给药法

（1）皮下注射：一般选取皮下组织疏松的部位，大鼠、小鼠和豚鼠可在颈后肩胛、腹部两侧；家兔可在背部或耳根部；犬在大腿外侧。操作时用左手拇指和食指轻轻提起动物皮肤，右手持注射器，针头水平刺入皮下推送药液。拔针时，以手指捏住针刺部位以防止药液外漏。

（2）肌内注射：一般选肌肉发达并且无大血管通过的部位。大鼠、小鼠、豚鼠可注射大腿外侧肌肉；家兔选择腰椎旁的肌肉、臀部或股部肌内注射；犬等大型动物选择臀部注射。注射时针头宜迅速斜刺入肌肉，回抽时如无回血，即可注射。

（3）腹腔注射：大鼠、小鼠进行腹腔注射时，以左手固定动物，使其头部稍向后仰，腹部向上，为避免伤及内脏，应尽量使动物头处于低位，使内脏移向上腹，右手持注射器从下腹两侧向头方向刺入皮下，针头稍向前，再将注射器沿45°角斜向穿过腹肌进入腹腔，此时有落空感，回抽无回血或尿液，即可注入药物。兔、犬等动物腹腔注射时，由助手固定动物，使其腹部朝上，实验者进行操作。注射位置为：兔下腹部近腹白线两侧1cm处，犬脐后腹白线两侧1～2cm处。

（4）静脉注射：大鼠和小鼠常采用尾静脉注射。注射前，先将动物固定在暴露尾部的固定器内，先用 45～50℃的温水浸润尾部几分钟或用酒精棉球反复擦拭使血管扩张，方便操作。然后用左手拇指和食指捏住鼠尾两侧，用中指从下面托起鼠尾，右手持注射器，使针头尽量与尾部平行的角度进针。从尾末端处刺入后，注入药物，如无阻力，表示针头已进入静脉，注射后把尾部向注射侧弯曲，或拔针后随即以干棉球按住注射部位以止血。豚鼠一般选择后脚掌外侧静脉，外颈静脉或股静脉切开注射。采用后脚掌外侧静脉注射时，将豚鼠后腿固定后剪去注射部位的毛，酒精棉球涂擦局部皮肤后用连接在注射器上的头皮针进行注射。做外颈静脉和股静脉切开注射时，需将皮肤切开一小口，使血管暴露，再用针头刺入血管。兔一般采用耳缘静脉注射。注射时先用固定盒将家兔固定，拔去注射部位的毛，用酒精棉球涂擦耳缘静脉，并用手指弹动或轻轻揉擦兔耳，使静脉充血，然后用左手食指和中指压住耳根端，拇指和小指夹住耳边缘部，以无名指放在耳下作垫，右手持注射器从静脉末端刺入血管，注入药物。注射后，用纱布或脱脂棉压迫止血。

（四）实验动物用药量的确定及计算方法

1. 实验动物用药量的确定 先用小鼠粗略探索中毒剂量或致死剂量，然后取致死量的 1/10～1/5 初步实验。如第一次实验的作用不明显，动物也没有中毒的表现（体重下降、精神不振、活动减少或其他症状），可以加大剂量再次实验。如出现中毒现象，作用也明显，则应降低剂量再次实验。一般情况下，在适宜的剂量范围内，药物的作用常随剂量的加大而增强。动物实验所用的药物剂量，一般按 mg/kg 体重或 g/kg 体重计算，应用时须从已知药液的浓度换算出相当于每千克体重应给的药量，以便给药。

2. 人与动物及各类动物间剂量的换算方法 人与动物对同一药物的耐受性相差很大。一般来说，动物的耐受性要比人大。在动物实验中，确定动物药量时常常按照人的用药量进行换算，一般可以采用人与动物的体表面积折算法来计算。

人和动物及动物间按体表面积折算的等效剂量比值表计算：人和动物及动物之间按体表面积折算的等效剂量比值表见表 9-13，已知 A 种动物的用药量，欲估算 B 种动物的用药剂量时，可先查表格 1，查出体表面积折算系数，按下式计算：

B 种动物的剂量=A 种动物的剂量×体表面积折算系数/B 种动物体重

表 9-13 不同种类动物间剂量换算时的常用数据

动物种类	Meeh-Rubner 公式的 *K* 值	体重（kg）	体表面积	转移因子（mg/kg · mg/m^2）		每千克体重占体表面积相对比值
小白鼠	9.1	0.018	0.0066	2.9	粗略值 3	1（0.02kg）
		0.02	0.0067	3.0		
		0.022	0.0071	3.1		
		0.024	0.0076	3.2		
		0.10	0.0196	5.1		
		0.15	0.0257	5.8	粗略值 6	0.47（0.20kg）
		0.20	0.0311	6.4		
		0.25	0.0761	6.9		
豚鼠	9.8	0.30	0.0439	6.8	粗略值 8	0.4（0.40kg）
		0.40	0.0532	7.5		
		0.50	0.0617	8.1		
		0.60	0.0697	8.6		

续表

动物种类	Meeh-Rubner公式的 *K* 值	体重（kg）	体表面积	转移因子（$mg/kg \cdot mg/m^2$）		每千克体重占体表面积相对比值
家兔	10.1	1.50	0.1323	11.3	粗略值 12	0.24（2.0kg）
		2.00	0.1608	12.4		
		2.50	0.186	13.4		
猫	9.0	2.00	0.1571	12.7	粗略值 14	0.22（2.5kg）
		2.50	0.1324	13.7		
		3.00	0.2059	14.6		
犬	11.2	5.00	0.3275	15.3	粗略值 19	0.16（10.0kg）
		10.00	0.5199	19.2		
		15.00	0.6812	22.0		
猴	11.8	2.00	0.1878	10.7	粗略值 12	0.24（3.0kg）
		3.00	0.2455	12.2		
		4.00	0.2973	13.5		
人	10.6	40.00	1.2398	32.2	粗略值 35	0.08（50.0kg）
		50.00	1.4386	34.8		
		60.00	1.6246	36.9		

按人与动物及动物间用药剂量换算：人和动物的每公斤体重用药剂量折算系数见附表 2，已知 A 种动物每千克体重用药量，欲估算 B 种动物每千克体重用药剂量时，可先查表 9-14，找出折算系数（*W*），再按下式计算：

B 种动物的剂量（mg/kg）=*W*×A 种动物的剂量（mg/kg）

表 9-14　人和动物及动物间按体表面积折算的等效剂量比值表

	小鼠（20g）	白鼠(200g)	豚鼠（400g）	家兔（1.5kg）	猫（2kg）	猴（4kg）	犬（12kg）	人（70kg）
小鼠（20g）	1	7	12.25	27.8	29.7	64.1	124.2	378.9
白鼠（200g）	0.14	1	1.74	3.9	4.2	9.2	17.8	56
豚鼠（400g）	0.08	0.57	1	2.25	2.4	5.2	4.2	31.5
家兔（1.5kg）	0.04	0.25	0.44	1	1.08	2.4	4.5	14.2
猫（2kg）	0.03	0.23	0.41	0.92	1	2.2	4.1	13
猴（4kg）	0.016	0.11	0.19	0.42	0.45	1	1.9	6.1
狗（12kg）	0.008	0.06	0.1	0.22	0.23	0.52	1	8.1
人（70kg）	0.0026	0.018	0.031	0.07	0.078	0.16	0.82	1

（五）麻醉方法

1. 全身麻醉

（1）吸入法：适用于各种实验动物的全身麻醉，较安全，且麻醉深度易掌握。多选用乙醚进行麻醉。将浸润了乙醚的棉球放在小烧杯内，再将其置于麻醉盒内，然后将动物放入进行麻醉。实验过程中应注意动物麻醉状况，维持其麻醉深度和时间。

（2）注射法：包括腹腔注射、静脉注射和肌内注射。小鼠、大鼠、豚鼠等常用腹腔注射法，兔、犬等多选用静脉注射法。在注射麻醉药物时，先用麻醉药量的 2/3，密切观察动物生命体征的变化，如已达到所需麻醉的程度，余下的麻醉药则不用，避免麻醉过深抑制呼吸中枢导致动物死亡。

2. 局部麻醉 局部麻醉法对动物重要器官功能影响轻微，且麻醉并发症少，是一种比较安全的麻醉方法。局部麻醉法以浸润麻醉应用最多，适用于大中型动物各种短时间内的实验。

（六）采血方法

1. 尾尖采血 固定并露出鼠尾，剪毛消毒，然后浸在 45℃左右的温水中数分钟，使尾部血管充盈。擦干水分，剪去小鼠尾尖 0.1～0.2cm（大鼠为 0.5mm），让血液自由滴入盛器或用血红蛋白吸管吸取，采血结束，伤口消毒并压迫止血。每只鼠一般可采血十余次。所需血量很少时采用。

2. 眼眶后静脉丛采血 左手拇食两指从背部握住小鼠或大鼠的颈部（大鼠采血需戴上纱布手套），取血时左手拇指及食指轻轻压迫动物的颈部两侧，使眶后静脉丛充血。右手持毛细管与鼠面成 45°的夹角，由眼内角刺入，刺入后再转 180°使斜面对着眼眶后界。小鼠刺入 2～3mm，大鼠 4～5mm。当感到有阻力时即停止推进，同时，将针退出 0.1～0.5mm，边退边抽。当得到所需的血量后，即除去加于颈部的压力，同时，将采血器拔出，以防止术后穿刺孔出血。此法采血量较多，又可避免动物死亡，适用于大、小鼠。

3. 断头采血 采血者的左手拇指和食指较紧地握住大（小）鼠的颈部皮肤，剪断鼠颈，立即将鼠头朝下，提起动物，让血自由滴入容器。小鼠可采用 0.8～1.2ml，大鼠 5～10ml。此法适用于大鼠及小鼠。

4. 心脏采血 将动物仰卧位固定，心前区部位去毛、消毒，在左胸 3～4 肋间摸到心搏最强处将针头垂直刺入心脏。大鼠、豚鼠采 1～1.5ml，家兔采 20～25ml。此法适用于大鼠、豚鼠及家兔。

5. 颈动脉采血 将动物仰卧位固定，切开颈部皮肤，分离皮下结缔组织，在气管两侧分离出颈动脉，远心端结扎，近心端剪口并插管，将血滴入试管内。

6. 腹主动脉采血 将动物仰卧位固定在手术台上，从腹正中线皮肤切开腹腔，使腹主动脉清楚暴露。用注射器吸出血液，防止溶血。

7. 足背静脉采血 助手固定动物，术者将动物足背面用酒精消毒，找出足静脉后，以左手的拇指和食指拉住豚鼠的趾端，右手拿注射针刺入静脉。拔针后立即出血，呈半球状隆起。采血后，用纱布或脱脂棉压迫止血。反复采血时，两后肢交替使用。此法适用于豚鼠。

8. 耳缘静脉采血 适用于家兔。将家兔放入兔盒中，选耳静脉清晰的耳朵，将相应部位的毛拔去，消毒。用手指轻轻摩擦兔耳，使静脉扩张，用连有 5 号针头的注射器在耳缘静脉末端刺破血管待血液涌出取血或将针头逆血流方向刺入耳缘静脉取血，一次最多可采血 5～10ml。

9. 股动脉采血 使动物伸展后肢向外伸直，暴露腹股沟三角动脉搏动的部位，剪毛，消毒，左手中指、食指探摸股动脉跳动部位，并固定好血管，右手取连有 5 号针头的注射器，针头由动脉跳动处直接刺入血管，若刺入动脉一般可见鲜红血液流入注射器。此法适用于大鼠、家兔及犬。

（七）处死方法

1. 脊椎脱臼法 是大、小鼠最常用的处死方法。右手抓住鼠尾用力向后拉，同时左手拇指与食指用力向下按住鼠头。将脊髓与脑髓拉断，鼠便立刻死亡。

2. 断头法 适用于大、小鼠。用剪刀在鼠颈部将鼠头剪掉，迅速将鼠身倒置放血，由于剪断脑脊髓和大量失血，会很快死亡。但易引起肺瘀血，因此，重点观察肺部病变的实验，不宜采用此法。

3. 击打法 用于大小鼠、豚鼠和兔的处死。右手抓住动物尾部，提起，用力摔击其头部，鼠痉挛后立即死亡。

4. 急性失血法 用于各种实验动物。将实验动物的股动脉、颈动脉、腹主动脉剪断或剪破，或刺穿实验动物的心脏放血，导致急性大出血，休克死亡。大鼠和小鼠还可采用眼眶静脉采血的方法失血致死。

5. 化学致死法 用于豚鼠和兔。快速过量注射非挥发性麻醉药，或让动物吸入过量乙醚，使实验动物中枢神经过度抑制死亡。也可吸入 CO_2、氯仿等。

6. 空气栓塞法 处死兔、犬等常用此法。向动物静脉内注入一定量的空气，使动物发生空气栓塞，形成严重的血液循环障碍而死亡。一般家兔注入 20～40ml 空气，狗注入 80～150ml 空气即可致死。

三、动 物 模 型

在动物实验中，我们通常需要建立动物模型来进行科学研究。动物模型指的是在医学研究中建立的具有人类疾病模拟表现的动物实验对象和相关材料，是一种便于认识生命科学客观规律的实验方法。动物模型的研究就是有关实验动物的应用科学，研究各种模型动物的生物学特性和疾病特点，进而研究动物疾病发展过程。实验动物模型的建立，是用人为的方法，使动物在一定的致病因素（物理的、化学的、生物的）作用下，造成动物组织、器官或全身一定程度的损害，出现某些类似动物疾病的功能、代谢、形态结构方面的变化或各种疾病，通过这种手段来研究动物疾病的发生、发展规律，为研究动物疾病的预防、治疗（包括新药物试用）提供理论依据。动物模型的设计要遵循相似性、可重复性、可靠性、适用性、可行性和经济性原则。

中医动物模型是指在中医理论指导下，根据中医病因病机、证候理论，在动物身上复制出与人类疾病症状和病理改变相同或相似的证候。通过对动物疾病模型的研究，探讨中医病证的实质，解释辨证论治的基本规律，规范中药及方剂的使用，从而促进中医学理论的发展。

（一）中医动物模型的复制方法

1. 模拟中医病因病机建立动物模型 在中医理论的指导下，依据中医病证的发病原理，将疾病病因施加于模型动物复制出的动物模型。

2. 采用西医病因病理复制动物模型 在特定化学、生物、物理致病因素作用下，复制出西医或中医病名的动物模型，再用中药或中医疗法观察疗效及监测病理改变，其在造模时重视动物组织、器官或全身病理损害，这是目前应用最广泛的一种实验形式。

3. 依据中西医结合病因学说复制动物模型 是综合上述两类型的造模特点而复制的动物模型，这类模型的造模方法是既注重中医的发病病因，又考虑到了西医的致病因素。

（二）常见证候动物模型建立方法

中医证候的动物模型有“阳虚”“阴虚”“脾虚”“血虚”“血瘀”“肝郁”“寒证”“热证”“温病”及“里实”等。其造模的思路基本是选择一些导致与临床证型相仿的致病因素，作用于动物机体使其产生类似临床某些证的表现，而致病因素不外乎物理因素、化学因素、生物因素及某些内脏损伤等。

1. 卫气营血模型 选用家兔，体重 2.1～2.75kg。用强毒力的大肠杆菌以 0.75ml（每 ml 含大肠杆菌 27 亿个）/kg 体重，注射至兔耳缘静脉造型。感染后动物表现蜷缩、懒动、少食、体温升高、心率增快、耳血管周围渗血、出血；舌象有明显病理改变；血培养有大肠杆菌生长，白细胞及血小板显著减少。适用于开展实验性温病研究。

2. 寒证、热证模型 选用雌性大白鼠，体重 170～210g。热证型：用温热药（附子、干姜、肉桂、党参、黄芪、白术）制成 100%水煎剂灌胃，每次 2ml，每日 2 次。寒证型：首先于腹腔内注射三联疫苗 1ml，每日 1 次共 2 次；然后给予寒冷药（龙胆草、黄连、黄柏、金银花、连翘、石膏）制成的 100%水煎剂灌胃，每次 2ml，日 2 次。给药后 15 天 60%～70%造型成功。热证型：心率加快，饮水量增多，尿内儿茶酚胺及 17-羟皮质类固醇排出量增多。寒证型：心率减慢，尿内儿茶酚胺及 17-羟皮质类固醇排出量减少。

3. 血瘀模型 高黏滞血症模型：选用家兔，耳缘静脉注入 10%葡聚糖生理盐水，每公斤体重注入 5ml，可 100%造型成功。给药后可见微循环血液变慢，红细胞聚集，全血及血浆黏度增加，血沉增快，红细胞电泳变慢。此模型适用于“活血化瘀”药物作用原理的研究。

寒凝血瘀模型选用大白鼠，皮下注射 0.1%肾上腺素 0.2ml/次，日 2 次，加冰水刺激 5 分钟处置 1 日或 2 日，给药后次日，血黏度明显升高，血中纤维蛋白及血细胞比容亦升高。用此法连续处置 2 天，隔 48 小时处死，心肌出现散在性坏死灶。心肌病变能模拟克山病心肌坏死，此模型已用于大剂量维生素 C 治疗克山病机制的研究。

中医学认为，肝主疏泄，调畅气机。肝气郁结，则血行不畅而致瘀。“气滞血瘀”证动物模型采用电针反复刺激家兔，使其产生疼痛、惊恐和激惹等情志反应，使其处于交感神经亢进状态，血中去甲肾上腺素含量增高，即出现微循环障碍、血黏度增高、血小板聚集增加等血瘀证表现。也可采用高脂高糖饮食模拟饮食失调，结合慢性轻度不可预见性刺激（噪声、光、电复合性刺激）复制出气滞血瘀证模型。

4. 血虚模型 选用雄性大白鼠，体重 180～250g。于实验第 1、4、7 天皮下注射 2%乙酰苯肼生理盐水溶液，以每 100g 体重计，第 1 次 1ml，第 2、3 次 0.5ml 给药后可形成实验性溶血性贫血。红细胞与血红蛋白减少，出现大量海因茨小体。可维持 9～14 天。此模型适用于血虚与气虚药物的研究。

5. 脾虚模型 选用雄性大白鼠。以大黄、玄明粉、玄明粉水煎剂和大黄、番泻叶的水浸泡液灌胃给药。给药后动物发生泄泻、清瘦、食量下降、精神萎靡不振，毛发欠光泽，基本符合临床脾虚病人症状。

6. 肝郁模型 选用大、小白鼠。小白鼠腹腔注射艾叶注射液 0.6ml（含生药 0.3g），每日 1 次，分别于 45 天及 60 天处死。大白鼠腹腔注射艾叶注射液 2ml（含生药 2.0g）每日 1 次，半月后改为隔日 1 次，40 天处死。艾叶中毒后动物易激怒，好斗，咬人，进食量少，体重增加慢。小白鼠：肝脏有灶性坏死，以 60 天组较 45 天组为重。大白鼠：肝细胞肿胀，胞质疏松出现颗粒，门区有嗜酸性粒细胞浸润，中央静脉充血。

7. 阳虚模型 选雄性小白鼠，体重 25～30g。以大剂量醋酸氢化可的松肌内注射 1mg/只，每日 1 次，约 7 次造型成功，适于研究补肾药的作用。也可选用 20～28g 小鼠，急性组织分别用利血平 5、10、20、50、100、200μg/只；亚急性组，给 500μg/kg（隔天下午）；均腹腔给药。亚急性组另加更生霉素 74μg/kg，共 7 次，亦腹腔给药，均可 100%造型成功，适于“形寒肢冷”证发病机制研究和探讨中药（理中汤）作用机制研究，还可给小鼠每日灌喂甲基氧嘧啶 2.5mg/只或 5～10mg/日，一周左右即可有 95%造型成功，适用于观察受体与甲状腺素减少之间关系。

8. 阴虚模型 选用雄性小鼠，体重 20～30g，甲状腺素片 3mg/（只·月），利血平 0.02mg/（只·日）共研成粉末，以生理盐水稀释，充分摇匀后灌胃给药。8～10 天造型成功，适用于研究滋阴中药作用原理。

9. 阴证与阳证模型 选用雄性小白鼠，体重 20～30g。利血平 10μg（溶于 0.1ml 盐水）/（只·日）肌内注射，4～5 天后出现类似阴证症候；阿托品 15～20μg/（只·日）肌内注射，2 天后出现类似阴证症候。适于观察机体各器官系统的机能改变、细胞水平的电生理变化，以及中药或针刺对上述变化的改善情况。

10. 气虚模型 选用家兔，体重 1.07～2.5kg，通过人工慢性贫血造型。每日由耳动脉、耳静脉或心脏放血 10ml 左右。动物可出现精神萎顿、嗜睡、四肢蜷缩，肌张力减低、体温较正常稍高。血细胞比容下降，总蛋白略有减低，舌质苍白、胖嫩、湿润。适用于“气虚”舌象研究。

11. 阴阳失调模型 选用雄性 Wistar 大鼠，体重 235～297g。以外源性糖皮质激素地塞米松混悬液 7.5μg/100g 体重灌胃，每日下午时灌胃，共 7 次（7 天实验）；另组同法灌胃 28 次，中途休息 2 天（30 天实验）。经电镜观察，肾上腺皮囊状带细胞线粒体退行性变性变化明显，血浆皮质酮水平低下，表明动物 HPA（下丘脑-垂体-肾上腺皮质）轴功能受抑。

（胡德胜）

第十章 中医学课题设计及课题标书的书写

中医学课题是就某个中医和（或）中西医结合问题，提出科学假说，设计实验方案，进行实验验证，以明确科学假说的正确与否，得出解决问题的方法。中医学研究涉及中医基础理论研究、中医临床研究、中药研究、中医文献研究等方面。除中医文献研究外，中医学研究有一个共性特征，就是用现代医学科学技术和方法，注意借鉴和吸纳化学、物理学、生物学最新知识和技术，探索并用现代语言和知识阐明中医基础理论、中医临床、中药等方面的科学内涵和科学问题。挖掘中医药这一伟大宝藏，服务于人类健康。因此，中医学课题就是在注意遵从中医学理论特征的前提下，按照现代医学科学研究的原则和方法进行研究方案设计。

中医学课题标书就是中医学科研人员就中医学科研问题进行课题设计，拿出研究方案，并向政府机构和企业等能提供研究资金资助的部门提出研究课题资助的申报书，以获得资助完成中医学科研探索，为人类健康提供价值。能向科研人员提供资金支持的政府部门，比如在中国，有国家自然科学基金委，科技部和各行业部委，如教育部、国家发改委等，各省、市科研管理部门。而中药企业是能向中医药科研人员提供资金支持的企业主体，其资助的研究围绕中药新药、中药新剂型的应用开发研究。本章内容主要围绕中医基础理论研究、中医临床研究、中药研究的科研课题设计和标书撰写展开。

第一节 课 题 设 计

中医学课题设计是在遵从中医学理论特征和中医临床特点的前提下，按照现代医学科学研究的原则和方法，谋划和制定研究方案。

医学科研设计是研究医学科学研究中，如何科学、合理地安排实验因素，提高实验效应，同时如何排除影响实验的非处理因素。考虑周全、设计合理的研究方案可收事半功倍之效。而设计不佳的研究方案常导致失败，以及时间、经费的浪费。

专业设计：指运用专业理论知识和技术进行设计，主要是解决研究的有用性、独创性和科学性，以回答、解决科学问题，验证专业假说。

统计学设计：运用数理统计学理论和方法进行设计，包括资料的收集、整理、分析全过程的统计学设想和科学安排，以保证样本的代表性和样本间的可比性。达到以最少的调查、实验例数进行高效率的实验，最后统计分析，得出准确的结果和可靠的结论。

医学科研的基本分类：

观察性研究：又称调查研究。仅对研究对象进行被动观察。

实验性研究：以动物、细胞或其他生物材料为研究对象，优点是可以设计更严密。缺点是动物对同一处理措施的反应既有共同性又有差异性。

临床试验研究：研究对象是病人。

本节内容重点围绕实验性研究和临床试验研究的专业设计进行叙述（统计学设计见本书第九章）。

一、医学科学研究的基本要素

医学科学研究的基本要素：处理因素、受试对象、实验效应。

1. 处理因素 是指外界施加于受试对象的因素，是在实验（或临床试验）中需观察并阐明其效应功能的因素。

（1）主要处理因素：在选择处理因素时，研究者易犯的错误是抓不住实验中的主要处理因素，选择过多或过少的处理因素。前者使实验分组及受试对象的例数增多，实验误差难以控制；后者则因处理因素过少使研究工作缺乏深度与广度。研究者在实验研究开始前，应首先熟悉所研究领域的相关信息和本人前期研究工作的发现，通过大量阅读文献进而为确定主要处理因素奠定基础。

（2）控制非处理因素：科学研究中除确定的处理因素外，凡是影响实验（或临床试验）结果的其他因素均须明确，这些因素被称为非处理因素，或称混杂因素。非处理因素可产生混杂效应，影响处理因素效应的对比和分析。因此，实验设计时应设法控制这些非处理因素，消除其干扰作用，减小实验误差。应考虑的非处理因素有年龄、性别、营养状况，以及药物或试剂的溶解媒介等。

（3）处理因素的标准化：科研设计中，对处理因素的标准化应给予规定和说明。所谓处理因素的标准化，即如何保证处理因素在实验全过程始终如一，保持不变，按同一标准进行。研究中施加于受试对象的处理因素的强度、频率、持续时间及施加方法等，均应通过查阅有关文献和预试验确定其最佳条件，并使之在整个研究中相对固定，以消除其对评价试验结果产生影响的可能性。如处理因素是待开发新药，须选择同一批号，分装储存方法、给药方式、剂量及时间等均应标准化和相对固定。

2. 受试对象 有临床试验中的人、动物实验中的动物，以及细胞实验、离体组织和器官实验中的细胞、组织、离体器官等。

（1）病例的选择：纳入标准、剔除标准。如药物干预高血压病的临床试验：病例纳入标准，符合原发性高血压的诊断标准；剔除标准，继发性高血压等。

反应须稳定：例如，为研究某药对高血压患者的降压效果，宜选用Ⅱ期高血压患者作为受试对象，因Ⅰ期高血压患者本身血压波动较大，而Ⅲ期高血压患者对药物的敏感性低。此外，受试对象应诊断明确（依照国内或国际统一的诊断标准）、具有典型性临床表现、病史记录全面（心理状况、情绪起落、病情程度、病程长短、生活习惯、个人嗜好、饮食状况、家族史等），上述因素均可能不同程度地影响疗效，须严格加以控制，尽量使组间均衡化。

（2）动物的选择：种类、品系、年龄、体重、窝别。

须对处理因素敏感：根据不同研究目的，对实验动物的选择有不同的要求，须针对性地注意种类、品系。以速发型过敏性呼吸道疾病动物实验研究为例，实验动物对过敏原敏感性的高低依次为：豚鼠＞家兔＞犬＞小鼠＞猫＞蛙。因此，开展相关研究制备动物模型时，须选择敏感性高的动物，还须注意年龄（月龄）、性别、体重、窝别、营养状况及饲养环境等因素。

动物实验须选用与人的生理功能、代谢及疾病特点相似或相近的动物，利用实验动物与人某些相近的特性，通过动物实验对人疾病的发生、发展规律进行推测和研究。例如，不同哺乳动物其机体各系统组成、组织结构均存在许多相似点，其生命活动的基本功能具有相近的特性。从进化角度来看，猩猩和猴与人类最接近，其在解剖学、组织器官功能、白细胞抗原及染色体等方面与人类非常相似，故选用这些动物进行实验，所得实验结果迁移到人具有很强的说服力，但这些动物的研究成本很高。

实验动物选择中须充分利用不同品种、品系实验动物存在的某些特殊反应，选择解剖、生理特点符合实验目的的实验动物。

选择适龄实验动物。许多疾病模型的建立对动物年龄有要求，若选择不当，则不能成功建模。例如，诱导免疫耐受，一般需使用胎鼠或幼龄鼠；慢性实验或观察动物生长发育，应选择幼龄动物；开展老年医学研究，通常选用代谢和功能反应接近老年的老龄动物。

家兔对体温变化十分敏感，宜选用做发热、解热及致热原检查实验。

以高胆固醇膳食饲喂小鼠、大鼠、猪、犬、猴等动物，均可诱发高脂血症或动脉粥样硬化，而猴和猪的心脏冠状动脉前降支还可形成斑块及心肌梗死，情况与人更为相似，故动脉粥样硬化实验选用猪、猴为好，但成本高。故在早期调脂活性评价的动物实验中，科研人员多选择价格低的小鼠和大鼠。

（3）细胞的选择：原代细胞、传代细胞、细胞株。机体组织细胞来源多样，培养方法各异。经特殊分离方法从胚胎、组织器官及外周血等初分离的细胞在体外培养，该类细胞被称为原代细胞，相应培养技术称为原代培养技术。离体时间越短，原代培养细胞性状与体内相似性越大，故将原代细胞作为受试对象应注意处理因素和作用时间。

对原代细胞经进行分散接种的过程称为传代，经传代方式进行再次培养的细胞称为传代细胞。一般在一代中，细胞倍增 3～6 次，传代后细胞经历游离期、指数增生期和停止期。细胞接种后 2～3 天分裂增殖旺盛，称为指数增生期，是细胞活力最好的时期，适宜进行各种实验。

用细胞做实验的优缺点：

优点：不受机体内环境因素影响，从而避免个体差异，有利于观察各种物理、化学和生物因素对细胞（如人脐静脉内皮细胞、肿瘤细胞）生命活动的影响。如在肿瘤研究方面，便于同时从细胞、分子与基因三个水平研究肿瘤细胞的结构、功能及癌变发生机制，且能长期传代、保存，便于观察肿瘤细胞生物学特性和遗传行为的改变。能快速筛选抗癌药物，适宜进行耐药机制、信号转导的研究。研究周期较短，经济。

缺点：不能完全反映体内状况，常与体内实验互相验证。细胞长期培养易改变原有的性状。易发生支原体感染。

（4）体内、外实验相结合：如体外实验一般都可以通过人为设计，研究单一因素的作用，但是在动物体内常常是个复杂系统。因此，体外实验有效，体内实验则未必一定能获得对应的效果。如某药物在体外实验发现可杀伤肿瘤细胞，但是在体内必须加以验证是否同样有效。反之，体内实验的结果常需要体外实验的验证。例如，体内试验证实肝缺血再灌注损伤时中性粒细胞在肝脏积聚，同时趋化因子 IL-8 和细胞因子产生增加，但是趋化因子是否是中性粒细胞在肝脏聚集的原因，就要用体外试验证实；将缺血再灌注损伤的肝脏提取液在体外趋化中性粒细胞，并用抗体阻断实验证实是否是 IL-8 的作用。此外，动物实验证实有效，未必对人体有效。因为医学研究解决的是人的疾病防治，最后都要落到人。

3. 实验效应 处理因素作用于受试对象的结果，通过观察一些指标表达，判断处理因素所产生的实验效应。

（1）观察指标应与实验效应相关联，且具备客观性、精确性、灵敏性、特异性。

1）关联性：观察指标必须与实验效应高度关联，才能客观反映实验效应。

2）客观性：在动物实验中，如血脂检测，客观性强好控制。但在中医临床研究中，如中医证候观察，容易受到观察者主观影响，为了提高客观性，一般建议两名职称主治医师以上医师共同观察判断，确定证候表现和特点。

3）精确性：准确度和精密度。

准确度（accuracy）或真实性（validity）：观察值与真值的接近程度，受系统误差的影响。

精密度（precision）或可靠性（reliability）或重复性（repeatability）：重复观察时观察值与其均值的接近程度，受随机误差的影响。

4）灵敏性：在受试对象（病症）和效应微小变化时，检测指标虽有可观察到的变化，但容易增加假阳性率。

5）特异性：反映受试对象（病症）和效应变化的专属性，不易受其他因素干扰。但指标特异性强，指标的灵敏性一般会降弱。

（2）影响观察指标准确性的因素

1）实验标本的采集处理与保存：实验过程中标本的采集、处理及保存须严格标准化。如提取组织总 RNA 时，所采集的新鲜组织应立即处理或置液氮中保存，所使用的实验用品须无 RNA 酶污染并经高压灭菌。

2）指标的检测方法应标准化：实验过程中，要保证实验仪器、实验方法和所用试剂固定不变，尽量减少其对实验结果的干扰，尤其是对同一实验指标进行重复验证时，若采用不同实验方法，实验结果往往出现显著性差别。例如，临床血小板计数试验中，若检测标本采用不同抗凝剂，则可能因抗凝剂促血小板聚集程度的不同而影响实验结果。

（3）多种检测指标相互补充：医学科研中，由于单一指标的局限性，往往难以全部体现处理因素的作用效应，而须选用不同检测指标，以相互验证和互为补充。例如，临床上采用多项指标判断肝功能。但强调多指标联合检测并非意味所选择的检测指标越多越好，应根据实验目的，按照指标选择的基本原则，确定合理的实验指标。如检测凋亡，Annexin V 与 PI，有时不能分清凋亡与坏死，可检测 Caspase 活化或 DNA ladder，相互验证。

（4）检测指标的可靠性和稳定性：确定检测指标后，实验过程中须对该指标进行多次重复检测，以保证指标的可靠性和稳定性。

临床试验进行新药疗效评价时，也须确定剂量与效应间的关系。根据研究目的不同，在最小有效剂量与最大安全剂量范围内，剂量选择也应有所不同。若实验的目的是为研究影响药物作用的因素，一般应选用半数有效量，因为在这个水平药效曲线的斜率最大，可灵敏反映出所研究因素对药效的影响；若进行药效筛选实验，应选择最大安全剂量，通常采用半数致死量的 1/10 左右；但若进行药物毒性检测，则应选择超过最大安全剂量的不同剂量，以确定半数致死量。

二、医学科研设计的基本原则

1. 对照的原则 通过对照组设置，消除系统误差，鉴别处理和非处理因素的差异。类型包括空白对照、阳性对照、安慰剂对照、自身对照、相互对照等。

对照的意义：①区分处理因素与非处理因素的效应，是比较的必要基础。例如，老年性慢性支气管炎，气候转暖而自然缓解，或予药物治疗。②消除和减少实验误差。

（1）对照的形式

1）空白对照：对照组不加任何处理因素。如试剂空白、血样空白、无酶解空白、底物空白等。

2）安慰剂对照：使用安慰剂既可以防止研究者和受试对象由于心理因素产生的偏倚，又可以清除疾病自然进程的影响，分析干预药物所发挥的真正作用。

3）标准对照：以现有的标准或正常值作对照。①某种新的方法能否代替传统方法的研究；②某病患者与正常人的某生理、生化指标是否相同。标准对照在实验室应用较多。

4）自身对照：实验在同一受试对象上进行。特点：简单易行，使用广泛。如在一些皮肤病防治研究的动物实验中，往往在同一动物个体身上进行对照观察。但若试验前后某些环境或自身因素发生改变，并且会影响试验结果，就难以说明问题。

5）相互对照：几个实验组互相对照。例如：比较几种药物治疗同一疾病的疗效。常用半数有效量、半数致死量指标，比较几种药物之间的效应和毒性。

6）历史对照：以过去的研究结果作对照。

（2）对照设置方法

1）配对对照法：配对对照包括同源配对与异体配对两种，其可节省样本数，故有条件时应优先选用。配对对照的抽样误差最小，其统计学效率最高。

自体配对：指在同一个体比较处理前后不同时间结果的差异，或同一个体左右两部位或器官（如眼睛、肢体）分别作为对照组和处理组，比较两组间差异。由于是在同一个体进行试验，个体差异为零，可最大限度地减少个体抽样误差。但对有短期自愈倾向（如感冒）或有周期性发作倾向的疾病，则不可采用同一个体处理前后对照比较，否则会将疾病自愈或周期性发作误为处理的效果。

异体配对：选择同窝，性别、体重一致的动物，或相同疾病、性别、年龄、病情等相当的病人配对，在每个对子内部随机分至对照组和实验组，比较两组间差异。由于所有研究对象均通过细致配对，较组间对照法的抽样误差小。若研究对象为人，最理想的异体配对是选用同卵双胎者；若为小鼠，最好选择纯系小鼠。在上述两种情况下，配对的组别间基因完全相同，生活环境一致，不同个体从外表到体内代谢，甚至对疾病易感性都基本相同，药物代谢动力学表现也相差无几，甚至可视为同一个体的配对分组。

2）组间对照法：组间对照是将条件基本一致的不同个体随机分组，分别接受对照处理与实验处理，比较两组或几组间差异。因各组间同时进行，又称为平行对照，适用于不能应用配对对照的情况。其缺点是：由于存在个体差异，尽管所选定的受试对象基本条件一致，但仍然存在抽样误差，此法得到统计学显著性所需样本数较多。

3）交叉对照法：即先接受对照处理的个体随后接受试验处理，先接受试验处理的个体随后接受对照处理，通过交叉而减少个体差异。交叉对照法适用于实验对照，不宜设置空白对照。用同一批动物或人做两种甚至两种以上处理，适合比较短期作用的药物，且两次用药须间隔足够时间（洗脱期），以避免前一阶段的处理效应影响后一阶段。病情等条件须基本不变，否则即失去可比性。

2. 随机的原则　对照组和处理组除处理因素不同外，其余应全部相同。包括动物实验随机分组，观察病理切片也应随机选择视野。

（1）随机化原则：随机≠“随便”，指每个受试对象以机会均等的原则随机地分配到试验组和对照组。目的是使各组非实验因素的条件均衡一致，以消除对实验结果的影响。

均衡的意义在于使非处理因素在组间达到均衡、可比，提高结论的真实性。组间均衡，基线一致是对照的基础。

（2）随机化分组方法：

简单随机：抽签/随机数字表/计算机随机编码。

例　用电脑产生随机数，将 10 只新西兰大白兔随机分到甲、乙两组（表 10-1）。

1）动物编号。

2）产生随机数。

3）事先规定随机数小者为甲组，大者为乙组。

4）按随机数排序，分组。

表 10-1　新西兰大白兔的随机分组

编号	7	2	10	1	8	3	9	5	4	6
随机数	0.01	0.10	0.14	0.38	0.41	0.60	0.86	0.88	0.90	0.96
分组	甲组	甲组	甲组	甲组	甲组	乙组	乙组	乙组	乙组	乙组

区组随机法：试验要求各组间例数保持相近时使用。

分层随机法：使各分层的因素在组间趋于平衡，避免混杂偏倚。

3. 重复的原则　随机原则可排除大部分非处理因素的影响，但不能全部消除。因此，有必要重复，以反映客观真实性。表现为一定的试验样本数（人、动物、细胞株）。

实验样本必须够大，在一次试验中有充分的重复。如一批实验结果可靠，应经得起重复。

决定样本数的因素：处理效应、实验误差、抽样误差、资料性质、P 值。

通过对照和随机原则，能在很大程度上抵消非特异性因素对试验结果所造成的偏性，但还不能完全消除其影响。因此，重复又是一个很重要的原则。因为在实验过程中，很难排除偶然因素的影响。例如，苏格兰外科医生亨特（John Hunter）故意让自己染上淋病，以观察淋病是否是一种与梅毒有显著区别的疾病。但是，他用以接种的物质同时含有梅毒螺旋体，以致他感染了两种疾病，从而长时间内形成一种错误概念：二者都是同一疾病的表象。此乃偶然因素影响实验结果的典型例子，要避免类似错误的发生，须独立地重复相同的实验，以排除偶然因素的影响。

三、医学科研设计的基本步骤

医学科学研究的基本步骤包括选题（科学性、创新性、适用性、可行性）、制定研究方案[合理安排处理因素（研究因素）]、严格控制非处理因素、正确估计样本含量、实验（或试验）方案执行、收集资料、数据整理与分析、撰写研究报告。

1. 选题确定研究目标 即该课题解决的科学问题。不要定的目标太大：如解决肿瘤治疗问题；不要定的目标太多：最多2～3个目标，一个课题最好集中解决某个问题（总目标）；不要定不可能达到的目标。

2. 制定研究方案 根据选题，制定研究方案，包括主要研究内容的确定、技术路线的设计、实验（或试验）方案设计。

（1）主要研究内容的确定：善于把要解决的问题分支成若干小的问题，从不同角度进行研究。如研究某因素杀瘤作用，杀伤肿瘤谱、杀伤效率、诱导肿瘤细胞死亡方式、体内外试验、杀伤肿瘤细胞机制等。

（2）技术路线的设计：根据研究内容确定。

1）对某基因表达的研究：mRNA、蛋白表达、定位及功能。

2）新基因的研究：差显表达、基因克隆、蛋白表达、功能研究。

3）功能蛋白研究：二维电泳、资料比对、消化、酶解、质谱。

（3）实验（或试验）方案设计

1）试验对象（包括实验模型）：人、动物、细胞、离体组织和器官等。

2）处理因素：（待开发）中药新药、针刺；激素、细胞因子等；单因素多水平、多因素单水平、多因素多水平。

3）检测指标：关联性、客观性、灵敏性、精确性、稳定性。

3. 实验（或试验）方案执行

（1）实验研究在执行过程中，应严格按照方案设计分阶段、分内容进行，并要求实验人员写好实验记录，其一方面是课题结项时或发表论文的关键备查资料；另一方面是实验遇到问题时，进行实验回溯的文本依据。在研究生开始接触实验和独立操作过程中，比较容易出错的阶段，如蛋白样本处理不当、导致蛋白电泳目标蛋白条带不出现等，实验记录显得非常重要。

（2）在中药新药的多中心临床试验过程中，参与试验临床医生和护理人员在的试验前培训很重要，这样才能保证在病例纳入，临床干预、临床观察及数据采集过程中完成合格的病例报告表（case report form，CRF），便于后续统计分析。

4. 收集资料 在临床试验、动物实验等实验过程中，应注意提前设定好试验资料收集内容、采集环境、采集方法、采集人员、采集时间、采集质量控制。

5. 数据整理与分析 临床试验数据要根据实验设计是单盲、双盲不同要求，确定数据整理和统计分析人员，进行数据分析。动物实验和细胞实验由课题负责人确定各部分实验数据的整理分析人员。

6. 撰写研究报告 最后由课题负责人总体统筹课题研究报告撰写。

（李雪峰）

第二节　课题标书的书写

中医和中西医结合科研活动对推动中医学发展的作用越来越显著。如何做好中医学的研究，是每个中医临床医师和医学生所面临的共同挑战。因此，掌握中医课题标书（科研项目申报书）要领、写出高质量的申报书，是中医学术水平和研究能力的具体体现。

中医课题标书是提供给专家进行审查、评议、选择资助对象的主要依据。要求申请人把课题的目标、意义、研究内容、技术路线、研究方案、工作基础、所需经费等，以文字、图表的形式，清晰、客观地表达出来，使项目评审者能快速、准确把握申报课题拟解决的科学问题、标书质量、是否符合项目申报指南要求，达到拟资助的水平或标准。

撰写好的课题标书具有挑战性。目前我国科研技术人员对申报国家自然科学基金委，科技部和各行业部委，如教育部、国家发改委等，各省、市科研管理部门的科研计划十分积极，每年提交的科研项目申报书数以万计。科技主管部门在评审各类科研项目时，通常根据“同行评议、择优资助”的原则，只有优秀的课题才有可能列入科技计划资助名单。因此课题标书的质量决定能否通过初审、复审而成功立项。各类课题标书内容架构有所不同，国家自然科学基金面上项目的标书架构具有代表性和示范性。本节借鉴国家自然科学基金面上项目的主体架构进行叙述。

一、课题标书选题与摘要

（一）课题标书选题

在中医和中西医结合科学研究过程中，首先要解决的是提出科学问题，即对中医学、现有临床疾病防治等中存在的什么科学问题进行探索，这一环节就是科研选题。从课题标书中标角度出发，热点、前沿问题更容易获得资助，但必须考虑申请人团队是否有相关研究工作基础、是否有研究条件。如果仅仅是提出很抓眼球的热点问题，没有相关研究基础和条件，也很难获得资助。

（二）课题标书摘要

摘要是申报书的高度凝练概括，就课题研究背景、科学假说、研究主要内容、主要方法，以及科学意义和（或）潜在价值等进行简要叙述。摘要一般有字数限制，如国家自然科学基金面上项目限制在400字。因此摘要必须简明扼要，内容重点突出，条理清晰。它是课题评审专家首先和重点阅读的内容。摘要一般在报告正文部分完成后再进行撰写。摘要与申报书的内容要前后呼应。

二、立项依据与研究内容

课题的立项依据

立项依据一般要求从课题拟探索科学问题的研究意义、相关方面的国内外研究现状，以及该领域的发展趋势等几个方面进行阐述，在此基础上提出科学假说。对基础研究，需就拟探索科学问题发展趋势和科学价值阐述项目的科学意义；对应用基础研究和应用开发研究，要结合国民经济和社会发展中迫切需要解决的关键问题阐述其应用市场前景和经济社会价值。立项依据用来判定该课题研究是否具有科学性、创新性，是否具有科学价值、社会价值和（或）潜在经济价值。

1. 研究意义　可从全社会和全球的角度描述所研究的科学问题的重要意义。例如，以中药治疗射血分数保留心衰为内容申报课题，可先对射血分数保留心衰的发病率、健康和社会危害性、研究现状、现今仍存在的问题、该如何解决问题等方面进行较为宏观的介绍，在此基础上阐述开展射血分数保留心力衰竭研究的科学意义。

叙述项目的研究意义应注意以下方面：①对所要研究的问题有深刻的认识和表述，能从全局的高度来阐述研究的重要性和意义；②有客观数据支撑，用事实说话，能从逻辑上清晰地推导出所研究问题的重要性和必要性；③建议直奔主题，研究背景介绍不宜过多。

2. 国内外研究现状及发展动态分析 重点阐述国内外相关问题的研究现状，特别是与本课题研究思路、拟采用的方法相似的研究现状，注意提炼、归纳、总结出学科研究中存在的问题、热点、难点；同时还要对国内外研究的发展动态进行分析，这些都是形成立题思路和提出立题点的关键，用以充分说明这些问题是有待解决、需要深入探索的重要科学问题。

国内外研究现状、水平及发展趋势是课题申报书的重要内容，反映出课题申报者的学识水平，同行专家能从中了解申请者是否熟悉所研究领域的新进展、是否真正抓住了所研究领域存在的问题，因此应着重撰写。

在写此部分内容时应注意：①内容有深度，应全面介绍研究进展，客观、积极的态度引用国外、国内同行专家研究，可以适当介绍自己的已有相关研究工作。表述要准确、客观，不能有意贬低或不客观地评价他人的研究成果。②在逻辑上，应条理清晰，依次递进，让评审专家能跟着你的思路一直读下去。在资料的选择上，应重点突出，详略得当。在表述风格上，应深入浅出，语言精炼。

3.提出课题拟研究的科学假说 在充分阐述课题标书聚焦问题的国内外进展的基础上，引出目前存在的关键问题或热点问题，并提出恰当解释该问题的假说，其是课题标书选题的核心内容。

科学问题是在一定科学知识背景下，存在于科学知识体系内和科学实践中有待解决的疑难问题。通过文献综述和国内外研究进展的阐述，找出本学科或本课题研究方向目前存在的主要问题。然后根据所提出的科学问题和立项依据，结合前期工作的重要线索，提出科学假说，即通过逻辑推理和辨证思维，给出合理的解释，以回答所提出的科学问题。假说的提出是课题标书申请人最重要的思想体现，是课题创新性的体现。科学假说可以是阐释中医基础理论某个认识的科学内涵，项目的执行可以完善现有理论认识。

4. 主要参考文献 标书中要将主要的参考文献按规范的格式罗列出来，并注意：①国内外同行发表的重要文献可尽量引用，本课题组成员发表的相关文献应适当引用，但不宜过多；②文献宜新，一般为近5年发表的论文，尽量引用当年发表的最新论文。

三、课题的研究目标、研究内容、拟解决的关键科学问题

此部分内容为课题标书要求重点阐述内容。

1. 研究目标 指该课题研究拟要达到的目标，简洁的办法就是对题目进行适当语言转化即指研究目标，是对课题科学假说、研究成果的高度概括。

叙述研究工作完成后要达到什么科学目标，包括学术和（或）技术目标。研究目标的撰写要求明确和适当，目标的大小和多少应与科技计划的类型和资助经费的多少相适应。研究目标应简单明了，与研究内容相呼应，2～3句话说清楚即可。

2. 研究内容 是对研究目标的深层次展开。撰写研究内容时，要围绕研究目标逐层叙述，强调为了实现研究目标，研究分几部分进行，拟从何处入手，重点研究哪些方面。例如，医学研究课题多包括体外研究和体内研究两部分，就可以分体外试验和体内试验两个层次来描述。

研究内容的撰写要求整体各个部分任务明确、具体适当，重点突出、层次分明。研究内容要集中，就是围绕一个科学问题从不同的角度进行探索，达到“殊途同归”的效果。切忌内容过多、研究周期内无法完成；或内容分散，研究目标无法实现。

3. 拟解决的关键科学问题 拟解决的关键科学问题要反映申请者对课题总体目标实现的深刻理解。该部分主要围绕课题标书提出的科学假说，在研究过程中这个关键问题的解决，决定了研究

领域能否有新发现、疾病治疗有新突破、技术有突破有创新等。

四、拟采取的研究方案及可行性分析

在这部分书写时，一般根据研究内容分 2～4 部分撰写。在每一部分研究方案分标题后，先绘出技术路线图，让评阅人一目了然，并以技术路线图为引导，进行研究方案叙述。

1. 技术路线　是项目实施的流程图，是针对研究目标、研究内容、研究方法等所制定的合理可行的路径。撰写技术路线可先用流程图把研究方案的概貌表达出来。用图文混排的形式表示，要清晰、简洁，一目了然。

2. 研究方法　研究目的不同，研究方法也不尽相同。所用的研究设计类型、生物学技术与方法、干预方法、资料收集方法、统计分析方法等，均应说明，要体现研究设计的合理性和可行性，以及能够获得真实可靠研究结果的可能性。

要紧密围绕研究内容撰写研究方法，写明选择什么标准的研究对象，通过什么方法和指标进行观察，要求设计科学、周密严谨、路线合理、方法可行。如果采用的方法是课题的亮点之一，并且是大家尚不熟悉的新技术，可简短地做一些技术特点的介绍。研究步骤的文字表述要详略得当，每个步骤的关键点要交代清楚。

3. 可行性分析　主要考察课题组是否有能力和条件完成所申请的项目，即已经具备的人员、设备、实验条件、技术方面保证，内容包括：①技术方法学，就课题标书研究内容，在技术、方法上课题组的积累。②关键技术，就课题标书研究内容，课题组掌握了完成该研究的关键技术，会保障课题的顺利实施。前期的相关研究工作与本次申请项目有关，已经对于研究中涉及的技术难点有了解决办法。③实验设备条件，已具备项目所需的实验室条件、仪器设备。④人员组成，研究团队科研能力，人员结构合理。如研究团队中有教授、副教授，或主任医师及副主任医师指导；有掌握关键技术的技术人员，研究团队成员的前期工作或研究背景说明能够胜任申请项目所承担的工作，具备了完成课题的能力。

4. 本项目的特色与创新之处　这是课题标书的亮点，该课题研究有什么关键创新；有什么不同于以往研究的特点。

5. 年度研究计划及预期研究结果

（1）年度研究计划：指分年度安排研究内容的实施。此部分基本上是按照课题的研究内容、研究方法和技术路线所制定的方案进行撰写的。一般包括准备或预实验预调查阶段、项目实施阶段、项目总结阶段。各阶段完成的内容，以及不同阶段之间的衔接要做清晰的介绍。

（2）预期研究成果：撰写要涵盖理论成果、应用成果等，即在某一理论方法有所建树或在某项关键技术、方法学上有突破和创新。预期研究成果包括发表高水平论文的篇数、申请专利类型和数量、解决某一疾病的治疗问题，以及开发出的中药新药等。

不同类型的课题，其预期成果的侧重点也不同。基础研究主要突出在理论上的贡献，可以预期发表高水平论文多少篇等，预期学术上解决什么问题。应用研究主要突出应用价值，解决了什么技术问题，获得什么专利，开发出什么新药等。

五、研究基础与工作条件

1. 研究基础　指申请人及主要参加者以往与本项目相关的研究工作积累和已取得的研究成果。研究基础撰写时要介绍申请项目前期的工作积累。注意描述通过前期工作所发现的与本次研究相关的问题及线索。前期工作为本次申请项目奠定了基础，如建立的某一动物模型或建立相关新技术等。

注意既要有宏观层面的概述性介绍，又要有微观层面的实质性内容展示，特别是一些重要的数据图表、结果，以及代表性论文、成果。预实验结果也很重要，但不要写得太多，否则评审专家认为你的工作做得差不多了，没必要申请项目了。在以往研究中，所掌握的直接与项目相关的重要研究技术也应有所介绍，表明课题组成员有相关的研究经历，能更好地完成研究任务。

2. 工作条件 包括课题申请人所依托单位已具备的实验条件，已有的可以利用的国家重点实验室、教育部重点实验室或行业部委重点实验室、省级重点实验室等研究基地。尚缺少的实验条件和拟解决的途径，包括相应的计划与落实等。

六、经费预算

科研经费是进行科研活动的基本保障。应按照相关规定，本着实事求是、精打细算的原则，编制切合实际的项目经费预算。项目资金支出是指在项目组织实施过程中与研究活动相关的、由项目资金支付的各项费用支出。项目资金分为直接费用和间接费用。

1. 直接费用 是指在项目研究过程中发生的与之直接相关的费用。

（1）设备费：是指为完成项目研究，必须要购买或项目组自己试制专用仪器设备，或对现有仪器设备进行升级改造而发生的费用。

（2）材料费：是指在项目执行过程中必须用到的各种材料的采购费，如实验动物费、常规试剂、生物学试剂耗材费等费用。

（3）测试化验加工费：是指在项目执行过程中支付给外单位（独立经济核算单位）的检验、加工等费用。

（4）差旅费：是指在项目执行过程中开展项目组成员外出科学考察、业务调研、学术交流等所发生的差旅费等。差旅费的开支标准应当按照国家有关规定执行。

（5）会议费：是指在项目执行过程中，项目组组织学术研讨会、专家咨询等活动而发生的费用。

（6）国际合作与交流费：是指在项目执行过程中，项目组成员出国、邀请外国专家来华合作的费用。

（7）出版/文献/信息传播/知识产权事务费：是指在项目执行过程中，需要支付的出版费、图书费、专用软件购买费、专利申请等费用。

（8）劳务费：是指在项目执行过程中支付给项目组成员中没有工资性收入的在校研究生和临时聘用人员的劳务费用。

2. 间接费用 是指课题负责人依托单位，在组织实施项目过程中发生的无法在直接费用中列出的相关费用，主要用于补偿依托单位为项目研究提供的现有仪器设备及房屋，水、电消耗，管理费用，以及绩效支出等。绩效支出是指依托单位为了提高科研工作的绩效安排的相关支出。

3. 经费预算 既是课题评审的内容之一，也是课题立项后科技管理部门确定资助经费的主要依据。一项选题设计不错的项目，如果经费预算不合理，则可能减分，失去立项的机会。课题立项后，可因经费预算不合理而使经费资助额度明显少于预期实际经费支出。

七、伦理学问题

医学科学研究必须考虑医学伦理学问题。因此，在课题申报及撰写时，如涉及医学伦理问题，必须就课题研究申请伦理审查，并在课题申报书后附上伦理审查表。应严格遵守《世界医学协会赫尔辛基宣言》（简称《赫尔辛基宣言》）和《人体生物医学研究国际道德指南》制定的涉及人体医学研究的道德原则，包括以人作为受试对象的生物医学研究的伦理原则和限制条件，内容包括受试者权益和隐私保护等。

实验动物也应受到善意对待。需要考虑的伦理问题包括：①批准按伦理准则进行的动物实验；②在满足研究需要的前提下，尽可能减少使用实验动物数量；③实验动物应进行麻醉、镇静，在动物没有痛苦的条件下进行实验。

八、课题标书书写常见问题

1. 课题题目问题 课题题目过大、不确切，甚至表述不清等，在课题申报时经常见到。研究题目是引起评审专家兴趣的首要因素。所以，在拟定题目时，①课题题目要把课题研究的问题、研究的对象、研究目的交代清楚，并反映出研究的性质。用的词语、句型要规范、科学。②题目要简洁，用词要准确、科学。

2. 课题创新性问题 创新是医学科学研究的灵魂。课题申报书缺乏创新性或创新性不强是申报课题失败的常见原因。因此，课题申报书撰写时，在充分了解拟申报课题领域的国内外研究进展基础上，突破现有认识、方法、思维，提出拟解决问题新方案，基本可以解决创新性不够的问题。

3. 立项依据问题 课题的立项依据不充分，表现为申请者对拟申报课题相关领域国内外研究现状了解不全面、相关进展阐述分析深度不够，条理不清晰。因此，在课题申报书撰写之前，首先扎实阅读有关文献，梳理该领域存在的科学问题，反复思考，并与项目成员讨论碰撞，形成初步科学假说和研究方案。在此基础上，与同行专家进行主动交流，听取意见建议，凝练出最后的科学问题和假说，以及拟解决问题研究方案。

4. 研究内容和研究方案问题 研究内容过于简单或过于庞大。研究内容反映了课题设计的科学性和严谨性。研究内容过于简单，不能充分探索说明研究目标；研究内容过于庞大，在研究计划时间内无法完成，或研究经费无法支撑该研究等。研究方案关键技术叙述不详细，或方案设计不合理等。

该部分是课题申请书的主体部分，主要就课题题目提出的科学假说，通过哪几部分研究，选择哪些前沿技术、通过合理充分的实验研究，数据分析，得到问题解决方案，并阐明机制，或实现技术突破等。要做到研究内容安排合理、相互支撑。研究方案要详略得当，重点实验研究环节叙述详细，证明方案可行性。

5. 前期工作基础问题 在课题申报书中，恰当地阐述前期实验结果，由此证明本课题申报是建立在前期实验结果基础上，并且间接说明课题成员在研究技术等方面有好的掌握，能保证课题的顺利实施。给评审者一个该课题有可靠工作基础的印象。课题没有好的前期研究基础，一般不会得到评审人的认可。

6. 经费预算问题 要根据项目主管部门对申报课题资助的强度进行整体筹划。经费预算务必计算合理，师出有名，实事求是，能保证课题顺利完成。经费预算不合理，会影响课题立项。

7. 书写问题 未按课题申报指南要求规范填写，出现错别字及病句，或表述前后矛盾等，在课题申报书形式审查时就可能无法通过。课题申报书的书写质量可以反映申请人的态度和科研素养。申报书书写前，必须认真阅读申报指南，严格按照要求规范填写，做到层次清晰、重点突出、用词准确。要突出课题创新性与研究科学价值，充分展示申请者的科研能力和学术水平。这样才能获得评审专家的认可，提高课题申报成功率。

九、撰写课题申报书注意事项

（1）申报前仔细阅读当年的申报指南。

（2）撰写申报书的时间安排：①用 1～2 个月查文献，与课题组成员或高年资科研人员交流讨论，选题；②用 1～2 个月构思，完成申报书的撰写；③用 1～2 个月请相关专家评阅并提出修改意见，然后进行反复修改。

（3）写好课题申请书的三要素：想法好，设计好，书写好。

（李雪峰）

第十一章 中医学研究生培养工作基本规定及学术论文的撰写

第一节 中医学研究生培养工作基本规定

一、培 养 目 标

培养硕士生成为德智体美劳全面发展的社会主义建设者和接班人。目标如下：

（1）学习和掌握马克思列宁主义、毛泽东思想、邓小平理论、“三个代表”重要思想、科学发展观、习近平新时代中国特色社会主义思想的基本理论；热爱祖国，拥护中国共产党领导；遵纪守法，诚信公正，学风严谨，有社会责任感。

（2）较系统掌握本学科坚实的基础理论和专业知识，了解本学科国内外发展动态及相关学科知识；学术学位硕士生具有从事学术研究工作的能力，专业学位硕士生具有担负专门技术工作的能力；能运用现代科学研究的方法和手段，取得高质量的研究成果。

（3）身心健康，具有良好的综合素养。

二、培 养 方 式

硕士研究生应通过完成一定学分的课程学习，较系统掌握本学科坚实的基础理论和专业知识。学术学位硕士生的培养以学术研究为主，重点培养硕士生从事中医药学术研究工作的能力；专业学位硕士生的培养以专业实践为主，重点培养硕士生担负中医药临床专门技术工作的能力。

三、培养基本要求

1. 课程要求 硕士生应按照个人培养计划选定的课程完成课程学习，在学位论文答辩前必须修完培养方案所规定的课程学分。

2. 开题答辩 硕士生应在导师指导下，及时确定学位论文选题方向、制订学位论文工作计划，完成开题报告并进行开题答辩。学位论文开题报告内容应当包括文献综述、选题意义、研究内容、研究方案、预期达到的目标、课题可行性等。

3. 中期检查 一般应在开题答辩通过后一年内进行，中期检查内容包含思想品德表现、课程学习完成情况、科研或实习实践中期进展情况 3 个方面。由培养单位按以上几个方面综合对硕士生中期检查做出通过或不通过的结果评定。

4. 论文答辩、毕业及学位授予 各培养单位组织论文评审与答辩、毕业及学位的授予。申请硕士学位的基本要求：申请人在规定的学习期限内，修完培养计划中的全部课程，成绩合格，达到规定的总学分；完成硕士学位论文，通过学位论文评审及答辩。

（韦春珠）

第二节　科研论文撰写

一、科研论文概述及意义

开展中医药科学研究是解决用现代科学标准进行交流、推广和评价的有效途径，也是提高医疗实践能力和水平，将传统医学融入现代社会医疗卫生保健体系的有效方法。科研论文是开展科学研究时，对科学实验观察分析得出的新见解、新发现和新结论，采用文字、图、表等形式将研究的过程、方法和结果表现出来，按科技界公认的格式写成并发表的报告文章，因此科研论文具有原创性和独特性。科研论文可供同行们评价观察结果，重复实验，评价推理过程，且不受任何限制地查阅、引用。撰写科研论文是科技人员必须具备的一项基本功，也是考核科研项目完成质量的重要评价指标之一。中医药是中华民族几千年来与疾病作斗争的实践总结。它的继承、发扬、传播和交流除靠典籍垂世外，近百年来刊载于各种医学期刊的临床科研论文也是重要的载体，中医科研论文应当较全面地概括科研工作的全过程，充分反映中医临床科研工作的成果及其价值、体现科研水平及科研工作者严肃的态度并对后来防治疾病的临床实践起指导和借鉴作用。同时，中医学科研论文也是评价中医药人才的重要载体；并记录中医药科研成果，推动中医药科学研究进步，促进中医药学术交流，提高中医临床诊治护理水平；促进中医药科研深化，将有价值的成果推广应用。

二、科研论文写作论文格式及要求

科研论文一般由论文题目、作者署名及单位、摘要、关键词或主题词、引言、材料与方法、结果、讨论、致谢、参考文献等十部分组成。为了便于国际交流，部分杂志还要求有英文的文题和作者署名，少数高水平的杂志要求有英文摘要和关键词。

（一）论文题目

论文题目是论文最重要的信息点，直接关系到读者对论文内容的初步认识和理解。因为科研论文在被使用时，可能被很多的读者看见，但是真正能把整篇论文读完的人很少，大多数只是通过阅读论文题目来了解是否与自己所需要的研究对象有关系。另外，现在高质量论文都被世界重要的计算机检索系统或检索工具书刊所收录，大多数的检索系统都采用“关键词”分类法，所以论文标题既是一篇论文给出的涉及论文范围与水平的第一个重要信息，也有助于在选定关键词和编制题录、索引等二次文献时提供检索的特定实用信息。论文的标题应是论文的最浓缩的概括，用词要容易理解且便于检索，并能高度精练、准确、具体、简洁地概括出论文的主要内容，如研究对象、方法、被试因素、欲说明的问题等。

（二）论文作者署名及单位

科研论文署名是十分严肃的事情，论文署名有 4 个目的：①体现文稿的责任者；②表明成果归属所有，尊重作者的贡献与权利；③便于读者与作者联系；④文献检索和引用文献需要。在文献检索时，有 4 种方法可以采用，即作者检索、题目检索、主题检索和分类检索。

论文署名的主要形式有两种：一种是个人署名，个人署名是最基本的一种形式；另一种是集体署名。在科学研究中，任何集体研究和大集团的研究，都是建立在个人努力的基础上的。因此，科研论文在发表时理应尊重客观事实，反映个人所做的劳动，这是个人署名形式依然存在的客观原因之一。另外，一项大的科研成果是由许多人的小成果组成的，大成果可集体署名，但小成果却可以独立地写成论文发表，个人署名形式自然被这种论文所采用。团体或单位的署名形式，现在一般与个人署名形式并存，但绝大多数只表示个人或集体作者的所在单位，较少数具有作者的意义，如某社、某研究所、某校、某编写组等。

论文作者署名之后，一般应标明所在工作单位名称及地点，以便读者咨询、同行函索或交换单印本。科技论文的作者姓名应写真名和全名。国内作者的中文署名写全名汉字，其外文署名按1978年国务院规定一律用汉语拼音。姓前名后，姓和名的首字母大写，其间留空一格。双名或双姓的拼音字符连写，不加连字号。集体署名应指定一人负责，在文末署执笔或整理者的姓名。实验性研究常需多人配合进行，故需署多位作者姓名。署名权的依据是：①构思和设计论文；②参加论文资料与数据的收集，并进行分析和阐明意义；③起草文稿，修改和定稿；④对论文具备答辩能力，仅参加部分协作、配合工作的单位和个人，无答辩能力者，均不能列为作者。应遵循“论功署名，实事求是”的原则，依据对论文贡献的大小排列作者名次，而不是以职务、职称的高低或资历深浅排名。一般而言，课题实际负责人是第一作者，他必须决定选题、负责设计、参与实践并亲自成文。署名作者的次序由合作者们共同商定，杂志编辑部可以要求论文作者判定他们署名分配情况是否合适。

（三）论文摘要

摘要又称提要、内容提要、内容简介，是以提供文献内容梗概为目的，不加评论和补充解释，简明、确切地记述文献重要内容的短文。具体来讲就是研究工作的主要对象和范围，采用的手段和方法，得出的结果和重要的结论，有时也包括具有情报价值的其他重要的信息。摘要也是论文的缩影，国际通用的结构式摘要，中文300字左右，分为目的、方法、结果和结论四部分。摘要要求精练，不宜列举例证，不用图、表、公式、化学结构式和非公用的符号或术语，不引用文献，不宜同其他研究工作对比。摘要应具有独立性和自明性，并且拥有与论文同等量的主要信息。一篇完整的论文都必须写摘要，要求简短扼要且引人入胜，好的论文摘要，让读者看了摘要就会阅读全文。摘要的主要功能：①让读者尽快了解论文的主要内容，以补充题名的不足。现代科技文献信息数以万计，读者检索到论文题名后是否会阅读全文，主要就是通过阅读摘要来判断，所以摘要担负着吸引读者和将文章的主要内容展现给读者的使命；②为科技情报文献检索数据库的建设和维护提供方便，论文摘要的索引是读者检索文献的重要工具。随着电子计算机技术和互明网的快速发展，网上查询、检索和下载专业数据已成为当前科技信息情报检索的重要手段，所以论文摘要的质量高低，直接影响着论文的被检索率和被引频次。

论文发表后，文摘杂志或各种数据库对摘要可以不作修改或稍作修改并直接利用，从而避免他人编写摘要可能产生的误解、遗漏甚至错误。

（四）论文关键词或主题词

发表文献应列出关键词、主题词和缩略词，是世界文献学发展的一种必然趋势。关键词有3个作用：①方便读者了解论文的中心内容；②便于二次文献的编制；③利于文献录入电脑检索系统，使读者能快速、准确地检索到所需的资料。因为全世界文献数量急剧增加，各类计算机文献数据库及机检情报检索系统也随之快速发展，要求收入文献数据库的高质量书刊和论文，应列出关键词和缩略词。

（五）论文引言

引言又称前言或导言，是正文的第一部分，一般不冠以标题。引言应简明扼要地说明本研究的目的、设想、方法、预期结果和意义，可适当介绍历史背景和理论依据，帮助读者了解论文所探讨的问题和争论的焦点。引言内容需包括：①简述研究课题来源及理论依据，包括少量密切相关的文献资料；②阐明课题研究重要价值；③明确研究目的、范围、方法及特点。引言写作要求：①提纲挈领，开门见山，直接切题；②观点鲜明，突出问题，反映本文研究问题，需求迫切、意义重大以引起共鸣；③字数一般 150～300 字。引言目的：向读者介绍本文的背景知识、主题、目的和总体框架，引导读者阅读和理解文章内容，以便读者在阅读有关此课题过去所发表的文章之前，就能了解和评价目前研究成果的意义与价值以及该研究工作的理论基础，借以引起读者阅读正文的兴趣。引言注意事项：①引言的深度要恰到好处；②回顾研究历史应避免烦琐；③不要引用论文中的数据和结论；④评价水平的用词要科学有依据，慎用国内外未见报道、首次报道创造性等表达。

（六）论文材料与方法

材料与方法在中医药临床科研论文中常被称为临床资料、一般资料、对象与方法、病例与治疗等，主要说明实验与临床所用的材料、方法和研究的基本过程，为结果的可靠性提供科学依据，也为重复者提供资料。

（1）制定相应的观察措施，选取观察对象，按事先制定的方案取得数据和资料。所观察的对象在统计学上称为样本，样本具有代表性，是一项研究课题的前提条件，也是论文科学性的基础，所以在材料和方法部分必须阐明样本是如何选取的，是否遵循了随机化的原则进行分组，并介绍具体的分组方法，还需比较观察组与对照组的一般基本情况，进行必要的统计学处理，看组间比较差异是否具有统计学意义，若差异无统计学意义，说明各组间患者的基本情况一致，具有可比性。在材料或临床资料中，要描述研究对象（人或实验动物）的选择及其基本情况，以及研究采用的方法（包括分组方法）。

（2）临床试验研究还应说明试验程序是否经所在单位或地区伦理学相关机构的批准，研究对象是否知情同意并签署知情同意书。

（3）若观察对象为患者，需注明病例和对照者来源、选择标准、分组方法及观察组和对照组相关资料比较等。若研究对象为实验动物，需注明动物的名称、种系、等级、动物许可证号、数量、来源、性别、年龄、体重、饲养条件和健康状况等。药品及化学试剂使用通用名称，并注明剂量和单位。确需使用商品名时（如新药的临床试验研究），应加注明通用名称。

（4）仪器、设备应注明名称、型号、规格、生产单位、精密度或误差范围。

（5）在方法中，详细介绍创新或改良的方法，以备需要者重复。采用他人方法，应以引用文献的方式注明出处，无须详细描述。注意要将各组所采用的干预方法分别介绍，不能只介绍观察组的方法，其他组不介绍或简单地描述。同时说明观察时间或疗程，观察项目及指标要分别列出，特殊的观测指标及方法，也要详细说明。说明统计学方法及其选择的依据，以及所使用的统计学软件名称及版本。从表达方法上看，一般动物实验类文章，书写“材料和方法”这部分内容时，绝大多数是采用文字分段描述，将材料和方法分开介绍。而临床研究类文章，一般将临床资料和方法分列小标题分开介绍，在临床资料中，将一般资料、诊断标准、纳入标准等再分别介绍，在一般资料中，先介绍病例来源及具体的随机分组方法，为了将观察组与对照组一般资料中的基本情况（如性别、年龄、病程、病情程度等）进行比较，也可将此部分内容列成表格，并经统计学处理，列出统计值。

（七）论文结果

结果在临床论著中常称为治疗效果或近期疗效或随访结果，是论文的主体、核心部分，决定着论文的价值和水平，要求指标明确、数据准确。尽可能用统计图、表来报道结果。要注意文字与统计图表的关系。

（1）结果不是原始记录，而是要求使用经审查核对后统计学处理过的实验数据（统计量）、观察结果，不要进行综合说明、议论、评价、过多的分析和推理。结果应全部是作者本人的研究结果，但用统计表、图表示时，可允许与别人的类似研究数据进行比较。

（2）计量资料用均数±标准差（mean±s）表示数据，很少用均数±标准误（mean±SEM）。计数资料用百分率表示，但当样本数＜100 时，应在百分率后加括弧，在括弧内标明反应数/样本数，如 24.4%（10/41）。

（3）结果要实事求是、准确无误、指标具体、内容充实、文字简练。即便数据和结果不符合主观预期，只要不是误算的数据，也应作客观的报道，有时看似无关的结果却可能成为重大发现的线索。

（4）应采用有效数字与医学常用习惯表示法相结合的方法表达数据，有效数字的原则是仅允许保留一位可疑数字。

（5）所用统计方法要明确，应说明假设检验的检验统计量值（t、F、U 值等）与 P 值，使读者验证结果。关于统计方法的选择，应依据资料类型（计量、计数、等级资料）、设计方法（配对、完全随机、随机区组设计等）、组数（两组、多组）等因素综合考虑决定。在分析结果时要注意灵活性与合理性。如比较两组计量资料，应首先比较被试因素施加前两组均数，以证明两组具有可比性；其后比较两组时，不宜用被试因素施加后的均数进行成组 t 检验，而应该用两组各自的前后差值均数（d）进行比较；因前者效率低，未考虑处理前的差异。又如多组计量资料的比较，一定要用方差分析而不能用 t 检验，当 $P<0.05$ 时，应用 q 检验进行各样本均数间的两两比较，充分利用已有数据中所含的信息。

（6）表与图的设计应正确合理，简要清晰。衡量统计表、图的重要标志是自明性。统计表要采用三线表。统计图中常以条图的高度表达相互独立的各指标的数值大小，以百分条图与圆图表达内部构成比，以线图或直方图表示连续性或计量资料的变化，以散点图表示双变量资料间的相互关系。图要有序号，图的标题一般在图的下方。有些注释可放在直条或线段附近，有些可放在图题之下。图的坐标尺度要准确无误。如果是照片，则应黑白分明、反差适中。图表并非越多越好，可用文字简述清楚的就不必用图表，应避免文字、图、表的重复。凡需确切表示统计量的，尤其是非动态资料，宜用统计表；凡需表示变化趋势的资料，宜用统计图。已有图表时，文字只作概括性描述与分析，画龙点睛，突出新发现，不必重复全部具体数据，但也不能简化为“结果见某表/图”，然后就下结论。

（7）结果内容较多时，为使层次分明，可根据实验过程的先后、不同指标与不同被试因素等进行分段叙述。

（八）论文讨论

讨论是对研究结果的科学解释与评价，着重阐释其内在联系及意义，从深度与广度两个方面来深化和提高对结果的全面认识，为结论提供理论依据。在写作这一部分时，尤其要重视严肃的科学态度，实事求是的精神，事实和推理一定要划清界线，作者个人的意见、权威名家的意见、大多数人的意见，都只能说是意见，不能作为事实来论述。讨论主要包括这几个方面：①概述国内外关于本课题的研究进展及中医学的经典认识；②重点阐述本文有哪些创新点，本文结果从哪些方面强烈支持这一创新，并结合结果多维度论证其科学性；③与自己以前的或他人的结果与理论解释作比较，分析异同及其可能原因，对他人的观点要客观评价，实事求是与之商榷；④对本文结果可能的其他解释，以及排除这些可能性的理由和根据；⑤对论文阴性结果及误差进行说明与解释，对预期以外现象的假定说明；⑥阐明本文创新点的理论与临床意义，特别是对中医学的意义；⑦本文存在的缺陷、未能解决的问题，以及解决这个问题的可能途径与设想；⑧条件成熟时，可以提出新的假说。

（九）论文致谢

致谢是对在研究工作中曾给予帮助和指导的单位及个人表示感谢，可在总结后或论文正文结束处、参考文献之前写致谢。致谢对象包括：对课题提供经费及资助者（指非研究者所在工作的单位或个人）；对该课题提出关键性、指导性建议者；协助实验的工作人员；为论文绘制图、表或提供实验样品及仪器、设备的单位及个人；对论文进行指导及文稿做全面修改者。致谢文字要恰如其分，有的致谢内容最好事先征得有关单位及个人的同意。

（十）论文参考文献

参考文献是科研论文中的一个重要组成部分，当今的大部分科研成果是在前人研究成果或工作基础上发展起来的。论文中的参考文献既是反映论文真实可靠的科学依据；也是反映出作者对他人劳动的肯定和尊重；还便于同行了解该研究领域的动态以及采用追溯法查找与此研究方向相关的文献；有助于科技信息人员进行文献信息研究。根据参考资料类型可分为专著[M]，会议论文集[C]，报纸文章[N]，期刊文章[J]，学位论文[D]，报告[R]，标准[S]，专利[P]，论文集中的析出文献[A]，杂志[G]；电子文献类型：数据库[DB]，计算机[CP]，电子公告[EB]；电子文献的载体类型：互联网[OL]，光盘[CD]，磁带[MT]，磁盘[DK]。参考文献的著录格式：①专著、论文集、报告[序号]主要责任者.文献题名[文献类型标识].出版地：出版者，出版年：起止页码（可选）。②期刊文章[序号]主要责任者.文献题名[J].刊名，年，卷（期）：起止页码。③论文集中的析出文献[序号]析出文献主要责任者.析出文献题名[A].原文献主要责任者(可选)原文献题名[C].出版地：出版者，出版年：起止页码。④学位论文[序号]主要责任者.文献题名[D].出版地：出版单位，出版年：起止页码（可选）。⑤电子文献[文献类型/载体类型标识]：[J/OL]网上期刊、[EB/OL]网上电子公告、[M/CD]光盘图书、[DB/OL]网上数据库、[DB/MT]磁带数据库[序号]主要责任者.电子文献题名[电子文献及载体类型标识].电子文献的出版或获得地址，发表更新日期/引用日期。此外，引用的参考文献应仅限于自己亲自阅读过，发表于正式出版物上的原始文献，要避免引用摘要为参考文献，私人通信、未公开发表或在非正式出版物上发表的文章一般不应作为参考文献引用；若确有必要引用，可用括号插入正文或在当页页脚加注释说明，并应征得原作者的书面许可。

三、科研论文写作要求

（一）要调查研究、优化选题

在调查研究、查阅文献、掌握第一手材料的基础上，经过反复思考、比较，选择学术价值高、实用价值大、与同类题材比较有独到之处的文题，最好选自己擅长的、经验丰富的、心得体会深刻的题材，目的是避免盲目性、防止重复劳动，让论文有意义。

（二）要组织好构架与资料

撰写好论文，首先论文必须具有中医药学术特点，符合中医药基本理论和中医学辨证法的继承和发展要求。一篇好的科研论文是在严谨的研究和结果中产生的，所以科研设计方案应周详，并经过充分的论证，得出真实的结果。研究所选择实验对象或材料符合标准要求，研究方法与技术正确，数据真实，统计恰当，资料完整，分析严谨，符合逻辑。

（三）要用恰当的词句表述

科研论文是用科学的论据和理论思维来说服、启发读者。论文要求语法正确，文字通顺，表达准确，言简意赅；所表达的概念必须清晰与明白，不能含混与模糊。论文中的名词术语、数字、符号的使用，图表的设计，计量单位的使用，文献的著录等都应符合规范化要求。对于实验现象和实验结果，要准确记录，不能伪造数据，不能出现一些模糊不清的词，如大概、大约等。对研究结果进行分析讨论时，要实事求是，有理论依据，不能主观臆想，随便猜测。

（四）要用标准编写格式

撰写科研论文是为了交流、传播、储存新的科技信息，让成果转变为知识，他人可以利用，所以科技论文必须按一定格式写作，才有良好的可读性。同时论文格式要求也是学术界和出版界规范化的要求，通过规定和遵守，可以保证论文的标准化和规范化，并帮助作者改善写作技巧和提高学术水平。

（梅之南）

第三节　硕士学位论文撰写

学位论文是学位申请人为申请学位而撰写的学术论文，是评判学位申请人学术水平的重要依据和获得学位的必要条件，也是科研领域中的重要文献资料和社会的宝贵财富。学位论文一般由题名、作者、摘要、关键词、正文、参考文献等部分组成，各部分排序为题名、作者、摘要、关键词、英文题名、英文摘要、英文关键词、正文、参考文献、附录和致谢。

一、基本要求

（1）硕士学位论文应能表明作者确已在本门学科上掌握了坚实的基础理论和系统的专门知识，并对所研究课题有新的见解，有从事科学研究工作或独立担负专门技术工作的能力。

（2）学位论文一般应用中文撰写，学位论文字数要求按学科分别规定。学位论文内容应立论正确、推理严谨、文字简练、层次分明、说理透彻、数据真实可靠。

（3）论文作者应在选题前后阅读有关文献，硕士学位申请人的文献阅读量不少于 40 篇，其中外文文献至少应占 1/3，综述部分应对所提文献加以分析和综合。

（4）量和单位及其符号均应符合国家标准的规定，国家标准中未规定的，应执行国际标准或行业标准；不同的量必须用不同的符号表示，不得一符多义，含义相同的量则必须用同一符号表示。学位论文应用最新颁布的汉语简化文字，符合《出版物汉字使用管理规定》；专业术语应统一使用全国自然科学名词审定委员会公布的各学科名词，或本学科权威专著和期刊通用的专业术语，且前后应一致；标点符号的使用应符合国家标准《标点符号用法》的规定；数字的使用应符合国家标准《出版物上数字用法的规定》。

（5）图要精选，切忌与文字或表内容重复，图中文字、数据和符号应准确无误且与文字叙述一致，图应有图号和图名，图名应简洁明确且与图中内容相符。表应有表序和表名，表名应简洁并与内容相符。图、表和公式应分别顺序编号。

二、学位论文基本内容

（一）题名

题名是以最恰当、最简明的词语反映论文中最重要的特定内容的逻辑组合。题名既要准确地描述内容，又要尽可能地精练，一般不宜超过 30 个字。题名应该避免使用不常见的缩略词、字符、代号和公式等。题目应与文章主题内容相符，论文题目能准确概括全文内容，建议使用直叙口气，不用惊叹号或问号。

（二）序或前言

序或前言（必要时）一般是作者对学位论文基本特征的简介，如说明选题的缘起、背景、主旨、目的、意义，以及资助、支持、协作经过等；也可以评述和对相关问题的研究进行说明。序或前言并非必需。这些内容也可以在正文引言中和致谢中陈述。

（三）摘要和关键词

摘要即摘录论文要点，是论文要点不加注释和评论的一篇完整的陈述性短文，具有很强的自含性和独立性，能独立使用和被引用。摘要是学位论文极为重要、不可缺少的组成部分，是论文的窗口，并频繁用于国内外资料交流、二次文献编辑等。其性质和要求如下：

（1）摘要即摘录论文要点，是论文要点不加注释和评论的一篇完整的陈述性短文，具有很强的自含性和独立性，能独立使用和被引用。

（2）应含有学位论文全文的主要信息，硕士学位论文摘要应突出新见解与成果。

（3）内容范围应包含以下基本要素

1）目的：研究、研制、调查等的前提、目的和任务以及所涉及的主题范围。

2）方法：所用原理、理论、条件、对象、材料、工艺、手段、装备、程序等。

3）结果：实验的、研究的、调查的、观察的结果、数据，被确定的关系，得到的效果、性能等。

4）结论：结果的分析、研究、比较、评价、应用；提出的问题，今后的课题，建议，预测等。

5）其他：不属于研究、研制、调查的主要目的，但就其见识和情报价值而言也是重要的信息。

（4）摘要的详简程度视论文的内容、性质而定，硕士学位论文摘要一般为 500～600 汉字。

（5）摘要中一般不用图、表、化学结构式、计算机程序，不用非公知公用的符号、术语和非法定的计量单位。

（6）关键词应有 3～8 个，另起一行置于摘要下方。涉及的内容、领域从大到小排列，便于文献编目与查询。

（7）应有与中文摘要和关键词相对应的英文摘要和关键词。英语摘要用词应准确，使用本学科通用的词汇；摘要中主语（作用）常常省略，因而一般使用被动语态；应使用正确的时态，并要注意主、谓语的一致，必要的冠词不能省略。

（四）引言或绪论

引言或绪论应简要说明研究工作的目的、范围、相关领域的前人工作和知识空白、理论基础和分析、研究设想、研究方法和实验设计、预期结果和意义等。

（五）正文

1. 引言　引言简要说明本章研究的背景或动机，以起到引出论文研究主题的作用。需要写出论文立题依据、基础、背景、研究目的（中医药类的学位论文则需要着重强调中医药的重要性，中医药干预某种疾病获得某种疗效的依据，其研究基础、背景等）。要复习必要的文献、写明问题的发展。需要注意的是引言的最后一段，说明本章的主要内容，如拟基于什么理论或方法，针对什么问题开展研究。

2. 材料与方法　实验对象、器材、动物和试剂及其规格，写出实验方法、指标、判断标准等，写出实验设计、分组、统计方法等。

（1）实验材料：针对材料的描述，一般应给出材料来源。例如，给出所购买的中药、毫针等材料的厂家、批次等。

（2）实验仪器：针对仪器的描述，如需给出电针治疗仪的具体型号、品牌、产地。若为自行搭建的系统，则需要简要说明组成及原理。

（3）实验方法：介绍研究中所涉及的实验方法或实验步骤。

（4）数据处理：主要介绍对所获得的数据是如何处理的。

3. 结果　研究结果应高度归纳，精心分析，合乎逻辑地描述。应该去粗取精，去伪存真，但不能因不符合自己的意图而主观取舍，更不能弄虚作假。实验结果的整理应紧扣主题，论文行文应尽量采用专业术语，文、表、图互不重复。实验中的偶然现象和意外变故等特殊情况应作必要的交代，不应随意丢弃。

4. 讨论 应统观全局，抓住目前中医药主要的有争议问题，对实验结果做出分析、推理，而不要重复叙述实验结果。分析本章所得到的一些结果之间的关联性；所得到的结果与文献结果是否一致，分析产生一致或不一致结果的原因，着重对国内外相关文献中的结果与观点做出讨论，表明自己的观点，以此体现论文的创新点，也可指出本章中的不足，并分析原因及未来改进措施。

此外，应对本研究成果的意义、推广应用的现实性或可能性加以论述。同时，描述本文研究中存在的不足，或因时间因素尚未完成但又必须继续的工作，对中医药进一步的工作进行展望。

（六）结论

经过对研究结果等的综合分析研究，归纳出若干有机联系的结论要点，结论应该准确、完整、明确、精炼。

（七）创新性

创新点要凝练，表述要清晰明了，如提出了什么创新的思路，主要特点是什么，相比现有理论或技术的提高是什么或有什么新的发现，是否具有重要的科学意义或应用前景。既不能过于简单，也不要太细。

硕士学位论文创新点不宜太多，一般为 2 个左右即可，要注意归纳创新点，千万不要以为越多越好。论文的创新不以创新点的多少来评定的，而以其创新性的价值来评定。几章的工作合在一起凝练成一个创新点也是可以的。

（八）致谢

对在完成课题研究和论文写作过程中给予指导和帮助的导师、校内外专家、实验技术人员、同学等表示感谢。

（九）参考文献

在论文中引用了文献内容的，应将其列入参考文献表。

（1）参考文献标注法，在正文中引用文献内容处注明参考文献编号。参考文献目录按正文中引用先后顺序排列，重复引用的文献，按第一次出现的顺序编号。

（2）文科论文参考文献标注法，可按国际惯例，英文文献用作者姓氏和发表年份加上圆括号来标注，例如（Farrell，1997）；中文文献用作者姓名和发表年份加上圆括号来标注，例如（张华，2000）。当文献作者有两个时，标注方式如（Sommerset and Lovekin，2000）或（张华，李平，2000）。当文献作者多于两个时，标注方式如（Sommerset et al.，2000）或（李平等，2000）。如果同一作者有一个以上同一年份的文献被引用，那么在文献标注和参考文献目录中要增加一个标识符，如（1985a），（1985b）。如果论文中已经提到了作者姓名，则只需在作者姓名后面用发表年份加圆括号标注，如“F.Modigliani（1960）指出……”。参考文献目录按姓氏或姓氏汉语拼音的字母顺序排列，汉字姓名以姓氏汉语拼音字母为序，英语姓名以姓氏字母为序。

（3）可列入参考文献表的文献类型包括图书、期刊、会议论文集，专利和学位论文等。其著录格式分别如下（注意标点符号）。

1）图书：[顺序编号]作者[采用姓在前，名在后的形式，作者名之间用逗号分隔；3 人以内全部写上，3 人以上只写 3 人再加“等”（英文加“et al.”）].书名.版本（第×版）.译者出版地：出版者，出版年.起页～止页。

2）期刊：[顺序编号]作者[采用姓在前，名在后的形式，作者名之间用逗号分隔；3 人以内全部写上，3 人以上只写 3 人再加“等”（英文加“et al.”）].文章名称.期刊名称，年号，卷号（期号）：起页～止页。

3）会议论文集：[顺序编号]作者[采用姓在前，名在后的形式，作者名之间用逗号分隔；3 人以内全部写上，3 人以上只写 3 人再加“等”（英文加“et al.”）].文章名称.见（英文用“in”）：论文集主编.论文集名.出版地：出版者，出版年.起页～止页。

4）专利：[顺序编号]专利申请者.专利题名.专利国别，专利文献种类，专利号，出版年.起页～止页。

5）学位论文：[顺序编号]作者.题名：[博士（或硕士）学位论文]。保存地点：保存单位（如 xx 大学图书馆），年份.。

（4）当论文中有些术语、公式、背景或数据来源需要解释或说明，以及援引他人的原话、数据等资料而必须指明资料来源时，可用脚注。脚注要按顺序编号。脚注按每一页单独编号。脚注的标识可以用数字 1、2 等，也可以用符号①、②等。脚注的资料来源表示方法同参考文献。

（十）综述

综述为申请学位人员在广泛阅读某一主题的文献后，经过理解、整理、融会贯通、综合分析和评价而形成的一种不同于研究论文的文体。综述的目的是反映某一课题的新水平、新动态、新技术和新发现。从其历史到现状，存在问题以及发展趋势等，都要进行全面的介绍和评论，使阅读者不用查阅大量文献，就可迅速而全面地了解有关情况。

文献综述内容的主题应与学位论文研究课题密切相关。在写作中无论是研究背景及意义，还是国内外研究现状，要做到有依据都必须引用参考文献。

（十一）附录

附录（必要时）包括详细的公式推导、实验数据、计算程序、援引他人的原始资料、数据及其设备条件等。学位申请人攻读学位期间发表的学术论文目录等。

（韦春珠）

第十二章 中医学研究生开题报告及学位论文答辩

第一节 开 题 报 告

一、开题报告正文结构与写作要求

开题报告正文主要由以下几部分组成，可根据实际情况对各构成部分的标题和内容进行细微调整。①毕业论文（设计）题目，选题背景及意义。提出选题，并简要阐述选题目的、背景及意义。②立题依据，文献综述。目前相关课题研究情况、研究方法、必要的数据。③研究的主要内容及预期目标。④研究的方法与步骤，拟采用的具体分析方法。⑤论文的写作提纲，开题报告应包含论文简要提纲。⑥参考文献，拟参考的文献，格式参照毕业论文参考文献格式。

开题报告撰写必须在选题结束后规定时间内完成，并提交指导教师审阅。

各部分具体要求如下：

1. 毕业论文（设计）题目 毕业论文题目要体现研究的侧重点，要能呈现研究对象、研究内容及要解决的问题，要求新颖、简洁，必要时可加副标题。每位导师所指导的毕业论文（设计）题目原则上不得雷同。

2. 立题依据

目的与意义：回答为什么要研究，交代研究的价值及需要背景。阐明现实存在的问题，明确研究的理论及学术价值。

文献综述：阐述国内外文献就相关领域问题已经提出的观点、结论、解决方法、阶段性成果等。要有作者本人的分析和归纳，突出选题在当前研究中的位置、优势及突破点。

3. 研究的主要内容及预期目标 在文献综述的基础上，确定具体的研究内容，提出需要解决的具体问题，明确要达到的预期研究目标。要求全面、详细、实际、周密。

4. 研究方案 研究论文要求说明采用什么样的实验方法、分析方法等；采用什么样的方法进行设计，是否有创新突破；调研报告应说明调查的具体方案，包括调查任务、对象、范围、调查方法、实验的设计等。

5. 研究进度安排 对整个研究在时间及顺序上进行安排，整个研究要分阶段进行，对每一阶段的起止时间、相应的研究内容均要有明确的规定，阶段之间不能间断，以保证研究进程的连续性。进度安排应与学校的安排相吻合。

6. 参考文献 论文中引用的文献应以近期发表的与论文工作直接有关的学术期刊类文献为主。应是作者亲自阅读过的，不得转录他人文后的文献。具体参考文献的数量由各学校实际情况指定。

二、书写及打印要求

1. 字数要求 研究论文和毕业设计的开题报告一般不少于2500字，具体情况根据实际情况做具体要求。

2. 打印及排版

（1）开题报告要求统一使用 Microsoft Word 软件进行文字处理，填写在《xx 毕业论文开题报告》表内。开题报告表用 A4 页面打印。版面页边距上边距 2.5cm，下边距 2cm，左边距 2.5cm，右边距 2cm。一级标题使用黑体小四号，正文使用宋体小四号，英文、数字用 Times New Roman；字符间距为标准，行间距为 1.5 倍。对于文中标题的编号，研究论文采用 1、1.1、1.1.1……进行逐级编号，调研报告采用一、（一）、1.……进行逐级编号。

（2）各类图表的绘制均应符合国家及专业标准。图题置于图的下方，由图号和图名组成，图号与图名之间空一格，均用黑体五号字。图号按顺序编排，如第一个图图号为“图 1”。插图应编排在正文提及之后。

（3）表格一般采用三线表，不加左右边线，上下底为粗实线（1 磅），中间为细实线（0.75 磅）。表题置于表的上方，由表序和表名组成，其间空一格，均用黑体五号字。表序按顺序编排，如第一个表表序为“表 1”。表头设计简单明了，尽量不用斜线。

（4）英文文献条目用 Times New Roman 字体五号录入，中文文献条目用宋体五号录入；标点符号统一用英文半角状态。

三、导师意见撰写要求

必须从该开题题目是否符合专业培养目标要求；选题是否具有理论或实践意义；对本题目的国内外研究前沿动态是否充分把握；研究思路是否清晰；论文设计是否合理；结构安排是否得当；研究步骤、研究方法及进度安排是否可行等方面签署意见，并签署是否同意开题。字数不少于 50 字。

四、开题报告定稿装订顺序

开题报告稿装订顺序依次为封面、正文、参考文献。

五、开题报告书写格式

（一）封面

封面包括论文题目、学生姓名、指导教师姓名等，格式见各学校具体要求。

要求：

（1）第一项填写内容全部用宋体三号字，加粗。内容居中，字与字之间不空格。

（2）第二项填写内容为系别。必须为全称，不得缩写，如中医系。

（3）第三项填写内容为：专业。必须为全称，不得缩写，如针灸推拿与骨伤专业。

（4）第四项填写内容为年级、班。年级用阿拉伯数字表示，班级用中文数字表示，中间为专业信息，如 2024 级针灸推拿专业（三）班。如果专业只有一个班级，不填写班级序号，如 2024 级针灸推拿专业班。

（5）第五、六项填写内容为学生名字和指导教师。如果名字为 3 个汉字，字与字之间不空格。如果名字为两个汉字，则两字中间空一个汉字格（两个英文字节）。

（6）时间为 20xx 年 x 月 x 日（开题时间）。

（二）正文

具体要求：

（1）正文前要有论文题目。字体居中，宋体二号字加粗，与下面的内容间不空行。

（2）一级标题使用宋体三号字、加粗，二级标题使用宋体小三号字、加粗，三级标题使用宋体四号字、加粗。正文标题级数较多时，从一级标题开始可以适当加大字号。

（3）每级标题前均要空两个汉字格（四个英文字节），与段落的起点位置对齐。标题与上下文字间均不空行。

（4）正文文字内容使用宋体四号字，不加粗。字间距为标准字间距，行间距为单倍行间距。正文标题级数较多时，从一级标准开始可以适当加大字号。

（三）页眉及页码

具体要求：

（1）毕业论文各页不加页眉。

（2）正文页码从第一页开始标注，参考文献也在页码内。

（3）页码按阿拉伯数字（宋体小五号）连续编排。

（4）位置在页面正中下方（居中）。

（四）参考文献

必须是学生本人真正阅读过，以近期发表的杂志类文献为主，且要与论文工作直接有关，原则上，要求有一定的外文参考文献，参考文献至少 10 篇。

具体要求：

（1）参考文献附在全篇正文之后，另起一页打印，页边距与正文一样。

（2）“参考文献”这四个使用宋体四号字加粗居中。中间不空格，与下面文字不空行。

（3）文献字体用宋体五号字，不加粗。

（4）每条文献另起一行，序号用[1]形式标注，前面空两个汉字格（四个英文字节）。

（5）以单字母方式标识各种参考文献的类型。类型有：M—专著，C—论文集，N—报纸文章，J—期刊文章，D—学位论文，R—报告，S—标准，P—专利。对于专著、论文集中的析出文献用单字母“A”标识，对于其他未说明的文献类型，采用单字母“Z”标识。引用的文献，必须列出全部出版资料，格式如下：

专著、论文集、学位论文、报告：

[序号]主要责任者.文献题名[文献类型标识].出版地：出版者，出版年.

论文集中文献（论文集）：

[序号]析出文献主要责任者.析出文献题名[A].原文献主要责任者.原文献题名[C].出版地：出版者，出版年.

期刊：

[序号]主要责任者.文献题名[J].刊名，年，卷（期）.

报纸：这一类文献必须说明出版年月日，版次。

[序号]主要责任者.文献题名[N].报纸名，出版日期（版次）.

网络文章等文献的格式如下：这类文献必须有作者和时间。

[序号]作者 1、作者 2.文章名称（不加书名号）[N].

其他类型参考文献依照以上格式来完成。

第二节　中医学研究生学位论文答辩

学位论文作为研究生教育的重要组成部分和研究生教育的总结性成果，集中反映了研究生的理论基础、专业知识、学术水平及创新能力。医疗是临床之本，是科研之源泉，学位论文是人才培养模式的重要环节，也是对学生基础知识、临床技能及创新能力的综合考量。学位论文答辩也是研究生教育的重要组成部分。写作只是把作者的思想变成了文字。完成了学位论文的写作，并不意味着能顺利通过答辩。论文答辩不仅表达论文的主题和主要的研究内容，而且可能包含着书本或论文之外的内涵，需要掌握答辩技巧。当前，有些研究生虽然能顺利地完成学位论文的写作，但对论文的答辩过程不够了解，没有掌握一套行之有效的答辩技巧，最终造成答辩成绩不理想，甚至不能通过答辩。

研究生学位论文答辩的重要性和意义体现在：①论文答辩是检验研究生科研素质培养的重要体现，也是评价研究生科研创新能力的主要手段；②论文答辩是考查和验证研究生对所著论文的认识程度和当场论证论题能力的主要方式；③论文答辩是考查研究生对专业知识掌握的深度和广度的主要手段；④论文答辩是审查学位论文是否为学生独立完成，即检验学位论文的真实性的主要途径。

所以如何做好论文答辩是每位研究生都要面临的问题，认真研究学位论文的答辩过程和答辩技巧是非常有必要的。

一、研究生应熟悉论文答辩的流程

各高等院校的研究生学位论文答辩的程序不完全一致，但总的看来，硕士研究生答辩的基本流程是相同的，详见图 12-1。

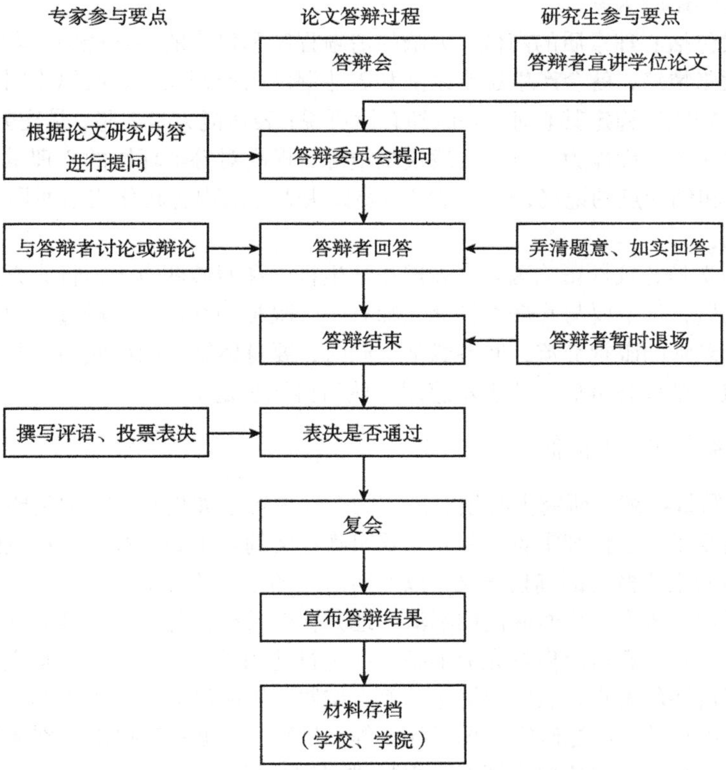

图 12-1　论文答辩流程图

1. 宣讲论文 答辩研究生用20～30分钟报告学位论文内容。建议答辩者根据事先准备的讲稿，借助多媒体或幻灯片，边演示边介绍，并尽可能脱稿演讲。

2. 专家提问 专家以学位论文的研究内容为基础并兼顾相关的知识进行提问；所提问题应具有考察性而非询问性，应难易程度适中，大小适度，先易后难、逐步深入，表述明确、具体、容易理解等。同时，专家对答辩研究生应适当启发、深入引导。

3. 回答问题 答辩研究生宣讲论文完毕后，要集中注意力记录专家提出的问题，以便做出完整的答复；并将幻灯片返回到“论文题目”页，以便专家准确提问。通常，经过短暂的准备后，答辩研究生用大约30分钟的时间对专家提问做出认真回答。

4. 专家表决 答辩完成后，答辩研究生暂时离开会场，答辩委员会根据论文质量和答辩情况进行讨论，并对论文和答辩过程中的情况进行小结，肯定优点，指出错误或不足之处。答辩委员会的小结内容包括评述论文内容和论文结构，提出论文存在的问题、评价学位论文和论文答辩情况等。最后，答辩委员会以无记名投票表决的方式决定论文答辩是否通过。通常至少要有2/3的答辩委员同意通过，才能确定研究生通过论文答辩。此外，答辩委员会的投票结果要记录在案。

5. 宣布结果 答辩研究生重新进入答辩会场后，由答辩委员会主席宣读答辩委员会对论文答辩的《决议书》和投票表决结果。对不能通过答辩的研究生，答辩委员会要提出论文修改意见，允许答辩者在1年内修改论文后另行答辩。

二、研究生应掌握论文答辩的技巧

（一）明确影响因素

在正式答辩过程中，有一些内在或者外在的因素影响着学生答辩的顺利进行，比较显著的是内在影响因素和礼仪性影响因素。

内在影响因素包括心理素质的高低、大脑的清晰程度和口头的表达能力。心理因素是前提，一旦产生了负面的紧张情绪，就会产生思维紊乱和表达混乱的连锁反应；而思维因素是关键，对论文内容结构清晰的认知能够稳定其心理，并做到有话可说；表达能力是保障，是充分展示自己的途径。所以，要全面提升3个方面能力，重视实战模拟演练。提高对答辩环境的心理承受度；加深头脑中对论文内容、结构和创新点的记忆；还可以将需要口头表达的内容转化成书面形式.然后熟读，在答辩时做到脱稿表达。

另一个影响因素是礼仪性影响因素，表现在学生行为和服装两点上。行为方面主要是进场、姿态和手势，在进场后，学生要与答辩委员会老师有一个眼神的交流；答辩过程中，要挺胸直腰、面带微笑，并不忘与老师的眼神交流；回答老师提问时，要身体微微向前倾斜，同时，将双手放在桌上记录，以示尊敬。结束答辩后，要表示感谢，然后再稳步走下讲台。

（二）正式答辩前的准备

1.熟悉论文，写好提纲 研究生必须对论文的全部内容了如指掌，特别是要对论文的主体部分和结论部分进行反复推敲、仔细审查。首先，要明确论文的基本观点和主要论点的基本依据；弄懂弄通论文中所使用的主要概念的确切含义，以及所运用的基本原理的主要内容。其次，要仔细查阅论文中有无自相矛盾、谬误、片面或模糊不清的地方，以及有无与党的政策方针相冲突之处等。如果发现有上述问题，要在答辩前做好充分准备，即进行适当的补充、修正、解说等。再次，在答辩提纲中首先要确定讲述的要点，然后围绕这个要点按照逻辑顺序列出以下内容：为什么要进行这项研究、研究是怎样进行的、通过研究发现了什么等。最后，根据答辩提纲分别从论文中提取需要简要论述的有关内容，重点突出所研究课题取得的进展和成果。

2.科学预测，处处设防　首先，要预先准备一份口语化的论文答辩讲稿，这可避免宣讲时因一时想不起合适的词语而出现过多的停顿。其次，论文答辩讲稿写完后，要进行多次的校核，以确保用语的准确。研究生可先进行一次由导师和其他相关人员参加的预答辩。正式答辩前的预答辩非常重要，可以让答辩学生及时补充论文内容的不足、修正谬误等。而且，预答辩时，专家提出的问题很可能也是正式答辩时专家提出的问题。这可以使答辩学生对答辩问题有所准备。最后，要进一步熟悉论文答辩讲稿，以保证宣讲时可以做到脱稿，并有效地控制各部分内容的宣讲时间。

3.精选图表，强化效果　研究生学位论文答辩通常要求将讲稿与多媒体幻灯片紧密结合在一起。因此，在准备答辩幻灯片时，幻灯片的内容要简洁，控制在 25～30 页；宣讲用的图表数量要少，要使用可视性强、趋势明显的图，且不同曲线最好用不同的颜色加以区别。由于学位论文使用的表格不一定适合宣讲时用，所以幻灯片中的表格项目应尽量简化，一般行不超过 4 项、列在 10 项以内为宜。此外，由于图比表更易理解，解释起来更节省时间，所以说明趋势、表示差距的表格可以改用图来表示。

（三）正式答辩

正式答辩分为学生自述、专家提问和学生回答三个主要部分。

1. 学生自述环节　自述环节是学生可控环节，需要在答辩前做好充分准备。可以从选题依据、研究目的、文献综述、研究方法、创新点和研究结论几个方面加以简要阐述，各个部分要有不同的侧重。自述时研究生应有足够的自信，站姿要挺拔，声音要洪亮，语言要清晰、流畅，对专家要有礼貌。答辩会上，除了要保证仪容、仪表大方以外，首先要努力组织一个好的开头，答辩一开始就抓住听众的注意力；讲述论文各部分时，要尽快涉及要点，语速要适当。答辩学生可以尝试使用恰当的表情和语言，包括手势、眼神等，以吸引听众，引起他们听的兴趣，但也要避免过分夸张渲染。

2. 专家提问环节　原则上答辩专家提问是有严格的界定范围的，专家们在论文答辩会上所提出的问题应该是论文所涉及的学术范围之内的问题，一般不能提出与论文内容毫无关系的问题。答辩专家一般的提问类型主要包括：对选题意义、重要观点及概念提问；对论文创新性提问；对论文数据来源提问和对论文薄弱环节提问。而对论文一些细节、答辩者所做工作、超出论文的范围、格式是否规范化以及没有标准答案的提问应该不会是专家提问的重点。答辩专家把论文中阐述不清楚、不详细、不完备、不确切、不完善之处提出来，让研究生当场做出回答，从而可以检验出学生对所论述的问题是否有深广的知识基础、创造性见解。

3. 学生回答环节　研究生宣讲完学位论文后就要进入答辩提问环节，为了提高回答的质量和效果，研究生在进行论文答辩前就需要思考以下一些方面的问题：对选题意义的提问，对重要观点及概念的提问，对论文创新点的提问，对论文细节的提问，对论文数据来源的提问，对论文薄弱环节的提问，对自己所做具体工作的提问，对与课题相关的扩展性问题的提问。

针对以上问题，为了取得良好的答辩效果，在回答时需要注意以下几个细节：

（1）听问题一定要注意力集中，没听清时要再问一遍，以免答非所问、把本来能回答的问题答错。

（2）不要急于回答，要经过思考后再作回答，这样可使回答更有条理、更加深入和全面。

（3）要认真领会专家的题意，针对问题的核心回答，宁少勿多。

语言要简练，不要含混不清、模棱两可，不要过多地使用“大概”“可能”“也许”等词语。

（4）有些问题不会回答是正常的，不一定影响评语。

有时答辩专家认为答辩者论文书写得比较好，可能会问几个难度较大的问题，看答辩者是否有所考虑并与之进行深入交流，因此答辩者答不上来也是有可能的，只需如实说明情况即可，不要不懂装懂，以免出现错误。

（5）要尊重答辩专家，不要过分争辩。

当自己的观点与答辩专家的观点相左时，既要尊重答辩专家，又要让答辩专家接受自己的观点，就得学会运用各种辩论的技巧，而不要过分争辩。

三、其他注意事项

1. 要有自信心 克服紧张、不安、焦躁的情绪，相信自己一定可以顺利通过答辩。自卑的心理会使答辩大失水准，甚至由于胆怯而不能正常表达自己的想法，无法体现真实的能力和水平。

2. 要有饱满的热情 答辩者要面带微笑、充分调动自己的积极性，把最佳的精神状态展示给大家。

3. 要讲文明礼貌 开始时要向专家和同学们问好，答辩结束时要道谢，体现出良好的修养。无论是听答辩专家提问题，还是回答问题都要做到礼貌应对。

4. 要注意仪态和风度 答辩者要仪容整洁、举止大方。如果能在最初的一两分钟内以良好的仪态和风度体现出良好的形象，就有了一个好的开端。

结语：中医硕士研究生的培养重在训练科学思维，掌握基本的科研方法和临床技能，熟悉专业基础知识和学科研究前沿的进展，了解如何将科学成果转化为社会效益，将临床医学研究成果指导临床实践。因此，在论文答辩中可以通过考查论文的真实性、科学性、实用性和创新性，考核学生专业理论知识与应用能力以及综合素质，来检验答辩人是否达到了硕士研究生的培养要求，学位论文的答辩对于研究生来说是学习成果的检验，对于指导教师来说是培养质量的考察，对于答辩委员会的专家来说，是代表培养单位进行的培养质量验收。因此，如何来准备报告、提问、答辩，提高答辩质量是值得人们去认真研究的。成功的答辩是自信和技巧的结合，扎实的专业知识和细致答辩准备工作是成功的前提。使用一些答辩技巧可以充分展示整理研究材料、展示研究成果的能力，让别人知道自己所做的工作。要想取得良好的效果，就必须对答辩的目的、答辩报告的内容、答辩技巧、可能遇到的提问及解决方法进行深入剖析。做好这些工作，答辩者就一定会获得优异的成绩、顺利通过学位论文答辩。

（唐　庆）

下　篇

第十三章 中医学应用病案举例

第一节 内科病案

一、肺系病案

（一）感冒

主诉：咽痛1周。

现病史：患者孙某，女，41岁，因咽喉疼痛不舒1周于2023年11月1日初诊。患者1周前因淋雨后受凉开始发热恶寒，自测体温为38.2℃，咽部疼痛不舒。自认为感冒，自行服用速效伤风胶囊治疗，2天后发热消退，但咽痛未见好转而来诊。就诊时症见：咽痛咽干，微恶风寒，咳嗽少痰，痰色黄，有汗出，尿黄，大便通，无鼻塞流涕等。咽部红肿，舌质红，苔薄微黄，脉浮数。

中医诊断：感冒。

辨证：风热证。

西医诊断：感冒。

治法：疏散风热，解毒利咽。方药：银翘散加减[连翘15g，荆芥穗10g，金银花15g，桔梗15g，薄荷（后下）10g，淡竹叶10g，甘草片10g，淡豆豉15g，炒牛蒡子15g，芦根15g，桑叶15g，前胡15g，枇杷叶10g]3剂，煎服，每日1剂，每日2次。

方解 方中金银花、连翘芳香清解，既轻宣透表，又清热解毒，重用为君。薄荷、牛蒡子、桑叶、淡豆豉辛凉宣散，疏散风热，清利头目；荆芥穗辛而微温，透邪外出，此药虽为辛温解表药，但辛而不烈，温而不燥，配伍在辛凉药中，可增强透表之力，共为臣药。桔梗利咽宣肺止咳；竹叶属于清热泻火药，善清上焦热，加强金银花、连翘的清热解毒作用；芦根清热生津，以防热邪伤津；前胡降气化痰，枇杷叶清肺止咳，兼顾本证的咳嗽少痰症状。此几味药的功能在于加强君、臣药的清热解表、利咽解毒等作用，治疗咳嗽咳痰等症状，共为佐药。甘草调和诸药为使。本方的配伍特点，一是于辛凉之中配伍少量辛温之品，既有利于透邪，又不违辛凉之意；二是本方使用疏散风热与清热解毒相配，既外散风热，又解毒利咽，从而构成清疏兼顾，以疏为主之剂，为“辛凉平剂”。

二诊（2023年11月6日）：本次患者就诊咽痛已明显缓解，其他症状基本消失，无须再继续服药。嘱病人注意休息，避免着凉，饮食上避免干燥、坚硬的食物。

思维与方法点评

1. 病症结合思维模式 患者因感冒后出现咽痛症状，中医诊断当感冒。通过临证病象资料收集分析，中医辨证风热证。

2. 审机辨治思维 本案为患者感受风寒邪气所致的感冒病，但因患者未能采取正确治疗方式，以致邪气入里化热，发展成为风热症状，出现咽干咽痛。故方用银翘散加减。疏风清热，利咽止痛。

3. 专病专药思维 本案为风热感冒，以咽痛为主要临床表现，用银翘散以辛凉解表，清热解毒为主，同时注意辅助应用薄荷、牛蒡子、桔梗等清利咽喉之药。

（二）咳嗽

主诉：咳嗽咳痰3周。

现病史：患者何某，男，38岁，因咳嗽咳痰3周，于2024年2月26日初诊。3周前无明显诱因突发高热、咳嗽咳痰，至当地医院就诊，CT检查提示肺炎，诊断为“社区获得性肺炎”，给予莫西沙星静脉点滴1周后高热完全消退，咳嗽咳痰缓解，但仍未消除，继续服用咳必清、酮替芬等药以止咳，症状仍不缓解，为求进一步诊治遂来我院门诊就诊。就诊时症见：咳嗽咽痒，咳痰不爽，痰多色白，微恶风，便溏，纳呆，无发热，查舌质淡红，苔白，脉浮缓。

中医诊断：咳嗽。

辨证：风邪犯肺，痰湿困脾证。

西医诊断：社区获得性肺炎。

治法：疏散风邪，化痰止咳，祛湿健脾。方药：止嗽散加减（百部20g，紫菀12g，桔梗6g，荆芥穗10g，白前15g，甘草10g，陈皮10g，姜半夏10g，茯苓20g，薏苡仁15g）7剂，煎服，每日1剂，每日2次。

方解　本证为外感发热咳嗽证，经治疗，外感之邪基本已除，但风邪尚未除尽并有痰湿困阻脾胃之咳嗽证，故选用止嗽散加健脾利湿、化痰止咳之药主之。方中紫菀、百部为君，两药味苦，都入肺经，其性温而不热，润而不寒，皆可止咳化痰，对于新久咳嗽都能使用。桔梗味苦辛，善于开宣肺气，白前味辛甘，长于降气化痰，两者一宣一降，增强君药止咳化痰之力，为臣药。荆芥穗辛温，疏风解表利咽，以除在表之余邪。陈皮、半夏理气化痰加强宣肺止咳，茯苓、薏苡仁健脾祛湿治疗便溏、纳呆等症，此几味药为佐药。甘草缓急和中，调和诸药，合桔梗、荆芥又有利咽止咳之功，是为佐使之用。本方具有温而不燥，润而不腻，散寒不助热，解表不伤正的特点。故对于新久咳嗽，咳痰不爽者，加减运用得宜，都可获效。

二诊（2024年3月5日）：服中药后咳嗽好转，现痰较前减少，清稀而白，便溏转好，但食欲仍未振。查舌象如初诊，脉象濡。四诊合参，患者证候未发生明显转变，继续按原方服用7剂。

三诊（2024年3月15日）：服中药后，患者咳嗽症状基本缓解，已无须继续服用前方。

思维与方法点评

1. 病症结合思维模式　患者3周前出现高热咳嗽等症状，病之初中医辨证当为外感发热咳嗽证，经过治疗后症状证候发生了转变。来诊时患者证候已转为外感之邪基本已除，但风邪尚未除尽，并有痰湿困阻脾胃之咳嗽证。具体表现为高热已除，但咳嗽一直未完全缓解，而且出现了可能因用药时间较长，导致脾胃损伤而引起的痰湿困脾。所以治疗上以疏散风邪、化痰止咳为主，佐以祛湿健脾。

2. 审机辨证思维　本病发病过程较长，根据患者提供的有限病史，病之初考虑为外感风热可能性大，经不断治疗，病情在不断发生变化，就诊时已变为外感之邪基本已除，但风邪尚未除尽，并含有痰湿困脾之证。

3. 专病专药思维　本病为外感发热咳嗽证治疗之后出现的余邪未尽的风邪犯肺、痰湿困脾证。治疗上一要清除余邪；疏散风邪；二要健脾化湿，祛痰止咳。疏散风邪使用止嗽散。健脾化湿应用茯苓、薏苡仁、半夏等常用药。

二、心系病案

（一）不寐

主诉：失眠3个月余。

现病史：患者曹某，女，57岁，因失眠3个月余于2024年1月16日初诊。3月余前因家庭琐事所困，逐渐出现心情抑郁，易激动，夜间难以入睡，入睡后易醒，1天睡眠不足4小时，至当地医院就诊，拟诊为焦虑症，经常服用阿普唑仑治疗，病情有改善，但停药后症状加重。患者为减少阿普唑仑用量或停药而来中医科就诊。就诊时症见：夜间难以入睡，入睡后易醒，白天感觉头晕乏力，易激动，还伴有食欲不振，时有上腹部和胁肋部胀闷，大便不爽，偶有腹痛，但便后缓解，口苦。查面色白而暗，舌暗淡有瘀斑，苔白厚，脉弦细。

中医诊断：不寐。

辨证：肝郁脾虚证。

西医诊断：焦虑症。

治法：疏肝理气，健脾安神。方药：逍遥散加减（柴胡15g，白芍15g，当归12g，茯神15g，白术12g，甘草10g，酸枣仁30g，香附12g），10剂煎服，每日1剂，每日2次。

方解 本案为肝脾不和，肝郁血虚，脾失健运导致。治疗上当以疏肝解郁，健脾安神。方中柴胡入肝经，辛散疏肝解郁，畅达肝气，为君药。白芍养血敛阴，柔肝缓急；当归养血活血，与白芍合用，养血敛阴，柔肝缓急，香附专入肝经，协助柴胡疏肝理气，共为臣药。白术、茯神健脾益气，使脾土健旺防肝乘，酸枣仁养心安神，为佐药；甘草补中而调诸药，为使药。

二诊（2024年1月29日）：入睡后易醒明显好转，减少阿普唑仑用量，每日睡眠时间超过4小时，食欲改善，上腹部和胁肋部胀闷较前好转，二便正常。查舌象脉象没有变化，证候无改变，继续原方治疗10剂。

三诊（2024年2月8日）：原约定今日复诊，因患者出去旅行未来诊。病人电话告知症状继续改善，建议其继续服用原方5剂巩固治疗。

思维与方法点评

1. 病症结合思维模式 本病经西医检查未发现明显器质性病变，根据发病起因及临床表现特点，诊断为焦虑症。焦虑症临床症状存在多样性，本病人主要以失眠为主症，因此中医按不寐进行辨证论治。

2. 审机辨治思维 本病失眠不寐，因家庭琐事所困，情志不舒所致，情绪抑郁易伤肝，肝气郁结。因此病机主责之于肝。以肝为中心进行辨证论治。

3. 专病专药思维 本病为肝脾不和引起的不寐证，治疗上除了应用具有疏肝理气、益气健脾的逍遥散之外，注重应用了养心安神的酸枣仁以助改善睡眠，并用香附加强疏肝理气。

（二）心悸

主诉：心慌、心悸2个月余。

现病史：患者陆某，女，42岁，因心慌、心悸2个月余于2023年11月13日初诊。患者2个多月前无明显原因逐渐出现心慌、心悸症状，伴有多汗、腹泻、易激动、睡眠不好等，到当地医院就诊，实验室检查提示游离三碘甲状腺原氨酸（FT_3）、游离甲状腺素（FT_4）明显升高，促甲状腺激素（TSH）降低，确诊为甲状腺功能亢进，给予甲巯咪唑、地西泮等治疗3周后，病情逐步好转，实验室检查提示 FT_3、FT_4、TSH 基本回到正常，继续用药治疗，病情稳定，但心悸、心慌症状还没能得到完全控制，经常反复发作，因而来我院就诊。就诊时症见：心悸、心慌时有发作，尤其遇到紧张状况时易发，食欲不振，身体乏力，健忘，夜寐梦多，大便调，口不渴。查面色㿠白，舌淡，苔白，脉细弱、偶尔结。

中医诊断：心悸。

辨证：心脾两虚证。

西医诊断：甲状腺功能亢进症。

治法：健脾益气，养心安神。方药：归脾汤加减[红参 15g（先煎），白术 15g，茯神 20g，黄芪 15g，制远志 10g，炒酸枣仁 15g，合欢花 10g，柏子仁 15g，当归 15g，甘草 10g]7 剂煎服，每日 1 剂，每日 2 次。

方解　方中红参性味甘温，大补元气，宁心安神，针对主症为君药。黄芪、白术甘温，可补脾益气，助红参补脾益气；当归补血活血，与红参合用，起到益气补血，加强补心血作用，此几味药共为臣药；茯神、酸枣仁、合欢花、远志、柏子仁宁心安神，为佐药；甘草补气健脾，调和诸药，为使药。诸药合用，共奏益气补血、宁心安神之功。

二诊（2023 年 11 月 21 日）：睡眠好转，心慌发作减少，但仍时有发作。查舌淡暗，脉细，未切到结脉。辨证考虑为原证候兼有心脉瘀阻。治疗上佐以活血化瘀通心脉，重镇安神。方药：在原方不变的基础上加丹参 15g，磁石 30g（打碎先煎）继续服用 10 剂。抗甲状腺功能亢进药物继续按原医院方案。

三诊（2023 年 12 月 4 日）：服中药后心悸、心慌发作次数减少，偶尔发作一次，嘱病人继续用药 10 剂。抗甲状腺功能亢进药物继续按原医院方案，并嘱其定期复查。

思维与方法点评

1. 病症结合思维模式　本病西医诊断为甲状腺功能亢进症，临床表现完全符合甲状腺功能症的常见症状，但各种症状中以心慌为最突出，持续时间较长，因此中医辨病为心悸病。病人的症状主要表现为心血不足、脾气虚弱两大方面，是典型的心脾两虚证候。

2. 审机辨证思维　甲状腺功能亢进症是一种慢性疾病，在发生发展及治疗过程中，症状会发生不断变化，本病人就诊时主要表现为心悸，因此按心悸进行辨证施治。

3. 专病专药思维　心脾两虚证主要表现为心血不足、脾气虚弱两个方面，本病以心血不足为主，因此本病用药主要应用益气养血，宁心安神，如红参、当归、酸枣仁、丹参、磁石。

（三）胸痹

主诉：胸闷气促 12 天。

现病史：患者严某，男，74 岁，因“胸闷气促 12 天”于 2024 年 3 月 16 日中医初诊。2024 年 3 月 4 日患者因胸闷气促，伴有发热、咳嗽咳痰、端坐位呼吸，CT 示两肺广泛炎症伴两胸腔少量积液，肌酐 241.5μmol/L，诊断：重症肺炎、急性左心衰竭、呼吸衰竭、肾功能不全入院后予气管插管呼吸机辅助通气，行静脉-静脉体外膜肺氧合（V-V ECMO）治疗。3 月 6 日评估患者病情缓解予 V-V ECMO 下机，继续呼吸机辅助通气，3 月 8 日病情进一步稳定，予拔除气管插管，序贯无创呼吸机辅助通气。其他予抗感染，化痰，营养支持，补液升压，改善循环，利尿强心扩血管以及新活素抗心衰，3 月 5 日脑利尿钠肽（BNP）387.4pg/ml，3 月 8 日 BNP308.7pg/ml，3 月 9 日 BNP960.4pg/ml，主管医生认为西医治疗已经全面，但患者仍感胸闷气喘，且 BNP 仍偏高不稳定，遂寻求中医治疗。既往有高血压、糖尿病、心衰、心脏起搏器植入病史。3 月 16 日就诊时症见：胸闷气促，下肢轻度水肿，双手、前臂轻度肿胀，畏寒乏力，夜寐欠佳，口干，纳食一般，舌质红，苔少，脉弦细。

中医诊断：胸痹。

辨证：气阴不足，阳虚水泛。

西医诊断：重症肺炎，急性左心衰竭，呼吸衰竭，胸腔积液，肾功能不全，高血压，糖尿病。

治法：益气养阴，温阳利水。方药：生脉散、一贯煎合五苓散加减（党参 15g，五味子 6g，麦冬 30g，茯苓 15g，猪苓 10g，桂枝 9g，泽泻 10g，白术 15g，川楝子 9g，北沙参 15g，当归 10g，生地黄 15g，枸杞 10g）3 剂，水煎服，每日 1 剂，分 2 次服。

二诊（2011 年 3 月 19 日）：服药后胸闷气促、口干、下肢水肿好转，双手手臂肿胀好转，仍诉乏力畏寒，查舌质红，苔少，脉细。辨证同前，予生脉散合真武汤加减：

黑顺片 12g（先煎），北沙参 15g，党参 15g，麦冬 30g，生姜 10g，浙石斛 10g，五味子 6g，茯苓 15g，白芍 15g，炒白术 15g。

3 剂，水煎服，每日 1 剂，分 2 次服。3 剂后，患者诸症明显减轻，3 月 20 日复查 BNP 78.4pg/ml，胸闷缓解，无气促，于 3 月 25 日出院。

思维与方法点评

1. 病症结合思维模式 根据既往病史、肺部 CT、血气分析及 BNP 等检查，该患者诊断为重症肺炎，急性左心衰竭，呼吸衰竭，胸腔积液，肾功能不全，高血压，糖尿病。中医诊断为胸痹，通过临证病象资料收集分析，中医辨证当为气阴不足，阳虚水泛。

2. 审机辨证思维 本案患者素有高血压、糖尿病、心衰、肾功能不全等病史，此次因重症肺炎引起急性心衰、呼吸衰竭，病情危急，经过西医气管插管呼吸机辅助通气，体外膜肺氧合技术、抗感染、抗心衰等治疗后能拔管自主呼吸，但仍感胸闷气喘，且心衰指标 BNP 仍升高，中医认为患者久病耗伤气阴，肝肾阴虚，日久累及肾阳，而致心肾虚衰，运化无力，水湿内停，泛溢肢体则四肢浮肿，治疗以脉象为导向，先以生脉散益气养阴，一贯煎补益肝肾，固其根本，五苓散温阳利水。二诊患者以阳虚水泛为显，故仍以生脉散益气养阴，加真武汤振奋心阳，温肾化气行水，标本兼顾，效如桴鼓。

3. 专病专药思维 本案为胸痹，除辨证之外，胸痹的治疗应与辨病相结合，患者长期有糖尿病病史，久病耗伤气阴，故以生脉散为基础方，阳虚水泛以附子为君药。

（施杰民）

三、脾胃系病案

（一）泄泻

主诉：大便溏烂伴双下肢水肿 3 周余。

现病史：患者潘某，女，48 岁，因大便溏烂伴双下肢水肿 3 周余于 2022 年 12 月 20 日初诊。3 周余前因双肾多发性结石并肾积水在我院泌尿外科行肾结石取石术，术后伤口等恢复良好，但出现大便溏烂不成形，排便次数增多，每日 2～3 次，伴有脘腹胀痛、食欲不振等，此后不久开始出现双下肢肿胀，以踝关节以下为甚。实验室提示：低白蛋白血症，大便常规和肾功能正常。给予呋塞米补充人血白蛋白和止泻等处理，水肿有所减轻，但大便溏烂一直没有改善，为中医药治疗而请中医科会诊。会诊时症见：大便溏烂不成形，排便次数增多，每日 3 次，伴脘腹胀满，食欲不振，饮食乏味，口不渴，神疲乏力，双下肢尚有水肿，尿清。查面色㿠白，舌质淡，胖大有齿痕，苔白厚腻，脉濡。

中医诊断：泄泻。

辨证：脾虚湿盛证。

西医诊断：①肾结石术后并低白蛋白血症；②功能性消化不良。

治法：健脾止泻，利水消肿。方药：参苓白术散（莲子肉 15g，薏苡仁 20g，砂仁 15g，桔梗 10g，白扁豆 10g，茯苓 15g，红参 15g，炙甘草 10g，白术 15g，山药 15g）5 剂煎服，每日 1 剂，每日 3 次。

方解 本方证由脾虚湿盛所致。方中红参、白术、茯苓益气健脾渗湿，为君药。山药、莲子肉助红参健脾益气，兼能止泻。白扁豆、薏苡仁助白术、茯苓健脾渗湿，均为臣药。砂仁醒脾和胃，行气化滞；桔梗宣肺利气，以通调水道，又能载药上行，以益肺气，共为佐药。甘草健脾和中，调和诸药，为使药。诸药合用，共奏益气健脾、渗湿止泻之功。

二诊（2022 年 12 月 27 日）：根据病人要求，5 天后再次会诊，会诊症见：用药后第 2 天尿量明显增多，达 2000ml 左右，大便成形，每天 1～2 次，食欲不振等症状明显改善，水肿基本消失。查舌象、脉象没有变化，根据病情转变及临床所见，考虑上证辨证用药准确有效，证候不改变，继续原方治疗 5 剂。

三诊（2023 年 1 月 5 日）：病人已出院，电话告知病情已愈。

思维与方法点评

1. 病症结合思维模式　根据病史及化验结果，明确诊断为功能性消化不良，低白蛋白血症。本病原发病为肾结石，经手术等治疗后继发功能性消化不良和低白蛋白血症。功能性消化不良的临床表现大都属于中医脾脏的病变所致。低白蛋白血症主要临床表现为水肿。水肿中医理论认为主要与肺、脾、肾功能失常有关。本病所出现水肿全部伴有脾运化失常的症状，因此辨证上主要责之于脾胃，辨证为脾虚湿盛证。

2. 审机辨证思维　本病原发病为肾结石，属于中医“肾病”的范畴，但经手术等治疗后继发功能性消化不良和低白蛋白血症。病人的主要临床表现表明病机变化的中心已由肾病转变为脾病。因此辨证上主要应抓住脾病这个主要矛盾。

3. 专病专药思维　脾虚湿盛的病机表现为脾气虚弱、水湿内停两个方面，经典的方剂为参苓白术散。本方用药上一是红参大补元气、专补脾胃；二是白术、茯苓、白扁豆、薏苡仁既能补气健脾，又能利水渗湿消肿。本病临床表现以泄泻为主，莲子、白术、薏苡仁既能健脾利湿，又能止泻。

（二）痢疾

主诉：反复黏液脓血便近 5 年，复发 3 个月余。

现病史：患者宋某，女，29 岁。因“反复黏液脓血便近 5 年，复发 3 个月余”于 2019 年 5 月 6 日初诊。患者自 2014 年起出现反复黏液脓血便，伴腹痛、腹泻，遂至当地医院行肠镜检查，示距肛门 65cm 以下至肛周黏膜充血，可见散在分布点片状糜烂，血管网模糊，提示溃疡性结肠炎，遵当地医院医嘱口服美沙拉嗪，症状有所缓解，但每遇饮食刺激、季节变换、情绪波动等极易反复发作，3 个月前复发，在外院多方诊治效果不显，遂前来就诊，症见：排稀软便，不成形，日行 3～4 次，便中带有大量黏液及少量脓血，血色鲜红，伴腹泻、里急后重，便前腹痛明显，偶有左下腹胀满不适，肠鸣音亢进，失眠多梦，情绪不佳，时有口干口苦。查体：形体偏瘦，脐旁轻微压痛，舌红，苔黄腻，脉弦细。

中医诊断：痢疾。

辨证：大肠湿热蕴结，瘀毒阻络，肠络受损。

西医诊断：溃疡性结肠炎。

治法：清热燥湿，凉血止血。方药：复方苦参汤加减（苦参 30g，地榆炭 30g，青黛 5g，三七粉 5g，白及 20g，炙甘草 10g，白头翁 15g，黄连 10g，黄柏 20g，秦皮 20g，薏苡仁 30g，白芍 30g，仙鹤草 15g，山楂 20g，神曲 20g，麦芽 20g）。共 14 剂，水煎取汁，直肠灌入，每日 1 剂，每日 2 次。

嘱患者放松心情，保持愉悦，忌油腻刺激性饮食。予上方 7 剂，水煎服，每日 1 剂，每日 2 次。

方解　苦参、地榆炭为君药，味苦性寒，入大肠经，清热燥湿止血，治疗湿热泻痢和下焦便血效佳；青黛、白头翁、仙鹤草、黄连、黄柏助君药清热解毒、凉血泻火；白及苦寒收涩，助君药收敛止血，消肿生肌，共为臣药；三七粉性甘微苦，具有化瘀止血、活血定痛之功效；秦皮可助苦参、地榆炭清热燥湿、收涩止痢，薏苡仁健脾止泻，山楂、神曲、麦芽可健脾、消食、化滞，此六味药共为佐药；炙甘草为使药，味甘平，调和诸药。

二诊（2019 年 5 月 21 日）：患者自述中药灌肠后大便次数减少，2～3 次/日，基本成形，黏液及脓血均较前减少，腹痛、肠鸣明显减轻，无腹泻、腹胀、里急后重及口干口苦，食欲可，舌红，苔薄黄，脉弦滑。分析患者灌肠后，湿热证减轻，肠气渐通，食纳如常，故去山楂、神曲、麦芽，减黄连为10g，加青黛为10g，继以7剂，水煎取汁，直肠灌入，每日1付，每日2次。

三诊（2023年5月29日）：患者自述继以7剂灌肠后大便1次/日，成形肉眼未见黏液及脓血，无腹痛，舌红，苔薄白，脉滑。分析患者病已向愈，需补气健脾以防复发，故去白及、白芍，减苦参为20g，加黄芪20g，白术20g，侧柏叶15g。共14剂，水煎取汁，直肠灌入，每日1剂，1～2次/日，连续巩固治疗半月后无任何不适，随访一年再未复发。（冷雪媛，范恒，陈倩云，2021. 范恒教授复方苦参汤治疗溃疡性结肠炎临床经验[J]. 光明中医，36（18）：3073-3075.）

思维与方法点评

1. 病症结合思维模式 根据问诊、查体及结肠镜等西医诊断为溃疡性结肠炎（UC）活动期。中医诊断为久利、痢疾；溃疡性结肠炎病情易反复发作，缠绵难愈，本虚标实为其基本病机，即脾胃虚弱为其本，湿热内阻、气滞血瘀为其标，但溃疡性结肠炎活动期是以湿热蕴结为主。通过临证病象资料收集分析，临床辨证发现溃疡性结肠炎活动期，多属实证，病位在大肠，主要证型为大肠湿热，中医辨证当为大肠湿热蕴结，瘀毒阻络，肠络受损。正如《类证治裁·痢疾》所说“证由胃腑湿蒸热壅，致气血壅结，夹糟粕积滞，入大小腑，倾刮脂液，化脓血下注”。

2. 审机辨证思维 本案泄泻黏液脓血便，伴里急后重，便前腹痛明显，偶有左下腹胀满不适，肠鸣音亢进，失眠多梦，情绪不佳，时有口干口苦，舌红，苔黄腻，脉弦细，故治以清热燥湿凉血为要。本案选方复方苦参汤合白头翁汤加减治疗大肠湿热证候。复方苦参汤（苦参、地榆炭、青黛、三七粉、白及、甘草）清热解毒、燥湿凉血，佐以白头翁汤（黄连、黄柏、秦皮、白头翁）清热燥湿、收涩止痢；仙鹤草凉血止痢；薏苡仁健脾止泻、排脓、解毒散结；白芍、炙甘草理气缓急止痛；山楂、神曲、麦芽消食健脾；诸药共奏清热燥湿、凉血散瘀、解毒止痢之功。

3. 专病专药思维 溃疡性结肠炎炎症活动主要与大肠湿热相关，大肠湿热是溃疡性结肠炎活动期的主要证候，临床过程中发现用常规白头翁汤等常用方剂清热燥湿、收涩止痢治疗虽有一定的缓解作用，但疗效往往不佳，这也是成为困扰溃疡性结肠炎治疗的难题。但是，如果从专病专药治疗的角度去分析治疗大肠湿热型溃疡性结肠炎疗效，就发现复方苦参汤中苦参、地榆炭、青黛等药物对溃疡性结肠炎有显著的治疗效果，它们不仅清热燥湿凉血治则相符，而且针对性更强，属专病专药范畴，值得进一步研究探讨。同时临床应用表明，如果溃疡性结肠炎在中医药治疗的基础上配合西医小剂量美沙拉嗪治疗，临床疗效会更优。

（范　恒）

（三）胃脘痛

主诉：胃脘痛反复发作3年余，再次发作5天。

现病史：患者黄某，女，49岁，因胃脘痛反复发作3年余，再次发作5天于2023年11月27日初诊。3年余前因腰肌劳损服用复方氯唑沙宗、塞来昔布及壮腰健身丸2周后开始出现上腹部疼痛，以剑突下为明显，伴纳差、恶心等症状，至当地医院就诊，胃镜提示糜烂性胃炎。给予奥美拉唑、替普瑞酮等药，并停用复方氯唑沙宗及塞来昔布等药1周后症状明显缓解，继续巩固治疗3周。此后每因饮食不慎，情绪紧张等因素反复发作，每年发作3～5次。5天前因出差外地，饮食不规律而再次发作，未经治疗，意欲中医药治疗而来诊。就诊时症见：上腹部隐隐作痛，以剑突下为明显，热敷后缓解，较怕冷，夜间经常痛醒，胃纳少，大便溏烂，口不渴。查面色较白，舌质淡有齿痕，苔白厚，脉细。

中医诊断：胃脘痛。

辨证：脾胃虚寒证。

西医诊断：慢性胃炎。

治法：温中健脾，散寒止痛。方药：附子理中丸加味[附子 15g（先煎），干姜 12g，肉桂 3g，炙甘草 10g，红参 12g，白术 12g，醋延胡索 12g]。5 剂煎服，每日 1 剂，每日 2 次。

方解　方中附子、干姜大热，直入脾胃，温中散寒，为振奋脾阳之要药，为君药；红参性味甘温，补气健脾，促进运化，为臣药。君臣相配，温补相合，以复脾阳之功。白术甘温苦燥，健脾燥湿，助红参益气健脾。肉桂具有温补脾阳、振奋阳气的作用，有助姜附之功。延胡专为行气止痛之要药，为佐药；甘草益气补中，缓急止痛，调和诸药，为使药；诸药配合，共奏温中健脾、散寒止痛之功。

二诊（2023 年 12 月 4 日）：用药后胃脘痛已缓解未发作，其他症状明显减轻，出现感觉口干，偶尔心慌。查舌质边红，苔白，脉象没改变，考虑为附桂过于温热，予以原方减去附子，继续用药 5 剂。

三诊（2023 年 12 月 11 日）：用药后无胃脘痛，无口干、心慌等不适，舌脉象同前，继续用药 3 剂，巩固疗效。

思维与方法点评

1. 病症结合思维模式　本病西医经过胃镜检查明确诊断为慢性胃炎，患者临床表现为腹痛，以剑突下为主，根据部位特征，属于中医胃脘痛。胃脘为脾胃所居之处，辨证应主要考虑脾胃病变为主。

2. 审机辨证思维　胃脘痛是一个慢性疾病，经常反复发作，用药时间比较长，治疗期间该注意病情的转变。本证为虚寒证，用大温大热之姜附后出现口干、心慌等，为温补过度，要及时审势停药。

3. 专病专药思维　脾胃虚寒证为脾阳不足之证，经典主方是理中丸或附子理中丸。为了加强补阳之功和止痛作用，还佐加了肉桂和延胡索。

（韦春珠）

四、肝胆系病案

（一）胁痛

主诉：间断肝区刺痛 3 年。

现病史：患者，女，39 岁，患者诉慢性迁延性肝炎 3 年，病情控制不佳，肝功能检查反复波动。于 1 年前发现脾大。肝扫描：肝显影尚规则，左叶稍大，放射性分布尚均匀，未见稀疏及缺损区，脾脏显影符合早期肝硬化图像。乃来我院诊治。刻下症：肝区刺痛，腰膝酸软，口燥咽干，夜寐梦多，齿龈渗血，偶见鼻衄。脉弦细，舌红绛。

中医诊断：胁痛。

中医辨证：肝肾阴虚，郁热瘀阻。

西医诊断：①慢性迁延性肝炎；②早期肝硬化。

治法：清滋肝肾，柔肝宁络。方药：一贯煎加减[北沙参 15g，白芍 10g，生地黄 15g，枸杞子 12g，地骨皮 12g，玄参 15g，生鳖甲 30g，天冬 10g，麦冬 10g，阿胶（烊化）10g，三七（冲服）3g，白茅根 30g]。10 剂煎服，每日 1 剂，每日 2 次。

二诊：服药 10 剂。齿龈出血已经停止，胁痛腰酸亦减，但仍觉倦乏少力，少寐。原方去阿胶、地骨皮，加黄芪、当归等治疗 2 个月，诸症轻减，精神好转，苔白腻，舌红转淡，脉弦已平。仍予以原法加减，配合复肝丸，每次服用 3g，一日 2 次。调治半年，3 次肝功能均在正常范围，至今病情稳定。（朱建平，马旋卿，强刚，等，2010. 朱良春精方治验实录[M]. 北京：人民军医出版社.）

思维与方法点评

1. 病症结合思维模式 朱老认为肝肾阴虚型肝硬化的基本病机是邪毒久羁，肝血亏耗，肾阴损伤，热郁脉络。故可见脾肿明显，肝大不著，肝区刺痛，腰膝酸软，口燥咽干，夜寐梦多，齿龈渗血，偶见鼻衄。脉弦细，舌红绛。

2. 审机辨证思维 本病患者肝肾阴虚，郁热瘀阻，治疗当以滋补肝肾、养阴和络为基础，方药以一贯煎为基础加减，以北沙参、白芍、生地黄、枸杞子、天冬、麦冬以清补肝肾之阴，地骨皮清除郁热，生鳖甲合阿胶等血肉有情之品以补肾填精养血，生鳖甲合白茅根以潜阳凉血清热，冲服三七活血祛瘀。

3. 变易思维 在临床遣方中注意患者的病情变化，二诊时出血已经停止，故去掉阿胶、地骨皮等止血药，伴倦乏少力、少寐，加入黄芪以补气活血，当归养肝血以安神，两者合用扶正化瘀，以补肝血亏虚之耗。

（二）黄疸

主诉：乙肝系列异常7年，反复身目黄染2年余，加重1个月。

现病史：患者2002年因疲乏无力，查乙肝系列：HBsAg、HBeAg、HBcAb阳性；肝功能基本正常，未行治疗。2年来反复出现黄疸，诊治无效，遂来求治。刻下症见：身目黄染，黄色鲜明，疲乏无力，纳呆，口干口苦，大便干，小便黄。颈部有蜘蛛痣，肝掌明显。肝功能检查：总胆红素271.9μmol/L，结合胆红素193.5μmol/L，谷草转氨酶129U/L，谷丙转氨酶99U/L，白蛋白31.6g/L，球蛋白35.2g/L。腹部B超检查示：肝硬化并腹水，脾大。乙肝系列：HBsAg、HBeAg、HBcAb阳性；HBV-DNA 2.69×10^6U/ml。舌质红，苔黄厚，脉弦。

中医诊断：黄疸。

中医辨证：湿热蕴结，熏蒸肝胆，肝失疏泄，气机不畅，胆汁横溢。

西医诊断：①黄疸；②慢性乙型肝炎。

治法：清利湿热。方药：茵陈汤加味（茵陈120g，栀子15g，生大黄30g，清半夏10g，竹茹5g，陈皮10g，川厚朴10g，鸡内金15g，麦芽15g，黄柏10g，金钱草15g，连翘10g，赤芍100g，葛根20g）7剂，水煎服，日1剂。

二诊：患者身目黄染减轻，但觉右胁肋胀痛，饮食多后觉胃脘痞满不适，小便黄如浓茶，大便日行2～3次；舌质红，苔黄腻，脉弦。继续按照前法加减。

茵陈60g，栀子10g，生大黄15g，清半夏10g，赤芍60g，陈皮10g，川厚朴10g，鸡内金15g，麦芽15g，葛根60g，金钱草15g，连翘10g。

7剂，水煎服，日1剂。

三诊：腹胀、恶心呕吐消除，去半夏、厚朴，继续用上方加减治疗。

茵陈60g，栀子10g，生大黄15g，赤芍60g，陈皮10g，鸡内金15g，炒白术30g，麦芽15g，葛根60g，金钱草15g，连翘10g。

7剂，水煎服，日1剂。

四诊：症状明显减轻，黄疸减退。复查肝功能：总胆红素25.4μmol/L，谷草转氨酶41U/L，谷丙转氨酶51U/L，白蛋白36g/L，球蛋白32.5g/L。表示湿热大势已去，故以四逆散甘寒清热化湿，顾护胃气。处方如下：

柴胡10g，白芍12g，枳壳15g，炙甘草6g，茵陈10g，薏苡仁30g，白扁豆30g，黄芪10g，生白术10g，连翘15g，焦山楂30g。

14剂，水煎服，日1剂。

五诊：诸症全消，复查肝功能正常。（薛敬东，李粉萍，2011. 名老中医张瑞霞学术思想及临证经验荟萃[M]. 西安：陕西科学技术出版社.）

思维与方法点评

1. 经典思维 《金匮要略》强调："黄家所得，从湿得之。"黄疸发病的主要原因为湿邪为患，多由于湿热内蕴，气化失司，湿热病邪无从排出，胆汁外泄而成。其病位所在脾、胃、肝、胆。

2. 因势利导思维 "诸病黄家，但利其小便"，黄疸的治疗大法应该以清利湿热为主，茵陈蒿汤中茵陈配栀子，可以使湿热之邪从小便而去，茵陈配大黄，令湿热之邪从大便而去，令邪气有所出路。

3. 整体思维 黄疸发病除了与湿邪密切相关外，毒、瘀同样是重要的致病因素，湿、毒为致病因素，瘀为病理产物，三者之间相互影响，互为因果。以致热毒瘀血胶结，内蕴脏腑，发为黄疸，故方中重用赤芍活血化瘀凉血，符合关幼波教授的"治黄必治血，血行黄易却"的理论，重用葛根以甘寒生津，清热解毒。

（三）积聚

【案例 1】

主诉：腹胀、纳呆、腹水 2 个月。

现病史：患者，男，42 岁，因"腹胀、纳呆、腹水 2 个月"于 2000 年 5 月 10 日初诊，患者自觉腹胀，腹部逐渐增大如鼓，乏力，懒言，不欲食，口、鼻经常出血 2 个多月，住北京某医院，检查发现乙型肝炎大三阳，诊断为慢性重型肝炎、肝硬化、腹水。治疗过程中腹水反复出现，自动出院。转诊中医治疗、有吸烟、饮酒史。刻下症见：腹胀，腹水。腿肿，行动不便，口、鼻出血，尿少便溏。面色晦暗，两目周围暗黑，肝臭味极强，舌质绛，有瘀斑，苔黄褐，脉弦滑。辅助检查：血小板计数 30×10^9/L，血红蛋白 70g/L，肝功能差，谷丙转氨酶、谷氨酰转肽酶、碱性磷酸酶均异常，球蛋白增高 40%，甲胎蛋白定量高达 1985ng/L，B 超检查示肝略缩小，脾脏增大（5.6cm），腹水。

中医诊断：臌胀，积聚。

中医辨证：肝血不足，脾阳不振，瘀血内停，蕴而化湿，郁久化热。

西医诊断：①慢性重型进行性肝炎；②肝硬化；③腹水；④肝癌。

治法：益气健脾，化湿利水，清热解毒，祛瘀生新。方药：黄芪补血汤合四君子汤加味[炙黄芪 30g，党参 15g，苍术 20g，白术 20g，猪苓 20g，茯苓 20g，车前子 30g，当归 12g，白芍 20g，泽兰 15g，抽葫芦 10g，紫草 10g，半枝莲 30g，半边莲 30g，龙葵 12g，益母草 30g，丹参 30g，三七粉（冲）9g，全蝎粉（冲）6g，香附 12g，生姜 3 片，大枣 5 枚]。

水煎服，每日 1 剂。配合西医几丁聚糖，每日 6g。半枝莲，水煎代茶饮，每日 1 剂。

二诊（2000 年 6 月 12 日）：患者服药一个半月后精神、乏力疲惫好转，腹水渐少，服中药 2 周后鼻出血停止，B 超检查：腹水消失。纳食增加，睡眠安，舌质胖暗，瘀斑，苔黄，脉弦细，复查甲胎蛋白定量下降 79ng/L，但未恢复正常。为了进一步加强效果，在益气健脾基础上加养肝血、软坚散结、活血化瘀之品。

炙黄芪 60g，党参 15g，苍术 20g，白术 20g，猪苓 20g，茯苓 20g，三七粉（冲）9g，当归 12g，白芍 20g，泽兰 15g，紫草 10g，全蝎粉（冲）5g，半枝莲 20g，半边莲 30g，龙葵 12g，香附 12g，炙鳖甲 15g，炙龟甲 15g，三棱 10g，莪术 6g，夏枯草 12g，垂盆草 30g，陈皮 6g，大枣 5 枚。

水煎服，每日 1 剂。

三诊（2000 年 7 月 12 日）：患者连服上药 4 周，感觉精神恢复良好，乏力懒言消失，腹水未再反复，纳香睡安，舌黄暗红，脉弦细。复查甲胎蛋白 57ng/L，谷丙转氨酶、谷草转氨酶均恢复正常范围。患者发病已久，久病多虚，经 2 个月治疗后腹水完全消失，血象及血小板、血红蛋白有所回升。古人云，肝肾同源，为了加强药效，巩固治疗效果，增加补肾以养肝血。

炙黄芪 60g，太子参 30g，当归 12g，赤芍 20g，白芍 20g，黄精 30g，枸杞子 30g，女贞子 30g，苍术 20g，白术 20g，炙鳖甲 15g，炙龟甲 15g，半边莲 30g，陈皮 20g，益母草 30g，丹参 30g，三棱 10g，莪术 6g，全虫粉（冲）5g，三七粉（冲）9g，龙葵 12g，夏枯草 12g，猪苓 20g，茯苓 20g。

水煎服，每日 1 剂。

四诊（2000 年 8 月 8 日）：患者病情平稳，稍有腹胀，下肢微肿，余无不适，晦暗面色已大部恢复，舌质暗，苔白黄，脉弦细。检查血红蛋白已达 90g/L，血小板升至 50×10^9/L，甲胎蛋白定量为 10ng/L。效不更方，仍以攻补兼施，连服 30 剂。水煎服，每日 1 剂。

四诊（2000 年 10 月 10 日）：舌质暗，苔白，患者脉仍弦，复查甲胎蛋白定量为 5ng/L，肝功能已恢复正常，一般情况好，唯有小三阳仍然存在。建议服上药巩固治疗。2001 年 12 月 13 日，追访患者病情平稳，已赴外地工作。（高荣林，姜在旸，2005. 中国中医研究院广安门医院专家医案精选[M]. 北京：金盾出版社.）

思维与方法点评

1. 变易思维　刘老治疗时在攻补兼施的基础上，对于每个阶段的病程给予不同治疗重点，第一阶段以健脾利水、消除腹水为主，第二阶段，在扶正补气养血的基础上加强活血软坚、散结解毒的作用。第三阶段，在病情稳定时，加重补肝健脾养肾之功效，达到扶正祛邪的目的。

2. 审机辨证思维　病人腹水日久，正虚邪实，故以黄芪补血汤与四君子汤为基础，人参、黄芪、白术健脾补气，“血不利则为水”方中用泽兰、益母草活血利水，三七粉活血通络，半枝莲、龙葵等清热解毒抗癌。

3. 整体思维　肝病日久，累及肾脏，乙癸同源，肝肾之精互为补充，恢复期加入龟甲、鳖甲等血肉有情之品宜补肾养肝。臌胀病本虚标实，其治之本在脾，故方药以四君子汤为主，健脾益气，培土制水。

【案例 2】

主诉：胁肋胀满不适 2 个月余。

现病史：患者，女，30 岁，1980 年 3 月 28 日初诊。患者自诉 1975 年曾患急性黄疸型肝炎，于某医院住院治疗好转，常觉乏困无力，颜面、下肢浮肿，劳则加重，食欲不振，腹部胀满，连及两胁，大便不调，小便量少，月经推后量少。虽经治疗，但症状改变不显。1980 年 1 月以来，两胁下自觉饱胀支撑，隐隐作痛，部位不移，且腹胀日渐加重，时有振水音，饮食明显减少，易动气烦躁，面部发暗青，形体消瘦。肝功能检查：黄疸指数正常，谷丙转氨酶 175U/L，麝香草酚浊度试验 9U，硫酸锌浊度试验 19U，血清总蛋白 76g/L，其中，白蛋白 35.5g/L，球蛋白 40.5g/L，肝大肋下 1cm，剑突下 2.5cm，脾脏增厚 4cm。遂经某县医院诊断为早期肝硬化，因治疗效果不理想，故转中医诊治。症见：患者面色萎黄晦暗，形体消瘦，腹稍膨隆，肝区压痛明显，脾大可及。质硬，触则疼痛，下肢浮肿，舌质紫暗，舌底有瘀丝，苔薄白，脉沉弦无力。

中医诊断：积聚。

中医辨证：肝气郁久，血瘀不行，损及脾气，发为积聚。

西医诊断：早期肝硬化。

治法：健脾益气，疏肝化瘀。方药：炙黄芪 15g，白芍 12g，三七（冲服）3g，郁金 12g，丹参 10g，香附 10g，白术 10g，当归 10g，茯苓 15g，山药 20g，白茅根 30g，炙甘草 6g。水煎服，一日一剂。伤湿止痛膏撒少许七厘散贴于两肋下，并配合丹参注射液每日 1 次，每次 2 支，肌内注射。

二诊（1980 年 4 月 25 日）：患者坚持用药 25 日后，自觉诸症减轻，浮肿消失，精神好转，饮食增加，可上半天班。遂于 4 月 25 日去某医院复查肝功能：麝香草酚浊度试验 3U，硫酸锌浊度试验 11U，谷丙转氨酶 76U/L，总蛋白 76.5g/L，其中，白蛋白 41.5g/L，球蛋白 35g/L。超声波复查肝上界由第 5 肋下降至第 6 肋，下界肋下未探及，剑突下 2cm，脾不肿大，即以前次方药稍作化裁嘱继续服用。

三诊（1980 年 6 月 3 日）：诸症痊愈，肝功能化验正常。5 月份已上全天班，嘱停药观察，并注意避免劳累，保持情绪舒畅。（常占杰，宋春荣，2016. 大国医经典医案诠解病症篇肝病[M]. 北京：中国医药科技出版社.）

思维与方法点评

1. 整体思维 患者病程日久，正气亏耗，不耐峻剂，故内外合治，内服中药以行气活血，外用七厘散以化瘀散结，共奏健脾益气、疏肝化瘀之功。

2. 病症结合思维模式 患者病程迁延，邪气久居，肝气郁结，日久及络，气机运行失常，血瘀不行，痰饮水湿瘀血等病理产物产生，肝病日久，脾气亏虚，遂成顽疾积聚。舌紫暗，舌底有瘀丝，结块固定不移，痛有定处，辨证属瘀血所致，治疗当以化瘀行气为主。

3. 审机辨证思维 本病患者肝病日久且伴有瘀血之象，故方药选用中以黄芪补气活血，白芍柔肝养血，三七、郁金、当归活血行血，香附行气活血，丹参凉血活血，白术、茯苓、山药、甘草以健脾益气，佐以白茅根凉血止血，令诸药寒凉得宜，共奏活血化瘀之功。

（四）胁痛

主诉：反复有上腹部隐痛，胀闷不适 3 年，加重 2 个月。

现病史：患者，男，56 岁，1998 年 1 月 7 日初诊。患者诉自 1995 年始，反复右上腹部隐痛，胀闷不适，有时加重，多与进食油腻有关，不伴恶心、呕吐和黄疸，经超声检查发现胆囊增大，胆囊壁增厚，胆囊内有泥沙样结石。近 2 个月来，症状加重，呈持续性隐痛，并因进食而疼痛加重，伴纳差腹胀，口苦恶心，大便干燥，数日一行。西医治疗效果不佳，故请求中医诊治。查其舌苔、苔薄黄微腻，脉弦细。

中医诊断：胁痛。

中医辨证：湿热内蕴，肝胆郁结，脾胃失和。

西医诊断：胆结石。

治法：疏肝利胆，健脾和胃。方药：大柴胡汤加减（柴胡 10g，清半夏 10g，鸡内金 10g，川楝子 10g，延胡索 10g，生三仙各 10g，黄芩 15g，白芍 15g，党参 15g，白术 15g，茯苓 15g，郁金 15g，金钱草 30g，枳实 12g，酒大黄 6g，甘草 6g）。每日 1 剂，水煎服。

二诊（1998 年 1 月 13 日）：服药 6 剂，大便每日 2 次，胁痛腹胀减轻，恶心缓解，饮食稍好转，舌脉同前。效不更方，上方继续服用 12 剂，日 1 剂。

三诊（1998 年 1 月 25 日）：腹胀缓解，胁痛发作减少，程度减轻，口苦消失，食欲改善，纳食增加，舌淡红，苔薄白，脉弦。上方连续服用共达 80 余天，症状全部消失，复查 B 超见胆囊缩小，结石消失，胆囊壁仍偏厚。（杨明会，窦永起，吴整军，等，2003. 赵冠英验案精选[M]. 北京：学苑出版社.）

思维与方法点评

1. 六经辨证思维 少阳病可见口苦，咽干，胸胁苦满；阳明病可见“胃家实”。《伤寒论》103 条提示，该病少阳病不解，邪气兼阳明少阳，化燥成实，故可见右上腹部隐痛，胀闷不适，口苦恶心，大便干燥。遂以大柴胡汤为主方，和解少阳与通下里实并行，两解少阳阳明之邪。

2. 整体思维 胆结石虽然属于中医学“胁痛”范畴，其病位在肝胆，但与脾胃关系甚是密切。脾为仓廪之官，胃为水谷之海，两者共主升降，饮食不节，脾胃运化失司，则可见湿热内生；此外，肝胆五行同属木主疏泄，肝胆疏泄不利，则气机不畅，升降失常，反过来影响脾胃的升降，所以治疗除了疏肝利胆外，需注意健脾和胃，方中以四君子汤健脾和胃，脾胃升降有序可以助肝胆疏泄以祛邪外出。

3. 专病专药思维 除六经辨证，脏腑辨证外，本病乃胆结石，故用方加入金钱草、郁金等药物以利胆排石。

五、肾系病案

（一）水肿病案

【案例 1】

主诉：反复双下肢水肿 7 个月，加重 1 周。

现病史：患者，男，70 岁，7 个月前无明显诱因出现双下肢水肿，1 周前水肿加重，偶有喘憋，24h 尿蛋白定量（24hUpro）6.57g（尿量不详），白蛋白（ALB）14.8g/L，肾功能正常。症见：双下肢肿胀，活动后偶有胸闷气短，夜间可平卧，纳少，尿中有泡沫，尿量减少，具体未测量。舌淡，苔厚腻，脉滑。查体：双上肢重度水肿，腰骶及双下肢中度水肿，腹部微膨隆，叩诊移动性浊音阳性。

中医诊断：水肿。

辨证：脾肾阳虚，风水相搏。

西医诊断：肾病综合征。

治法：温肾健脾，祛风利水。方药：真武汤加减（熟附子 90g，干姜 30g，生姜 20g，白芍 30g，茯苓 30g，生白术 20g，豨莶草 30g，青风藤 30g，穿山龙 30g，生黄芪 30g，山萸肉 30g，生地黄 15g）。3 剂，水煎服，日 1 剂。

二诊：患者下肢肿胀减轻，仍重度水肿，自觉手足发凉，24 小时尿量 900ml。上方熟附子加至 120g，生黄芪加至 50g，山萸肉加至 50g，加鸡血藤 30g。4 剂，水煎服，日 1 剂。

三诊：仍纳差，尿量增至 1100ml。体重较前下降 1kg。守上方，生黄芪加至 80g，生白术加至 40g，加芡实 30g，泽兰 10g。7 剂，水煎服，日 1 剂。

思维与方法点评

1. 病症结合思维模式 该患者双上肢重度水肿，腰骶及双下肢中度水肿，腹部微膨隆，叩诊移动性浊音阳性。中医诊断为水肿；通过临证病象资料收集分析，中医辨证当为脾肾阳虚，风水相搏。

2. 审机辨证思维 本案为老年男性，脾肾阳虚，气化不利，则水气聚而成湿，水湿浸渍肌肤，故见下肢水肿，方用真武汤加减以温阳利水，方中附子温壮肾阳，白术健脾燥湿，茯苓利水渗湿，生姜温散水气，芍药利小便，止腹痛。五味相配，既能温补脾肾之阳，又可利水祛湿。故适用于脾肾阳虚，水湿内聚所产生的诸证。

3. 专病专药思维 本案为水肿，除辨证之外，水肿的治疗应与辨病相结合，故用药加青风藤、穿山龙、豨莶草等利水消肿的药物以提高治疗效果。

【案例 2】

主诉：颜面及双下肢水肿 1 周。

现病史：患者，女，48 岁。患者颜面及双下肢水肿，感冒时水肿甚，左侧腰痛，酸痛，怕凉喜暖，眠差。舌质红，苔薄黄，脉沉细。

中医诊断：水肿。

辨证：肾阳亏虚证。

西医诊断：急性肾炎。

治法：温补肾阳。方药：桂附地黄汤加减（附子 6g，桂枝 6g，山茱萸 15g，山药 15g，泽泻 10g，云苓 10g，熟地黄 30g，牡丹皮 10g，车前子 10g，牛膝 15g，甘草 10g，干姜 6g，白术 10g）。10 剂，每日 1 剂，水煎服。

二诊：病情好转，汗出，腰痛减，水肿减。舌质略淡红，脉沉。上方改泽泻 30g，车前子 20g，加麻黄 10g，细辛 3g。10 剂，每日 1 剂，水煎服。

三诊：病情好转，精神好转，腰酸改善，面无水肿。舌质红，苔薄白，脉沉细弱。方用桂附地黄汤加减。处方：附子 6g，桂枝 10g，牡丹皮 10g，云苓 10g，泽泻 10g，山茱萸 15g，山药 15g，熟地黄 30g，细辛 3g，干姜 10g，白术 10g，甘草 10g，巴戟天 10g，车前子 10g。10 剂，每日 1 剂，水煎服。

思维与方法点评

1. 病症结合思维模式　该患者颜面及双下肢水肿，中医诊断为水肿；通过临证病象资料收集分析，中医辨证当为肾阳亏虚证。

2. 审机辨证思维　本案患者肾阳亏虚，气化不利，则水气聚而成湿，水湿浸渍肌肤，故见下肢水肿，方用桂附地黄汤加减，方中地黄、山茱萸补益肾阴而摄精气；山药、茯苓健脾渗湿，泽泻泄肾中水邪；牡丹皮清肝胆相火；桂枝、附子温补命门真火。诸药合用，共成温补肾气之效。

3. 专病专药思维　本案为水肿，除辨证之外，水肿的治疗应与辨病相结合，故用药加车前子、怀牛膝等利水消肿的药物以提高治疗效果。

（二）淋证

【案例 1】

主诉：反复尿频、尿热 2 年余。

现病史：患者，女，45 岁。2 年前出现尿频、尿道热，曾查尿常规示尿潜血，未系统诊治，后尿频、尿热反复出现，夜尿 3～4 次，乏力，手足发凉，舌质红，苔薄白，脉细数。辅助检查：尿常规示尿比重（SG）1.020，酸碱度（pH）7.0。

中医诊断：劳淋。

辨证：肾阳不足，湿热内蕴。

西医诊断：反复尿路感染。

治法：清热利湿，补肾温阳。方药：无比山药丸加减（莲子肉 10g，地骨皮 6g，麦冬 10g，太子参 10g，萹蓄 10g，车前草 50g，鱼腥草 30g，白花蛇舌草 60g，益智仁 3g，乌药 3g，巴戟天 6g，熟地黄 10g，菟丝子 6g，酒萸肉 6g，山药 15g）。7 剂，水煎服，日 1 剂。

二诊：尿频改善，夜尿由 3～4 次减至 1～2 次，仍乏力、怕冷、尿道灼热，舌质淡黯，苔薄白，脉沉细。守上方加知母 10g。14 剂，水煎服，日 1 剂。

三诊：尿道灼热减轻，仍乏力、气短、手足发凉，近日易汗出，舌暗红，苔薄白，脉沉细。续以二诊方加仙鹤草 50g，丹参 10g。14 剂，水煎服，日 1 剂。

四诊：尿频、乏力明显改善，但是排尿后尿道口有些灼热，平时怕冷，舌淡红苔薄白，脉沉细。继以三诊方 14 剂以巩固疗效。

思维与方法点评

1. 病症结合思维模式　该患者尿频、尿道热，同时手足发凉、怕冷，乏力，手足发凉，舌质黯红，苔薄白，脉细数，中医诊断：淋证；通过临证病象资料收集分析，中医辨证当为肾阳不足，湿热内蕴。

2. 审机辨证思维 本案患者尿频、尿道热，同时手足发凉、怕冷，属寒热错杂，故应在清热利湿的同时温阳，方用缩泉丸温肾缩尿，清心莲子饮加减清心火、益气阴、止淋浊，配合清热利湿养阴之品，为补中寓清之意。

3. 专病专药思维 本案为淋证，除辨证之外，淋证的治疗应与辨病相结合，故用药加萹蓄、车前草、鱼腥草等药物以提高治疗效果。

【案例 2】

主诉：尿急、短涩、腰痛 3 个月。

现病史：患者，女，33 岁，近 3 个月来，因工作劳累过度，出现小便急频、短涩、刺痛，晨起眼睑浮肿，伴头痛目眩，失眠多梦，腰膝酸痛，形体消瘦，左肾区叩击痛，舌质红，苔薄黄，脉沉细。

中医诊断：淋证（热淋）。

辨证：膀胱湿热，肾阴不足。

西医诊断：急性肾盂肾炎。

治法：清热利湿，滋补肾阴。方药：都气丸加减（生地黄 15g，山药 15g，五味子 10g，泽泻 10g，茯苓 12g，牡丹皮 10g，赤芍 10g，连翘 12g，黄柏 10g，地榆 12g，川续断 12g，陈皮 6g）30 剂，每日 1 剂，水煎服。

复诊：服药 1 个月后，诸症消失，尿检查正常，尿菌培养 4 次均阴性。

思维与方法点评

1. 病症结合思维模式 该患者小便急频、短涩、刺痛，同时晨起眼睑浮肿，伴头痛目眩，失眠多梦，腰膝酸痛，舌质红，苔薄黄，脉沉细，中医诊断为淋证；通过临证病象资料收集分析，中医辨证当为膀胱湿热，肾阴不足。

2. 审机辨治思维 本案患者湿热蕴结下焦日久，蒸迫膀胱，气化不利，伤及肾阴所致。方以六味地黄汤化裁清热利湿，滋补肾阴，方中生地黄入肾，清热滋阴，山药健脾补肾涩精，五味子滋肾阴，涩精气；泽泻、黄柏泻肾火，引火下行，配连翘、地榆清热凉血以防出血之弊；牡丹皮清退虚热，配川续断、赤芍活血消瘀而止肾区痛；茯苓渗利脾湿；陈皮理气健脾，诸药合用，共奏滋阴降火之功。

3. 专病专药思维 本案为淋证，除辨证之外，淋证的治疗应与辨病相结合，故用药加泽泻、茯苓等药物以提高治疗效果。

（三）癃闭

【案例 1】

主诉：小便闭塞，点滴不出半个月。

现病史：患者，女，67 岁。患者半个月前出现小便闭塞，点滴不出，少腹胀满而痛，口不渴，颜面色暗，纳可寐差，大便略干，舌淡红、苔少而滑，脉弦细。

中医诊断：癃闭。

辨证：膀胱气化失职。

西医诊断：尿潴留。

治法：开窍豁痰，通阳化气。方药：滋肾通关丸合宣阳汤加减（通草 25g，知母 15g，黄柏 15g，肉桂 15g，石菖蒲 15g，威灵仙 15g，地肤子 15g，乌药 10g，竹叶 10g，蝼蛄 1 只，蟋蟀 1 只）。2 剂，每剂煎取 600ml，早晚饭后分服。

二诊：自述服 1 剂后，数小时即有尿意，有小便排出，仅大便略干，舌淡红、苔薄白，脉沉弱无力。为巩固疗效。改方如下：党参 15g，威灵仙 15g，地肤子 15g，乌药 15g，黄柏 15g，知母 15g，石菖蒲 15g，肉苁蓉 15g，肉桂 10g。2 剂，每剂煎取 600ml，早晚饭后分服。

思维与方法点评

1. 病症结合思维模式　该患者小便闭塞，点滴不出，少腹胀满而痛，口不渴，颜面色暗，纳可寐差，大便略干，舌淡红、苔少而滑，脉弦细，中医诊断为癃闭；通过临证病象资料收集分析，中医辨证当为膀胱气化失职。

2. 审机辨证思维　患者为老年女性，真阳虚衰，故方用滋肾通关丸及宣阳汤以通阳利水开窍，方中肉桂辛甘大热，气厚纯阳，入肾之血分，补命门相火之不足，肾中真阳得补，则膀胱气化得复；黄柏、知母相须而行，下润肾燥而滋阴，肾之阴阳同时得补，则膀胱气化自然通利，威灵仙气味辛咸，为宣通气机的佳品；地肤子入膀胱，补阴利水；石菖蒲芳香而散，能通利九窍；通草煎汤代水，通窍利水；乌药辛温香窜，上入脾、肺，下通肾经，病之属气者皆可用，能通利上、中、下三焦气机，助膀胱气化；蝼蛄味咸性寒，为利水通便佳品；蟋蟀性微温，味辛咸，不仅有较强的利尿作用，还有温肾壮阳之功。

3. 专病专药思维　本案为癃闭，除辨证之外，癃闭的治疗应与辨病相结合，故用药加威灵仙、地肤子、蝼蛄、蟋蟀等药物以提高治疗效果。

【案例 2】

主诉：排尿困难 7 日。

现病史：患者，男，70 岁，有前列腺增生病史多年，平素夜尿频数，尿线细有分叉，7 日前突发排尿困难，小便点滴不出，小腹胀满不适，大便干燥，3～4 日一行，纳差，夜寐不安。舌暗红，苔白腻，脉细涩。

中医诊断：癃闭。

辨证：阴虚内热，痰瘀水饮。

西医诊断：前列腺增生，尿潴留。

治法：养阴清热，化痰祛瘀，峻下逐水。方药：滋肾通关汤加减（知母 12g，黄柏 12g，肉桂 9g，玄参 12g，象贝 12g，牡蛎 12g，白头翁 9g，秦皮 12g，蒲公英 15g，龙胆草 9g，山栀子 15g，甘遂 3g）。急煎 1 剂，水温服 200ml。

二诊：服药 2 小时后，肠鸣加剧，轻微腹痛，泻水样便约 2 次，伴小便解出，排尿稍有不畅感，去甘遂，原方继服。

思维与方法点评

1. 病症结合思维模式　该患者排尿困难，小便点滴不出，小腹胀满不适，大便干燥，3～4 日一行，纳差，夜寐不安。舌暗红，苔白腻，脉细涩，中医诊断为癃闭；通过临证病象资料收集分析，中医辨证当为阴虚内热，痰瘀水饮。

2. 审机辨证思维　患者为老年男性，肾阴不足，故方用滋肾通关汤加减，方中以黄柏清热除湿，知母滋肾水而育阴，然“无阳则阴无以生，无阴则阳无以化”，只顾滋阴，不知助阳，则阴终不能生，故辅以肉桂反佐助阳，俾阴得阳化，则膀胱气化出焉，而小便自然通利。

3. 专病专药思维　本案为癃闭，除辨证之外，癃闭的治疗应与辨病相结合，故用药加白头翁、甘遂等药物以提高治疗效果。

（四）遗精

【案例 1】

主诉：遗精 5 年。

现病史：患者，男，26岁。患者梦遗频繁，以致体倦神疲，精神憔悴，早泄、性欲低下，伴食欲不振，食少不饥，大便不实，小便频数，睡眠不实，多梦易惊，动则心悸汗出，头晕眼花。形体消瘦，面色灰黑，两目无神，精神疲惫。舌淡润少苔，脉数无力。

中医诊断：遗精。

辨证：心脾两虚，肾关不固。

西医诊断：遗精。

治法：养心安神，补脾益气，固摄肾关。方药：人参15g，茯神30g，朱砂（冲服）1g，益智仁10g，远志10g，白术10g，山药30g，酸枣仁15g，龙眼肉15g，芡实15g，龙骨30g，甘草10g。水煎服，7剂，日1剂。

二诊：诸症皆有好转。考虑此患者患病已数年，非旦夕可愈，且病证属虚，“补无速效”。上方加莲须15g，沙苑子15g，拟10剂，共为细末，炼蜜为丸，每丸15g，每次1丸，日3次，嘱其常服。

三诊：饮食增加，睡眠好转，遗精次数渐少，体力渐增，精神渐旺。

思维与方法点评

1. 病症结合思维模式 该患者梦遗频繁，以致体倦神疲，精神憔悴，早泄、性欲低下，伴食欲不振，食少不饥，大便不实，小便频数，睡眠不实，多梦易惊，动则心悸汗出，头晕眼花。形体消瘦，面色灰黑，两目无神，精神疲惫。舌淡润少苔，脉数无力，中医诊断为遗精；通过临证病象资料收集分析，中医辨证当为心脾两虚，肾关不固。

2. 审机辨证思维 患者心脾两虚，肾关不固，故方用归脾汤加减，方中以益智仁、芡实、龙骨补肾涩精止遗，人参、白术、山药、甘草益气健脾，茯神、朱砂、远志、酸枣仁、龙眼肉养心安神。

3. 专病专药思维 本案为遗精，除辨证之外，遗精的治疗应与辨病相结合，故用药加益智仁、芡实等药物以提高治疗效果。

【案例2】

主诉：遗精半年余。

现病史：患者，男，24岁，患者素喜饮酒，梦遗频繁，心中烦热，口苦而黏，胸闷痞满，时时欲呕，不思饮食，身倦肢乏、头晕目眩，精神不佳，夜寐多梦，阴部有肿胀感，小便黄赤。舌质胖大而红绛，舌苔黄腻，脉滑数。

中医诊断：遗精。

辨证：湿热下注，精关不固。

西医诊断：遗精。

治法：清利湿热。方药：龙胆泻肝汤合三仁汤加减（薏苡仁30g，砂仁10g，白豆蔻10g，杏仁10g，茯苓15g，龙胆草15g，黄芩10g，栀子10g，厚朴15g，通草10g，滑石15g，竹叶10g，车前子（包煎）15g，泽泻10g，黄柏15g，柴胡10g）。水煎服，7剂，日1剂。

二诊：黄腻之苔渐化，口苦心烦、夜寐不实渐轻，而遗精亦少。守上方继服7剂，日1剂。

三诊：诸症大见好转，但舌色仍赤，苔未化净。嘱其改服龙胆泻肝丸以清利湿热，月余而愈。嘱其酒宜少饮，或最好戒掉，以免复生湿热。

思维与方法点评

1. 病症结合思维模式 该患者梦遗频繁，心中烦热，口苦而黏，胸闷痞满，时时欲呕，不思饮食，身倦肢乏、头晕目眩，精神不佳，夜寐多梦，阴部有肿胀感，小便黄赤。舌质胖大而红绛，舌苔黄腻，脉滑数，中医诊断为遗精；通过临证病象资料收集分析，中医辨证当为湿热下注，精关不固。

2. 审机辨证思维　患者素喜饮酒，湿热下注，精关不固，发为遗精，故方用龙胆泻肝汤合三仁汤加减，方中以龙胆草大苦大寒，既能清利肝胆实火，又能清利肝经湿热，黄柏、黄芩、栀子苦寒泻火，燥湿清热，泽泻、车前子渗湿泄热，导热下行；实火所伤，损伤阴血，当归、生地黄养血滋阴，邪去而不伤阴血，柴胡舒畅肝经之气，引诸药归肝经；甘草调和诸药，杏仁宣通上焦肺气，使气化有助于湿化；白蔻仁开发中焦湿滞，化浊宣中；薏苡仁益脾渗湿，使湿热从下而去辅以厚朴除湿消痞，行气散满；通草、滑石、竹叶清利湿热。诸药合用，共成宣上、畅中、渗下之剂，而有清热利湿、宣畅湿浊之功。

3. 专病专药思维　本案为遗精，除辨证之外，遗精的治疗应与辨病相结合，故用药加车前子、黄柏等药物以提高治疗效果。

（五）阳痿

【案例1】

主诉：阳痿半年余。

现病史：患者，男，45岁，素嗜烟酒，喜食肥甘厚味，阳痿，阴囊潮湿，口略苦，小便黄，舌质红，苔薄黄，脉弦滑。

中医诊断：阳痿。

辨证：肝胆湿热证。

西医诊断：性功能障碍。

治法：清利肝胆湿热。方药：龙胆泻肝汤加减（龙胆草10g，通草10g，泽泻10g，柴胡15g，车前子10g，生地黄10g，当归15g，甘草10g，栀子10g，黄芩10g，淫羊藿45g，枸杞子30g，菟丝子30g，补骨脂30g）。10剂，每日1剂，水煎服。

二诊（2020年12月21日）：心烦心悸，精神不振，郁闷，阳痿早泄。舌质红，苔白，脉弦。处方：党参15g，白术24g，云苓10g，甘草10g，远志6g，石菖蒲10g，砂仁3g，橘红3g，山药30g，神曲6g，柴胡10g，菟丝子30g，炒酸枣仁10g，鹿角胶5g，淫羊藿45g，阳起石60g。10剂，每日1剂，水煎服。

思维与方法点评

1. 病症结合思维模式　该患者阳痿，阴囊潮湿，口略苦，小便黄，舌质红，苔薄黄，脉弦滑，中医诊断为阳痿；通过临证病象资料收集分析，中医辨证当为肝胆湿热证。

2. 审机辨证思维　患者素嗜烟酒，过食肥甘厚味，以致湿热内生，布于肝胆，注于下焦，引起阳痿，故方用龙胆泻肝汤加减以清利肝胆湿热，同时补以菟丝子、枸杞子、鹿角胶、淫羊藿、阳起石之品。

3. 专病专药思维　本案为阳痿，除辨证之外，阳痿的治疗应与辨病相结合，故用药加阳起石、鹿角胶、淫羊藿等药物以提高治疗效果。

【案例2】

主诉：阳痿4年。

现病史：患者，男，34岁，尿频、尿急，性功能差，常常腰痛腰酸。舌质红，苔白厚，脉沉细。

中医诊断：阳痿。

辨证：脾肾虚，水湿内停证。

西医诊断：性功能障碍。

治法：温补脾肾。方药：茯苓桂枝白术甘草汤加减（云苓15g，桂枝10g，白术10g，甘草10g，附子15g，山茱萸15g，山药15g，熟地黄15g，泽泻10g，车前子10g，瞿麦10g，淫羊藿30g，补骨脂 30g）。14 剂，每日 1 剂，水煎服。

二诊（2020 年 11 月 5 日）：病情好转，尿频减轻，性功能有改善。舌质红，苔薄黄，脉弦。上方加露蜂房 10g，石菖蒲 15g，枸杞子 30g，菟丝子 30g，去车前子。14 剂，每日 1 剂，水煎服。

思维与方法点评

1. 病症结合思维模式 该患者尿频、尿急，性功能差，常常腰痛腰酸。舌质红，苔白厚，脉沉细。中医诊断为阳痿；通过临证病象资料收集分析，中医辨证当为脾肾虚，水湿内停证。

2. 审机辨证思维 患者阳痿病史已久，脉沉细，为脾肾两虚，同时伴尿频、尿急，舌苔白厚，考虑兼有湿邪瘀滞，故方用茯苓桂枝白术甘草汤加减以温补脾肾，加用附子、山茱萸、熟地黄、淫羊藿、补骨脂等以补肾阳。性功能恢复后，酌量给予萹蓄、天花粉以轻利下焦湿热，亦防阳热过重而伤气。

3. 专病专药思维 本案为阳痿，除辨证之外，阳痿的治疗应与辨病相结合，故用药加淫羊藿、枸杞子等药物以提高治疗效果。

（唐　庆）

第二节　肿瘤科病案

一、肺 癌 病 案

主诉：咳嗽频作 1 年余。

现病史：患者潘某，女，58 岁，因“咳嗽频作 1 年余”于 1983 年 11 月 11 日初诊。患者 1 年来咳嗽频作，痰中带血，口干唇燥，胸膺作闷，夜寐欠安。既往有嗜烟史 38 载，20 支左右/日，并有慢性胆囊炎史。1 个月前在外院摄胸片，左肺上叶有阴影，痰中找到鳞癌细胞，纤维支气管镜示左肺上叶支气管口有新生物阻塞。嘱手术治疗，不然则仅能存活半年左右。患者对手术有顾虑，遂来我院就诊。来院时检查：舌边尖红，苔薄黄，脉细濡。

中医诊断：肺积。

辨证：肺热阴虚。

西医诊断：肺鳞癌。

治法：清肺养阴。方药：生地黄 12g，天门冬 12g，鱼腥草 30g，玄参片 12g，漏芦根 30g，土茯苓 30g，蒸百部 30g，七叶一枝花 30g，白及片 9g，花蕊石（先煎）30g，八月札 12g，金钱草 15g，熟地黄 12g，麦门冬 12g。4 剂，水煎服，每日 1 剂，分 2 次服。

二诊（1983 年 11 月 15 日）：咳嗽如前，发热起伏，左胸隐痛，痰血已止，精神好转。前方加生石膏 30g 打碎先煎，开金锁 30g，板蓝根 15g，紫苏子 9g。60 剂，水煎服，每日 1 剂，分 2 次服。

三诊（1984 年 1 月 12 日）：服上方后，咳嗽已轻，精神转佳，咯痰不爽，胃纳不香。胸片示左肺上叶阴影较前明显吸收。处方：生地黄 12g，天门冬 12g，玄参片 12g，鱼腥草 30g，川升麻 30g，漏芦根 30g，土茯苓 30g，开金锁 30g，紫苏子 12g，甜葶苈 12g，广木香 6g，豆蔻仁（后下）3g，熟地黄 12g，麦门冬 12g。

70 剂，水煎服，每日 1 剂，分 2 次服。

四诊（1985 年 3 月 20 日）：咳嗽减轻，咳痰欠爽，胃纳增进，体重增加，半年中进食甲鱼 20 只。复查胸片示左肺上叶阴影已消失。处方：生地黄 12g，天门冬 12g，肥知母 12g，鱼腥草 30g，川升麻 30g，土茯苓 30g，开金锁 30g，板蓝根 30g，土牛膝 30g，甜葶苈 12g，炒白芍 12g，夜交藤

30g，香桂樟 12g，熟地黄 12g，麦门冬 12g。

14 剂，水煎服，每日 1 剂，分 2 次服。

1989 年 3 月 13 日随访，患者已存活达 5 年余，情况趋于稳定，体质良好。

（胡国华，2009. 草庐医案荟萃[M]. 上海：上海交通大学出版社：184.）

思维与方法点评

1. 病症结合思维模式　本例肺积痰血案经各项现代化检查证实为支气管肺鳞癌患者，这也是临床上常见的恶性肿瘤性疾病，临床表现可各不相同，然本例辨证系"肺热阴虚"所致，故投清肺养阴的肺积方治疗后获得显著疗效。

2. 审机辨证思维　本例基本方中应用生熟地黄、天麦冬、玄参、知母能增液养阴；加野百合养阴润肺，助蒸百部以润肺镇咳；应用鱼腥草、开金锁、七叶一枝花、生石膏、板蓝根、土牛膝等清肺除热；更用漏芦、土茯苓以解毒消肿取胜；升麻提升达肺，宣发清毒；白及、花蕊石补肺止血；增八月札、广木香、蔻仁、乌药理气消滞；苏子、甜葶苈化痰治饮；夜交藤、白芍有养血安神之功；金钱草取清热利胆之效。

3. 专病专药思维　本案为肺鳞癌，除辨证之外，肺癌的治疗应与辨病相结合，故用药加用开金锁抗炎抗肿瘤以提高治疗效果。

二、肝 癌 病 案

主诉：肝区不适伴形体消瘦 2 个月。

现病史：患者胡某，男，61 岁，因"肝区不适伴形体消瘦 2 个月"于 1974 年 5 月 24 日初诊。患者曾在我院多次就诊，腹部 B 超示：肝上界第 6 肋间，右肋下 3cm，剑突下 5cm，肝厚 9.5cm。右侧见直径 4cm 包块平段，范围 3.5cm×6cm。肝功能未见明显异常。曾于 4 月 13 日、5 月 17 日、6 月 5 日 3 次扫描，均示右叶占位病变。甲胎蛋白初为阴性（4 月 16 日），继为阳性（5 月 24 日）。临床诊断为原发性肝癌。用氟尿嘧啶静脉注射 1 次，因反应较大而停药。于 5 月 4 日改用中药治疗。查体：面容消瘦，精神欠佳，触及肝质较硬，边缘不整，表面凸凹不平。就诊时症见：纳食不振，脘腹胀气，疲乏无力，右胁偶尔隐隐作痛，口苦干，小便黄，大便微溏不爽。舌红紫，苔黄腻，脉弦。

中医诊断：癥积（湿热毒邪蕴遏，痰凝血瘀，脾运失常，癥积中焦）。

西医诊断：原发性肝癌。

治法：清热利湿，解毒化癥，兼调脾胃。方药：白花蛇舌草 60g，垂盆草 60g，虎杖 30g，生牡蛎 30g，红枣 30g，夏枯草 15g，藤梨根 15g，丹参 15g，麝香 9g，郁金 9g，白术 9g，甘草 9g。15 剂，水煎服，每日 1 剂，分 2 次服。

二诊（1974 年 6 月 8 日）：症见病情稳定，仍觉精神欠佳，脘腹略胀，腻苔稍退，脉弦细。拟法如前。处方为：虎杖 30g，藤梨根 30g，白花蛇舌草 30g，半枝莲 30g，铁菱角 30g，生鳖甲 30g，女贞子 30g，太子参 30g，红枣 30g，郁金 9g，藿香 9g，干蟾皮 6g。

20 剂，水煎服，每日 1 剂，分 2 次服。

三诊（1974 年 7 月 14 日）：症见纳食好转，精神欠佳，大便成形，小便微黄，苔薄黄根腻，脉弦细。按原方改干蟾皮为 9g，再服 15 剂。以后略有增损，服药至 9 月 11 日出院。出院后继用原方调治，同时用蟾蜍油（活蟾蜍 1 只，去内脏洗净，用麻油 500g 煎枯去渣备用）炒菜佐餐为辅助治疗（据云已服此油 15kg，还将炸后蟾蜍食尽）。

四诊（1975 年 3 月 30 日）：精神食欲恢复如常，并参加生产劳动。查体：肝于肋下可触及 1cm，质稍硬。CT 扫描未见肝内占位病变，原缺损区已好转。化验甲胎蛋白阴性。

五诊（1984 年 5 月）：因急性阑尾炎来我院手术，复查肝脏未有其他病变。（单书健，1999. 古今名医临证金鉴·肿瘤卷[M]. 北京：中国中医药出版社：282.）

思维与方法点评

1. 病症结合思维模式 根据腹部 B 超、甲胎蛋白检查结果：该患者诊断为原发性肝癌。中医诊断为癥积；通过临证病象资料收集分析，中医辨证当为湿热毒邪蕴遏，痰凝血瘀，脾运失常，癥积中焦。

2. 审机辨证思维 本案查见肝脏肿物，舌红紫，苔黄腻，脉弦，乃湿热毒邪蕴遏，痰凝血瘀，故用白花蛇舌草、虎杖、垂盆草、藤梨根等清热利湿，解毒化癥，兼以调理脾胃之白术、甘草为辅，以益气健脾、运化中焦。

3. 专病专药思维 本案为原发性肝癌，除辨证之外，肝癌的治疗应与辨病相结合，故用药加蟾皮等抗肿瘤的药物以提高治疗效果。

三、胃癌病案

主诉：脘痛不思饮食伴日渐消瘦半年余，加重 20 日。

现病史：患者王某，男，68 岁，因“脘痛不思饮食伴日渐消瘦半年余，加重 20 日”于 1990 年 3 月 6 日初诊。曾在忻州地区医院行胃镜检查：贲门下小弯侧有 3cm×3cm 巨大溃疡，表面覆坏死苔，边周不整齐，隆起，诊断为胃癌。因无力支付手术费用，出院求治于中医。就诊时症见：大骨枯槁，大肉陷下，面色萎黄，夭然失泽。胃脘疼痛甚剧，食后加重，手不可近，夜间疼痛尤甚，呼号之声不绝，左右邻舍难以安宁，住院期靠注射哌替啶缓解。嗳逆吞酸，恶心呕吐，吐出或食物、或痰涎，大便十余日始得一行，未见吐血与黑便，口干口苦。查体：腹壁柔软，心下拒压，未触及癥块。化验血常规：血红蛋白 65g/L，红细胞 2.02×10^{12}/L，白细胞 14.3×10^{9}/L。舌质淡白，脉象弦细。

中医诊断：胃脘痛（脾虚失运，肝气郁结，气滞血瘀）。

西医诊断：胃癌。

治法：健脾益气、行气消瘀、调理升降。方药：四逆散合吴茱萸汤加味（柴胡 12g，白芍 15g，枳壳 15g，甘草 6g，人参 10g，吴茱萸 6g，三棱 30g，莪术 30g，黄连 6g，苏子 30g，生姜 3 片，红枣 6 枚）。2 剂，水煎服，每日 1 剂，分 2 次服。嘱停服西药，禁食高蛋白食品。

二诊（1990 年 3 月 8 日）：服药后当晚大便得通，心下疼痛明显减轻，再未使用哌替啶。仍恶心呕吐，嗳逆吞酸，舌脉同前，再进原方 3 剂。

三诊（1990 年 3 月 11 日）：服药后疼痛止，再未呕吐，精神振奋，胃纳醒，大便每日一行。生机已萌，依原方加鸡内金 10g，再进 3 剂。

四诊（1990 年 3 月 14 日）：服药后脘痛再未发作，泛酸止，胃纳大增，每日可进食 250g 左右，舌色转淡红，精神大好，显有柳暗花明之感。脉象弦细，心下仍拒压，肢体有时颤抖不已，此乃气血虚损所致，需增健脾补中之品。拟四逆散合四君子汤加味：柴胡 12g，枳壳 15g，白芍 15g，甘草 6g，人参 10g，白术 15g，茯苓 15g，三棱 30g，莪术 30g，牡蛎 30g，鸡内金 10g。

28 剂，水煎服，每日 1 剂，分 2 次服。服药后，诸症渐轻，乃至消失，1990 年 11 月 29 日在原医院作胃镜检查，癌瘤消失。（闫云科，2012. 临证实验录[M]. 北京：中国中医药出版社：45.）

思维与方法点评

1. 病症结合思维模式 根据胃镜检查及病理结果，该患者诊断为胃癌。中医诊断为胃脘痛；通过临证病象资料收集分析，中医辨证当为脾虚失运，肝气郁结，气滞血瘀。

2. 审机辨证思维 本案饮食劳倦，脾胃损伤，游溢之精不能化生气血，留蓄中焦，为痰为饮；加之肝气郁结，气滞血瘀，顽痰死血互结，日久形成癌肿；癌肿更加剧脾胃之升降失司，胃肠之传导障碍，故用疏肝和脾、温中补虚之四逆散合吴茱萸汤为主方，兼以三棱、莪术为辅，气血双施、活血化瘀、行气止痛、化积消块。

3. 专病专药思维 本案为胃癌，除辨证之外，胃癌的治疗应与辨病相结合，故用药加三棱、莪术等抗肿瘤的药物，三棱、莪术双药配伍，治疗癌肿诸症。

四、结肠癌病案

主诉：中上腹痛20天，加重2天。

现病史：患者田某，女，32岁，因“中上腹痛20天，加重2天”于1982年4月22日初诊。患者曾于1981年12月因拟诊卵巢囊肿而进行手术，术中发现结肠癌广泛转移，无法割除而关闭腹腔。曾先后用过化疗、放疗，但均因白细胞迅速下降而无法继续坚持，改服中药，病情亦无明显好转。1982年4月初起中上腹部疼痛，至4月20日疼痛突然加剧，并伴有恶心呕吐，于4月22日入院。经抗生素消炎、阿托品解痉，始终未见好转，依赖哌替啶短暂止痛。4月24日会诊：脘腹疼痛已5天，痛甚即欲登厕，便行不畅，质稀而不成形。痛处固定不移，按之有形可及。但形体消瘦，精神萎靡，面色少华，纳呆，舌淡而瘦瘪，脉弦滑。

中医诊断：肠积、腹痛。

辨证：肝郁脾虚，湿浊内蕴，气滞血瘀。

西医诊断：结肠癌，癌性疼痛。

治法：疏肝健脾，行气止痛，活血化瘀。方药：内服，炙黄芪15g，生白芍15g，党参15g，当归12g，延胡索12g，川楝子9g，半夏9g，陈皮6g，炙甘草6g，木香6g，降香3g。3剂，水煎服，每日1剂，分2次服。马钱子片，每次1片，1日3次，吞服。外敷，乳香6g，红花6g，赤芍12g，桃仁12g，生香附12g，乌药12g，阿魏4.5g。共研细末，以蜂蜜调成糊状外敷痛处，用纱布固定，1昼夜换药1次。

二诊（1982年4月27日）：服药后痛势日渐缓解，稍能进食稀粥，脉舌同前，原法治疗，再进3剂。马钱子改为每次2片，1日2次。

三诊（1982年4月30日）：服药后脘腹疼痛已止，胃纳、精神逐渐好转，但仍气怯无力，声音低微，脉象细濡，舌体瘦瘪。

内服：生晒参9g，煎汤代茶饮。内服方：炙黄芪15g，党参15g，生白芍15g，当归12g，炒谷芽12g，山药12g，白术9g，炙甘草9g，大枣3g。90剂，水煎服，每日1剂，分2次服。外敷药物同前。疼痛虽止，中下腹部扪及坚硬如石的硬块，遂将外敷的部位由中上腹转移至中下腹。

四诊（1982年8月）：腹块质地明显变软，按之已不感疼痛。出院时面色红润，食量增加，疼痛未再复发。（史宇广，1992. 当代名医临证精华[M]. 北京：中医古籍出版社：27.）

思维与方法点评

1. 病症结合思维模式 根据手术病史及病理结果，该患者诊断为结肠癌，癌性疼痛。中医诊断为肠积、腹痛；通过临证病象资料收集分析，中医辨证当为肝郁脾虚，湿浊内蕴，气滞血瘀。

2. 审机辨证思维 本案便行不畅，质稀而不成形，此肝失疏泄、脾失健运，湿浊内蕴而气机不畅；诊之脉来弦滑，弦乃肝脉，滑属痰湿；痛处固定不移，按之有形可及，属气滞血瘀、痰凝毒聚恶候。但形体消瘦，精神萎靡，面色少华，纳呆，舌淡而瘦瘪，气血虚衰已极，故用黄芪、党参益气健脾为主，兼以木香、降香、延胡索、川楝子行气止痛，乳香、红花、赤芍、桃仁活血化瘀。

3. 专病专药思维 本案为结肠癌、癌性疼痛，除辨证之外，结肠癌的治疗应与辨病相结合，故用药加阿魏治疗癥瘕痞块，以提高抗癌效果。

（钟 敏）

第三节 皮肤科病案

一、湿疹病案

主诉：躯干、四肢泛发红斑、鳞屑伴痒3月余。

现病史：患者高某，女，11岁，因躯干、四肢泛发红斑、鳞屑伴痒3月余，于2011年2月10日就诊。患者3个月前外感风热后胸腹部出现片状红斑丘疹、脱屑，继而发展至背部及大腿根部，伴瘙痒，夜间明显，抓破后糜烂，渗液明显。刻诊：斑疹伴瘙痒，心烦易怒，二便正常，纳可，舌质红、舌体胖大、苔白腻，脉滑数。在当地中医院治疗，中医诊断：湿疮（风热蕴结），治法：疏风清热、止痒，方药：消风散加减。荆芥10g，防风10g，蝉蜕10g，牛蒡子10g，赤芍10g，当归10g，生地黄10g，胡麻仁10g，石膏10g，知母10g，甘草3g。7剂，水煎，每日1剂，早晚饭后温服。服药1周后情况未见好转，反而加重，又去另一中医诊所就诊。中医诊断：湿疮（风湿蕴结），治法：祛风除湿止痒，方药：祛风燥湿汤加减。乌蛇10g，独活10g，白芷10g，藁本10g，防风10g，黄柏10g，白鲜皮10g，金银花10g，徐长卿10g，甘草10g。7剂，水煎，每日1剂，早晚饭后温服。治疗效果不明显，故至中国中医科学院广安门医院李博鑑门诊就诊。

中医诊断：湿疮（湿热浸淫）。

西医诊断：湿疹。

治法：凉血解毒，除湿止痒。方药：利湿清热方合消风清热饮加减（生地黄10g，牡丹皮10g，赤芍10g，荆芥10g，防风10g，茯苓10g，地肤子10g，六一散（包）10g，盐车前子（包）10g，黄芩10g，焦三仙各15g，苍术10g）。7剂，水煎，每日1剂，早晚饭后温服。

二诊（2011年2月18日）：消退明显，脱屑减轻，瘙痒减轻，守上方继服7剂，皮损痊愈。（高晴，2023. 李博鑑教授中医辨证治疗湿疹医案一则[J]. 新疆中医药，41（3）.）

思维与方法点评

1. 病症结合思维模式 根据临床皮损表现，西医诊断为湿疹。中医诊断为湿疮；通过临证病象资料收集分析，结合舌脉（舌质红、舌体胖大、苔白腻，脉滑数），中医辨证当为湿热浸淫。

2. 辨证求因思维 患者为初一学生，学习压力较大，心情烦躁，气机郁滞，郁久化火，导致心火亢盛，心主血脉，因此热藏于血中，外感风热，血热与风热相搏于肌肤，内外二邪相合致病，血热生风而发，故躯干及四肢近端出现散在红斑、脱屑，伴瘙痒，深夜进食富有营养的食物，导致饮食不节，损伤脾胃，脾失健运，湿热内生，风、湿、热三邪相合，浸淫肌肤，病势缠绵难愈。风湿热浸淫是其基本病机。当地中医院诊断为风热蕴肤，治疗以疏风清热、止痒为主，方中诸药疏风清热，无祛湿之药，患者症状为感受风、湿、热邪，辨证结果存在偏差，故治疗不见好转反而加重。济南老中医诊断为风湿蕴肤，治疗以疏风化湿为主。方中诸药祛风除湿，无清热之药，患者症状为感受风、湿、热三邪，辨证结果存在偏差，故治疗不见好转反而加重。李博鑑教授诊断为湿热浸淫合风热蕴肤，用利湿清热汤（生地黄、泽泻、黄芩、茯苓、车前子、六一散、木通）为主方，配合消风清热饮（荆芥、防风、蝉衣、浮萍、黄芩、大青叶、赤芍、当归），取清热利湿、疏散风热之效，以达到凉血解毒，除湿止痒的目的。

3. 专病专药思维 本案为湿疹，除辨证之外，湿疹的治疗应与辨病相结合，故用药加防风、地肤子等祛风止痒的药物以提高治疗效果。

二、牛皮癣病案

主诉：胸部红斑2个月余。

现病史：患者孙某，男，30岁，因“胸部红斑2个月余”于2018年3月26日初诊。患者2个多月前无明显诱因出现前胸部散在红斑，上覆细小银白色鳞屑，后逐渐泛发全身，于某医院门诊就诊，予口服药物及外用药物（具体不详）治疗，使用药物后头皮部位皮损消退，全身皮损控制不理想。刻下：患者自觉瘙痒不适，瘙痒可忍受，大便偏稀，小便正常，舌质暗红夹瘀紫，苔薄白，脉细涩。专科检查：躯干及四肢散在对称性分布、大小不一点滴状红斑丘疹，部分融合成斑片，皮损色暗红，上覆银白色鳞屑，刮去鳞屑后可见暗红色薄膜，刮除薄膜可见点状出血。

中医诊断：牛皮癣（血瘀夹毒证）。

西医诊断：银屑病（寻常型静止期）。

治法：活血化瘀兼以解毒。方药：桂枝茯苓丸加减（桂枝10g，茯苓20g，桃仁10g，赤芍10g，牡丹皮10g，槐花20g，土茯苓30g，玄参30g，忍冬藤15g，山药30g，生甘草10g）。7剂，代煎，日1剂，每日3次，每次100ml，饭后0.5小时温服。

二诊（2018年4月2日）：患者服药7剂后原皮损颜色稍变浅，新发皮损少，偶觉口干，无口苦，大便偏稀，日1次，小便可。舌暗红苔白腻，脉细。处方：上方去赤芍，加麸炒白术30g，生地黄20g，7剂，服法同前。

三诊（2018年4月9日）：患者仍自觉瘙痒，皮损颜色明显变淡，基本无新发皮损，口干，无口苦，二便调，舌暗红，苔白腻，脉细。处方：上方去桃仁，加麦冬15g，地肤子30g，煅牡蛎30g，7剂，服法同前。

四诊（2018年4月16日）：前胸、后背及双下肢皮损颜色整体变淡，无新发皮损，部分可见遗留色素沉着，纳眠可，二便调。舌淡红苔薄白，脉弦。处方：上方加黄精30g，服法同前。

随访至今，病情稳定，无新发皮损。（宋玮，江凤，高秀花，2020. 应用桂枝类方治疗皮肤病验案举隅[J]. 山东中医杂志，39（6）：632-634.）

思维与方法点评

1. 病症结合思维模式　根据皮损特点可诊断为银屑病，中医诊断为牛皮癣。通过临证病象资料收集分析，中医辨证当为血瘀夹毒证。

2. 审机辨证思维　桂枝茯苓丸出自张仲景《金匮要略·妇人妊娠病脉证并治》，为中医祛瘀消癥的经典方剂。该方药物组成及配伍契合寻常型银屑病血瘀证的病机：桂枝温血脉，茯苓渗湿气，牡丹皮清血热，桃仁破血结，赤芍行血滞。配伍精妙，寒温相宜，药物功专，攻坚破结而不伤正，通滞祛瘀而不伤阴。病程后期因患者大便稀溏，苔白腻，加麸炒白术健脾，因口渴、皮损鳞屑较多，加增液汤滋阴。

三、荨麻疹病案

主诉：荨麻疹2年，加重伴痤疮1年。

现病史：患者李某，女，20岁，因“荨麻疹2年，加重伴痤疮1年”于2018年3月14日初诊。患者2年前开始出现全身性荨麻疹，呈块状，肤痒持续不断，当地医院诊断为慢性荨麻疹，予口服盐酸西替利嗪片治疗，症状减轻，停药后复发。后行血清总IgE检测：187U/ml（正常值＜60U/ml），对粉尘、螨虫过敏。近1年全身性荨麻疹加重，伴发痤疮。刻诊：全身皮肤中度风团，发作频率≤2次/天，每次持续时间1～12小时，重度瘙痒，皮肤划痕试验（+）。面部痤疮，有白色脓头。纳可，便干，烦躁，睡眠差。舌淡红，舌苔薄白，脉滑。

中医诊断：瘾疹（禀赋不耐、肺热壅盛）。

西医诊断：慢性荨麻疹。

治法：调体脱敏，清泄肺热。方药：脱敏消风汤合千金苇茎汤加减（乌梅 15g，蝉蜕 10g，灵芝 10g，防风 10g，紫草 10g，生甘草 6g，芦根 20g，生薏苡仁 20g，冬瓜子 20g，桃仁 9g，桑白皮 10g，枇杷叶 15g）。每日 1 剂，水煎，早晚两次温服。

二诊（2018 年 5 月 9 日）：风团发作减少，瘙痒程度减轻 90%，面部痤疮部分消退、留有痘印。舌淡红，舌苔薄，脉滑。处方：乌梅 15g，蝉蜕 10g，灵芝 10g，防风 10g，紫草 10g，芦根 20g，生薏苡仁 20g，冬瓜子 15g，桃仁 9g，积雪草 20g，桑白皮 15g，枇杷叶 15g，三七粉（冲服）3g，益母草 20g。煎服法同上。

三诊（2018 年 6 月 27 日）：风团、面部痤疮得到控制。6 月 12 日左右因感冒服用头孢类抗生素，局部有风团发作，停服抗生素后风团隐匿。舌淡润微胖，舌苔薄，脉滑。处方：乌梅 15g，蝉蜕 10g，灵芝 10g，防风 10g，紫草 10g，甘草 6g，益母草 20g，积雪草 20g。煎服法同上。后守方服用数月而愈。（崔红生，2023. 国医大师王琦通过肺经用药调治肺外疾病经验举隅[J]. 上海中医药杂志，57（1）：8-11.）

思维与方法点评

1. 辨体-辨病-辨证诊疗思维 王琦教授认为治疗过敏性疾病，应重视过敏体质即“特禀质”在过敏反应发生中的地位。本案中患者血清总 IgE 升高，并对粉尘、螨虫过敏，诊断为过敏体质引起的慢性荨麻疹。故用王琦教授所创立的过敏性疾病经验方——脱敏汤为主方，包括乌梅、蝉蜕、灵芝、防风四味药物。除辨体-辨病外，同时采用辨证治疗，在脱敏调体的基础上合用千金苇茎汤以清泄肺热。

2. 从“肺主皮毛”论治荨麻疹 王琦教授将荨麻疹的病因病机总结为禀赋不耐、血热风扰，强调应用桑白皮、枇杷叶、蝉蜕、杏仁等肺经药物宣肺透邪，从“肺主皮毛”论治本病。本案患者以风团、面部痤疮（有白色脓头）为主要表现，结合患者便干、烦躁等症状，属于肺热壅盛证，因此在脱敏调体的基础上，以千金苇茎汤加桑白皮、枇杷叶开宣肺气、清泄肺热；因皮肤瘙痒较为明显，又加入紫草凉血祛风止痒。二诊时，风团、痤疮部分控制，瘙痒程度减轻 90%，前方加益母草、三七粉活血祛风，积雪草化湿解毒。

四、系统性红斑狼疮病案

主诉：确诊狼疮 9 年，晕厥抽搐 1 天。

现病史：患者李某，男，43 岁，因“确诊狼疮 9 年，晕厥抽搐 1 天”于 2017 年 4 月 3 日初诊。患者 9 年前诊断为系统性红斑狼疮，小剂量泼尼松维持，未规律复诊。1 天前突发晕厥后摔倒，后脑勺着地，意识丧失，无恶心呕吐，无口吐白沫，送当地急诊后，出现抽搐一次，持续 2 分钟，查头颅 CT 示右侧小脑、左侧颞叶及两侧额叶低密度影。予以镇定、外伤等处理后，患者神志转清，能对答，有小便失禁，无畏寒发热，无头痛头晕。查体：肌张力正常，膝腱反射正常。反应迟钝，精神萎靡，能对答。辅助检查：ANA.1：320 ds-DNA+；nRNP+；S_m+，抗核小体阳性，抗组蛋白阳性刻下：记忆力减退，烦热，睡眠不佳，大便 2 日 1 行，舌红苔黄厚腻，脉沉弦。

中医诊断：红蝴蝶疮病癫痫（痰瘀互结、脑窍痹阻）。

西医诊断：系统性红斑狼疮；狼疮性脑病。

治法：涤痰开窍，息风通络。方药：涤痰汤合牵正散为主方加减（胆南星 12g，姜半夏 9g，枳实 9g，茯苓 20g，茯神 20g，石菖蒲 15g，远志 12g，陈皮 12g，全蝎 3g，琥珀（冲服）3g，炙甘草 9g，生姜 9g，浙贝母 12g，天麻 9g，熟大黄 9g，僵蚕 9g，生丹参 12g）。

二诊（2017年4月13日）：烦热见轻，仍有记忆力减退，睡眠不佳，大便未行，舌红苔黄腻，脉弦。仍以涤痰开窍、通腑安神为先，处方：郁金9g，竹茹10g，天麻9g，姜半夏9g，胆南星6g，石菖蒲9g，僵蚕9g，生丹参12g，全蝎3g，炙甘草9g，熟大黄9g，枳实9g，茯苓20g，茯神20g。14剂。

三诊（2017年4月28日）：神经症状较前好转，寐转安，体倦乏力，纳差，大便两日一行，舌红苔白腻，脉弦细。拟涤痰开窍健脾化湿为治，处方：石菖蒲9g，郁金9g，茯苓15g，姜半夏9g，炒白术15g，炙甘草12g，生丹参20g，桂枝9g，厚朴花9g，竹茹10g。14剂。（范永升教授涤痰开窍法治疗系统性红斑狼疮脑病）

思维与方法点评

1. 病症结合思维模式　根据患者症状（记忆力减退、癫痫、抽搐）、查体（肌力、思维）、辅助检查（抗体及脑部CT），该患者诊断为系统性红斑狼疮、狼疮脑可能性大。中医诊断为红蝴蝶疮病；通过临证病象资料收集分析，中医辨证当为气阴两虚，血脉不畅、心失所养。

2. 审机辨证思维　本案患者久病肾亏，加之长期激素使用，导致痰湿形成，痰随风而动，上扰脑神，影响神志，而精神恍惚；风痰上扰，蒙蔽脑窍而突发昏迷、抽搐。涤痰开窍为法，兼以息风、通络、通腑为治疗原则，方选涤痰汤合牵正散为主方加减。

3. 专病专药思维　本案以痰湿为主，急症发作时使用涤痰开窍，缓解期健脾化湿改善患者一般状况。

（涂胜豪）

第四节　急危重症病案

一、厥 脱 病 案

（一）脱证

主诉：呼吸困难1小时。

现病史：患者，女，51岁。罹患右乳瘤术后伴肺转移，合并右侧大量胸腔积液。患者于2006年12月19日凌晨出现气促、呼吸困难加重，咯粉红色泡沫痰，精神疲乏，面色灰暗，表情紧张，喘息抬肩，口唇偏紫，怕冷，四肢不温，舌淡红无苔，脉沉细而数，关尺脉弱。

中医诊断：脱证（阴阳离决，阳气欲脱）。

西医诊断：急性左心衰竭。

治法：益气回阳，降逆定喘。方药：破格救心汤加减（制附子30g，人参30g，干姜50g，生龙骨、生龙牡（研粉）各30g，磁石粉30g，炙甘草50g，山茱萸肉50g，麝香（分冲）0.4g）。先予制附子与炙甘草先煎，加冷水2000ml，文火煎取1000ml，再入诸药水煎取汁，每30分钟服1次，每次30ml，日1剂。

12月23日：宗原方山茱萸肉加为120g，患者症状逐渐改善。

12月26日：附子减为20g，炙甘草减为40g，干姜减为20g。

12月30日：附子减为10g，炙甘草减为20g，干姜减为6g。

思维与方法点评

1. 病症结合思维模式　患者精神疲乏，面色灰暗，表情紧张，喘息抬肩，口唇偏紫，怕冷，四肢不温，舌淡红无苔，脉沉细而数，关尺脉弱，中医诊断为脱证；通过临证病象资料收集分析，中医辨证当为阴阳离决，阳气欲脱。

2. 审机辨证思维 本案病势危急，应急则治其标，以回阳固脱为要，故用破格救心汤加减。方中重用附子、干姜、人参回阳救逆，龙骨、牡蛎、磁石重镇安神、摄纳浮阳，山茱萸肉滋补肾阴。

3. 专病专药思维 本案为脱证，除辨证之外，脱证的治疗应与辨病相结合，故重用附子、干姜、人参回阳救逆的药物以提高治疗效果。

（二）厥证

主诉：高热，四肢发凉，烦躁 2 天。

现病史：患者，男，38 岁。突然高热，体温达 40.3℃，烦躁，面赤。1 小时后体温骤降，四肢厥冷，血压测不到，心电图多数导联出现 ST 段轻度下降，T 波平坦或倒置，血培养，结果为大肠杆菌。肢凉，烦躁不安，并有幻视。自诉口干咽痛、心慌、胸闷。舌质绛，无苔，脉细数无力。

中医诊断：厥证（气阴两虚，毒热入营）。

西医诊断：大肠杆菌败血症，中毒性休克。

治法：强心护阴，清营解毒。方药：养阴清肺汤加减[西洋参（另煎，兑服）15g，五味子 10g，玄参 15g，生地黄 15g，牡丹皮 15g，天花粉 15g，知母 10g，黄柏 10g，金银花 30g，麦冬 30g，赤芍 15g，远志 12g，鲜茅根 60g，川贝母 12g，犀角粉（兑服）1.5g，羚羊粉（兑服）1.5g]。3 剂，水煎服，日 1 剂，分两次服。

1 月 24 日：服上方 3 剂后，体温渐趋正常，血压一直保持在（90～110）/（70～80）mmHg 之间。

1 月 29 日：血压正常，一般情况好转，遂改以清热解毒药物为主。方药：金银花 30g，连翘 15g，蒲公英 18g，川黄连 3g，当归 12g，柴胡 18g，生姜 6g，法半夏 12g，炒谷、稻芽各 18g，酒黄芩 10g，荆芥穗 12g，赤小豆 30g。6 剂，水煎服，日 1 剂。

2 月 5 日：患者病情稳定，血压正常。偶有低热、盗汗、纳差等症状，舌苔薄黄，脉平和。治以养阴和营，清解余毒。方药：生地黄 12g，玄参 12g，牡丹皮 12g，青蒿 12g，地骨皮 12g，炒知母 10g，黄柏 10g，陈皮 10g，炒谷、稻芽各 15g，金银花 30g，败酱草 30g，天花粉 12g，生甘草 6g，赤芍、白芍各 12g，醋柴胡 6g，蒲公英 15g，水煎服，日 1 剂。

2 月 8 日：上方服 3 剂后，体温一直正常，基本痊愈出院。

思维与方法点评

1. 病症结合思维模式 患者病情猝然发作，高热达 40.3℃，烦躁，面赤，1 小时后体温骤降，四肢厥冷，血压测不到，舌质绛，无苔，脉细数无力，中医诊断为脱证；通过临证病象资料收集分析，中医辨证当为气阴两虚，毒热入营。

2. 审机辨证思维 本案病势传变快，毒热入营，耗伤气阴，用养阴清肺汤加减。方中生地黄养肾阴，麦冬养肺阴，玄参养阴增液，并可清热解毒，三者配伍，养阴清热之功益显；牡丹皮凉血而消肿；贝母清热润肺。诸药合用，共奏养阴清肺之功。

3. 专病专药思维 本案为厥证，除辨证之外，厥证的治疗应与辨病相结合，故重用西洋参、玄参、金银花、麦冬、鲜茅根以提高治疗效果。

二、肝性脑病病案

【案例 1】

主诉：肝癌术后 1 个月，烦躁不寐数日。

现病史：患者，男，46 岁，乙型肝炎病史 7 年，继发肝硬化、脾大、肝左叶小肝癌。1997 年 8 月 29 日 B 超、8 月 31 日 CT 均确诊“肝左叶小肝癌，肝硬化，脾大”。于 1997 年 9 月 4 日入江苏省某医院行肝左外叶肝癌切除术，术中见肿块位于肝脏左外叶，大小 1.5cm×10cm，肿瘤组织完整切除。9 月 6 日病理报告“肝细胞性肝癌，高-中度分化，大小 0.7cm×0.5cm，切缘未见癌残留，周围肝组织为结节性肝硬化”。1997 年 9 月 15 日复查肝脏 B 超提示“肝硬化、大量腹腔积液，左侧胸腔少量积液，右侧胸膈下积液”，给予利尿补钾、补充白蛋白等支持疗法，症状减轻。出院后仍用螺内酯 20mg，1 日 1 次；氢氯噻嗪 25mg，1 日 1 次。因心动过速，烦躁不寐，去省某医院急诊，拟诊为“肝硬化腹水、肝性脑病”，给予保肝、镇静药物治疗，效果不著，病情逐步加重，由救护车送至我院门诊。诊见患者意识不清，神思不爽，答非所问，时时错语，烦躁不眠。面色暗滞，两目无神，口中有烂苹果味，有扑翼样震颤，尿少（每日 800ml 左右）。舌质暗红、舌苔灰黄腻，口唇发紫，脉细数无力。

中医辨证：湿浊瘀毒内蕴，心神受扰，神明失主。

西医诊断：①肝癌；②肝性脑病。

治法：清化湿浊瘀毒，开窍通闭，醒神回苏。方药：黄连 5g，丹参 15g，郁金 10g，石菖蒲 10g，法半夏 10g，炙远志 6g，猪苓 15g，泽兰 10g，泽泻 15g，藿香 10g，茵陈 12g，龙骨 20g，牡蛎 20g，炒酸枣仁 15g，陈皮 6g，莲子心 4g，太子参 12g。日服 1 剂。另沉香粉 0.45g，琥珀粉 0.45g，每日 3 次；犀黄丸 3g，口服，每日 2 次，停服所有西药。

二诊（1997 年 10 月 9 日）：神志已经正常，语言应对清楚，问及初诊时情况茫然不知，烦躁亦平，夜能入睡，口干，食纳尚可，尿量偏少，汗多。舌苔薄黄，舌质红偏暗，脉转细滑。效不更方。上方去石菖蒲，改太子参 15g，加麦冬 12g，栀子（炒黑）6g。1 日 1 剂。

三诊（1997 年 11 月 7 日）：近 3 日脘腹胀满不适，但尚可纳食，每日尿量 1200ml 左右，腹水征（+），怕冷，下肢略有浮肿，左下肢为著，大便正常，面色转灰，口干饮水不多。舌质暗苔薄，脉细。此为湿浊瘀毒渐化，肝脾两伤未复，疏泄健运失司，湿瘀气滞水停之征。转从温阳利水，行气活血治疗。药用附子（制）3g，桂枝（炙）6g，苍术 10g，白术 10g，猪苓 20g，茯苓 20g，泽兰 10g，泽泻 15g，青皮 6g，陈皮 6g，厚朴 6g，大腹皮 10g，砂仁（后下）3g，蟾皮（炙）3g，生黄芪 12g，天仙藤 12g。1 日 1 剂。另：琥珀粉 0.6g，沉香 0.3g，蟋蟀粉 0.6g，和匀，每日 2 次，吞服。

四诊：上方服用近 1 个月后腹水消退，腹胀不著，尿量增多，日 2000ml 左右，大便成形，精神语言表达正常，能独自来门诊求医，但仍感疲劳乏力，手足清冷，上腹痞满不舒，入晚尤甚。舌质淡暗、舌体稍胖，脉细涩。病情深重，治非 1 日之功，药已对证，宜谨守病机，原法巩固。三诊方改黄芪 20g，加荜澄茄 6g，继进。（周仲瑛，2004. 急症验案一束（2）[J]. 南京中医药大学学报，（2）：68-71.）

思维与方法点评

1. 辨症审因思维 该患者是由于肝癌引起的肝性脑病，病情凶险，死亡率较高。周老认为中医对内科急症的治疗，必须以辨证论治为指导，此案例辨治以湿浊瘀毒内蕴，心神受扰为辨证要点。

2. 主次分明思维 方药中清心开窍、芳香辟秽为主，益气养阴安神为辅。方中用川黄连、丹参、广郁金、莲子心、炙远志清心开窍；石菖蒲、法半夏、藿香、橘皮、沉香粉、琥珀粉芳香辟秽，化浊开窍；猪苓、茯苓、泽兰、茵陈利水渗湿，令湿浊瘀毒从小便而出；龙骨、牡蛎重镇安神、酸枣仁养心安神、太子参益气养阴护正，并用丹参、泽兰活血之功，诸药合用使湿浊可化，瘀毒能去，心神得主，神机复苏。

3. 变易思维 肝性脑病转至恢复期时，患者肝脾两伤未复，疏泄健运失司，湿瘀气滞水停，周老不泥前法，转用温阳利水、行气活血以解毒施治，用附子、桂枝温补脾肾；苍术、白术、猪苓、茯苓、泽兰、泽泻、蟋蟀粉、天仙藤健脾燥湿，利水消肿；青皮、陈皮、厚朴、大腹皮、砂仁行气消胀除满，芳香醒脾，生黄芪益气健脾，利水消肿；炙蟾皮解毒利水，达到温阳化气助蒸化、健脾燥湿助建运、淡渗分利助消肿、芳香行气助除满而达到标本同治的目的。

【案例 2】

主诉：反应迟钝伴乏力 11 小时，加重 2 小时。

现病史：患者，男，62 岁，因“反应迟钝伴乏力 11 小时，加重 2 小时”于 2019 年 7 月 12 日入院。患者 2 小时前无明显诱因出现反应迟钝伴乏力，后出现昏迷，呼之不应，家属给予白醋灌肠后无明显改善，为正规治疗遂来医院。门诊以“肝炎后肝硬化乙型失代偿期、肝性脑病”收入我科。入院症见：神志不清，呼之不应，精神差，纳差，尿黄，腹胀，大便色黄干结，2～3 日一次。既往史：有乙型肝炎后肝硬化病史多年，平素口服恩替卡韦片抗病毒治疗，既往有糖尿病病史，现皮下注射胰岛素控制，2018 年 8 月行肝内门体分流术，术后反复发作肝性脑病。查体：舌红，苔少，脉弦细，神志不清，精神差，呼之不应，双下肢肌张力高，肌张力亢进，右侧巴宾斯基阳性，腹部平软，腹壁静脉无曲张，腹部无压痛与反跳痛，肝脾肋下未触及，肠鸣音正常，双下肢无水肿。辅助检查：上腹部 CT 平扫+增强结果示肝右后叶占位性病变，考虑肝癌可能性大，肝硬化，脾大，肝内多发小囊肿，胆囊未见显示，脾门区及腹主动脉旁可见金属致密影及放射状伪影存在，下腔静脉走行区高密度影，考虑经颈静脉肝内门体静脉分流术（TIPS）术后改变，肝内钙化灶。2019 年 7 月 12 日查血常规：白细胞 2.28×10^9/L，红细胞 3.64×10^{12}/L，血红蛋白浓度 90g/L，血小板 99×10^9/L；凝血功能：凝血酶原时间 14.8 秒，国际标准化比值 1∶261、凝血酶原百分比活动度 64.1%，血氨 498μmol/L，血葡萄糖 16.2mmol/L，钠 132.8mmol/L，肝功能：总蛋白 54.4g/L，白蛋白 30.6g/L，总胆红素 22.3μmol/L，直接胆红素 10.7μmol/L，甲胎蛋白 532.11ng/ml。

中医辨证：肝肾阴虚证。

西医诊断：①肝性脑病Ⅳ期；②肝炎后肝硬化乙型失代偿期；③肝性脊髓病；④原发性肝癌；⑤肝内门体分流术后。

治法：滋补肝肾，醒脑开窍。方药：桑寄生 15g，牛膝 15g，杜仲 15g，女贞子 15g，墨旱莲 15g，泽兰 15g，鸡血藤 20g，垂盆草 20g，柴胡 6g，当归 12g，白芍 15g，茯神 15g，石菖蒲 15g，乌梅 10g，枳实 15g，大黄 6g，郁金 15g，木瓜 15g，甘草 9g。日 1 剂，水煎服。并配合中药保留灌肠，方用大黄 15g，芒硝 20g，枳实 20g，厚朴 20g，石菖蒲 15g，郁金 15g 以通腑开窍，并配合西医治疗予以门冬氨酸鸟氨酸针降血氨，乳果糖口服及白醋灌肠，后患者意识转清，计算力及定向力可，复查血氨下降，双下肢肌力较前好转。

二诊（2019 年 9 月 2 日）：复查血氨 38.1μmol/L；复查肝功能：总蛋白 62.1g/L，白蛋白 36.1g/L，总胆红素 25.9μmol/L，直接胆红素 10.6μmol/L。出院后仍然继续服用本方，后患者意识清楚，未再反复发作肝性脑病。（张小瑞，赵文霞，2020. 全国名老中医赵文霞教授诊治肝性脑病的经验总结[J]. 光明中医，35（13）：1979-1982.）

思维与方法点评

1. 病症结合思维模式 此患者为 TIPS 术后，血氨不经过肝脏解毒，直接进入血脑屏障，导致肝性脑病发生。在中医诊断中，赵文霞教授认为肝性脑病病机为湿热疫毒之邪侵入人体，蕴结肝胆，肝失舒畅，脾失健运，肠道传导失司，毒浊停留于肠腑，郁滞日久化热，热毒上扰元神所致，肝病日久，便会导致肝阴不足肝肾阴虚，阴虚火旺，上扰心神，而致昏迷，病为在心，与肝、脾、肾、大肠有关。

2. 审机辨证思维 治法以滋补肝肾，醒脑开窍为主，方中应用桑寄生、杜仲、女贞子、墨旱莲以滋补肝肾，加石菖蒲、郁金以醒脑开窍，牛膝补肝肾、强腰膝，为防止滋阴药物滋腻肝气，加以疏肝理气，患者下肢活动不利，加当归、鸡血藤以补血、活血通络治疗，久病多瘀，加泽兰以活血化瘀，木瓜舒筋活络。

3. 标本思维 急则治其标，患者神昏，服用中药同时配合大黄、芒硝、枳实、厚朴、石菖蒲、郁金通腑泄浊，留灌肠以通腑开窍，降低血氨水平，改善患者肝性脑病症状。

【案例 3】

主诉：恶心呕吐 5 天，昏迷 1 天。

现病史：患者徐某，男，21 岁，1970 年 7 月 10 日初诊，患者诉平常身体尚好，近来因过度疲劳，饮食无节。又突闻母亲死亡，悲伤不止，导致饮食不进，胁痛，乏力，上腹部疼痛，呕吐，腹泻，并于昨晚出现神志模糊、烦躁不安，彻夜未眠，今晨不省人事，二便失禁，遂来求诊。查体：神昏谵语，烦躁不安，面部、巩膜黄染，双侧瞳孔散大，对光反射迟钝，心率：40 次/分，律齐，肝浊音界缩小，脾未扪及，肠鸣，腹壁反射消失，腱反射亢进，血压 110/70mmHg，体温 37.5℃。肝功能：黄疸指数 50U，总胆红素 3.0mg%，麝香草酚浊度试验 6U，尿胆原强阳性，舌质红，舌苔黄腻，脉迟缓。

中医辨证：湿热疫毒，化火化燥，熏蒸肝胆。

西医诊断：重症肝炎。

治法：清热解毒，凉血开窍。方药：茵陈 60g，栀子 15g，大黄 12g，生地黄 15g，牡丹皮 12g，白茅根 30g，甘草 9g，大青根 30g，犀角 5g，安宫牛黄丸 1 丸。汤药送服。同时静脉滴注高渗葡萄糖、维生素 C、谷氨酸钠等。

二诊（1970 年 7 月 12 日）：神志稍清，烦躁稍轻，已知小便，瞳孔较前缩小，对光反射存在，心率：53 次/分。肝浊音界缩小，全身皮肤黄染。效不更方，继用前方 1 付，安宫牛黄丸 1 丸。

三诊（1970 年 7 月 13 日）：神志较清，知二便，大便一日一次，量多，成形、色黑、气秽臭。心率：56 次/分。有食欲，腑气已通，邪有出路，故前方减大黄 6g，加败酱草 30g，一剂，水煎服。

四诊（1970 年 7 月 14 日）：神志完全清醒，语言清楚，食欲增进，心率：60 次/分。继续用上方一剂。

五诊（1970 年 7 月 15 日）：黄疸减轻，食欲恢复，二便正常。自觉头晕、乏力，小便黄，脉弦缓，舌质红、苔厚腻稍黄。热毒虽减，湿热阻遏气机未除，肝胆之热尚存，肝肾之阴已伤。继用清利湿热、疏泄肝胆之法。方用：茵陈 30g，栀子 9g，大黄 6g，白芍 30g，板蓝根 30g，郁金 9g，车前草 30g，败酱草 30g，白茅根 30g，牡丹皮 9g，龙胆草 9g，生地黄 24g，甘草 6g。

六诊（1970 年 7 月 20 日）：黄疸消退，头不晕，精神好，饮食正常，心率：80 次/分，可下床。脉细弦数，舌质红、苔少。邪去正亏，阴津耗伤，故宜滋阴、养血、柔肝，以善其后。方用：当归 15g，白芍 30g，败酱草 30g，茵陈 30g，栀子 9g，枸杞子 24g，板蓝根 30g，丹参 30g，辽沙参 30g，山茱萸 15g，生地黄 24g，熟地黄 24g，山药 30g，牡丹皮 9g，甘草 6g。

七诊（1970 年 7 月 27 日）：肝功能复查正常，脉象缓而有力，舌质淡红、苔薄白，有律。精神好，自述无任何不适之感。（李普，王昆山，等，1980. 肝病[M]. 郑州：河南人民出版社.）

思维与方法点评

1. 变易思维 对于肝性脑病的治疗，应该注重病情的运动变化规律。在急性期中，首先清热解毒，凉血开窍，予以茵陈蒿汤合犀角地黄汤加减，并配以安宫牛黄丸以醒脑开窍，必要时配合西医治疗，以免延误病机。肝性脑病纠正后，宜用清利湿热、调理肝脾之品。病至恢复期，邪去正亏，继续予以滋阴、养血、柔肝之法，以善其后。

2. 审机辨证思维 患者昏迷，面部、巩膜黄染，舌质红，苔厚腻，乃湿热疫疠之邪乘虚而入，化火化燥，熏蒸肝胆而成，治疗以清热解毒、凉血开窍为主，以茵陈蒿汤与犀角地黄汤为主方，配合白茅根、大青根等清热解毒，并同服安宫牛黄丸以凉血开窍。

3. 因势利导思维 本病湿热之邪为患，湿邪重浊黏腻，给邪气以出路最为重要，故方中使用大黄以通利大便，加入白茅根清热利湿，因势利导。给湿邪以出路。

【案例 4】

主诉：皮肤黄染，尿黄 20 余天。

现病史：患者冯某，男，41 岁，工人，因“皮肤黄染，尿黄 20 余天”于 1968 年 3 月 12 日入院。患者诉 1 个月前出现身倦乏力，纳呆，腹胀，10 余日后发现尿液深黄，当时未给予处理，后因症状加重就医，检查巩膜、皮肤均黄染，肝大肋缘下 1.5cm，伴压痛、反跳痛。血常规未见明显异常，尿三胆（+），肝功能：胆红素 114.5μmol/L，谷丙转氨酶 400U/L，麝香草酚浊度试验 12U，总蛋白 74g/L，白蛋白 41g/L，球蛋白 33g/L，诊断为急性病毒性肝炎。1 天后黄疸加深，体温突然升高（39℃），并出现腹水。经全科会诊，考虑急性重型肝炎，治疗除加大葡萄糖输液用量，继续使用保肝药及抗生素外，加入氢氯噻嗪及螺内酯利尿消水，依上法用药 1 周未见好转。4 月 1 日患者神志模糊，次日清晨呈昏迷状态，4 月 2 日请中医科会诊。患者体位不能自转，神昏，痰鸣气促，周身皮肤呈橘红色，两眼巩膜黄染，瞳孔对光反射消失，腹部膨隆，有腹水征，小便短赤，大便 4 日未行，舌质紫暗，苔黄腻，脉弦大而数。

中医辨证：湿热毒邪蕴结中焦，熏蒸肝胆，内陷心包。

西医诊断：急性重型肝炎，肝性脑病。

治法：清心化痰，芳香透络，开窍醒神。方选：速投局方至宝丹两粒顿服。

二诊（1968 年 4 月 3 日）：患者神志清醒，自述腹胀，考虑患者腹水征明显，在应用中药清肝解毒，泻热逐水之剂时，配合氢氯噻嗪及螺内酯利尿消水。

板蓝根 18g，山慈菇 18g，茵陈 15g，牡丹皮 15g，大腹皮 15g，泽泻 15g，丹参 15g，地肤子 12g，栀子 12g，紫大戟 10g，三棱 10g，大黄 10g，牵牛子 6g，青黛 3g，水牛角 3g，玳瑁 3g，朱砂 1g，冰片 0.15g，麝香 0.15g，后六味同研磨冲服。

三诊（1968 年 4 月 6 日）：患者诉体温正常，尿量显著增加，大便调，腹水减，黄疸渐退，精神转佳，饮食增加。舌质紫暗已变淡，脉象弦细。诊断、治法同上，上方略作改动，紫大戟、大黄、牵牛子均减为 3g，停用氢氯噻嗪及螺内酯。散剂用量稍作增减：青黛 12g，水牛角 3g，玳瑁 3g，朱砂 0.15g，冰片 0.15g，麝香 0.1g（冲服）。

四诊（1968 年 4 月 11 日）：黄疸消退，腹水消失，精神饮食可，已能下床活动。改用健脾和胃、疏肝化瘀法，以巩固疗效。茯苓 12g，炒白术 10g，生山药 10g，大腹皮 10g，三棱 10g，丹参 10g，牡丹皮 10g，佩兰 10g，枳壳 10g，木香 10g，姜黄 6g

五诊：服用上方 1 个月后，复查肝功能：谷丙转氨酶 10U/L，麝香草酚浊度试验 7U，总蛋白 68g/L，白蛋白∶球蛋白为 3.6∶3.2。带药回家休养，1968 年底恢复工作，1969 年 7 月追访，一般情况良好，肝功能正常。（单书健，等，2011. 古今名医临证金鉴黄疸胁痛臌胀卷上[M]. 北京：中国中医药出版社.）

思维与方法点评

1. 整体思维　本案辨证属湿热毒邪蕴结中焦，熏蒸肝胆，内陷心包，致使湿热困脾，胆汁外溢，热毒内陷而成。鉴于病情危重，险象已露，治疗必须把握时机，辨明脉证，分清主次，及时投药。

2. 变易思维　其治疗分 3 个步骤：昏迷时，首选大剂量清心开窍醒神之品，以迅速消除神志症状，缩短昏迷时间，控制病情发展，以醒神为当务之急。神清之后，治疗重心在清除毒邪，减轻症状，恢复肝功能等方面。故速投清肝利胆，解毒化瘀、攻逐水邪之剂。恢复期的治疗，本着扶正祛邪的原则，采用健脾和胃、疏肝化瘀之剂，标本兼顾。

3. 药证思维　患者腹胀，腹水征明显，除辨证之外，加入治疗腹水的攻逐水饮之剂，选用大戟、牵牛子、大黄、泽泻以泻热逐水，通利二便。

【案例 5】

主诉：乏力，食欲差，尿黄 2 天。

现病史：患者，男，44 岁，主因“乏力，食欲差，尿黄 2 天”于 2023 年 1 月 29 日收入我科。既往体健，未曾体检。入院时体检：皮肤及巩膜重度黄染，肝掌阳性，心肺未见异常，腹部饱满，腹部无压痛及反跳痛，肝、脾、胆囊未触及，移动性浊音阴性，双下肢无水肿。全血细胞分析结果：白细胞（WBC）7.84×10^9/L，血红蛋白（HGB）173.00g/L，血小板（PLT）117.00×10^9/L。肝功能检查结果：谷丙转氨酶（ALT）3581.1U/L，谷草转氨酶（AST）3093.0U/L，总胆红素（TBIL）197.9μmol/L，白蛋白（ALB）35.9g/L，白球比（A/G）1.0，γ-谷氨酰转肽酶（GGT）139.0U/L，碱性磷酸酶（ALP）155.7U/L，总胆汁酸（TBA）228.2μmol/L。甲胎蛋白 4.9ng/mL。乙肝五项结果：HBsAg＞250.0U/ml，HBeAg1641.54S/CO，抗 HBc8.46S/CO，乙肝核心抗体 IgM 1.47S/CO，甲丁戊系列、Eb-Ig M、CMV-Ig M、铜蓝蛋白、铁代谢和自身免疫性肝病等未见异常。腹部超声：轻度脂肪肝，脾大，肝囊肿，胆囊壁增厚、毛糙，胆囊息肉。2023 年 2 月 4 日，凝血组合检查结果：PTA16.00%，INR4.57，PT49.40s；肝功能检查结果示：谷丙转氨酶 990.1U/L，谷草转氨酶 282.1U/L，TBIL 298.0μmol/L。患者精神萎靡，皮肤巩膜重度黄染，倦怠乏力，食欲不振，脘腹胀满，小便黄赤，大便溏薄，无发热，患者昏睡，呼之能应，体检欠配合，舌淡，苔薄白，脉弱。

中医辨证：脾虚湿重、热毒瘀结。

西医诊断：①慢加急性肝衰竭；②慢性乙型病毒性肝炎；③肝性脑病 3 级。

治法：健脾化湿，凉血解毒。方药：茵陈 30g，大黄 10g，麸炒白术 30g，茯苓 30g，赤芍 30g，党参 15g，生黄芪 30g，升麻 15g，陈皮 15g，法半夏 9g，生山楂 30g。

二诊（2023 年 2 月 4 日）：患者昏睡，呼之能应，体检欠配合，肝性脑病 3 级。加用复方大黄煎剂（大黄 15g，乌梅 15g，厚朴 15g）灌肠，2 次/天。

三诊（2023 年 2 月 15 日）：患者出现发热，腹胀腹痛，大便黏滞不爽，小便量少，苔薄黄，脉弦。在原方基础上加木香 15g，黄连 9g，白茅根 30g 加强清化湿热、利水消胀之功。

四诊（2023 年 3 月 9 日）：患者出现皮疹，考虑药疹随停用所有静脉和口服西药，仅保留恩替卡韦抗病毒，简化中药处方：茵陈 60g，麸炒白术 30g，茯苓 30g，山药 30g，生薏米 30g，焦三仙 45g。此后患者出院，坚持门诊口服中药治疗。5 月 4 日复诊，PTA 63.00%，INR 1.43，PT 15.4s。肝功能结果：ALT 28U/L，AST 40.7U/L，TBIL 46.3μmol/L，DBIL 36μmol/L，ALB 31.6g/L。（刘尧，王晓静，高方媛，等，2024. 1 例慢加急性肝衰竭中西医结合治疗报告[J]. 中国中西医结合消化杂志，32（3）：218-221.）

思维与方法点评

1. 病症结合思维模式　慢加急肝衰竭属于中医学“黄疸”重症范畴，又称为“急黄”“瘟黄”，《诸病源候论》曰：“脾胃又热，谷气郁蒸，因热毒所加，故猝然发黄，心满气喘，命在顷刻，故云急黄也。”其属于本虚标实之证，本虚在于脾虚失运，邪实不离湿、热、毒、瘀四者相互胶结，损伤肝体。故治则在于“解毒凉血，健脾化湿”为主要治则，故以四君子汤与茵陈蒿汤为主方加减。

2. 标本思维　药方中重用生黄芪、党参、炒白术、茯苓等，以期中州运化正常，气血生化有源为本。患者 2 月 4 日出现肝性脑病 3 级，神昏不语，大便不通，病急则治其标，予以大黄煎剂保留灌肠，通腑泄浊，釜底抽薪。通过泻法，令浊瘀得去，热毒得解。

3. 中和思维　3 月 9 日患者出现药疹，中药予以简化，以茵陈蒿、党参、白术、茯苓、山药、薏米、焦三仙为核心处方，重视脾胃为后天之本，气血生化之源。且注重药食同源，对于危重症患者，胃肠功能差，服用药食同源药物有一举多得之功。

三、尿毒症病案

【案例 1】

主诉：全身浮肿 3 天。

现病史：患者素有肾炎病史，旅途中因车厢拥挤，欲解小便未成，遂至小便不通，出现全身浮肿，神昏气逆喘促，送往医院抢救，行利尿剂注射后小便仍不通，因尿道肿胀，无法导尿。经血化验后诊断为尿毒症。现症见遍体浮肿，神志不清，气逆喘促，脉濡不大，舌体胖，苔白腻。

中医诊断：癃闭（脾肾阳衰，水湿泛滥）。

西医诊断：尿毒症。

治法：宣肺豁痰，分利水湿。方药：葶苈大枣泻肺汤合五苓散加减（甜葶苈 1.5g，苏子 9g，紫苏梗 9g，防己 9g，防风 9g，桔梗 4.5g，紫菀 4.5g，陈皮 6g，茯苓皮 15g，猪苓 12g，泽泻 9g，细木通 1.5g，椒目 2g，车前子 12g，鸡内金 9g，桂枝 3g）。4 剂水煎服，每日 1 剂，分 2 次服。

另至宝丹 1 粒，先用开水化服。血珀末 1.8g，早、晚各 0.9g 调服。

另外用方：食盐 30g，葱 60g，加水五磅煎，用毛巾浸透绞干，热敷少腹。

二诊（6 月 1 日）：神志略清，面浮足肿消退，小溲略通，但仍点滴不畅，口腻，舌淡苔黄。拟再运脾化湿以消肿胀。尿检：蛋白（+++），管型（++），红细胞（+++），脓细胞（+）。血压 140/100mmHg。继续原方加五加皮 9g，冬瓜皮 9g，砂仁 1.5g。再进 4 剂。

三诊（6 月 6 日）：小溲得畅，肿势遂消，气闷口腻，舌黄，胃纳不香。拟通阳化湿，利水以消肿胀。尿检蛋白（++），管型（+），红细胞（+）。原方中加萆薢 15g，白薇 9g，白前 9g，白术 6g，老姜衣 15g。再进 4 剂。

四诊（6 月 12 日）：肿胀消减，小溲通畅，停服中药，口服中成药肾气丸，早晚各一次，调补肾元，以巩固疗效。1 个月后精神渐佳，体力恢复。

思维与方法点评

1. 病症结合思维模式 该病案主症明显，小便不通，可诊断为癃闭，症见遍体浮肿，气促咳喘，舌体胖，苔白腻，多由于脾肾阳虚，水湿不化，三焦气化功能失常，小便不通，水毒内蓄，凌心犯肺而致咳喘。

2. 审机辨证思维 本案系癃闭而致全身浮肿，脉濡不大，舌体胖，苔白腻，循舌脉辨证，为脾肾阳虚而致水湿不化，故用葶苈大枣泻肺汤合五苓散为主方，兼以苏子、苏梗、紫菀、桔梗开宣肺气，升提中气，下病上治，提壶揭盖。

3. 专药专病思维 本案为癃闭，除辨证之外，癃闭当以“通利”为治疗原则，故用药加金钱草、海金沙等通利之品，后期多因肾阳衰惫，多伴有恶心呕吐、神昏谵语等，适当辨证加入吴茱萸汤、六味地黄丸等补益脾肾，以助气化。

【案例 2】

主诉：乏力伴恶心呕吐 2 个月余。

现病史：患者 2 个月前无明显诱因自觉乏力，伴恶心呕吐，时有心慌，检查尿蛋白（++），以慢性肾炎、肾功能不全收入住院。入院后查尿素氮 39.2mmol/L，血红蛋白 65g/L，诊断为肾衰竭、尿毒症期，继发性贫血，经输液及西药治疗 1 个月余，症状缓解不明显，并渐增皮肤瘙痒，小便减少，全身浮肿，大便不畅，症状日益加重，检查尿素氮 43.4mmol/L，血红蛋白 62g/L，且合并高血压、冠心病、心房颤动。现症见患者面色㿠光，周身浮肿较甚，呕吐频作，手足发冷，纳差，眠差，小便少，大便干结难解，舌质红，苔白厚腻，脉满软且滑，沉取不齐，按之有力。

中医诊断：呕吐（湿热积滞）。

西医诊断：尿毒症。

治法：芳香化浊，清热凉血。方药：荆芥炭 10g，防风 6g，藿香 10g，佩兰 10g，黄连 2g，苏叶 10g，生地榆 10g，茜草 10g，白鲜皮 10g，地肤子 10g，草河车 10g，灶心土 60g，大黄 3g。5 剂水煎服，每日 1 剂，分 2 次服。

二诊（1 月 9 日）：呕吐减轻，又进 5 剂。病情大转，恶心呕吐、皮肤作痒皆止，浮肿减轻，略有食欲。精神转佳。舌红苔白且干，脉滑数，沉取不稳，虽有转机，仍中阳不足，病势较重，用清化湿热，凉血化痰，佐以甘寒益气养阴之品，于原方中加入赤芍 10g，丹参 10g，白芷 6g，沙参 10g，西洋参 3g，麦冬 10g。再进 10 剂。

三诊（1 月 20 日）：复查尿素氮 19mmol/L，出院来门诊治疗。因感冒咳嗽发热，而出现胸腔积液，肺水肿，喘促不能平卧，舌白苔腻，脉滑数，先用宣肺化痰方法。方药：苏叶、苏子各 10g，前胡 6g，浙贝母 10g，麻黄 2g，荆芥穗 6g，防风 6g，白芷 6g.生地榆 10g，桑白皮 40g，地骨皮 10g，大黄 2g。服药 7 剂，感冒愈，喘平咳嗽止。

四诊（2 月 6 日）：下肢浮肿减轻，饮食二便正常，查尿素氮 16mmol/L，血红蛋白 96g/L，仍以前方加减，病情稳定。

思维与方法点评

1. 病症结合思维模式　该病案主症明显，以恶心呕吐为主，可诊断为呕吐，症见面色皖光，周身浮肿较甚，呕吐频作，舌质红，苔白厚腻，脉满软且滑，沉取不齐，按之有力。多由于湿热蕴阻体内，舌苔厚腻，脉按之有力，说明邪气壅盛，邪毒深伏于内，治当攻逐邪气。

2. 审机辨证思维　本案系尿毒症而致呕吐，乏力，舌质红，苔白厚腻，脉满软且滑，沉取不齐，按之有力。循舌脉辨证，为湿热蕴阻，邪毒久留不去，深入血分，蕴郁化热成毒，阻滞气机，气机不畅，气逆于上发为呕吐，水湿不化而致水湿停聚发为浮肿，故用芳香化浊之品祛湿，加入地榆、茜草等入血分之药，清血分热毒。

3. 专药专病思维　本案为尿毒症所致呕吐、乏力，虽见面色皖光，神疲乏力，手足发冷，但其舌脉提示此案为本虚标实，不可一味用补益之剂，当以攻邪为主，治当凉血化瘀，佐以疏风胜湿，调畅三焦，通调水道，使邪气有出路，达到邪去正安之效。

四、中风病案

【案例 1】

主诉：左侧肢体无力 2 年余。

现病史：患者诉 2 年前无明显诱因突发左侧肢体无力伴言语不清，遂于当地医院就诊，诊断为“急性脑梗死”，经住院给予抗血小板聚集，改善循环等治疗，症状缓解后出院。于我院就诊时症见：患者精神一般，言语欠清，左侧肢体麻木无力，偶有头昏、头痛，头部胀痛为主，颈部僵硬不适，双眼流泪作痒，视物模糊，时有饮水呛咳，走路尚平稳，否认胸闷、心慌等不适，纳尚可，小便尚调，大便干结，夜寐欠安，舌红，苔腻微黄，脉弦细数。辅助检查：2024 年 5 月 10 日颈部血管彩超：双侧颈动脉内-中膜增厚，双侧颈动脉多发斑块形成，左侧椎动脉流速偏低。四肢血管彩超：左下肢动脉多发斑块形成。查体：血压 107/64mmHg。既往有高血压病史，血压最高达 188/100mmHg，2 型糖尿病病史，冠心病、心律失常、心肌梗死病史。此次发病后一直用药：阿司匹林肠溶片 100mg（每晚 1 次，口服）抗血小板聚集，依折麦布片 10mg（每晚 1 次，口服）降脂稳斑治疗。

中医诊断：中风病（风痰阻络）。

西医诊断：脑梗死后遗症，高血压 3 级，2 型糖尿病。

治法：息风化痰、泻火通络。方药：温胆汤合天麻钩藤饮（化橘红 10g，姜竹茹 10g，焦栀子 10g，黄芩片 10g，茯苓 10g，茯神 15g，首乌藤 20g，龙胆草 6g，鸡血藤 30g，伸筋草 15g，天麻 10g，钩藤 10g，枳实 10g，浙贝母 10g，石斛 15g，牛膝 15g，丹参 20g）。7 剂水煎服，每日 1 剂，分 2 次服。

二诊：服药后左侧肢体麻木无力较前减轻，头昏头痛不明显，颈部僵硬不适较前缓解，舌红，苔微腻，脉弦细，加入络石藤 30g，红景天 30g，郁金 10g，加强祛风通络，行气活血。再进 5 剂。

三诊：服药后左侧肢体偶有麻木，头晕头痛，颈部僵硬不适基本缓解，为服药方便，嘱其停中药，口服基本用药维持治疗，巩固疗效。

思维与方法点评

1. 病症结合思维模式　根据颅脑 MRI 显示：该患者确诊中风病，当前属于脑梗死后遗症期。中医诊断为中风病，通过临证病象资料收集分析，中医辨证当为风痰阻络，气滞血瘀，络脉不通，肌失所养，发为麻木疼痛。

2. 审机辨证思维　本案肢体麻木疼痛乃经络不通所致，患者素有高血压病史，且脉弦数，提示体内肝阳偏亢，风阳上扰，发为头晕头痛；肝阳有余，化热扰心，故心神不安、夜寐欠安，舌中腻，微黄，脉数提示体内痰湿阻滞，有化热趋势，故用天麻钩藤饮合温胆汤，平肝息风化痰，清热活血通络。

3. 专药专病思维　本案为中风，除辨证外，中风的治疗应当与辨病相结合，风痰瘀结，日久化热，故可加入黄芩、栀子之类清肝降火，以折其亢阳。中风致病之本在于肝肾亏虚，故方中加入石斛、牛膝等滋补肝肾，顾护脾胃。

【案例 2】

主诉：右侧肢体麻木乏力 9 个月余。

现病史：患者于 9 个月前，在晨练中与他人发生口角，突然头晕，继而出现右半身麻木，抽搐，不能走路，急送外院诊为脑梗，经住院给予抗血小板聚集，改善循环等治疗，症状缓解后出院。出院后仍有右上、下肢活动障碍，生活不能自理，要求中医治疗。查体：血压 140/90mmHg。患者既往有高血压病史，否认冠心病、糖尿病等慢性病史。现症见：患者表情淡漠，面色少华，右上肢活动不利，不能持物，右下肢不能站立，语言謇涩，手足不温、恶寒，记忆力差，脉缓无力，舌暗淡有瘀斑，苔白，舌体胖有齿痕，纳一般，小便频数，大便尚可，夜寐一般。

中医诊断：中风病（气虚血瘀）。

西医诊断：脑梗死后遗症期，高血压 3 级。

治法：益气活血化瘀。方药：补阳还五汤加减（黄芪 60g，鸡血藤 30g，益母草 30g，当归 10g，桃仁 10g，胆南星 10g，牛膝 10g，葛根 15g，桑寄生 10g，红花 5g，川芎 10g，丹参 10g，山萸肉 10g，石菖蒲 10g，干姜 6g，桂枝 10g）。7 剂水煎服，每日 1 剂，分 2 次服。

二诊：患者手足不温，恶寒较前好转，小便较前次数减少，继续前方 10 剂。

三诊：患者诉上肢活动有所改善，服药后有恶心感，舌淡仍有瘀斑，于前方中去胆南星，加入水蛭 10g，破血逐瘀。再进 7 剂。

四诊：患者手足微温，微有畏寒，面色较前红润，小便正常，右上肢活动较前好转，可自行抬腕进食，右下肢可自行屈伸关节，于原方中加入太子参 15g，杜仲 10g，木瓜 10g，龟甲 20g，鳖甲 20g。再进 7 剂。

五诊：患者恶寒，手足不温之症已解，下肢活动较前好转，可搀扶行走，脉沉，舌暗有瘀点，舌体略胖，继后在上方基础上随症状改变略加调整，并继续配合康复理疗促进患侧功能恢复。

思维与方法点评

1. 病症结合思维模式　该患者现阶段为脑梗死后遗症期。中医诊断为中风病，通过临证病象资料收集分析，中医辨证当为气虚血瘀。

2. 审机辨证思维　本例主症为右侧肢体乏力伴见手足不温，恶寒，此证为正气亏虚，不能行血，以致脉络瘀阻，筋脉肌肉失去濡养，故见半身不遂；气虚失于固摄，故可见小便频数；手足不温，恶寒，面色少华乃是阳气虚之象；脉缓无力，舌暗淡有瘀斑，苔白，舌体胖有齿痕亦显示此证属气虚血瘀，故选用补阳还五汤益气活血通络。治当以补气为主，活血通络为辅。重用生黄芪，补益元气，当归活血通络，川芎、桃仁、红花协同当归以活血祛瘀。

3. 专药专病思维　本案为半身不遂，本方中益气活血药黄芪、丹参、葛根、红花等通过多种途径如抑制血小板凝集、解离已凝集的血小板等多种机制溶解血栓或使血肿吸收，建立脑组织的侧支循环，缩小梗死面积，使有害物质排出体外，从而改善脑循环。除辨证常规用药外，若半身不遂以上肢为主者，可加桑枝、桂枝以引药上行，温经通络；下肢为主者，加牛膝、杜仲以引药下行，补益肝肾；日久效果不显著者，加水蛭、虻虫等以破瘀通络。

【案例3】

主诉：右侧肢体无力3天。

现病史：患者素患高血压，经常头痛眩晕，手指麻木。2天前因家务纠纷，郁怒生气，翌日起床突感肢体软弱无力，头痛恶心，眩晕，两目模糊，口黏纳呆，二便不畅。又过1日，渐次出现右侧半身不遂，时有抽搐，遂急诊入院。经CT检查，诊断为脑血栓形成。现症见：患者神志清楚，舌强板滞，语言不清，右侧偏瘫，脉弦劲有力而数，舌质红绛，苔薄黄，舌下络脉淡紫粗长。

中医诊断：中风病（阴虚风动）。

西医诊断：脑梗死急性期。

治法：滋养肝肾，潜阳息风。方药：镇肝熄风汤加减（生赭石15g，怀牛膝15g，夏枯草15g，天麻10g，石菖蒲10g，钩藤15g，枸杞子10g，刺蒺藜15g，化橘红10g，郁金10g，鸡血藤30g，生龙骨30g，生牡蛎30g）。10剂水煎服，每日1剂，分2次服。

二诊：眩晕已平，抽搐止，语言自如，血压正常，但半身不遂如故，舌淡红无苔，舌下脉络淡紫细短，脉弦缓。予补阳还五汤加减，并辅以针刺治疗。1月余，已能生活自理，复查CT大部病灶吸收。遂出院调养3月余而康复。

思维与方法点评

1. 病症结合思维模式　患者素有高血压病史，同时具有中风先兆，根据头颅CT报告确诊为脑梗死。中医诊断为中风病，通过临证病象资料收集分析，脉弦数有力，舌红绛苔薄黄，中医辨证当为肝肾阴虚，肝风内动，选用镇肝熄风汤，滋补肝肾。

2. 审机辨证思维　本例患者因中风出现右侧半身不遂，舌本强直，为邪中经络的表现，生牡蛎、生龙骨、代赭石、牛膝等入肝肾重镇潜阳，滋水涵木，配合天麻、钩藤等祛风通络，平肝息风，佐以鸡血藤、郁金等活血化瘀，理气通络之品标本兼治。

3. 专药专病思维　发病初期，风动之象明显，治当平息肝风，祛痰通络，后期邪实得以平潜，但也耗伤肝肾精气，患者本身内伤积损，此时虚证即显露，呈现出气虚血瘀之象，此时选用补阳还五汤，益气活血化瘀，用于中风恢复期与后遗症期的康复治疗。

（王　非）

第五节 妇科病案

一、月经病案

主诉：闭经半年。

现病史：患者张某，女，20岁，因“闭经半年”于2016年10月8日初诊。患者既往月经周期规律，30天一行，经期4～5天，经量中。2016年2月起节食减肥，2个月内体重减轻5kg，此间月经错后、月经量少，渐至闭经。就诊前曾间断口服中药治疗，无月经来潮。现基础体温（BBT）单相波动，2016年8月19日（停经150余天）查尿促卵泡素（FSH）3.1mU/ml，黄体生成素（LH）1.7mU/ml，雌二醇（E_2）26.5pg/ml。就诊时症见：月经久未来潮，带下有，纳可，二便调。舌肥暗红，脉细滑。

中医诊断：闭经（阴血亏虚，瘀阻胞脉）。

西医诊断：下丘脑性闭经。

治法：养阴益肾，活血通经。方药：枸杞子15g，女贞子15g，桑叶10g，芦根10g，熟地黄10g，丹参10g，月季花6g，金银花12g，续断15g，钩藤15g，百合12g。40剂，水煎服，每日1剂，分2次服。

二诊（2016年12月3日）：末次月经为11月29日，经前BBT呈不典型双相，查舌淡红，脉细滑。诊断同上。上方去女贞子、桑叶、芦根、熟地黄、月季花、金银花、钩藤、百合12g，加阿胶珠12g，北沙参15g加强滋阴补血之力，加莲子心10g交通心肾，侧柏炭15g，川芎5g凉血行气止血；酌加白扁豆10g，茵陈12g，砂仁3g，荷叶10g，葛根6g健脾胃祛湿浊清虚热。再进20剂。

三诊（2017年2月17日）：末次月经为2017年2月10日，末前次月经为2017年1月13日，经前BBT呈不典型双相，查舌淡红，脉细滑。2017年2月8日查B超：子宫大小5.1cm×5.6cm×4.0cm；子宫内膜厚度1.0cm；右侧卵巢大小：4.3cm×3.6cm，内见3.4cm×2.8cm囊性回声，内有絮状回声；左侧卵巢大小：2.1cm×1.3cm；2017年2月12复查激素：FSH 5.5mU/ml，LH 2.3mU/ml，E_2 41.0pg/ml，催乳素（PRL）6.1ng/ml，睾酮（T）46.5ng/dl。予处方：阿胶珠12g，当归10g，熟地黄10g，桃仁10g，车前子10g，茵陈10g，杜仲10g，覆盆子15g，牡丹皮10g，生甘草6g，百合10g，葛根3g，夏枯草12g。20剂，水煎服，每日1剂，分2次服。

四诊（2017年4月1日）：末次月经为2017年3月11日，末前次月经为2017年2月10日，查舌淡，脉细滑。处方：太子参12g，当归10g，墨旱莲15g，续断15g，菟丝子15g，白术10g，山药15g，茯苓10g，月季花6g，菊花12g，杜仲10g，益母草12g，阿胶珠12g，20剂。四诊药尽后停药，半年后电话回访，患者月经恢复每月一行。（刘丹，姚海洋，滕秀香，2020. 国医大师柴松岩闭经验案举隅[J]. 中国生育健康杂志，31（1）：60-63.）

思维与方法点评

1. 病症结合思维模式 根据患者病史和临床表现，诊断为因节食减肥引起的闭经，属下丘脑性闭经。中医诊断为闭经；通过临证病象资料收集分析，中医辨证当为阴血亏虚，瘀阻胞脉。

2. 审机辨证思维 阴血是月经来潮的物质基础，阴血充盛，血海充盈是维持正常月经生理的基础条件。长期节食，脾胃空乏，精血津液流失无以为生而致不足；日久脾胃亦伤，生化乏源，气血不足；最终致阴血不足，血海无所继，经水不得应时而下，渐至闭经。《冯氏锦囊秘录》言“血之根，肾中之真阴也”，故用养阴益肾之女贞子、枸杞子、熟地黄、续断、杜仲、当归、北沙参等养阴益肾补血。血瘀是阴血亏虚闭经常见的兼夹证，故在血海渐充之时，适当施活血化瘀之法，用丹参、桃仁、月季花等。

3. 专病专药思维　本案为闭经，除辨证之外，闭经的治疗应与辨病相结合，故用药加阿胶珠、女贞子、枸杞子等雌激素样作用的药物以提高治疗效果。

二、带下病案

主诉：带下过多十余年。

现病史：患者，女，55岁，因“带下过多十余年”于2013年6月8日初诊。患者带下量多为时已久，色白，质稀，经间期尤甚，带下如注。就诊时症见：带下不止，心悸心慌，面色不华，睡寐易醒，纳可，喜食肥甘，大便干结，隔日而行。舌淡苔白，脉弦。

中医诊断：带下过多（脾虚湿盛，心气不足）。

西医诊断：白带异常。

治法：健脾除湿，益气安神。方药：完带汤加味（党参30g，白术30g，苍术12g，陈皮10g，白芍20g，炙甘草10g，车前子（包煎）12g，柴胡12g，炒荆芥10g，怀山药30g，丹参30g，麦冬12g，黄芪20g，五味子10g，凤尾草30g，瓜蒌仁15g，酸枣仁20g）。7剂，水煎服，每日1剂，分2次服。

二诊（2013年6月15日）：诉药后带下减少，大便已顺畅。诊断、治则同上。上方加入柏子仁20g，加强养心安神之功。再进7剂。（鲁佩佩，何若苹，2014. 何若苹教授治疗带下病经验浅析[J]. 浙江中医药大学学报，38（9）：1059-1060+1063.）

思维与方法点评

1. 病症结合思维模式　根据患者临床表现带下增多，且无明显异色异味，中医诊断为带下增多；通过临证病象资料收集分析，中医辨证当为脾虚湿盛，心气不足。

2. 审机辨证思维　古人有“脾虚多白带”之说，脾为生湿之源，脾虚则无力运化，不能敷布津液，聚而为湿，加之患者平素喜食肥甘，外感之湿伤脾引动体内之湿，胶结难化，带下日久难愈，乃脾虚湿盛之象；脾为气血生化之源，脾不生血，心血不足，心神失养，见心悸心慌，面色不华，睡寐易醒，故用补脾益气、化湿止带之完带汤为主方，兼以益气宁心之黄芪、丹参、麦冬、五味子为辅，以改善心脾两脏失调。

3. 专病专药思维　本案为白带异常，除辨证之外，白带异常的治疗应与辨病相结合，故用药加凤尾草、车前子、炒荆芥等祛湿力强的药物以提高治疗效果。

三、妊娠病案

主诉：孕7个月，呃逆、嗳气伴有反酸纳差1周。

现病史：患者储某，女，41岁，因“孕7个月，呃逆、嗳气伴有反酸纳差1周”于2009年12月9日初诊。患者近来家事不顺，烦恼时作，忧愁多思，心神不宁。患者既往右侧输卵管妊娠切除。就诊时症见：嗳气反酸，纳差，胃胀明显，面色萎黄偏暗，怕冷，头昏时作，腰酸明显，臀部酸痛，偶有腿部抽筋，梦多，大便3～4日一行，矢气较多。舌质偏红，苔腻，脉弦细滑。

中医诊断：妊娠恶阻（胎气壅阻，阴血亏虚，肝气犯胃）。

西医诊断：妊娠呕吐。

治法：平肝和胃，滋阴养血。方药：丁香柿蒂汤合旋覆代赭汤加减（白芍10g，黑当归10g，钩藤10g，杜仲12g，桑寄生10g，黄连5g，苏叶6g，柿蒂5个，陈皮6g，炒竹茹6g，代赭石10g，青龙齿 10g）。7 剂，水煎服，每日 1 剂，分 2 次服。

二诊（2009 年 12 月 16 日）：呃逆好转，便秘减轻，牙龈出血，夜寐欠安，两臀作酸，心烦头昏。脉弦细滑，舌红苔腻。诊断、治则同上。上方去黑当归、代赭石，加地榆炭 10g，大生地黄 10g，莲子心 5g，加强滋阴宁心。再进 10 剂。

三诊（2009 年 12 月 30 日）：白带增多，略有呃逆，胃酸增多，厌恶甜腻，腰部作酸，臀部隐痛，耳鸣明显，头晕，偶有心慌，二便尚调。脉弦细滑，舌红苔腻。改予清心健脾汤加减：钩藤 10g，莲子心 5g，黄连 3g，太子参 15g，炒白术 10g，广陈皮 10g，炒竹茹 6g，茯苓 10g，茯神 10g，代赭石（先煎）10g，广木香 6g，青龙齿（先煎）10g，柿蒂 3 个，炒川续断 10g。10 剂，水煎服，每日 1 剂，分 2 次服，巩固疗效。（胡荣魁，谈勇，2015. 夏桂成国医大师调治妊娠诸疾经验探赜[J]. 江苏中医药，47（12）：1-4.）

思维与方法点评

1. 病症结合思维模式 根据患者临床表现，为妊娠后出现呃逆、嗳气等，诊断为妊娠呕吐，中医称作妊娠恶阻。通过临证病象资料收集分析，首诊中医辨证当为阴血亏虚，肝气犯胃。

2. 审机辨证思维 妊娠恶阻主要责之于妊娠后胎气壅阻，阴血不足，冲气犯肝，肝胃不和，胃气失于和降，本案中见嗳气反酸，纳差，胃胀明显，面色萎黄偏暗。同时血聚养胎，阴血不足，失于濡养，腰酸明显，臀部酸痛，偶有腿部抽筋，梦多，心神不宁；不能上荣头目，见头昏时作。故用平肝和胃之丁香柿蒂汤合旋覆代赭汤为主方，兼以滋阴养血安胎之桑寄生、杜仲、白芍、当归为辅，以改善全身阴阳气血失调。

3. 专病专药思维 本案为妊娠呕吐，除辨证之外，呕吐的治疗应与辨病相结合，故用药加钩藤、青龙齿等重镇降逆的药物以提高治疗效果。

四、产后病案

主诉：产后阴道流血不净 2 个月。

现病史：患者熊某，女，28 岁，因“产后阴道流血不净 2 个月”于 2020 年 12 月 29 日初诊。患者 2 个月余前足月顺产 1 男婴，分娩顺利，无产时大出血及感染史。15 天前因产后阴道流血未净于外院查妇科 B 超提示：宫内中等回声，血凝块可能，残留物不排除，予“益母草膏”口服，7 天前阴道流血增多伴腹痛，见血块排出。3 天前复查 B 超提示：宫内稍高回声团及条状强回声，血凝块可能，宫内未见明显残留物，遂来中医治疗。患者既往孕 3 产 2（人流 1 次，平产 2 次）。就诊时症见：阴道流血淋漓不净，色红质稀，无腐臭味，无发热及腹痛，乳汁甚少，疲劳乏力，烦躁口干，纳呆食少，眠差，腰痛，夜尿频多，大便 2～3 天一次，舌暗淡，苔薄白，脉沉细。

中医诊断：产后恶露不绝（气血不足，心脾两虚，冲任不固）。

西医诊断：晚期产后出血。

治法：益气健脾，养血补心，固冲止血。方药：归脾汤加味（党参 15g，黄芪 15g，炒白术 12g，当归 6g，茯神 15g，制远志 6g，酸枣仁 15g，木香 10g，龙眼肉 12g，大枣 6 枚，炙甘草 6g，莲子心 10g，女贞子 15g，旱莲草 15g，五味子 10g）。7 剂，水煎服，每日 1 剂，分 3 次服。

二诊（2021 年 1 月 5 日）：服上药 3 剂后阴道流血止，上症有所缓解，腰部胀痛，纳呆食少。诊断、治则同上。上方加桑寄生、枸杞各 15g，加强滋肾强阴之功；加炒二芽各 15g，以健脾开胃。再进 14 剂。

三诊（2021 年 1 月 19 日）：阴道流血止 18 天，上症改善。继予前方治疗。14 剂，水煎服，每日 1 剂。

四诊（2021 年 2 月 2 日）：7 天前来潮，4 天净，量可，上症明显改善。上方续服 1 周，巩固疗效。1个月后回访，未复发。（徐子秋，丁丽仙，洪丹，等，2022. 丁丽仙治疗产后恶露不绝验案二则[J]. 浙江中西医结合杂志，32（12）：1142-1143.）

思维与方法点评

1. 病症结合思维模式　根据患者临床症状和B超，该患者诊断为晚期产后出血。中医诊断：产后恶露不绝；通过临证病象资料收集分析，中医辨证当为气血亏虚，心脾两虚，冲任不固。

2. 审机辨证思维　本案患者产时及哺乳期耗气伤血，产后过早操劳，劳伤心脾，加重气血亏虚，脾不统血，冲任不固，故产后恶露淋漓不尽。乳汁甚少，疲劳乏力，纳呆食少为脾虚表现；眠差、烦躁、口干乃心血耗伤，心火偏亢，心神失养之象；腰痛、夜尿频多乃劳伤肾气，气化失司之征；故用益气补血、健脾养心之归脾汤为主方，兼以滋肾强阴之女贞子，清心安神之莲子心，益气生津、补肾宁心之五味子为辅，从心、脾、肾三脏同治，以益气健脾，养血补心，固冲止血。

3. 专病专药思维　本案为晚期产后出血，除辨证之外，晚期产后出血的治疗应与辨病相结合，故用药加墨旱莲等具有凝血活性的药物以提高治疗效果。

五、妇人杂病病案

主诉：婚后未避孕2年未孕。

现病史：患者程某，女，30岁，因"婚后未避孕2年未孕"于2009年4月9日初诊。患者自认未孕为自身身体之故，精神压力较大，平素婆媳关系不谐，月经周期正常，经水偶伴血块，余可。患者诉配偶生殖功能正常。就诊时症见：胸闷，自觉伴气短，经期尤甚，并伴双乳胀。纳可，多梦，二便正常。舌质略暗，脉沉弦。

中医诊断：不孕（肝气郁滞，气滞血瘀）。

西医诊断：不孕症。

治法：疏肝理气活血。方药：逍遥散加味（柴胡15g，酒白芍15g，当归15g，酸枣仁20g，郁金15g，茯苓15g，焦白术15g，牡丹皮15g，地龙8g，炙甘草15g）。7剂，水煎服，每日1剂，分2次服。

二诊（2009年4月16日）：自述前天因与家人争吵，胸闷感加重，并伴心前区疼痛，近几日寐差。诊断、治则同上。上方去焦白术，减炙甘草量为10g，加薄荷5g，加强疏肝行气。再进14剂。嘱其夫亦服逍遥丸调理。

三诊（2009年4月30日）：情志调和，诸症均明显好转。为服药方便，嘱其停中药，口服中成药逍遥丸与其夫同服维持治疗，巩固疗效。半年后有孕。（唐明哲，韩淑丽，李志翔，等，2017. 国医大师段富津教授治疗不孕验案举隅[J]. 中医药信息，34（2）：49-51.）

思维与方法点评

1. 病症结合思维模式　根据患者无避孕性生活2年未孕，中医诊断为不孕，该病与肾、脾、肝、冲任等有关；通过临证病象资料收集分析，本案中医辨证当为肝气郁滞，气滞血瘀。

2. 审机辨证思维　肝失疏泄，气机郁结，见胸闷气短、易怒及脉弦之象；气无法推动血液运行，气滞血瘀，见月经偶有血块、舌略暗；精血无法充盈胞宫，反成瘀血阻于胞中，致胞胎失养，难以摄精成孕；故用疏肝理气之逍遥散为主方，兼以活血通络之郁金、地龙、牡丹皮为辅，以改善全身气血失调。

3. 调节情志思维　本案为不孕症，除药物治疗之外，不孕症的治疗应关注患者情志致病，故调其夫证以示不孕非其独过，缓其焦虑，以提高治疗效果。

（龚慕辛）

第六节　外 科 病 案

一、肠 痈 病 案

主诉：右下腹痛 10 天。

现病史：患者姜某，女，23 岁，因“右下腹痛 10 天”于 2019 年 5 月 21 日初诊。患者 10 天前无明显诱因下出现右下腹隐痛，持续不能缓解，发热，体温最高 39.2℃，无寒战。至当地医院就诊，查腹部 CT：阑尾边界显示不清，考虑阑尾炎伴渗出、周围腹膜炎可能；血常规：白细胞 17.39×10^9/L，中性粒细胞 14.89×10^9/L，中性粒细胞百分比 85.6%。就诊时症见：右下腹隐痛、拒按，体温 38.5℃，大便成形、日 4～5 次、色偏绿，口苦，手足凉，纳可，寐安，舌质暗红，苔黄厚腻伴染苔，脉沉细数。

中医诊断：肠痈（热毒酿脓证）。

西医诊断：阑尾周围脓肿。

治法：清热托毒，消痈排脓。方药：大黄牡丹汤合附子薏苡败酱散（生大黄 5g，牡丹皮 15g，桃仁 15g，冬瓜仁 25g，生薏苡仁 50g，炮附子 10g，败酱草 20g，木香 5g，鸡内金 25g，香附 10g，乌药 15g，厚朴 15g，枳实 15g，炒白芍 25g，延胡索 15g，炙甘草 10g）。7 剂，每日 1 剂，水煎取汁 200ml，分早晚两次口服。

二诊（2019 年 5 月 28 日）：右下腹疼痛好转，仍活动时疼痛，大便成形、日 2～3 次、色黄，手足凉，平素易紧张、心慌，纳可，寐安，舌暗红，苔黄厚腻，脉沉细。上方去生薏苡仁，加炒薏苡仁 25g，蒲公英 25g，川楝子 10g，生炒蒲黄各 10g，五灵脂 15g。14 剂，每日 1 剂，水煎取汁 200ml，分早晚两次口服。

三诊（2019 年 6 月 11 日）：右下腹隐痛已无，大便成形、日 1～2 次、欠畅，手足凉好转，心慌好转，舌暗红，苔薄黄腻，脉沉细。上方去炒薏苡仁，加生薏苡仁 50g，生大黄 10g。14 剂，每日 1 剂，水煎取汁 200ml，分早晚两次口服。

2019 年 6 月 25 日复查：血常规正常；中下腹 CT 提示未见明显异常。患者临床体征及理化检查均显示阑尾局部脓肿已吸收消散。

思维与方法点评

1. 病症结合思维模式　本病发病部位在阑尾，病变性质为化脓性疾病，归属于中医学“肠痈”的范畴。《诸病源候论》曰：“肠痈者……邪气与营卫相干，在于肠内，遇热加之，血气蕴积，结聚成痈，热积不散，血肉腐坏，化而为脓。”故治疗当以清热消痈、活血排脓为要。枳实芍药散出自《金匮要略》，功可行气散结、和血止痛，张仲景于方后注解“并主痈脓”，可知其为消痈排脓之要方；且化脓部位在肠道内，治疗重在宽肠通腑、推动瘀脓下行，临证应灵活使用承气类方药，如大黄、枳实、厚朴等。

2. 审机辨证思维　本案患者平素内向，易生闷气，肝郁气滞，邪气与营卫稽留于肠中，加之运动无度，饮食不节，气血蕴积，郁久化热，血败肉腐而成痈脓。患者发病数日，已化腐成脓，然正气素亏，阳气不足，加之病变局限，未完全化脓，非热毒壅盛阶段，而属正虚邪亦不盛，形成包裹性僵块，故见局部隐痛、拒按、低热。方用大黄牡丹汤合附子薏苡败酱散加减，生大黄推陈致新，牡丹皮、桃仁祛瘀散结，冬瓜仁、薏苡仁解凝排脓，轻用炮附子意在振奋阳气，温阳散结排脓。

3. 专病专药思维　败酱草清热解毒、消痈排脓，是治疗肠痈的专药；且入大肠经，可引诸药直达肠道之病所，起到一定的引经药的作用。

二、肝痈病案

主诉：发热 20 天，加重伴喘憋 9 天。

现病史：患者王某，男，62 岁，因“发热 20 天，加重伴喘憋 9 天”于 2019 年 6 月 5 日初诊。患者发病时寒战高热，体温最高 39℃，伴头痛咳嗽、腹胀、喘憋、嗜睡，曾在大连医科大学附属第一医院急诊外科就诊，胸腹部 CT 示：肝右叶大片状低密度影（10cm×10cm），其内多发积气，肝左外叶及肝右叶多发低密度影（最大 2.7cm×2.1cm），双肺炎症，双侧胸腔积液；血常规 WBC33.71×10^9/L，N0.959；降钙素原＞100ng/ml；血气分析 $PO_2$57mmHg；CK-MB6.94μg/L，hs-TnI0.404μg/L，BNP401ng/L；ALT879U/L，AST781U/L，ALP195U/L，GGT240U/L，CREA 221μmol/L。以“肝脓肿，脓毒血症，MODS”收治入 ICU 及外科病房，给予厄他培南、利奈唑胺、奥硝唑联合抗感染以及 B 超下经皮肝穿刺引流并置管术。就诊时症见：寒战高热，体温最高 39.2℃，入夜热甚，神疲懒言，嗜睡、呼之可应，言语模糊，头痛剧，咳嗽喘促，咳痰、痰色黄夹少量血丝，口渴唇焦，腹部胀满，大便 1 周未排，小便黄赤，舌红、苔黄厚腻，脉滑数。

中医诊断：肝痈（热盛酿脓伴走黄）。

西医诊断：肝脓肿，脓毒血症，MODS（Ⅰ型呼吸衰竭、急性肝损伤、急性肾损伤、急性心肌损伤），肺部感染，感染中毒性脑病。

治法：清肝托毒，消痈排脓，通腑泻肺。方药：柴胡白虎汤、透脓散、清营汤加减[柴胡 20g，黄芩 15g，姜半夏 10g，枳实 10g，厚朴 10g，牡丹皮 20g，皂角刺 6g，桃仁 10g，冬瓜仁 30g，生大黄（后下）10g，金银花 30g，连翘 15g，天花粉 30g，黄连 10g，生地黄 15g，玄参 12g，麦冬 12g，赤芍 20g，生石膏（先煎）60g，知母 10g，瓜蒌 20g，杏仁 10g，薏苡仁 30g，桔梗 15g，蒲公英 30g，茵陈 15g，栀子 10g]。5 剂，水煎服，每日 1 剂，分 2 次口服。

二诊（2019 年 6 月 10 日）：引流少量血性液体，发热渐退、体温最高 37.5℃，精神好转，无嗜睡，对答切题，仍咳嗽喘促，腹胀缓解，大便已通、黄色糊状，舌红、苔黄腻，脉滑数。上方生石膏增至 100g，皂角刺增至 9g，生大黄减至 6g。

三诊（2019 年 6 月 12 日）：引流少量血性液体，体温最高 37.4℃，精神佳，可下床走动，无喘促，仍咳黄痰，无腹胀，大便日 1 次、黄色糊状，舌红、苔薄黄，脉滑。上方生石膏减至 60g，改生大黄为酒大黄 9g，薏苡仁增至 75g，加浙贝母 6g，鱼腥草 30g，桑白皮 10g，紫菀 10g。

四诊（2019 年 6 月 17 日）：无发热、体温最高 37.0℃，神情气平，无咳嗽咳痰，大便日 2 次、稀糊状，舌红、苔薄黄，脉滑。上方去大黄，加生黄芪 60g，生白术 15g，茯苓 30g，当归 15g。3 剂，每日 1 剂，水煎取汁 200ml，分早晚两次口服。

此后病情稳定，守方加减。至 2019 年 6 月 26 日持续无发热，化验基本正常，腹部 CT 提示肝脓肿范围缩小，遂出院。此后门诊守方加减，至 2019 年 12 月 23 日查腹部 CT 示肝内小片状低密度影，较前明显好转，停服中药。1 年后复查腹部 CT：肝脏平扫及增强正常。（赵亮，关溪，尚东，等，2022. “消托并举”论治细菌性肝脓肿[J]. 中国中医基础医学杂志，28（11）：1879-1881.）

思维与方法点评

1. 病症结合思维模式　本病发病部位在肝脏，为肝脏感染性、化脓性病变，中医诊断明确为肝痈。治疗可从“痈”立法：内治以消、托、补为原则，初期以消为主、辅以透托，重在清肝排脓、消痈散结，伴肝外侵袭综合征则从“走黄”论治；后期透脓为要，辅以消补，重在引脓外出、托毒外达，邪气盛者宜透托，正气虚者宜补托。外治中西结合，借助超声引导下经皮穿刺引流及腹腔镜等微创技术精准切开引流。

2. 审机辨证思维　本案患者病情较重，并发有脓毒血症及 MODS 等肝外侵袭综合征；根据中医外科的痈疡理论，肝外侵袭综合证归属于中医外科“走黄”范畴，因火热炽盛、毒势未能控制，热毒走散入营、内攻脏腑，是痈的危重变证。热毒侵入营血，出现夜间高热、神昏谵语等神志异常，则治以凉血清营解毒，合用清营汤、犀角地黄汤等，并重用金银花、连翘等透营血之热转入气分而解。

3. 专病专药思维 本案为急性肝脓肿，除辨证之外，治疗应与辨病相结合，高热时可使用大剂量的生石膏清解气分之热，迅速控制体温；蒲公英、茵陈、栀子清热利湿解毒，是治疗肝脓肿的要药。

三、脾痈病案

主诉：腹痛伴呕吐2天。

现病史：患者郭某，女，51岁，因“腹痛伴呕吐2天”于2019年12月30日初诊。患者曾在大连医科大学附属第一医院急诊外科就诊，腹部CT示：急性胰腺炎征象，胰腺多发低密度囊状影，假性囊肿可能，腹膜渗出；以“急性胰腺炎”收治入院，先后行超声内镜胰周脓肿经胃穿刺内引流术、内镜下胰腺脓肿清创术、胰周脓肿经内镜外引流术。就诊时症见：上腹部胀痛不适，腹软，上腹部压痛，可触及包块，禁食水、三腔喂养管内注入肠内营养剂，自觉恶心欲吐，发热伴畏寒，体温最高38.2℃，无汗，口干口渴，乏力懒言，大便干燥、每日1次，小便黄赤，舌红少津、苔薄黄腻，脉细。

中医诊断：脾痈（热盛酿脓证）。

西医诊断：重症急性胰腺炎，胰腺假性囊肿，胰周脓肿。

治法：清热托毒，消痈排脓。方药：大柴胡汤合透脓散、大黄牡丹汤加减（酒大黄15g，枳实15g，厚朴15g，柴胡15g，黄芩15g，炒白芍25g，姜半夏15g，陈皮15g，浙贝母5g，天花粉25g，皂角刺5g，牡丹皮15g，桃仁10g，冬瓜子35g，薏苡仁35g，瓜蒌25g，木香5g，鸡内金25g，大腹皮15g，生黄芪35g，党参15g，茯苓25g，麦冬25g）。3剂，水煎，三腔喂养肠管内注入，每日1剂，分2次注入。

二诊（2020年1月2日）：腹胀腹痛好转，仍发热，自觉恶心欲吐，乏力明显，大便色黄、成形质软、每日1～2次，舌红少津、苔薄黄腻，脉细。诊断、治则同上。上方加生石膏50g，竹茹25g，生黄芪增量至45g，加当归15g，五味子10g，炒白术15g，炙甘草10g，防风15g，去瓜蒌。

三诊（2020年1月6日）：腹痛腹胀明显缓解，发热渐退，精神佳，仍禁食水，肠内营养支持，恶心欲吐感较前好转，大便转稀薄、每日3～4次，舌红少津、苔薄黄，脉细。去酒大黄，余药同前。

四诊（2020年1月13日）：诸症基本缓解，无发热，无腹痛，无恶心呕吐，精神佳，乏力好转，大便仍稀薄、每日2～3次，舌红质润、苔薄黄，脉细。2020年1月7日复查腹部CT：急性胰腺炎征象，腹腔多发低密度灶，考虑假性囊肿，对比2019年12月30日片部分囊肿变小。加神曲25g。

此后病情稳定，随证加减治疗。2020年4月8日复查腹部CT：胰腺炎治疗后改变，胰头气体影消失，周围渗出影较前相仿。患者精神状态佳，无腹痛，无恶心，无发热，已无须三腔喂养管注入肠内营养液，可经口进食半流质。（赵亮，尚东，张桂信，等，2020. 从“痈”论治急性胰腺炎[J]. 中医杂志，61（18）：1639-1642.）

思维与方法点评

1. 病症结合思维模式 根据腹部CT显示：患者为急性胰腺炎征象，胰腺多发低密度囊状影，假性囊肿可能，腹膜渗出。中医诊断：脾痈；西医的胰腺可归属于中医学“脾脏”的范畴，根据中医外科的痈疡理论，急性胰腺炎与痈的病因病机、证候病理相符，急性胰腺炎可视为脾痈。治疗可从“痈”立法：内治以消、托、补为原则，早期以消为贵，重在清热通腑、消痈散结，若兼走黄变证则合用凉血解毒之品；成脓期善用托法，透脓外出，邪气盛者宜透托，正气虚者宜补托；后期配合补法，攻补兼施。

2. 审机辨证思维 本案患者初诊时，发病病程较长，已经形成了胰周脓肿及假性囊肿，根据中医外科的痈疡理论，可视为进入到了成脓期。患者表现为热盛肉腐、热毒伤津、虚实夹杂，症见腹痛、发热、口干、便燥、乏力，舌红少津、苔薄黄腻，故用大柴胡汤合透脓散为主方，清热托毒、消痈排脓，兼以党参、麦冬益气养阴扶正。

3. 专病专药思维 本案为急性胰腺炎，治疗中除辨证之外，还应与辨病相结合。胰周渗出较多时，可加入浙贝母、天花粉、薏苡仁、冬瓜子、瓜蒌等化痰消痈之品，促进胰周渗出的吸收。

四、乳痈病案

主诉：右侧乳房红肿疼痛伴发热2天。

现病史：患者李某，女，35岁，因“右侧乳房红肿疼痛伴发热2天”于2021年9月6日初诊。患者产后哺乳期，2天前无明显诱因下出现右侧乳房红肿疼痛，可触及肿块，无波动感，乳汁排出不畅，伴发热恶寒、体温最高达39.6℃，未至医院就诊治疗。就诊时症见：右侧乳房红肿，可触及肿块，触痛（+），寒战发热，体温38.5℃，口苦，纳差，大便偏干，每日1次，眠可，舌暗红苔黄燥腻，脉弦滑。

中医诊断：乳痈（肝胃郁热证）。

西医诊断：右侧急性乳腺炎。

治法：清热解毒、消痈托脓。方药：瓜蒌牛蒡汤合仙方活命饮加减（柴胡10g，黄芩15g，瓜蒌15g，牛蒡子15g，炒栀子10g，生石膏100g，金银花30g，连翘20g，浙贝母10g，天花粉25g，蒲公英25g，皂角刺10g，陈皮25g，漏芦15g，僵蚕15g）。3剂，每日1剂，水煎取汁200ml，分早晚两次口服。另以如意金黄散外敷箍围消肿。

二诊（2021年9月9日）：发热已退，乳房红肿疼痛明显好转，纳眠可，大便畅；舌暗红苔黄燥腻，脉滑。上方减生石膏为50g，余药同前。5剂，每日1剂，水煎取汁200ml，分早晚两次口服。继续予以如意金黄散外敷。

三诊（2021年9月15日）：无发热，乳房无红肿，乳汁排出顺畅。

思维与方法点评

1. 病症结合思维模式 本病发病部位在乳房，病变性质为感染化脓性疾病，归属于中医学“乳痈”的范畴。女性乳房属胃、乳头属肝；患者哺乳期，因产后肝胃郁热，加之乳儿时感染邪毒，肝胃湿热凝结化毒，热盛而肉腐，肉腐则为脓。故柴胡、黄芩、栀子清肝经之火；生石膏、瓜蒌、牛蒡子清胃经之热。

2. 审机辨证思维 患者发病急骤，肝胃郁热火毒侵犯乳络，伴有寒战高热，故以柴胡白虎汤为主方，清解肝、胃二经热毒，并且具有良好的退热之功；合用仙方活命饮，其中皂角刺、浙贝母、天花粉等消痈散结，金银花、连翘等清透热毒、截断热邪向营血分传变。

3. 专病专药思维 本案为乳痈，瓜蒌清热散结、牛蒡子疏风清热、蒲公英清热解毒，是治疗乳痈的专药；漏芦清热解毒、消痈下乳，是乳房的引经药。

五、瘰疬病案

主诉：左侧颈部疼痛伴发热1周。

现病史：患者朱某，男，11岁，因“左侧颈部疼痛伴发热1周”于2019年6月15日初诊。患者1周前无明显诱因下出现左侧颈部疼痛，可触及肿块，伴发热、体温最高达39℃，就诊于中国医科大学附属第一医院，行颈部淋巴结超声：右颈部淋巴结肿大，超声结构正常，左颈部至左锁骨上窝淋巴结肿大，皮质增厚，回声减低；颈部淋巴结穿刺：组织细胞增生性坏死性淋巴结炎，给予头孢类抗感染治疗，病情无明显改善。就诊时症见：左侧颈部肿大，胸锁乳突肌后组淋巴结肿大，局部红肿疼痛，发热，体温38.5℃，无寒战，纳可，睡眠尚可，大便日一次、成形，舌紫暗胖大，舌尖红，苔薄白，脉细。

中医诊断：瘰疬（风热痰毒证）。

西医诊断：左侧颈部坏死性淋巴结炎。

治法：疏风清热，解毒散结。方药：柴胡白虎汤合仙方活命饮加减（柴胡10g，黄芩15g，姜半夏15g，党参15g，生石膏100g，防风15g，金银花35g，连翘15g，赤芍15g，浙贝母10g，天花粉25g，没药5g，蜂房10g，板蓝根25g，黄连5g，牛蒡子15g，蒲公英25g，皂角刺10g，炮甲珠5g）。5剂，每日1剂，水煎取汁200ml，分早晚两次口服。另予如意金黄散外敷箍围消肿。

二诊（2019年6月20日）：发热已退，体温正常，左侧颈部疼痛明显好转，肿块减小，皮色正常；纳眠可，二便调；舌淡红胖大、舌尖红，舌苔薄白，脉细。上方增皂角刺15g，蒲公英50g，炮甲珠10g。14剂，每日1剂，水煎取汁200ml，分早晚两次口服。继予如意金黄散外敷。

三诊（2019年7月6日）：诸症缓解，体温正常，颈部肿块基本消退，皮色皮温恢复正常。

思维与方法点评

1. 病症结合思维模式 本病发病部位在颈部淋巴结，病变性质为炎症性坏死，归属于中医学“瘰疬”的范畴。颈部淋巴结属人体上部，根据中医外科三焦部位辨证，头面部等人体上部的疾病，致病因素多为风温风热。故在清热解毒的基础上，适当加入疏风散热的药物，引药直达颈部，常用方剂为普济消毒饮，方中选用牛蒡子、板蓝根、金银花、连翘等药味。

2. 审机辨证思维 本案患者为小儿，平素阳热之体，外感风热之邪，内外合邪，阳热上攻，故见高热；热盛肉腐，肉腐化脓，故见颈部肿块伴坏死。两侧颈部属少阳经循行部位，风热循经上扰，故以柴胡白虎汤为基础方；合用仙方活命饮，其中穿山甲、皂角刺、浙贝母、天花粉等消痈散结，赤芍、没药等活血止痛。

3. 专病专药思维 本案为颈部淋巴结炎，牛蒡子、板蓝根、蒲公英疏风清热解毒，是治疗头颈部感染的专药；蜂房祛风、攻毒，且形态中空，擅长破结散肿，是治疗淋巴结肿大的要药。

（尚　东）

第七节　儿科病案

一、小儿痉病病案

主诉：反复发热抽搐8个月余。

现病史：患者刘某，女，2岁，因“反复发热抽搐8个月余”于1963年8月5日初诊。患儿于1963年1月间开始微热有痰，喉间辘辘有声。至2月则痰声如拽锯，此时热仍不扬，而抽搐益甚。至3月下旬，双目失明，两手颤动，不啼无泪，迷蒙如睡。迭经各医院治疗，效果不显。7月间经五官科医院检查，并无目疾；又经精神病院检查，亦无精神病变。延至8月5日至我院门诊。就诊时症见：惊搐未息，反引掣颤，始则乍发乍静，继则日夜无休，两目神光已失，视物不见，微热不咳，清窍蒙蔽，不啼无泪，大便4日不更。舌红无苔，口渴欲饮，四肢温和，脉象细数。体温38℃（肛温）。

中医诊断：慢惊风（阳盛阴虚）。

西医诊断：小儿惊厥。

治法：平肝息风，镇惊定怯。方药：自拟方药[羚羊角粉二分，紫雪丹二分（二味先调服），钩藤四钱（后下），郁金半钱，天麻一钱，石决明一两，制僵蚕三钱，九节菖蒲一钱，朱灯心二钱，带心翘二钱，玄参三钱]。1剂，水煎服，每日1剂，分2次服。

二诊、三诊：患儿抽搐已有缓解之时，而清窍依然蒙蔽，不啼不语，口臭秽浊，大便仍未更，故仍予息风、开窍、涤痰，并增瓜蒌、麻仁润燥，生地黄、石斛等养阴。

四诊（1963年8月8日）：患儿昨夜身热甚壮，今晨热衰而惊风已定，舌红口渴益甚，脉呈弦数，体温 37.7℃（肛温）。当以息风开窍、化痰润燥之法，投生地黄、石斛等养阴之品。良由久蕴深伏之邪，由里达表，由营及气，是佳兆也。大便依然不解，屈指已届7日矣。症势虽见转机，当乘胜而助鼓前进。方用：苏合香丸1粒，研末分3次调服。

羚羊粉、鲜生地黄、石斛、远志、菖蒲、郁金、钩藤、天花粉、玄参、保赤散五厘（先调服）。

五诊（1963年8月10日）：2日来惊风已不复发，昨夜大便畅行，始坚后薄，并带黏腻如痰，臭气四溢，热邪有出路矣。欲哭而声不外扬，清窍似开未开。舌红稍淡，脉象微数。开窍化痰，当为主法。方用：连翘心、郁金、川贝母、天竺黄、钩藤、菖蒲、僵蚕、石斛、淡竹叶、苏合香丸。

此症经常反复，自六诊至十九诊案方从略，后服药40余剂而愈。

（奚伯初医案——摘自《近代中医流派经验选集》）

思维与方法点评

1. 病症结合思维模式 根据患者症状：发热，惊搐，掣颤，且病程日久，该患者诊断为小儿惊厥。中医诊断为小儿慢惊风。通过临证病象资料收集分析，中医辨证当为阳盛阴虚证。

2. 审机辨证思维 本案患儿患病8月余，但症见肢温便坚，舌红口渴，为阳盛阴虚之证。正气虽虚，但邪气尚实，勉宗古法二虚一实，先开一面之门，治当平肝息风、镇惊定怯。本例病程虽久，但虚实互见，当其实多虚少时，以祛邪为主；如虚多实少，则扶正为主。因此，治疗慢惊风，应根据属实属虚，孰轻孰重，随证施治，方克有济。

3. 专病专药思维 本案为小儿惊厥，除辨证之外，小儿惊厥的治疗应与辨病相结合，故用药加羚羊角、钩藤、紫雪丹等镇痉息风、开窍定惊的药物以提高治疗效果。

二、小儿厌食病案

主诉：厌食2个月余。

现病史：患者尚某，男，7岁，因“厌食2个月余”于2022年11月14日初诊。患儿2个月前开始上小学后，出现不思饭食，强迫进食则恶心呕吐，面色少华，形体渐瘦，性躁不悦，多夜梦，易哭醒。舌质红，苔薄白黄，脉沉弦小细。

中医诊断：厌食（肝胃不和）。

西医诊断：厌食症。

治法：疏肝解郁，理气养胃。方药：柴胡疏肝散加味（柴胡9g，赤芍9g，白芍9g，枳壳9g，香附9g，青皮6g，陈皮6g，佛手6g，白术9g，山药15g，扁豆15g，谷芽15g）。7剂，水煎服，每日1剂，分2次服。同时嘱家长和颜悦色，不强迫进食，以患儿平素喜爱食物诱导开胃。

二诊（2022年11月21日）：药后情绪好转，餐时已能自动进食，再宗前法，予上方去香附、陈皮，加山楂10g，鸡内金10g，续服7剂而愈。

（王霞芳——摘自《王霞芳论治小儿脾胃病》）

思维与方法点评

1. 病症结合思维模式 根据患儿症状：不思饭食，强迫进食则恶心呕吐，面色少华，形体渐瘦等，该患儿诊断为厌食症。中医诊断：厌食。通过临证病象资料收集分析，中医辨证当为肝胃不和证。

2. 审机辨证思维 本案患儿因上学后，心情抑郁，肝失条达，导致肝胃不和而厌食。小儿“肝常有余，脾常不足”，若情志失调，易出现肝脾不和之证。肝木胜克脾土，脾失运化，故不思饮食，恶心呕吐。肝失疏泄，则性躁不悦，夜梦，哭闹。故用疏肝理气之柴胡疏肝散为主方，加宽中理气之佛手、青皮，健脾化湿之茯苓、白术、山药，复诊加芳香开胃消食之药，使患儿肝郁得疏解，胃口复开。

3. 专病专药思维 本案为厌食，除辨证之外，厌食的治疗应与辨病相结合，故用药加山楂、神曲、麦芽、谷芽及鸡内金等健脾消食化积的药物以提高治疗效果。

三、小儿咳喘病案

主诉：咳喘1周。

现病史：患儿张某，男，4岁，因“咳喘1周”于2015年10月12日初诊。患儿1周前受凉，咳嗽阵作，喉间有痰，咯痰黄黏，鼻塞，流清涕，偶有喷嚏，可闻喘鸣，运动后明显。晨起有口气，纳差，夜寐不实，大便尚可，小便色黄，肢冷，性情急躁。咽红，两肺听诊满布哮鸣音。舌质红，苔薄黄。既往有多次哮喘发作史。

中医诊断：哮喘[风寒束表，痰热内蕴（外寒内热证）]。

西医诊断：上呼吸道感染、支气管哮喘。

治法：解表清里，定喘止咳。方药：大青龙汤加味[炙麻黄4g，桂枝6g，杏仁10g，前胡10g，葶苈子10g，紫苏子10g，白芥子5g，细辛3g，广地龙6g，石膏（先煎）15g，黄芩10g，甘草3g]。4剂，每日1剂，水煎服。

二诊（2015年10月16日）：药后症状缓解，咳喘减轻，前方去白芥子、石膏，再进7剂。每日1剂，水煎服。

三诊（2015年10月23日）：喘息症状消失，咳嗽偶作。改迁延期证治，症状完全缓解后再以扶正固本为主，共治疗2个月。

5个月后因他病就诊，诉哮喘未发。

（汪受传——摘自《审思斋幼幼论丛·汪受传儿科医案》）

思维与方法点评

1. 病症结合思维模式 根据患者症状及肺部听诊提示：该患者诊断为上呼吸道感染、支气管哮喘。中医诊断为哮喘。通过临证病象资料收集分析，中医辨证当为风寒束表，痰热内蕴证。

2. 审机辨证思维 本案证属外有风寒束表，内有痰热内蕴，外寒引动内饮，痰气搏结，肺失宣降，故见咳嗽咳痰，鼻塞流涕，喘促气急；里有痰热，则咯痰黄黏，咽红，小便色黄。故以炙麻黄、桂枝、细辛祛风散寒；杏仁、前胡、白芥子降气化痰，止咳平喘；葶苈子、紫苏子、广地龙、胆南星泻肺涤痰，消风平喘；石膏、黄芩清泄肺热，甘草调和诸药。全方共奏解表清里、定喘止咳之功。

3. 专病专药思维 本案为哮喘，除辨证之外，哮喘的治疗应与辨病相结合，故用药加杏仁、葶苈子、紫苏子等降气平喘的药物以提高治疗效果。

（喻　婷）

四、小儿泄泻病

主诉：患儿大便次数增多1个月余。

现病史：患儿，男，4个月，2020年8月23日初诊。患儿家长代诉：患儿大便次数增多1个月余，5～6次/日，质稀薄，偶见黏液血丝，纳可，眠可，曾于山西省儿童医院就诊，便常规检查见大便中有红细胞及白细胞，给予磷酸酶钙片、益生菌口服，服用上述药物过程中化验大便，发现红、白细胞消失，停药后复查便常规，大便中仍见白细胞及红细胞，现大便仍为5～6次/日、质稀、偶见黏液血丝，纳差，眠可，啼哭有泪，小便量减少。实验室检查：便常规示红细胞（+），白细胞（+）。查体：舌质淡红苔薄白，指纹淡红，腹部弹性下降。

中医诊断：小儿泄泻（脾虚泄泻）。

西医诊断：小儿腹泻病。

治法：温脾健运，祛风胜湿。方药：温脾止泻汤加减（白术6g，茯苓6g，炒苍术6g，防风6g，淡豆豉6g，马齿苋6g，白头翁6g，苏叶6g，砂仁6g，广藿香6g，炮姜3g，肉桂3g）。5剂，1剂/日，水冲服，早晚空腹温服。嘱患儿4小时内服尽500ml口服米汤盐水（1.75g盐兑入500ml米汤）。

二诊（2020年8月27日）：服药后大便肉眼可见血丝、黏液明显减少，大便4～5次/日、便质稍稀，啼哭有泪，小便量正常。体格检查：舌质淡红苔薄白，指纹淡红。治疗：上方加芡实、莲子、薏苡仁各6g，继行止泻贴贴敷治疗。停口服补液汤。

三诊（2020年9月27日）：患儿大便2次/日，糊状金黄软便。实验室检查：大便常规无明显异常。（叶孟娜，秦艳虹，吕政，等，2021. 秦艳虹温脾化湿法治疗小儿脾虚泄经验撷萃[J]. 中医药临床杂志，33（12）.）

思维与方法点评

1. 病症结合思维模式　患儿大便次数增多1个月余，且便质稀薄，食欲减退，结合患儿的舌诊脉象，可以明确诊断为脾虚型泄泻。脾主运化，患儿年幼，脾虚不运，元气生成不足，失于统摄，不能固血，血溢于脉外，故见便血，且水湿不运，水湿停滞成痰随糟粕泻下，故便中见黏液。

2. 审机辨证思维　本案治疗上抓住主要病机脾虚，以运脾助运、祛风胜湿为原则，温药助脾运，佐以风药去湿邪。在温脾止泻汤的基础上结合患儿便中带血、黏液便的情况予马齿苋、白头翁，取其解毒止血止痢之功；患儿大便质稀，水湿不化，故以炮姜易干姜，佐以肉桂，温后天之本，散里寒，鼓舞气血生长，充实后天，促小儿生长发育，防止久泻所致的气血不足。患儿二诊时便血及黏液便情况明显好转，但仍有大便次数增多的情况，考虑到患儿腹泻日久，脾气定伤，故在原方的基础上加上芡实、莲子、薏苡仁，厚肠胃，固精气，健脾收敛渗湿止泻。

3. 标本兼顾思维　本案小儿泄泻日久，脾虚津液不化，精微不布，肌肤失养，结合小儿小便减少、腹部皮肤弹性下降的情况，判断患儿处于轻度脱水状态，当急以补液，1.75g盐兑入500ml米汤口服，盐补充钠，米汤养胃气，两者合用口感佳，促进患儿尽快服用，避免脱水。

五、小儿抽动症

主诉：不自主抽动8个月。

现病史：患儿，男，6岁，2018年12月2日初诊。患儿平素坐无不定，性格急躁，小动作频繁，易外感。症见：颈部不自主抽动，不自主眨眼、弄鼻、耸肩，纳可寐安，二便调。查体：神清，咽红，咽后壁未见明显分泌物，扁桃体无肿大，舌质红，苔黄稍厚，脉弦滑。

中医诊断：小儿抽动症（痰热内扰，肝经风热）。

西医诊断：小儿多发性抽动症。

治法：清热涤痰，平肝息风。方药：温胆汤合天麻钩藤饮加减（法半夏 6g，竹茹 6g，枳壳 6g，陈皮 6g，茯苓 9g，胆南星 6g，天麻 6g，钩藤 9g，全蝎 6g，乌梢蛇 12g，密蒙花 9g，小春花 15g，甘草 3g）。7 剂，水煎服，每日 1 剂，早晚温服。

二诊（2018 年 12 月 9 日）：患儿上述症状较前均有减轻，舌尖稍红，苔微黄，脉弦，守上方 7 剂。

三诊（2018 年 12 月 16 日）：患儿不自主抽动、眨眼、弄鼻、耸肩症状明显缓解，家长诉患儿感腹胀、纳差，舌质淡红，苔薄白，脉滑，改温胆汤合玉屏风散加减治以扶正固表、化痰止痉。处方：法半夏 6g，竹茹 6g，枳壳 6g，陈皮 6g，茯苓 9g，甘草 3g，黄芪 24g，白术 6g，防风 6g，生麦谷芽各 24g，神曲 9g。7 剂后随访，诸症皆消。（谢小强，郑健，2020. 郑健教授临床辨治儿科验案三则[J]. 亚太传统医药，16（4）：85-86.）

思维与方法点评

1. 病症结合思维模式 本病可归属于中医学“肝风”“慢惊风”“瘛疭”等疾病范畴，历代医家认为“风”“痰”“火”为本病基本病理产物。郑教授认为导致患儿抽动的关键在于肝及脾胃。《证治准绳·慢惊》云：“水生肝木，木为风化，木克脾土，胃为脾之腑，故胃中有风，瘛疭渐生，其瘛疭症状，两肩微耸，两手下垂，时腹动摇不已。”

2. 审机辨证思维 小儿脾胃常不足，脾胃运化失常助生无形之痰，痰饮水停，日久蕴而化热，小儿肝常有余，肝脏疏泄失常，痰热内扰易于引动肝风，“诸风掉眩，皆属于肝”，故见不自主抽动、眨眼、弄鼻、耸肩症状。舌质红，苔黄稍厚，脉弦滑一派痰热内扰之象。方中法半夏、竹茹、枳壳、陈皮、茯苓、甘草理气健脾，祛除无形之痰；胆南星增加清热化痰之力；天麻、钩藤平肝息风；全蝎、乌梢蛇搜风化痰止痉；小春花、密蒙花清肝经风热。全方共奏清热涤痰、平肝息风之效。二诊，患儿症状有减轻，效不更方。三诊，患儿不自主抽动、眨眼、弄鼻、耸肩症状明显好转，考虑患儿易外感体质，遂予温胆汤合玉屏风散加减，祛无形之痰巩固疗效、补肺脾之虚扶正固表，患儿腹胀、纳差，随症予生麦谷芽、神曲运化脾胃。调护方面，着重调护肝脾，注意饮食起居，调理情志。

六、小儿遗尿症

主诉：夜间间断尿床 3 个月。

现病史：患儿，男，5 岁 1 个月，2021 年 7 月 9 日初诊。主诉：夜间间断尿床 3 个月。其母代述：患儿于 3 个月前无明显诱因出现遗尿，每周 6～7 次，不易叫醒，偶有咳嗽，期间于他处治疗（具体治疗方案不详），未见明显好转，遗尿与饮水量多少无明显联系。刻下症：夜间间断尿床，睡沉难醒，注意力不集中，多动，性情急躁，偶有口干口苦、咳嗽，饮食不节，睡眠可，大便正常，舌红，苔黄厚，脉数，右脉偏大。尿常规提示无异常。

中医诊断：小儿遗尿（肺热郁闭）。

西医诊断：儿童单症状性夜遗尿。

治法：轻清宣肺补肾为主，兼顾健脾疏肝。方药：麻杏石甘汤加减（麻黄 3g，苦杏仁 5g（后下），生石膏 10g（先煎），炙甘草 3g，熟地黄 8g，山药 10g，山萸肉 8g，桑螵蛸 5g，覆盆子 8g，芡实 5g，北柴胡 5g，白芍 5g，建曲 8g，焦山楂 8g）。3 剂，每剂水煎取汁后可服用 5 次，每日 3 次，每次 50ml。

二诊（2021 年 7 月 16 日）：患儿用药期间遗尿次数明显减少，诉小便时阴囊疼痛，饮食较前改善，故在前方基础上去建曲，加车前子 8g，5 剂，煎服法同前。

三诊（2021 年 8 月 6 日）：患儿遗尿每周 1 次，诉小便时阴囊疼痛明显缓解，舌淡，苔白厚，纳食可，夜间哭闹，前方去山楂，加用石菖蒲 5g，4 剂，煎服法同前。

四诊（2021 年 8 月 20 日）：患儿未再遗尿，小便时无阴囊疼痛，无夜间哭闹，偶有咳嗽，前方去石菖蒲、车前子，加生姜 5g，白前 6g 以止咳。4 剂，煎服法同前。后续随访患儿症状好转，未复发。（吴文港，曾露，康俊英，等，2022. 李培治疗小儿遗尿经验浅谈[J]. 中国民间疗法，30（21）.）

思维与方法点评

1. 病症结合思维模式 患儿于夜间间断尿床，每周 6～7 次，遗尿与饮水量多少无明显联系，诊断为儿童单症状性夜遗尿。不易叫醒，偶有咳嗽，注意力不集中，多动，性情急躁，偶有口干口苦、咳嗽，饮食不节，睡眠可，大便正常，舌红，苔黄厚，脉数，右脉偏大。证属：肺热郁闭，治节失权，肺失宣降，肾水不摄，膀胱开阖失司。

2. 审机辨证思维 本例患儿肺热郁闭，治节失权，通调水道失职，故致膀胱开阖失约。方取麻杏石甘汤宣发肃降，通调水道。患儿性情急躁，多动，注意力不集中，为心肾不交、水火失济之证，予熟地黄、山药、山茱萸滋肾水，涵心火；予桑螵蛸、覆盆子、芡实温肾阳，固肾精，助蒸化；柴胡、白芍疏肝敛阴，升阳止遗。患儿饮食不节，予建曲、山楂健脾和胃消食，且二药性温，可制约生石膏之苦寒。甘草调和诸药。全方用药重视肺脏，兼顾他脏，五脏同调而行止尿之功。二诊加车前子以清热利尿，用清利之品取“通因通用”之意。三诊前方去山楂，加用石菖蒲 5g 以开窍醒神，宁心益智。小儿肺叶娇嫩，形脉尚未充盛，卫外失司，外邪经表皮侵袭肺卫，扰乱肺的宣发肃降功能。《景岳全书》云：“盖小水虽利于肾，而肾上连肺。若肺气无权，则肾水终不能摄，故治水者必须治气，治肾者必须治肺。”治疗上虚实兼顾，重视肺脏，推崇理肺补肾，上通下调，源清则流必自洁也。《灵枢·终始》指出“病在下者高取之”，小儿遗尿虽本位在下焦肾，然其源位在上焦肺，治疗小儿遗尿要重视肺的宣发肃降。

（杨　佳）

第八节　骨伤科病案

一、颈椎病病案

患者张某，男，58 岁，农民，于 2020 年 3 月 3 日初次就诊。主诉：颈项部酸痛 3 年余，头晕头痛加重半个月。患者 3 年余前出现颈项部酸痛、僵硬，未接受规范治疗，反复发作，半个月前感颈项部疼痛加重，伴头晕，偶有手麻、耳鸣，夜间失眠，胃纳欠佳，二便无殊，舌体胖大，苔白腻，舌下脉络瘀阻，脉弦涩。

查体：血压 136/98mmHg，脉搏 86 次/分。肩颈肌肉僵硬，颈椎生理曲度变直，颈椎两侧压痛阳性。X 线提示：齿状突居中，侧齿、寰齿间隙等宽，颈椎序列整齐，椎间隙无狭窄，颈椎曲度变小，颈 3 棘突右偏，颈 2～3、颈 3～4 双突征（+），余未发现明显异常。

西医诊断：颈型颈椎病。

西医诊断要点：血压 136/98mmHg，脉搏 86 次/分。肩颈肌肉僵硬，颈椎生理曲度变直，颈椎两侧压痛阳性。X 线提示：齿状突居中，侧齿、寰齿间隙等宽，颈椎序列整齐，椎间隙无狭窄，颈椎曲度变小，颈 3 棘突右偏，颈 2～3、颈 3～4 双突征（+）。

中医诊断：项痹（阳气不足，脉络瘀阻）。

中医诊断要点：颈项部酸痛 3 年余，头痛伴头晕，偶有手麻、耳鸣，夜间失眠，胃纳欠佳，二便无殊，舌体胖大，苔白腻，舌下脉络瘀阻，脉弦涩。

治法：温阳通络，活血化瘀。方选桂枝汤加减：桂枝温通经络，芍药敛汗益营，生姜辛解肌表，甘草调和中气，葛根解肌发表、缓解项背痉挛，烫水蛭、威灵仙破血通经、通络止痛，楮实子壮筋骨、助阳气，沉香曲疏肝和胃、调和气卫血营。中医辨证论治：证属阳气不足，脉络瘀阻。治以温阳通络，活血化瘀，方选桂枝汤加减：桂枝 40g，白芍 30g，甘草 12g，生姜 12g，葛根 30g，威灵仙 15g，烫水蛭 3g，楮实子 10g，沉香曲 6g。辅以针灸大椎、完骨、天柱、风池、颈夹脊，头夹肌等穴位；颈肩部行一指禅、点按法，枕下肌群松解法，头夹肌的拉伸；颈枕温灸。上药加减治疗 3 月余，患者自感以上症状缓解，病情至今稳定，常来复诊，经 X 线及有关检查，各项指标明显改善。

思维与方法点评

1. 病症结合思维模式　《素问·痹论》："风寒湿三气杂至，合而为痹也。"历代医家又将痹证分为骨痹、筋痹、肌痹、脉痹和皮痹。颈椎病属于中医学"痹证"范畴。《灵枢·本脏》曰："视其外应，以知其内藏，则知所病矣。"督脉为病脊强反折，督阳受损，阳气被困，心阳不振，阳虚则寒自内生，气虚则血运无力，不荣则痛，复感风寒湿邪致颈部经络痹阻，气滞血瘀，不通则痛。

2. 审机辨证思维　本案督阳受损，阳气被困，心阳不振，阳虚则寒自内生，气虚则血运无力，不荣则痛，复感风寒湿邪致颈部经络痹阻，气滞血瘀，不通则痛。故用桂枝汤加减。桂枝汤调理脏腑阴阳，加重桂枝之量以温通心阳，祛风通络。芍药酸寒，酸能敛汗，寒走阴而益营。生姜之辛，佐桂枝以解肌表；甘草甘平，有安内攘外之能，用以调和中气。葛根解肌发表，善于缓解项背肌肉痉挛，烫水蛭、威灵仙破血通经，通络止痛；楮实子壮筋骨，助阳气；沉香曲疏肝和胃，全方调和阳表阴里，气卫血营，并行而不悖，刚柔相济以为和也。

3. 专病专药思维　《素问·调经论》云："血气者喜温而恶寒，寒则泣而不能流，温则消而去之。"艾灸温阳补虚、祛湿散寒、温通经脉、行气活血。针灸可通过皮下肌纤维收缩起微调作用，针灸推拿可缓解颈椎病症状，促进局部血液循环，缓解颈部肌肉紧张，减轻患者的不适症状。

二、腰椎病病案

患者黄某，女，50 岁。腰痛半年，加重 5 天。患者半年前因更换工作出现腰痛，自述工作地潮湿、阴冷。自行购买腰痛宁胶囊，服后腰痛症状改善不明显，遂来就诊。腰部酸、沉、冷痛，遇寒冷和阴雨天加重，活动或热敷后可缓解。平素小腹凉，易腹胀，小便清长，大便调，纳眠可。舌质淡苔白腻、舌边齿痕，脉沉紧。X 线检查：L4～5、L5～S1 椎间盘突出，L3～4 锥体骨质增生。

西医诊断：腰椎间盘突出症。

中医诊断：腰痛（寒湿痹阻证）。

诊断要点：该患者腰痛，并结合辅助检查，病属中医学"腰痛"范畴。由于患者腰部冷痛，遇冷加重、得暖则缓，且长期处于"潮湿、阴冷"环境，致腰脉受寒湿之邪阻滞，气血运行不畅，经脉不通，不通则痛而见上述症状。舌淡苔白腻，脉沉紧，四诊合参，属腰痛-寒湿痹阻证。

治法：散寒行湿，温经通络。方选甘姜苓术汤加减（盐附子 5g，干姜 8g，茯苓 12g，白术 15g，甘草 8g，川牛膝 10g，盐杜仲 12g，桑寄生 15g，续断 15g，丹参 15g，川芎 8g）。7 剂，水煎服，每日 1 剂，分 2 次温服。

二诊（2024 年 2 月 20 日）：服药后腰痛略减轻，查舌淡红，苔白腻，脉沉。诊断、治则同上。上方加苍术 12g，鸡血藤 10g，加强祛湿通络。再进 7 剂。

三诊（2024 年 3 月 2 日）：患者腰痛症状基本缓解，诊舌红苔薄白。为服药方便，嘱其停中药，口服中成药小活络丸治疗，巩固疗效。

思维与方法点评

1. 病症结合思维模式 夫腰者，肾之外候，一身所恃以转移阖辟者。盖诸经皆贯于肾而络于腰脊，肾气一虚，腰必痛矣。腰痛有五，所感不同：一曰阳气不足，少阴肾衰，是以腰痛；二曰风痹，风寒湿着腰而痛；三曰肾虚，劳役伤肾而痛；四曰坠堕险地，伤腰而痛；五曰寝卧湿地而痛。又有三因而分之，盖太阳、少阴多中寒，少阳、厥阴多中风，阳明、太阴多中湿，此六经腰痛者，为外因也；若失志伤肾，郁怒伤肝，忧思伤脾，若此腰痛，为内因也；坠堕险地，伤腰而痛，为不内不外。

2. 审机辨证思维 甘姜苓术汤出自《金匮要略·五脏风寒积聚病脉证治》：肾着之病，其人身体重，腰中冷，如坐水中，形如水状，反不渴，小便自利，饮食如故，病属下焦，身劳汗出，衣里湿冷，久久得之，腰以下冷痛，腹重如带五千钱，甘姜苓术汤主之。

三、膝骨关节炎病案

患者吴某，男，63岁，因“反复膝关节疼痛2年，加重1个月”于2012年8月12日初诊。曾口服布洛芬缓释胶囊，每天2次，每次1粒，服药后疼痛稍缓解。近1个月疼痛加重，遂于我院门诊就诊。X线（站立或负重位）提示：关节间隙变窄、软骨下骨硬化或囊性变、关节缘骨赘形成。查体：血压134/84mmHg。患者既往否认高血压和糖尿病病史。就诊时症见：膝部可见轻度肿胀，局部青紫瘀斑；关节活动时常有摩擦音或咔嚓声；活动不利，运作牵强；疼痛拒按，刺痛，痛有定处；舌脉象：舌质紫暗或有瘀斑、瘀点，苔薄黄，脉弦涩。

西医诊断：膝骨关节炎。

西医诊断要点：反复膝关节疼痛2年，加重1个月。查体：患者既往否认高血压和糖尿病病史。就诊时症见：膝部可见轻度肿胀，局部青紫瘀斑；关节活动时常有摩擦音或咔嚓声；活动不利，运作牵强；疼痛拒按，刺痛，痛有定处。辅助检查：X线（站立或负重位）提示：关节间隙变窄、软骨下骨硬化或囊性变、关节缘骨赘形成。

中医诊断：痹证（气滞血瘀证）。

中医诊断要点：反复膝关节疼痛，膝部可见轻度肿胀，局部青紫瘀斑；关节活动时常有摩擦音或咔嚓声；活动不利，运作牵强；疼痛拒按，刺痛，痛有定处；舌脉象：舌质紫暗或有瘀斑、瘀点，苔薄黄，脉弦涩。

治法：活血化瘀，通络止痛，方选桃红四物汤源于清初吴谦的《医宗金鉴·正骨心法要旨》，为活血化瘀祖方。桃红四物汤共有药物六味，具有补血而不滞血、和血而不伤血的特点，为治疗血病通用之方。本方中熟地黄、白芍是血中之血药，当归、川芎是血中之气药，阴阳动静相配，故既能补血，又能和血，加入活血祛瘀之桃仁、红花为主药，突出了活血化瘀的作用。由于桃仁、红花的活血作用比较缓和，再配合四物汤养血扶正，故本方是一首比较平和有效的活血祛瘀方剂。再加海南地道药材大驳骨、鸡矢藤和骨碎补以活血补血、行气止痛、祛瘀止痹，纵观全方，组成合理，配伍严谨，功效全面，为活血化瘀止痛之良方。口服盐酸氨基葡萄糖片，480mg/次，3次/天。中医辨证论治：气滞血瘀证。治以活血化瘀，通络止痛。方选桃红四物汤加减：桃仁10g，红花10g，当归15g，熟干地黄15g，川芎6g，白芍15g，大驳骨15g，鸡矢藤10g，骨碎补15g。上药加减治疗1月余，患者自感以上症状缓解，病情至今稳定，常来复诊，经X线及有关检查，各项指标明显改善。

思维与方法点评

1. 病症结合思维模式 膝骨关节炎是一种筋骨共病、痿痹共存的疾病，属中医学“痹证”“骨痹”“筋痹”“骨痿”“筋痿”等范畴，其病因病机主要是肝肾不足、风寒湿邪气外侵，证属本虚标实、本痿标痹。《素问·脉要精微论》谓：“膝者，筋之府，屈伸不能，行将偻附，筋将惫矣。”《素问·痹证》云："风寒湿三气杂至，合而为痹也。"《灵枢》云："经脉者，所以行血气而营阴阳，濡筋骨，利关节者也""血和则经脉流行，营复阴阳，筋骨劲强，关节滑利矣"，阐明了气血、经脉、筋骨的生理关系。总之，中医学认为肝肾亏虚是痹证的发病基础，风寒湿邪侵袭及跌仆扭伤为发病诱因，即人至中年后，先天不充，后天脾不健运，肝肾精亏，筋骨不荣，失荣而痛，加之风寒湿邪乘虚侵袭留驻关节，或跌仆扭伤或长期劳损，导致经络痹阻，骨脉瘀滞，不通则痛。患者反复膝关节疼痛，膝部可见轻度肿胀，局部青紫瘀斑；关节活动时常有摩擦音或咔嚓声；活动不利，运作牵强；疼痛拒按，刺痛，痛有定处；舌脉象：舌质紫暗或有瘀斑、瘀点，苔薄黄，脉弦涩。四诊合参，诊断为痹证（气滞血瘀证）。

2. 审机辨证思维 本方中熟地黄、白芍是血中之血药，当归、川芎是血中之气药，阴阳动静相配，故既能补血，又能和血，加入活血祛瘀之桃仁、红花为主药，突出了活血化瘀的作用。由于桃仁、红花的活血作用比较缓和，再配合四物汤养血扶正，故本方是一首比较平和有效的活血祛瘀方剂。再加海南地道药材大驳骨、鸡矢藤和骨碎补以活血补血、行气止痛、祛瘀止痹，纵观全方，组成合理，配伍严谨，功效全面，为活血化瘀止痛之良方。

四、股骨头坏死病案

患者严某，男，63 岁，双髋部无明显原因疼痛半年，右下肢跛行 1 月余。MRI 检查显示：双侧股骨头可见数个低信号区，双侧关节腔可见少量积液，考虑双侧股骨头坏死；双侧 CT 平扫及三维重建示：双侧股骨头轮廓尚完，双侧股骨头缺血性改变，左侧累及股骨头 1/3 骨质，右侧累及 2/3 骨质。患者因不想手术来诊。刻下症：双髋髋痛，不能行走，需扶拐，睡觉时腹股沟内侧痛。一般情况：胃口消化可，双髋部疼痛，活动受限，面色无华，二便正常，无心慌心悸。无胸闷痛。肌肤甲错，畏寒，身暖肢温，以前脚冷，调理后暖了。舌质淡，苔薄白，脉沉缓。

西医诊断：股骨头坏死。

中医诊断：骨痹、骨蚀（肝肾亏虚、血瘀痰阻证）。

诊断要点：患者血瘀明显，经脉痹阻，兼有肝肾亏虚。

治法：活血逐瘀，强筋骨，补肝肾。方选补肾复骨汤：黄芪 30g，骨碎补 15g，土元 12g，丹参 12g，炒白芍 15g，当归 12g，炒白术 12g，牛膝 12g，茯苓 12g，醋延胡索 12g，三七粉（冲服）9g，陈皮 12g，甘草 10g。上药 7 付水煎服，日 1 剂，早晚各 1 次。

外用热敷散（陕西中医药大学附属医院方）：刘寄奴 12g，独活 12g，防风 12g，红花 9g，艾叶 9g，桑枝 30g，花椒 9g，草乌 9g，川乌 9g，伸筋草 12g，透骨草 12g，牛膝 12g，瓜蒌 12g。用食醋将药拌湿，包裹于纱布中，蒸热后敷于髋部，以不烫伤皮肤为度，每日 2 次，每次 60 分钟。

局部用自制小针刀在透视引导下行双侧关节囊减压、股骨头减压，每周 1 次。嘱患者绝对卧床休息并膝踝套牵引，如生活应需要扶双拐下地，其平素应注意防风、防寒、防潮，避免居潮湿之地，注意生活调摄，忌食辛辣油腻食物，建议食富含蛋白质低脂食物。

二诊：上方药服 7 剂后，双髋部疼痛有缓解，但双髋关节活动仍受限，舌质淡，苔白，脉沉。此仍是肝肾亏虚血瘀经络，以上方稍加调整：黄芪 30g，骨碎补 15g，土元 12g，丹参 12g，炒白芍 15g，当归 12g，炒白术 12g，牛膝 12g，茯苓 12g，醋延胡索 12g，三七粉（冲服）9g，鸡血藤 12g，陈皮 12g，甘草 10g，上药 7 付水煎服，日 1 剂，早晚各 1 次。继续双髋部热敷，小针刀松解减压 1 次，余嘱同前。

三诊：又服 7 剂药后，患者自感双髋部疼痛有所缓解，舌质淡，苔白，脉沉。遵效不更方原则，上方再进 14 剂。继续双髋部热敷，小针刀松解减压 1 次，余嘱同前。

四诊：又服 14 剂药后，患者自感双髋部疼痛缓解，行走仍受限，舌质淡，苔白，脉沉。遵效不更方原则，前方再进24付。继续局部热敷，余嘱同前。

五诊：患者自感双髋部疼痛消失，双髋关节活动改善。查双髋关节MR与前次比较双侧骨坏死区域面积减小，关节腔积液基本消失，有新生骨改变。

思维与方法点评

1. 病症结合思维模式　股骨头坏死属中医学“骨蚀”“骨痹”“骨痿”“髋骨痹”等范畴。《素问·痹论》记载：“风寒湿三气杂至，合而为痹也……痹在于骨则重。骨痹不已，复感于邪，内舍于肾。”从内、外两个方面说明骨痹的发病原因和发病机制：一方面是风寒湿外邪侵入人体的内部，致人体内的各个脏腑及相关系统发病；另一方面，由于正气虚弱，复感外邪，导致脏腑功能失调，外邪乘虚而入损害脏腑而发病。《灵枢·刺节真邪》曰：“虚邪之入于身也深，寒与热相搏，久留而内著，寒胜其热，则骨疼肉枯，热胜其寒，则烂肉腐肌为脓，内伤骨，内伤骨为骨蚀。”说明各种邪气侵袭人体，久而久之，产生骨痛或者脓疮的症状，最终产生骨质破坏这样一个病理过程。而这一病理变化过程，也同于现代医学对于骨坏死病理过程的认识，所以也可认为“骨蚀证”就是股骨头缺血坏死的病理变化过程。本病病机以肝肾亏虚为本，血瘀痰阻为标。肝肾亏虚，气血不足，筋骨失养，卫外不固，风寒湿邪乘虚而入，凝聚经脉，气血不行，瘀血阻络，不通则痛；或为创伤致瘀、血供不足、慢性劳伤、筋骨受损；或过度饮酒，产生湿痰，痰湿郁久蕴而化热，耗伤气血，气血瘀阻，运行不畅，筋骨失养，久则髓减骨枯，发为骨痹。

2. 审机辨证思维　在临床应用中以补肾益气化瘀为主，此病病程久远在补益肝肾的同时需重视顾护后天之本；方中用土元、田七、牡丹皮、当归、丹参等活血化瘀、除弊止痛；用巴戟天、肉苁蓉、淫羊藿、补骨脂等温补肾阳、活血化瘀，用黄芪、泽泻、茯苓等补气健脾祛湿，消瘀化痰。

五、骨质疏松症病案

患者韩某，男，78岁，退休工人，2019年3月6日就诊。主诉：腰膝骨骼酸痛反复发作10余年。糖尿病30余年，曾于10年前起，周身乏力，腰膝酸楚疼痛，四肢拘紧，头晕目眩，耳鸣，夜寐不宁，大便3日1行，呈颗粒状，舌质红，脉弦细。检查：老年患者面色灰白，血压130/76mmHg，BMI 22.5kg/m^2，身高173cm，体重67.3kg，心肺无明显异常。生化检查：空腹血糖8.9mmol/L，餐后血糖13.0mmol/L，血脂低密度脂蛋白胆固醇（LDL-C）3.3mmol/L，X线提示：颈椎、腰椎、双膝关节增生，椎间盘3、4膨出，脊椎骨小梁变稀，骨质疏松。股骨正位片提示：重度骨质疏松。

西医诊断：2型糖尿病性骨质疏松。

西医诊断要点：糖尿病30余年。腰膝骨骼酸痛反复发作10余年。空腹血糖8.9mmol/L，餐后血糖13.0mmol/L，血脂LDL-C 3.3mmol/L，X线提示：颈椎、腰椎、双膝关节增生，椎间盘3、4膨出，脊椎骨小梁变稀，骨质疏松。股骨正位片提示：重度骨质疏松。

中医诊断：消渴病、骨痿（肝肾两虚证）。

中医诊断要点：腰膝酸楚疼痛，四肢拘紧，头晕目眩，耳鸣，夜寐不宁，大便3日1行、呈颗粒状，舌质红，脉弦细。

治法：滋补肝肾，填精益髓。方药：枸杞子9g，桑椹子9g，女贞子10g，墨旱莲9g，肉苁蓉10g，熟地黄10g，山茱萸10g，鹿衔草9g，牛膝10g，鸡血藤10g，狗脊10g。上药加减治疗3个月余，患者自感以上症状缓解，病情至今稳定，常来复诊，经X线及有关检查，各项指标明显改善。

思维与方法点评

1. 病症结合思维模式 《素问·痿论》载“肾气热，则腰脊不举，骨枯而髓减，发为骨痿”，又指出“肾之合骨也”等。阐述了骨与肾、髓一系列的生理、病理变化。“髓居于骨中，骨赖髓以充养”的描述类似于“骨髓基质细胞、成骨细胞激活，骨量丰富”。“脚痿不能行走”“骨枯而髓减，发为骨痿”等临床表现与骨质疏松症类似。说明骨质疏松症的发生多与肾精不足，骨髓空虚有关。患者肝肾两虚症以肢体软弱无力，经脉拘紧弛缓，腰脊疼痛，伴有头晕目眩，耳鸣耳聋，遗精早泄，月经早绝，舌质红，脉弦数。本证常见于消渴病，日久耗伤阴津，损肝伤肾，致肝血不足，肾精失足，难以濡养筋脉、骨髓，则肢体软弱无力，筋脉拘紧弛缓，腰脊疼痛；精不上承则见头晕目眩、耳鸣耳聋；肝肾不足，则男子遗精早泄，女子月经早绝。舌质红，脉弦数，均乃肝肾两虚也。

2. 审机辨证思维 方中枸杞子、桑椹子、鸡血藤补肝血，女贞子、墨旱莲、肉苁蓉、熟地黄、山茱萸、牛膝、狗脊填精益髓，肝有所充，肾有所养，故《素问·上古天真论》云：“肾受五脏六腑之精而藏之”，精能生髓，髓居骨中，骨骼得以濡养，肝血充足，筋脉温煦，则腰脊骨骼酸楚、周身乏力剧减；肝血充，肾精足，滋养头目，则四肢拘紧、耳鸣、不寐自解也。

（谢毅强）

第九节 耳鼻喉科病案

一、鼻 鼽 病 案

主诉：反复鼻塞、喷嚏、流清涕3个月。

现病史：患者周某，女，4岁，因“反复鼻塞、喷嚏、流清涕3个月”于2004年5月26日初诊。3个月前开始反复鼻塞、喷嚏、流清涕等不适，就诊于当地某医院，诊断为变应性鼻炎，使用抗过敏药及激素后，症状可改善，但晨起或遇天气变化仍时有鼻塞、喷嚏、流清涕，夜间眠鼾等症状，遂至门诊就诊。症见：鼻塞，喷嚏，流清涕，怕风，乏力懒言，纳差，夜间眠鼾，眠浅，易醒，小便调，大便稍溏，舌淡红，苔薄白，脉细。

中医诊断：鼻鼽。

辨证：肺卫不固，脾气亏虚。

西医诊断：变应性鼻炎。

治法：疏风固表，调脾补肺。方药：桑椹10g，炒白术10g，太子参10g，防风7g，紫苏叶8g，苍耳子7g，炒六神曲10g，蜜麻黄3g。共7剂。

二诊（2004年6月2日）：鼻塞、喷嚏、流清涕、精神明显改善，怕风好转，胃纳好转，夜间眠鼾，眠浅，易醒，大便稍结，舌稍红，苔薄白，脉细。上方去防风；炒白术、炒六神曲易为白术、六神曲；加麦冬、白芍各10g养阴清心柔肝。共7剂。

三诊（2004年6月16日）：已无鼻塞、流涕，晨起偶有喷嚏，纳眠可，小便调，大便仍稍干结，舌淡红，苔薄白，脉细。上方去白术、六神曲等；加瓜蒌仁10g润肠通便。共5剂。

服用5剂药后，诸症皆消，天气变化时亦可平稳过渡。（张忠德，等，2019. 岭南甄氏杂病流派呼吸系统疾病验案集. 北京：人民卫生出版社：19-20.）

思维与方法点评

1. 病症结合思维模式 根据患者出现的“反复鼻塞、喷嚏、流清涕3个月”，以及后“晨起或遇天气变化时”反复，可推知患者西医诊断为变应性鼻炎，中医诊断为鼻鼽；通过临证病象资料收集分析，中医辨证当为肺卫不固，脾气亏虚。

2. 五行相生思维模式　肺主宣发肃降，肺气亏虚、卫表不固，肺之升清降浊功能下降，不能散布津液，若受风寒，津液停聚，凝滞于鼻窍，则出现喷嚏、鼻塞、流清涕，发为鼻鼽；然脾为肺母，肺气久虚，子病及母，脾运化功能、升清功能失调，气血化生不足，则见疲倦乏力、少气懒言、大便烂，故治疗以宣肺化痰兼以补益中气、培土生金。

二、耳鸣耳聋医案

主诉：耳鸣耳聋 1 年余。

现病史：患者陈某，女，63 岁。因"耳鸣耳聋 1 年余"于 1993 年 1 月 8 日初诊。1 年前右耳于子夜突然鸣响，伴头昏，鸣响难息。对外来噪声难以接受，听力日渐下降，接近失聪，舌苔薄，脉平。检查：右鼓膜下陷。

中医诊断：耳鸣。

辨证：肺气闭郁，鼻窍不通，耳失聪敏。

西医诊断：主观性耳鸣。

治法：宣肺祛邪，调气开郁。方药：三拗汤加减。麻黄 3g，杏仁 10g，天竺黄 6g，石菖蒲 3g，防己 6g，葛根 6g，路路通 10g，甘草 3g，苍耳子 10g。6 剂，水煎服，每日 1 剂。

二诊（1993 年 2 月 26 日）：鸣声稍有减轻，后因事由而停药，未予处理。因之耳鸣也又恢复如初。舌苔薄白腻，边有隐约齿痕，脉平。方药：太子参 10g，白术 6g，茯苓 10g，山药 10g，破故纸 10g，当归 10g，百合 10g，葛根 6g，甘草 3g。7 剂，水煎服，每日 1 剂。

三诊（1993 年 3 月 13 日）：服上方后，鸣音由严重渐趋于单纯。近因操劳似乎又有波动。舌薄苔，脉平偏小。方药：党参 10g，白术 10g，茯苓 10g，破故纸 10g，山药 10g，百合 10g，当归 10g，益母草 10g，葛根 6g，黄芪 10g。7 剂，水煎服，每日 1 剂。[陈玲，等，2018. 干祖望辨治耳鸣耳聋医案五则[J]. 西部中医药，31（8）：31-33.]

思维与方法点评

1. 五脏一体思维模式　虽肾开窍于耳，然耳与肺可通过经络相通，且肺开窍于鼻，鼻与耳相通，肺气不宣，鼻窍不通，则耳失聪敏。自古多有从肺治耳者，《证治汇补》中言："凡治耳聋者，必先调气开郁。"故耳病可从肺论治也，遂患者初诊子夜突然鸣响，耳聋，干祖望先生以三拗汤加减以宣肺祛邪，行气通窍以升举清阳。

2. 重视扶正思维模式　在二诊三诊之后，耳鸣已恢复良好，则及时遵从常法，由"散"改回"补"，以四君子汤加减，益气健脾、培本固元，由祛邪改扶正，最终收效。

三、失音病案

主诉：声音嘶哑 1 年余。

现病史：患者张某，男，57 岁，因"声音嘶哑 1 年余"于 2022 年 5 月 18 日初诊。患者 1 年余前因喉中异物感于外院就诊，诊断为"喉癌"，并行手术治疗，术后病检提示：（喉）中分化鳞状细胞癌；未行放化疗治疗。术后患者喉中异物感减轻，出现声音嘶哑，咽干，涎多，嗳气，夜寐差，纳差，渐进性消瘦，大便干结不调。患者既往否认高血压、冠心病、糖尿病等病史。就诊时症见：声音嘶哑，咽干，涎多，嗳气，纳差，寐差，消瘦乏力，大便干结不调。舌质红，苔白，脉弦数。

中医诊断：失音。

辨证：金破不鸣、阴虚夹瘀、肺气失宣。

西医诊断：喉恶性肿瘤术后（中分化鳞状细胞癌）。

治法：疏肝健脾，益气养阴，化结消瘀。方药：逍遥散合半夏厚朴汤加味（当归 15g，柴胡 10g，白芍 20g，白术 20g，茯神 30g，夜交藤 30g，薄荷 5g，木蝴蝶 5g，厚朴 15g，苏叶 10g，胖大海 10g，苏梗 10g，太子参 15g，桔梗 10g，红豆杉 6g，半枝莲 15g，半边莲 15g，藤梨根 30g，蜈蚣 2 条，白英 15g，莪术 10g，桃仁 5g，石见穿 15g，白蚤休 10g，玄参 15g）。7 剂，水煎服，每日 1 剂，分 2 次服。

二诊（2024 年 6 月 22 日）：服药后声音嘶哑、咽干减轻，乏力、纳差、寐差明显好转，大便正常，时有头部胀痛，查舌质稍红，苔白，脉细弦。诊断、治则同上。上方去桔梗、莪术，加白芷 10g，姜半夏 10g，黄芩 5g，加强化痰解毒。再进 7 剂。

思维与方法点评

1. 病症结合思维模式 根据患者临床特点、手术病史、病检结果提示：该患者为喉恶性肿瘤术后（喉中分化鳞状细胞癌）。中医诊断：失音；通过临证病例资料收集分析，中医辨证当为金破不鸣、阴虚夹瘀、肺气失宣。

2. 审机辨证思维 本案失音伴乏力消瘦、纳差、寐差乃气郁脾虚之象，咽干舌红、脉细数乃阴虚有热，兼有血行不畅，故用疏肝健脾养血、行气散结之逍遥散合半夏厚朴汤为主方，兼以散结消瘤之半边莲、半枝莲、石见穿、藤梨根、蜈蚣、蒲公英、莪术等解毒消肿之品为辅，以改善全身阴阳气血失调。

3. 专病专药思维 本案为喉恶性肿瘤术后，除辨证之外，喉恶性肿瘤的治疗应与辨病相结合，故用药加半枝莲、半边莲、藤梨根、蜈蚣、白英、莪术、石见穿等抗癌消肿的药物以提高治疗效果。

四、牙痛病案

主诉：反复牙痛半年，再发 3 天。

现病史：患者王某，女，67 岁，因“反复牙痛半年，再发 3 天”于 2020 年 9 月 17 日初诊。患者半年前因反复牙痛在外院诊治，诊断为“慢性牙髓炎”，予中西医结合诊治，症状稍有缓解。3 天前无明显诱因再发牙痛，表情痛苦，眉头紧蹙，疼痛剧烈时，前额及双侧太阳穴疼痛，口腔溃疡，心烦，急躁。患者既往否认冠心病、高血压、糖尿病病史。就诊时症见：牙痛，隐隐作痛，午后及夜间疼痛明显，牙龈红肿不甚，口干，口苦，口腔溃疡，大小便正常，舌干红少苔，脉沉无力。

中医诊断：牙痛。

辨证：肾阴不足，虚火上炎。

西医诊断：慢性牙髓炎。

治法：滋阴补水，引火归原。方药：引火汤（熟地黄 90g，山萸肉 15g，巴戟天 9g，茯苓 15g，天门冬 9g，麦冬 9g，五味子 6g）。3 剂，水煎服，每日 1 剂，分 2 次服。

二诊（2020 年 9 月 28 日）：服药后牙痛、口腔溃疡痊愈，舌质红，苔少，脉细。诊断、治则同上。守上方继续口服，再进 7 剂。嘱患者避免熬夜，不宜进食辛辣刺激食物。

思维与方法点评

1. 病症结合思维模式 根据病史提示：该患者诊断为慢性牙髓炎。中医诊断为压痛；通过临证病例资料收集分析，中医辨证当为肾阴不足，虚火上炎。

2. 审机辨证思维 本案牙痛反复，隐隐作痛，午后及夜间痛剧乃肾阴虚之象，口干苔少、脉细乃阴虚有热，故用滋阴补水、引火归原之引火汤以滋补肾精，引火归原。肾为先天之本，内寄命门之火，为水火之脏。肾中水火，共处一宅，水火相抱，阴平阳密。水足则火藏于下，温煦脏腑，统领一身气化，是为无病。若肾阴不足，水亏于下，则火失其制，古人喻为水浅不养龙，则离位上奔。

3. 专病专药思维　本案为牙龈肿痛，慢性牙髓炎，患者年老，肾水亏虚，阴虚于下，而火失其制而离位上奔，导致上焦出现热象而症见牙龈疼痛，故选用滋阴补肾、引火归原之引火汤，熟地黄滋肾阴，巴戟天补肾阳，大量的熟地黄与少量的巴戟天配伍，乃阴阳之道：善补阳者，必于阴中求阳，阳得阴助生化无穷。善补阴者，必于阳中求阴，阴得阳升而水源不竭。

五、牙痛病案

主诉：发热伴牙龈肿痛5天。

现病史：患者李某，男，28岁，因"发热伴牙龈肿痛5天"于2021年5月18日初诊。患者曾多次无明显诱因高热，牙龈肿痛，在医院诊治近半月治愈。近半年来反复发作，医院建议手术治疗，患者拒绝。患者既往否认其他病史。就诊时症见：高热，下切牙牙龈红肿、胀痛、碰触痛，龈袋溢脓，刷牙时出血，口臭，双侧颌下淋巴结肿大，压痛，大便干结，舌质红，苔薄黄，脉数。

中医诊断：牙痛。

辨证：热毒炽盛。

西医诊断：牙龈脓肿。

治法：清热解毒、消肿散结、活血止痛。方药：仙方活命饮加味（金银花10g，防风10g，白芷10g，陈皮10g，浙贝母10g，赤芍15g，当归尾10g，甘草10g，皂角刺12g，穿山甲10g，天花粉15g，乳香10g，没药10g）。3剂，水煎服，每日1剂，分2次服。

二诊（2021年5月22日）：服药后低热，疼痛好转，查舌质红，苔薄黄，脉细。诊断、治则同上。上方加连翘10g，桔梗6g。

7剂，水煎服，每日1剂，分2次服。

三诊（2021年5月28日）：诸症渐消失，一般情况好，饮食二便正常。嘱清淡饮食，避免辛辣刺激食物。

思维与方法点评

1. 病症结合思维模式　根据病史及发病特点、临床特征提示：该患者诊断为牙龈脓肿。中医诊断为牙痛；通过临证病例资料收集分析，中医辨证当为热毒炽盛。

2. 审机辨证思维　本案牙龈脓肿乃热毒壅聚，气滞血瘀，聚而成形，故见局部红肿热痛，高热、龈袋溢脓、口臭、舌质红、脉数乃热毒炽盛，故用清热解毒，活血化瘀，通经溃坚之仙方活命饮为主方，兼以消肿散结之连翘、化脓消痈之桔梗，诸药合用，共奏清热解毒、消肿溃坚、活血止痛之功。

3. 专病专药思维　本案为牙龈脓肿，除辨证之外，牙龈肿痛的治疗应与辨病相结合，故用药加连翘、桔梗等抗消肿散结、化脓消痈的药物以提高治疗效果。

（易在凤）

第十节　眼科病案

一、内障病案

主诉：左眼视物模糊，黑影遮挡，色暗1个月余。

现病史：患者，男，34岁，2018年6月25日初诊。患者于1个月前劳累后出现左眼视物模糊，视物颜色变暗，未及时就医；发病以来患者精神欠佳，寐可纳差，大便不成形，2～3次/日。既往史：无特殊病史。过敏史：否认食物及药物过敏史。个人史：无烟酒等特殊嗜好。中医望、闻、切诊：形体消瘦，神清语利，精神疲惫；舌质红，苔滑腻，脉濡滑。专科检查：视力，右1.0左0.6；眼压，右11mmHg左12mmHg；双外眼（–），双结膜无充血，双角膜透明，前房中深，双瞳孔等大等圆，直径约2mm，对光反射（+），双晶体透明；双眼底：乳头边清色正，C/D约0.2，动静脉走行正常，A∶V约2∶3，右眼黄斑区未见出血及渗出，中心凹光反射存在；左黄斑水肿色暗，反光晕轮明显，中心凹光反射消失，余（–）。光学相干断层扫描（OCT）检查：①右黄斑结构大致正常；②左黄斑区神经上皮脱离，脱离高度为263nm，其下液体呈无反射信号的液性暗区，部分RPE层脱离。

中医诊断：左眼视瞻有色。

辨证：脾虚水湿上泛证。

西医诊断：左眼中心性浆液性脉络膜视网膜病变。

治法：补气健脾，利水渗湿。方药：补中益气汤加减（黄芪15g，党参10g，白术10g，茯苓10g，炙甘草6g，山药10g，陈皮10g，葛根10g，车前子10g，桔梗10g，郁金10g，三七粉3g，红花10g）。共14剂，每日1剂，分2次温服。

嘱患者：①避免情绪激动或精神过度紧张，注意不熬夜及过度劳累；②戒烟慎酒，限食辛辣、油腻食品。

二诊（2018年7月8日）：患者服药2周后视物模糊、色暗好转，纳寐可，乏力，大便不成形，上方加干姜6g，猪苓10g，泽泻10g，继续服药12天，用法同前。

三诊（2018年7月20日）：患者服药26天后视物模糊、色暗好转，眼前黑影消失，左眼视力0.8，纳寐可，乏力减轻，大便成形。复查OCT示：左黄斑区神经上皮脱离，脱离高度为144nm。方药：黄芪15g，党参10g，白术10g，茯苓10g，炙甘草6g，山药10g，陈皮10g，葛根10g，车前子10g，桔梗10g，郁金10g，三七3g，红花10g，干姜6g，猪苓10g，泽泻10g，继续服药12天，煎服药方法同前。

四诊（2018年8月2日）：患者服药38天，视物模糊明显好转，左眼视力1.0，乏力疲劳等全身症状消失，复查OCT示：左眼神经上皮层脱离高度为98nm，部分RPE层脱离，左黄斑区神经上皮脱离基本消失。建议患者停服中药，改用七叶洋地黄双苷滴眼液（德国视都灵药品有限责任公司，批准文号H20130295）点患眼，3次/日。1周后复查：患者视力已恢复正常，眼底黄斑水肿已治愈。嘱患者保持情绪平稳，不熬夜，忌劳累，清淡饮食。（许静，徐惠，2023. 补中益气汤治疗脾虚水湿上泛证视瞻有色1例[J]. 中西医结合研究，15（3）：208-209.）

思维与方法点评

1. 病症结合思维模式 根据专科检查，西医诊断为左眼中心性浆液性脉络膜视网膜病变。中医诊断为左眼视瞻有色，综合临床四诊资料中医辨证是脾虚水湿上泛证。既有中西医病的诊断，又有中医的辨证，辨病与辨证相结合，有效指导临床治疗。

2. 中医整体施治思维 该案在中医治疗上，坚持中医整体观念，至少治疗上有两点体现了中医整体施治思路，一是气、血、水湿同治，不仅补气健脾同时利水湿，还不忘以三七、红花活血，活血有利于利水湿，补气有活血，气血同治，补泻同施，补而不滞；二是治疗眼疾同时，对于出现的纳差和大便日2～3次不成形的脾虚一同治疗，健脾也是内障眼病治疗所需。

3. 重视健教指导 内障眼病，正确用药治疗固然重要，指导患者生活上注意事项，针对性的健教指导，对疾病治疗康复也十分重要，本案例指导患者情绪要放松，饮食要戒烟慎酒，限食辛辣油腻。

二、外 障 病 案

主诉：患者2个月前左眼突然疼痛、沙涩不适伴畏光流泪，左眼眶及同侧头痛明显。

现病史：患者周某，女，65岁，2004年3月12日初诊。在当地医院按角膜炎治疗，同时配合针刺治疗，未见好转。发病前1周有外感病史。诊见：头重胸闷，口黏感，胃纳一般，大便溏，舌暗红、苔微黄厚腻，脉弦滑。局部体征：眼睑微肿，球结膜混合性充血，角膜知觉减退，角膜病灶呈边缘不齐、表面凸凹地图状混浊，病灶可见脱落黏附之丝状物组织，2%荧光素染色检查呈阳性；房水清，角膜内皮沉着物（–），晶状体混浊（++），以皮质混浊为主；左眼视力0.4，左眶上神经压痛（+）。

中医诊断：聚星障。

辨证：属湿热犯目。

西医诊断：病毒性角膜炎。

治法：祛湿清热，扶正固脾。方药：以三仁汤加减（苦杏仁、通草、竹叶、白术各12g，滑石30g，茯苓15g，厚朴、法半夏、当归、防风、羌活、蝉蜕各10g，白豆蔻6g）。每天1剂，水煎服。清开灵注射液20ml加入0.9%生理盐水250ml静脉滴注，每天1次，10天后改用鱼腥草注射液20ml加0.9%生理盐水250ml静脉滴注，每天1次，连续10天。鱼腥草注射液lml，球结膜下注射，隔天1次，连用3次。鱼腥草注射液眼浴，每天1次，连续7天。局部2%碘酊烧灼角膜病灶，每周1次，共3次。局部以熊胆眼药水、无环鸟苷眼药水每隔1小时交替滴用，每天3～4次。患者通过内外合治，病情逐日好转，治疗1个月后顽疾得愈。（王舜杏，2005. 外障眼病的中医外治法特色与应用体会. 新中医，37（2）：87-88.）

思维与方法点评

1. 病症结合思维模式　根据专科检查，西医诊断为病毒性角膜炎。中医诊断为聚星障，综合临床四诊资料中医辨证为湿热犯目。有中西医病的诊断，辨病与辨证相结合，有效指导临床治疗。

2. 多剂型多途径给药和内外治结合　以三仁汤内服治疗的同时，用清开灵和鱼腥草注射液静脉滴注，内服与静脉滴注同时给药，又以鱼腥草注射液球结膜下注射及眼浴，熊胆眼药水滴眼用，多途径给药，内外治结合，提高临床疗效，缩短疗程。

三、眼病变病案

主诉：患者2个月前无明显诱因自觉左眼睁眼无力，并发现左上睑逐渐下垂。

现病史：患者刘某，女，农民，48岁，2012年10月10日就诊。在当地多家医院就诊，经CT等相关检查，未发现明显原因，遂诊断为“不明原因的左眼上睑下垂”，经保守治疗无效，建议手术治疗，患者拒绝手术，遂来我院就诊。检查：左眼上睑下垂，上睑缘位于瞳孔下缘，利用额肌力量最大上抬1～2mm，提上睑肌肌力0～1mm，眼球运动正常，其余眼部检查未见异常。应患者要求，给予中医辨证治疗。患者症见疲乏无力，纳食减少，失眠健忘，大便溏薄，小便清长，舌质胖淡，白腻苔，脉沉细涩。

中医诊断：睑废。

辨证：脾虚气陷，正虚邪中。

西医诊断：不明原因的左眼上睑下垂。

治法：健脾益气，扶正祛邪。方药：方用补中益气汤合牵正散加减（黄芪30g，太子参10g，白术10g，当归10g，陈皮10g，升麻6g，柴胡6g，白附子6g，全蝎6g，僵蚕10g，防风10g，甘草10g）。6剂，水煎服，每日1剂。

二诊（2012 年 10 月 17 日）：患者自述药后疲乏无力、纳食减少、失眠健忘等症明显改善，大便已成形。但眼睑下垂及小便清长量多之症未见明显好转，舌淡苔白，脉沉细涩。在上述辨证的基础上，考虑尚有脾肾气虚，血络瘀阻，故用补益脾肾、活血通络法治疗，方用补阳还五汤加减，药用黄芪 30g，当归 10g，川芎 10g，赤芍 12g，桃仁 10g，红花 10g，地龙 10g，升麻 6g，柴胡 6g，枳壳 15g，豨莶草 30g，防风 10g，白芷 10g，葛根 15g。水煎服，每日 1 剂，30 剂。

三诊（2012 年 11 月 24 日）：患者自述药后眼睑下垂症状明显好转，已能自主开闭，小便清长量多症状亦改善。检查：左眼上睑缘位于瞳孔缘上 2mm，利用额肌力量上抬 7～8mm，提上睑肌肌力 6mm，其余眼部检查未见异常。原方减豨莶草、防风、白芷、葛根，加益智仁 10g，芡实 10g，补骨脂 10g，水煎服，10 剂。嘱咐患者药后再用补中益气丸、人参养荣丸早晚各服 1 丸，服用 1 个月以善其后。（汝亚琴，金智生，2013. 补阳还五汤治疗眼科疾病的体会[J]. 中国中医眼科杂志，23（3）：198-201.）

思维与方法点评

1. 病症结合思维模式 西医诊断不明原因的左眼上睑下垂，从西医角度来看对该病认识有限。中医诊断为睑废，运用中医脏腑经络理论，综合分析临床表现，中医辨证是脾肾两虚，血络瘀阻。在西医认识和发病机制尚不清楚的情况下，发挥中医药整体施治的优势，辨病与辨证相结合，取得了良好疗效。

2. 动态调整治疗方法思维 本案例可见，开始主要考虑脾虚气陷，治疗主要健脾益气升提，治疗中发现效果欠佳，二诊再分析，发现应不仅有脾虚，还有肾虚，不仅有气虚，还有血瘀，故后面调整治法为补益脾肾，活血通络，终获良效。

3. 中成药善后 中医治病，方法众多，应综合使用，就内服除汤药外，还有成药、丸药和膏剂，本案例在服用汤药一个半月后，取得了显著的疗效，嘱咐患者后续服用补中益气丸和人参养荣丸，巩固疗效。

（李一明）

参考文献

蔡建鹰，2005. 古今中医哲理思维概论[M]. 北京：中国医药科技出版社.

车艳娇，庞立健，吕晓东，等，2019. 中医临床思维模式的科学构建思路和方法[J]. 中华中医药杂志，34（2）：443-447.

陈斌斌，王洋，唐文，等，2024. 无症可辨视域下中医诊断思维应用策略述要[J]. 中医杂志，65（7）：669-673.

陈家旭，邹小娟，2016. 中医诊断学[M]. 3 版. 北京：人民卫生出版社.

陈可冀，2006. 循证医学与中医药[M]. 北京：中医古籍出版社.

陈坤，2019. 临床科研设计[M]. 杭州：浙江大学出版社.

陈士奎，2021. 中西医结合防治疑难病研究举世瞩目[J]. 疑难病杂志，20（8）：757-760.

戴高中，2008. 现代中医临床辨治思维模式浅谈[J]. 江苏中医药，40（8）：6-9.

丁琪，温川飙，2018. 基于深度学习技术的辨证论治神经网络体系构建思路[J]. 世界最新医学信息文摘，18(92)：247-248.

范恒，2024. 中医学[M]. 北京：科学出版社.

范恒，2019. 中医诊断学[M]. 北京：科学出版社.

范恒，2015. 中医学（第 3 版）案例版[M]. 北京：科学出版社.

范天田，王建芳，蔺福辉，等，2023. “中医经典”概念、源流及分类研究[J]. 中医杂志，64（16）：1621-1626.

高超，唐光华，陈玉如，2019. 中医象思维在趋势辨治理论中的应用[J]. 中医学报，34（10）：2048-2051.

高云逸，韦茂英，李会敏，等，2023. 基于辨体-辨病-辨证诊疗模式防治桥本甲状腺炎经验[J]. 中华中医药杂志，38（3）：1143-1146.

郭冷秋，张鹏，黄莉莉，等，2006. 五味子药理作用研究进展[J]. 中医药学报，34（4）：51-53.

韩学杰，刘兴方，王丽颖，等，2011. 中医药现代化、国际化的策略是标准化[J]. 世界科学技术（中医药现代化），13（4）：737-742.

侯雅静，闫秋莹，张曼，等，2019. 完善微观证治体系对发展现代中医辨证论治的影响[J]. 中华中医药杂志，34（12）：5620-5623.

胡镜清，2022. 中医学原理通论[M]. 北京：人民卫生出版社.

季光，赵宗江，2016. 科研思路与方法[M]. 2 版. 北京：人民卫生出版社.

江佳林，赵丽娴，汤慧敏，等，2019. 基于从理论到循证的创新中医药发展新模式探析[J]. 时珍国医国药，30（7）：1699-1700.

姜德友，2017. 中医临床思维方法[M]. 北京：中国中医药出版社.

金丽，2013. 象思维方法对中医理论与实践发展的意义[J]. 中医杂志，54（1）：81-83.

金丕焕，2017. 临床试验原理[M]. 上海：复旦大学出版社.

金亚城，傅志泉，1995. 头孢拉定的中药特性初探[J]. 实用中西医结合杂志，8（6）.

科技部，国家中医药局，2023. “十四五”中医药科技创新专项规划[J]. 中国科技奖励（2）：12-24.

李灿东，2016. 中医诊断学[M]. 北京：中国中医药出版社.

李灿东，吴承玉，2016.中医诊断学[M]. 3 版.北京：中国中医药出版社.

李灿东，杨雪梅，甘慧娟，等，2011. 健康状态辨识模型算法的探讨[J]. 中华中医药杂志，26（6）：1351-1355.

李根林，禄保平，王海莉，2022. 中医思维学[M]. 北京：中国中医药出版社.

李江，2017. 中医药科研思路与方法[M]. 北京：中国中医药出版社.

李俊，2019. 中医思维读本[M]. 北京：人民卫生出版社.

李明珠，柴瑞婷，任朝莹，等，2022. 基于整体观念论辨证微观化的发展[J]. 时珍国医国药，33（7）：1686-1688.
李明珠，陈谦峰，任朝莹，等，2021. 大数据时代下基于象思维的中医状态辨识[J]. 中医杂志，62（10）：829-832.
李楠，于佳瑞，闫鹏宣，等，2021. 中医智能诊疗系统的研究与展望[J]. 中华中医药杂志，36（11）：6343-6346.
李萍，李园，苏泽琦，等，2023. 基于象思维解析中医对慢性萎缩性胃炎“炎癌转化”的认识[J]. 吉林中医药，43（10）：1142-1145.
李如辉，管斯琦，2013. 关于中医“四大经典”书目的界定[J]. 辽宁中医药大学学报，15（12）：15-17.
李文兰，祁琳，张淼，等，2019. 酸甘药性配伍的理论溯源和现代研究[J]. 中医杂志，60（13）：1108-1112.
李志勇，唐仕欢，杨滨，等，2022. 论中医象思维的形成与发展[J]. 中国中药杂志，47（22）：5991-5996.
刘建平，2024.循证中医临床试验的机遇、挑战与对策[J].现代中医临床，31（2）：1-5.
陆干甫，谢永新，1986. 中医学辩证法原理[M]. 北京：中医古籍出版社.
马利豪，2021.吴以岭：悬壶济世 成就斐然[J].中国高新科技，1：6-9.
潘桂娟，于智敏，刘洋，等，2007. 关于中医理论现代发展的战略思考[J]. 世界科学技术-中医药现代化，9（6）：1-11.
彭清华，刘旺华，黄惠勇，等，2020. 中医诊断现代研究[M]. 长沙：湖南科学技术出版社.
齐京，2006. 关幼波气血辨证学术思想浅析[J]. 中医杂志，47（5）：396.
邵冬梅，2022. 王琦院士辨体-辨病-辨证论治过敏性哮喘经验及脱敏定喘汤临床疗效观察[D]. 北京：北京中医药大学.
申杰，王净净，2016. 医学科研思路与方法[M]. 北京：中国中医药出版社.
师建平，郭静，2013. 中医辨证论治理论体系的研究现状与发展趋势[J]. 中华中医药杂志，28（9）：2508-2511.
石伯伦，姜德友，2020. 浅析中医临床思维的实践导向性[J]. 中华中医药杂志，35（11）：5620-5622.
宋红梅，赵书君，吴颖敏，等，2023. 新医改背景下中医电子病历系统临床应用探讨[J]. 中国卫生事业管理，40（11）：829-834.
宋兴，刘渊，陈丽平，2009. 文化信息解读是医易经典学习的重要方法[J]. 中华中医药杂志，24（2）：167-170.
苏虹，2021. 医学科研方法[M]. 2 版. 合肥：安徽大学出版社.
孙丽霞，康立源，张伯礼，2010. 转变传统教学理念 培养中医临床思维[J]. 中医教育，29（2）：14-16.
孙仁爽，赵敏婧，孟军，2018. 中药质量控制的研究进展[J]. 人参研究，30（2）：52-55.
谭可欣，蒋志诚，2017.“观其脉证，知犯何逆，随证治之”——中医经典临床思维特色和方法浅析[J].中医药导报，23（11）：18-20.
唐庆，范恒，2023. 中医基础理论[M]. 北京：科学出版社.
王键，张光霁，2018. 中医基础理论[M]. 3 版. 上海：上海科学技术出版社.
王茂泓，张小萍，2011. 中医临床思维的培养途径探析[J]. 江西中医学院学报，23（2）：30-32.
王琦，2005. 中医体质学[M]. 北京：人民卫生出版社.
王莹，樊亚东，王倩，等，2022. 基于病证结合探讨中西医结合诊疗模式的高层次发展：吴咸中院士访谈录[J]. 天津中医药大学学报，41（2）：141-143.
王永炎，盖国忠，陈仁波，2014. 中医辨证论治思维的研究方法与发展方向[J]. 环球中医药，7（1）：1-5.
王玉贤，危剑安，宋春鑫，2010. 中国中医药标准化研究概况[J]. 环球中医药，3（2）：156-159.
王振国，张大庆，2016. 中外医学史[M]. 3 版. 北京：中国中医药出版社.
王振宇，姚海强，王琦，2016. 辨体-辨病-辨证诊疗模式的临床运用[J]. 中医杂志，57（22）：1921-1924.
韦春珠，王景博，范恒. 2025. 中医教材“八纲辨证”更新为“十纲辨证”刍议[J]. 中西医结合研究，17（2）：341-344.
吴安莲，2016. 当今自然与社会环境下对整体观念的再认识[J]. 南京中医药大学学报（社会科学版），17（3）：164-167.
吴滨江，2012. 本世纪中医国际化发展的趋势及思考[J]. 天津中医药，29（2）：189-192.
吴泳蓉，兰红勤，孙贵香，等，2024. “治未病” 理念贯穿全生命周期健康管理的运用与思考[J]. 中华养生保健（10）：65-69.
肖林榕，2004. 中医临床思维[M]. 北京：中国医药科技出版社.
肖雯迪，李灿东，王洋，等，2024. 脑-肠轴在中医药领域的研究现状及思考[J]. 时珍国医国药，35（3）：688-690.
谢世平，1997. 《伤寒杂病论》的辩证思维[J]. 医学与哲学，18（8）：26-27.
谢燕燕，余丽萍，2024. 中医临床思维培养在中西医结合科临床带教中的重要性[J]. 中医药管理杂志，32（5）：154-156.
邢玉瑞，2025. 中医思维相关概念辨析[J]. 陕西中医药大学学报，48（01）：1-4.
徐琏，许朝霞，王又闻，等，2014. 基于病证结合的中医证候规范化研究进展[J]. 中华中医药杂志，29（1）：14-16.
徐巍，范恒，2024. 中医学[M]. 10 版. 北京：人民卫生出版社.
徐艳，黄晓林，邵海燕，2024. “师承教育”在中医临床思维培养中的应用[J]. 中医药管理杂志，32（3）：210-212.
徐云浩，王洋，陶文娟，等，2022. 中医辨证的象思维属性及对微观辨证的指导价值[J]. 中医杂志，63（10）：901-904.
徐喆，柴润东，赵舒武，等，2022. 中西医结合诊疗模式思路探讨[J]. 天津中医药大学学报，41（5）：563-566.
杨帆，焦宏官，崔永强，2022. 中医药国际合作研究现状及热点问题可视化分析[J]. 中医药导报，28（10）：156-160，166.
杨凤，李芊芊，侯鉴宸，等，2022. 《伤寒杂病论》“病脉证并治”诊疗思维模式探析[J]. 中华中医药杂志，37（9）：5076-5079.
杨良俊，严艳，李嘉丽，等，2020. 基于互联网+医疗健康背景下的智慧中医诊疗新模式探讨[J]. 卫生软科学，34（8）：26-29.
杨燕，熊婕，王传池，等，2018. 人工智能思维模式与中医“象思维”的相似性探析[J]. 中华中医药杂志，33（10）：4419-4422.
叶绘晟，2017. 中药质量控制技术的探索[J]. 中医药管理杂志，25（13）：15-17.
尹国圣，石昊伦，2018. 临床试验设计的统计方法[M]. 北京：高等教育出版社.
于美丽，车方远，高翔，等，2016. 中医辨证方法体系的历史沿革与现代发展[J]. 中医杂志，57（12）：991-995.
于瑞，朱明军，李彬，2019. 中医临床思维模式的建立及能力培养[J]. 中国中医药现代远程教育，17（3）：13-14.
张登本，2017. 中医学基础[M]. 北京：中国中医药出版社.
张谨枫，徐丹，何艺娟，等，2022. 浅析中医思维的培养[J]. 中医药通报，21（10）：23-25，31.
张璐砾，戴铭，裴以禄，等，2020.国医大师班秀文论如何学习中医经典[J].中华中医药杂志，35（6）：2968-2970.
张其成，2004. 中医哲学基础[M]. 北京：中国中医药出版社.
张小荣，崔治家，何海，等，2023. 甘松化学成分、药理作用研究进展及质量标志物预测分析[J]. 中国中医药信息杂志，30（11）：183-190.
张昕洋，傅延龄，傅晨，2018. 中医“以方测证”认识方法初探[J]. 北京中医药，37（9）：825-827.
张艳滨，李斌，纪立金，2018. 再析中医学整体观念[J]. 国医论坛，33（2）：61-63.
张伊梦，王雪琴，2017. 临床实践教学中医学生的情商培养探讨[J]. 教育教学论坛，（42）：34-35.
张玉才，王怀美，1997. 施今墨对八纲辨证的发挥[J]. 安徽中医临床杂志，（6）：339.
赵凯，2018. 中医临床思维与实践能力[M]. 北京：中国中医药出版社.
郑海斌，郭婷，丁樱，等，2022. 国医大师丁樱教授基于“辨体—辨病—辨证”诊疗模式防治小儿免疫球蛋白 A 肾病经验[J]. 河北中医，44（10）：1593-1596.
中华人民共和国国家卫生健康委员会. 中国–世界卫生组织新型冠状病毒肺炎（COVID-19）联合考察报告 [EB/OL].（2020-02-29）[2020-05-15]. http：// www.nhc.gov.cn/xcs/fkdt/202002/87fd92510d094e4b9bad597608f5cc2c.shtml.
周鸿飞，2017. 论构建中医学术理论体系的核心经典[J]. 中国中医基础医学杂志，23（5）：595-596.
周仲瑛，周学平，2015. 中医病机辨证学[M]. 2 版. 北京：中国中医药出版社.
周仲瑛，周学平，郭立中，等，2019. 中医病机辨证新体系的构建及临床应用[J]. 江苏中医药，51（2）：1-4.

朱东晨，2005. 西医学习中医思维与实践[M]. 北京：人民卫生出版社.

朱辉，许辉，2016. 《伤寒论》常变观对中医临床思维的启示[J]. 河南中医，36（9）：1489-1491.

朱良春，2011. 辨证与辨病相结合，提高临床疗效[J]. 中医药通报，10（1）：1-3.

朱文峰，2017. 中医诊断学[M]. 2 版. 北京：中国中医药出版社.

Liu B Y，Chen B，Guo Y，et al，2021. Acupuncture–a national heritage of China to the world：international clinical research advances from the past decade[J]. Acupuncture and Herbal Medicine，1（2）：65-73.

Ma L J，Zheng Y F，Wang J，et al，2021. Development of MIF/IL-1β biosensors for discovery of critical quality attributes and potential allergic rhinitis targets from clinical real-world data by intelligent algorithm coupled with in vitro and vivo mechanism validation[J]. Biosensors and Bioelectronics，194：113608.

Wang L，Zhou G B，Liu P，et al，2008. Dissection of mechanisms of Chinese medicinal formula Realgar-Indigo naturalis as an effective treatment for promyelocytic leukemia[J]. Proceedings of the National Academy of Sciences of the United States of America，105（12）：4826-4831.

WHO. WHO expert meeting on evaluation of traditional Chinese medicine in the treatment of COVID-19[EB/OL].（2022-03-31）[2024-01-13]. https：//www.who.int/publications/m/item/who-expert-meeting-on-evaluation-of-traditional-chinese-medicine-in-the-treatment-of-covid-19.

附录一 随机数表

随机数表

编号	1～10					11～20					21～30					31～40					41～50				
1	22	17	68	65	81	68	95	23	92	35	87	02	22	57	51	61	09	43	95	06	58	24	82	03	47
2	19	36	27	59	46	13	79	93	37	55	39	77	32	77	09	85	52	05	30	62	47	83	51	62	74
3	16	77	23	02	77	09	61	87	25	21	28	6	24	25	93	16	71	13	59	78	23	05	47	47	25
4	78	43	76	71	61	20	44	90	32	64	97	67	63	99	61	46	38	03	93	22	69	81	21	99	21
5	03	28	28	26	08	73	37	32	04	05	69	30	16	09	05	88	69	58	28	99	35	07	44	75	47
6	93	22	53	64	39	07	10	63	76	35	87	03	04	79	88	08	13	13	85	51	55	34	57	72	69
7	78	76	58	54	74	92	38	70	96	92	52	06	79	79	45	82	63	18	27	44	69	66	92	19	09
8	23	68	35	26	00	99	53	93	61	28	52	70	05	48	34	56	65	5	61	86	90	92	10	70	80
9	15	39	25	70	99	93	86	52	77	65	15	33	59	05	28	22	87	26	07	47	86	96	98	29	06
10	58	71	96	30	24	18	46	23	34	27	85	13	99	24	44	49	18	09	79	49	74	16	32	23	02
11	57	35	27	33	72	24	53	63	94	09	41	10	76	47	91	44	04	95	49	66	39	60	04	59	81
12	48	50	86	54	48	22	06	34	72	52	82	21	15	65	20	33	29	94	71	11	15	91	29	12	03
13	61	96	48	95	03	07	16	39	33	66	98	56	10	56	79	77	21	30	27	12	90	49	22	23	62
14	36	93	89	41	26	29	70	83	63	51	99	74	20	52	36	87	09	41	15	09	98	60	16	03	03
15	18	87	00	42	31	57	90	12	02	07	23	47	37	17	31	54	08	01	88	63	39	41	88	92	10
16	88	56	53	27	59	33	35	72	67	47	77	34	55	45	70	08	18	27	38	90	16	95	86	70	75
17	09	72	95	84	29	49	41	31	06	70	42	38	06	45	18	64	84	73	31	65	52	53	37	97	15
18	12	96	88	17	31	65	19	69	02	83	60	75	86	90	68	24	64	19	35	51	56	61	87	39	12
19	85	94	57	24	16	92	09	84	38	76	22	00	27	69	85	29	81	94	78	70	21	94	47	90	12
20	38	64	43	59	98	98	77	87	68	07	91	51	67	62	44	40	98	05	93	78	23	32	65	41	18
21	53	47	09	42	72	00	41	86	79	79	68	47	22	00	20	35	53	31	51	51	00	83	63	22	55
22	40	76	66	26	84	57	99	99	90	37	36	63	32	08	58	37	40	13	68	97	87	64	81	07	83
23	02	17	79	18	05	12	59	52	57	02	22	07	90	47	03	28	14	11	30	79	20	69	22	40	95
24	95	17	82	06	53	31	51	10	96	46	92	06	88	07	77	56	11	50	81	69	40	23	72	51	39
25	35	76	22	42	92	96	11	83	44	80	34	68	35	48	77	33	42	40	90	60	73	96	53	97	86
26	26	29	13	56	41	85	47	04	66	08	34	72	57	59	13	82	43	80	46	15	38	26	61	70	04
27	77	80	20	75	82	72	82	32	99	90	63	95	73	76	63	89	73	44	99	05	48	67	26	43	18
28	46	40	66	44	52	91	36	74	43	53	30	82	13	54	00	78	45	63	98	35	55	03	36	67	68
29	37	56	08	18	09	77	53	84	46	47	31	91	18	95	58	24	16	74	11	53	44	10	13	85	57
30	61	65	61	68	66	37	27	47	39	19	84	83	70	07	48	53	21	40	06	71	95	06	79	88	54
31	93	43	69	68	66	34	18	04	52	35	56	27	09	24	86	61	85	53	83	45	19	90	70	99	00
32	21	96	60	12	99	11	20	99	45	18	48	13	93	55	34	18	37	79	49	90	65	97	38	20	46
33	95	20	47	97	97	27	37	83	28	71	00	06	41	41	74	45	89	09	39	84	51	67	11	52	49

续表

随机数表																									
编号	1～10					11～20					21～30					31～40					41～50				
34	97	86	21	78	73	10	65	81	92	59	58	76	17	14	97	04	75	62	16	17	17	95	70	45	80
35	69	92	06	34	13	59	71	74	17	32	27	55	10	24	19	23	71	82	13	74	63	52	52	01	41
36	04	31	17	21	56	33	73	99	19	87	26	72	39	27	67	53	77	57	68	93	60	61	97	22	61
37	61	06	98	03	91	87	14	77	43	96	43	00	65	98	50	45	60	33	01	07	98	99	46	50	47
38	85	93	85	86	88	72	87	08	62	40	16	06	10	89	20	23	21	34	74	97	76	38	03	29	63
39	21	74	32	47	45	73	96	07	94	52	09	65	90	77	47	25	76	16	19	33	53	05	70	53	30
40	15	69	53	82	80	79	96	23	53	10	65	39	07	16	29	45	33	02	43	70	02	87	40	41	45
41	02	89	08	08	49	20	21	14	68	86	87	63	93	95	17	11	29	01	95	80	35	14	97	35	33
42	87	18	15	89	79	85	43	01	72	73	08	61	74	51	69	89	74	39	82	15	94	51	33	41	67
43	98	83	71	94	22	59	97	50	99	52	08	52	85	08	40	87	80	61	65	31	91	51	80	32	44
44	10	08	58	21	66	72	68	49	29	31	89	85	84	46	06	59	73	19	85	23	65	09	29	75	63
45	47	90	56	10	08	88	02	84	27	83	42	29	72	23	19	66	56	45	65	79	20	71	53	20	25
46	22	85	61	68	90	49	64	92	85	44	16	40	12	89	88	50	14	49	81	06	01	82	77	45	12
47	67	80	43	79	33	12	83	11	41	16	25	58	19	68	70	77	02	54	00	52	53	43	37	15	26
48	27	62	50	96	72	79	44	61	40	15	14	53	40	65	39	27	31	58	50	28	11	39	03	34	25
49	33	48	80	87	15	38	30	06	38	21	14	47	47	07	26	54	96	87	53	32	40	36	40	96	76
50	13	13	92	66	99	47	24	49	57	74	32	25	43	62	17	10	97	11	69	84	99	63	23	32	98

附录二　硕士毕业论文模板

复习思考题